GANZHEITLICHE GESUNDHEIT

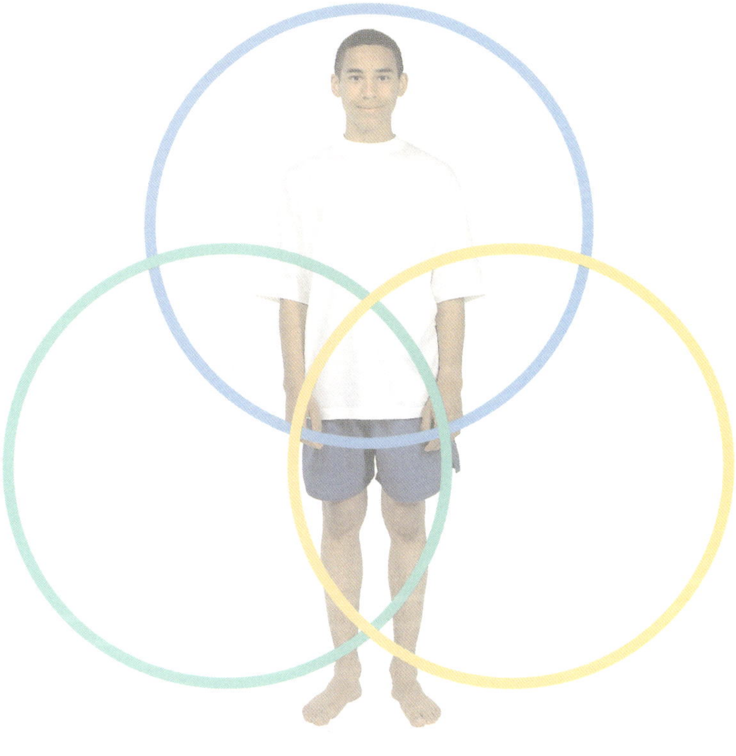

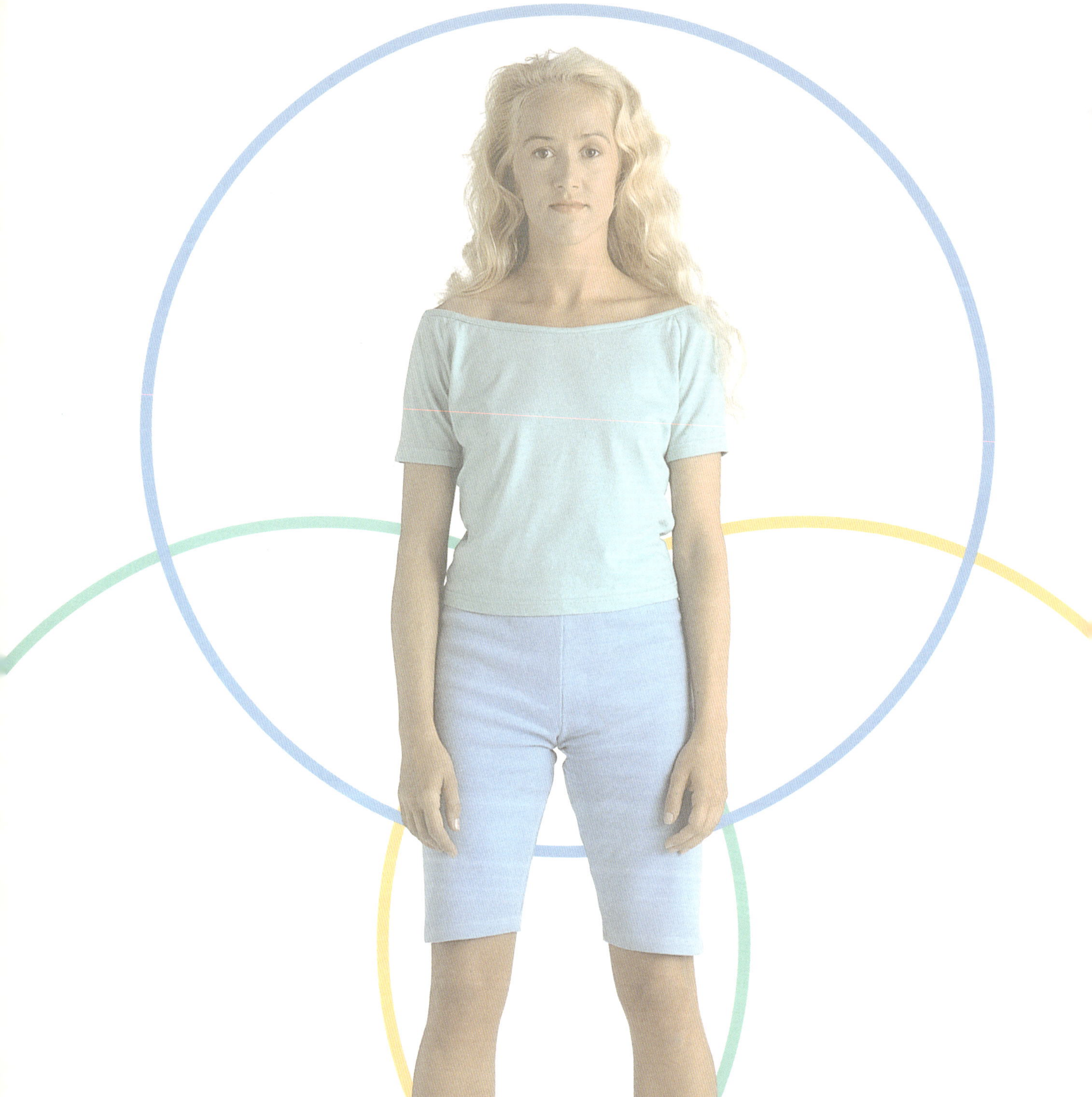

GANZHEITLICHE GESUNDHEIT

Wie sich klassische und alternative Behandlungsformen ergänzen

Dr. David Peters &
Anne Woodham

Dorling Kindersley

Dorling Kindersley

Projektbetreuung David Summers
Bildredaktion Emy Manby
Gestaltung (verantwortlich) David Ball
Lektorat Penny Warren
Cheflektorat Susannah Marriott
Chefbildlektorat Clare Shedden, Tracey Ward
DTP-Design Conrad van Dyk
Herstellung Martin Croshaw

Für Ben, Theo, Sam und Lilah, Tamsin and Jonty

Hinweis der Autoren
Autorin und Autor empfehlen dringend, dass Sie sich vor Beginn einer Komplementärtherapie von einer Schulmedizinerin beraten lassen, wenn bei Ihnen Krankheitssymptome festgestellt wurden, eine Krankheit diagnostiziert wurde oder Sie in schulmedizinischer Behandlung sind. Beenden Sie eine schulmedizinische Behandlung oder Medikation nicht ohne Rücksprache mit Ihrem Arzt. Informieren Sie Ihre Ärztin und Ihren Therapeuten stets über alle ergänzenden Anwendungen bzw. sämtliche Medikamente und Heilmittel, die Sie einnehmen oder einnehmen möchten. Siehe auch Seite 21.

Die Deutsche Bibliothek – CIP-Einheitsaufnahme

Ein Titeldatensatz für diese Publikation ist bei Der Deutschen Bibliothek erhältlich.

Titel der englischen Originalausgabe:
The Complete Guide Integrated Medicine

Übersetzung Ute Galter/Alwine H. Schuler
Redaktion Angelika Lang, Maryna Zimdars
Satz Typodata GmbH, München

ISBN 3-8310-0154-5

Printed and bound in China

Besuchen Sie uns im Internet
www.dk.com

INHALT

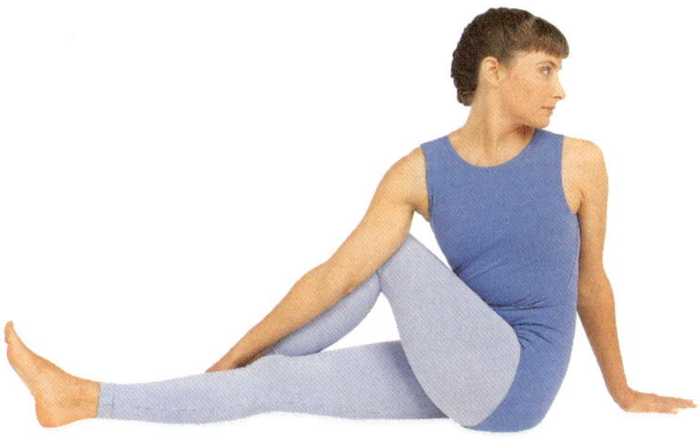

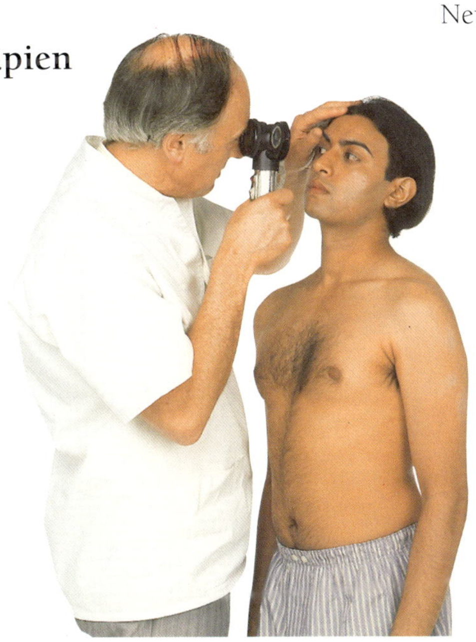

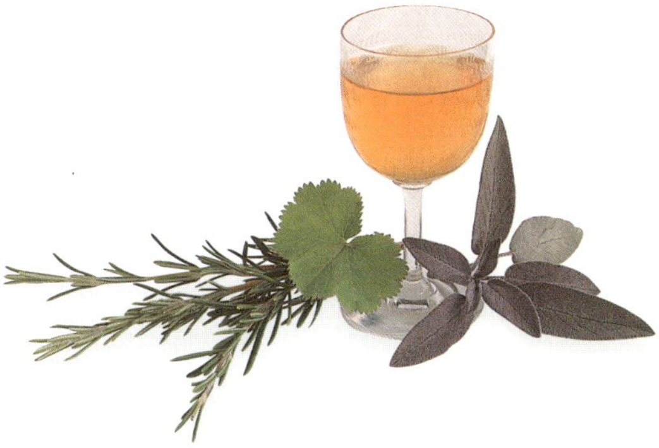

EINFÜHRUNG

Während die wissenschaftliche Medizin mit atemberaubender Geschwindigkeit in eine von Online-Diagnostik, Gentherapie und Laseroperationen geprägte Zukunft vorstößt, finden ältere und sanftere Heilmethoden neuen Anklang. In vielen Ländern, in denen die moderne Medizin mit aller Kraft vorangetrieben wird, wendet sich Untersuchungen zufolge fast die Hälfte der Bevölkerung alternativen Heilverfahren zu, wie der Akupunktur, Kräuterheilkunde oder Massage – Heilmethoden, die Hunderte oder gar Tausende von Jahren alt sind.

GANZHEITLICHE GESUNDHEIT

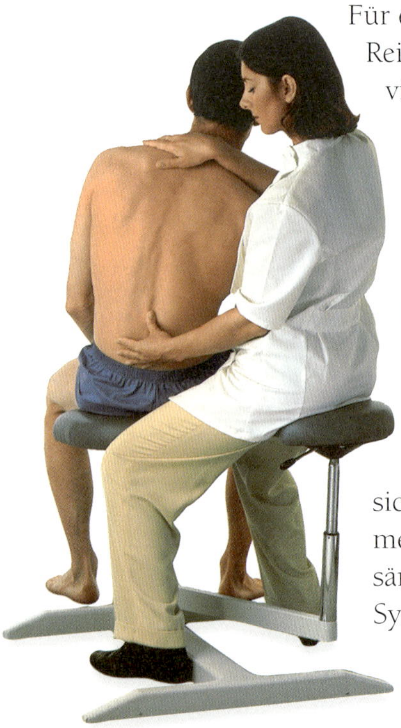

Für die Popularität alternativer Therapien werden eine ganze Reihe von Gründen angeführt. Am überzeugendsten ist vielleicht der Wunsch, in einer computerisierten, unpersönlichen Welt das eigene Wohlbefinden in gewisser Weise steuern zu können. Gleichzeitig bestätigt die Forschung eine in der traditionellen Heilkunst seit langem bekannte Erkenntnis, nämlich dass es ein konstantes Zusammenspiel gibt zwischen unseren Emotionen, Gedanken und Handlungen sowie unseren Körperfunktionen. Wie wir uns ernähren, welche Luft wir atmen, wie viel wir uns bewegen, ob wir lachen und weinen und wie wir uns gegenüber der Familie, dem Freundes- und Kollegenkreis fühlen, wirkt sich offensichtlich direkt auf unsere Gesundheit aus. Dieses Zusammenspiel tangiert jede Ebene unseres Seins und beeinflusst sämtliche biochemischen, strukturellen und psychosozialen Systeme. Zur Aufrechterhaltung unserer Gesundheit gehört ganz eindeutig mehr, als die High-Tech-Medizin alleine zu bewerkstelligen vermag.

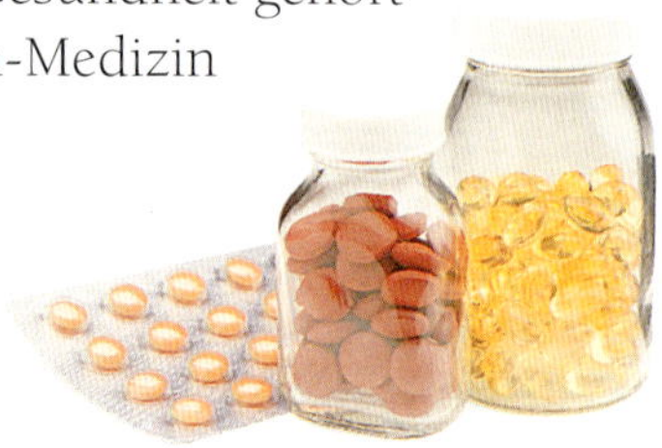

VON BEIDEN WELTEN PROFITIEREN

Es wäre natürlich töricht, die lebensrettenden Errungenschaften der modernen Medizin zu ignorieren; schließlich sind viele von uns froh über neue Medikamente und das Können von Spezialisten. In Zukunft müssen jedoch Vertreter sämtlicher Fachgebiete zusammenarbeiten. Während Chirurgen Organe und Gewebe reparieren und die Allgemeinmedizinerinnen lebensrettende Medikamente verschreiben, bieten Natur- und Kräuterheilkundler sowie

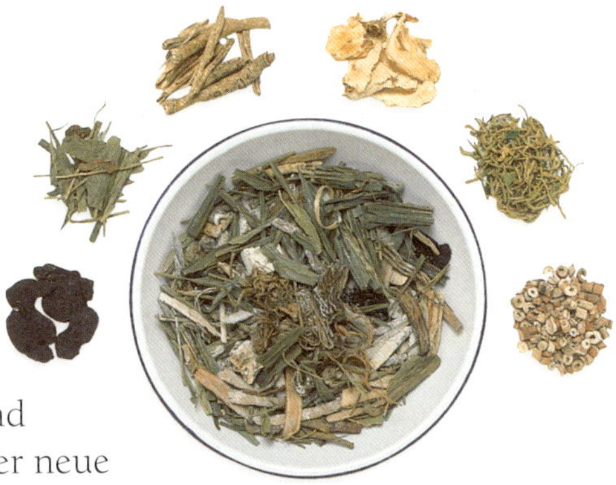

Homöopathinnen Mittel an, die den natürlichen Heilungsprozess unterstützen, Osteopathen richten den Körper neu aus, Hypnotherapeuten lassen uns ruhig werden, und Heiler sprechen unsere geistige Ebene an. Dieser neue Ansatz, die so genannte ganzheitliche Medizin, stößt bei einigen Ärztinnen, Ärzten und anderen Fachkundigen im Gesundheitswesen allmählich auf vorsichtiges Interesse. Mit etwas Wissen, einer gesunden Portion Neugier, einer gewissen Einsicht und genügend gesundem Menschenverstand lässt sich dieser integrative Ansatz auf die eigene Gesundheitsvorsorge anwenden, wobei Schulmedizin und alternative Methoden sich ergänzen. Ihnen diesen Weg aufzuzeigen, ist Ziel dieses Buches.

Ganzheitliche Medizin in der Praxis

Wir untersuchen auf Heilung und Wohlbefinden ausgerichtete Konzepte und weisen auf eventuelle Gemeinsamkeiten zwischen der modernen medizinischen Wissenschaft und traditionellen Heilverfahren hin. Wir beschreiben, wie sich bestimmte Beschwerden sowohl mit der Schulmedizin als auch mit alternativen Heilverfahren auf der biochemischen, strukturellen und psychosozialen Ebene behandeln lassen, und befassen uns mit der Wechselbeziehung dieser drei Bereiche. Wir stellen alternative Ansätze vor, die zunehmend durch wissenschaftliche Untersuchungen untermauert werden, und erläutern die für eine ganzheitliche Gesundheitsvorsorge wichtigsten Therapien. Da die Prävention einer Krankheit ebenso wichtig ist wie deren Behandlung, zeigen wir auf, welche Veränderungen in der Lebensweise notwendig sind, um gesund zu bleiben und sich wohl zu fühlen – von der richtigen Ernährungsweise bis hin zu einer positiven Lebenseinstellung. Dies ist für die Medizin des 21. Jahrhunderts sicherlich der viel versprechendste Weg.

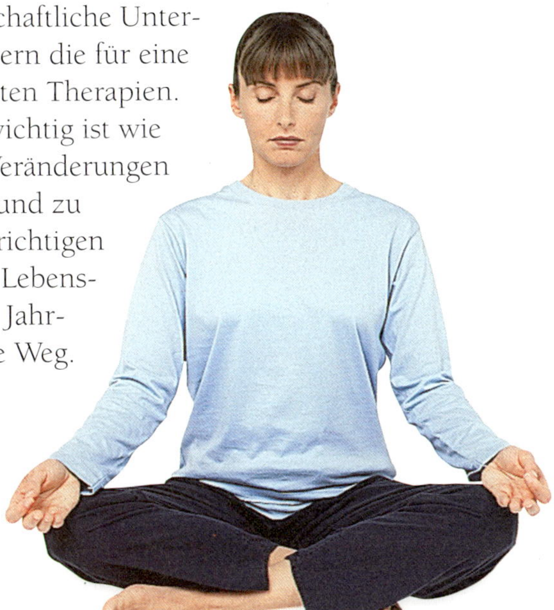

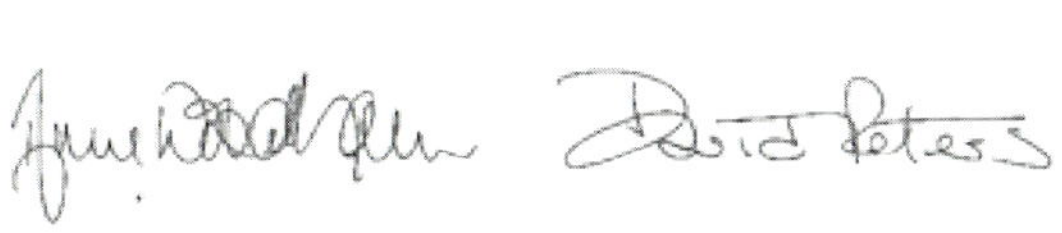

Kapitel 1

Die ganzheitliche Medizin basiert sowohl auf lebensrettenden Medikamenten und Verfahren der medizinischen Wissenschaft als auch auf ergänzenden Therapien zur Stressbekämpfung und Unterstützung

GANZHEITLICHE MEDIZIN

der körperlichen und seelischen Heilungsprozesse. Sie bezieht die Bedürfnisse des *ganzen* Menschen mit ein, berücksichtigt die erstaunliche Wechselbeziehung zwischen Körper und Seele und untersucht, wie die strukturelle, biochemische und psychosoziale Gesundheit miteinander in Verbindung stehen. Vor allem ermutigt die ganzheitliche Medizin Patienten, Ärzte und andere Therapeuten zur Teamarbeit, um das bestmögliche Ergebnis zu erzielen.

GANZHEITLICHER ANSATZ

Viele Menschen haben für sich bereits einen Weg gefunden, um die Schulmedizin mit alternativen Heilverfahren zu verknüpfen. Bei Erkältungen beispielsweise greifen sie zu Paracetamol und nehmen zur Stärkung des Immunsystems gleichzeitig einen Kräuterauszug aus Echinacea. Die ganzheitliche Medizin will jedoch mehr als das Hinzufügen alternativer Methoden zur Schulmedizin. Vielmehr geht es ihr um die Suche nach der Ursache für die Krankheit und nach der günstigsten – schulmedizinischen oder alternativen – Heilmethode, die der Situation, der inneren Einstellung und dem Wesen der betroffenen Person entspricht. Wer sich für diesen Ansatz entscheidet, muss Verantwortung für die eigene Gesundheit übernehmen und sich möglicherweise auch auf Veränderungen der Lebensweise einlassen.

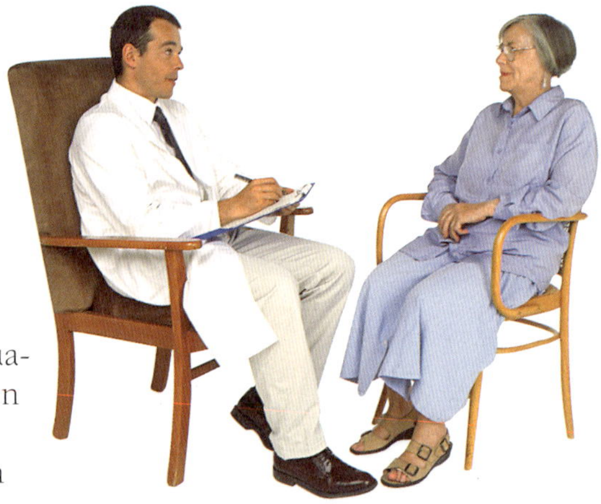

Bei der ganzheitlichen Medizin arbeiten Arzt und Patientin zusammen.

Ganzheitliche Medizin in der Praxis

Mittlerweile wächst das Interesse der Schulmediziner an alternativen Therapien immer mehr. Eine solche Behandlungsweise, die verschiedene konventionelle und ergänzende Methoden beinhaltet, z. B. auch die psychologische Betreuung, setzt den Fokus auf Information und Hilfe zur Selbsthilfe. Auch bei einer diagnostizierten Krankheit steht das Wohlbefinden im Vordergrund. Ein in dieser Weise arbeitender Arzt behandelt beispielsweise eine Migräne mit Medikamenten, berücksichtigt jedoch auch den Umgang mit Stress oder bestimmte Nahrungsmittel, die den Zustand möglicherweise verursachen oder aufrechterhalten. Ein mit dem Patienten abgestimmter ganzheitlicher Ansatz umfasst also möglicherweise Akupunktur, um die Häufigkeit der Anfälle zu reduzieren und Entspannung zu fördern, besondere Ernährungsempfehlungen und das Führen eines Essenstagebuchs, bestimmte Kräuterextrakte zur Vorbeugung (insbesondere bei Ablehnung von Medikamenten), Biofeedback zur Linderung im akuten Stadium, Yoga sowie Entspannungs- und Stressmanagement-Techniken.

Ganzheitliche Gesundheitsfürsorge

Da dieser Ansatz auf einem Verständnis des ganzen Menschen beruht und nicht nur auf den jeweiligen Krankheitssymptomen, bezeichnet man ihn als »ganzheitlich«. Er ist aber keineswegs das alleinige Ressort der alternativen Medizin. So praktizieren auch einige Allgemeinmediziner, Kinderärzte und Psychotherapeutinnen seit Jahren nach einem ganzheitlichen Ansatz, während sich manche Vertreterinnen alternativer Heilverfahren streng an die Behandlung körperlicher Symptome halten und die psychologischen Auswirkungen einer Krankheit völlig ignorieren. Andere wiederum führen selbst Symptome ernsthafter Erkrankungen wie der koronaren Herzkrankheit schlicht auf »Energieblockaden« zurück, statt auf Ursachen, die dringend einer medizinischen Behandlung bedürfen. Alternative Heilkundige haben im Übrigen oft keine Erfahrung mit akuten Erkrankungen und kennen weder die psychologische Dimension einer chronischen Krankheit noch die zum Teil ausgezeichneten Möglichkeiten der Schulmedizin. Umso wichtiger ist es also, sämtliche Fachrichtungen optimal zu nutzen.

Traditionellen Heilmethoden wie der Naturheilkunde, der Chinesischen Medizin und dem Ayurveda (Indien) zufolge strebt der Körper stets nach einem Gleichgewicht. In der modernen medizinischen Wissenschaft spricht man von der »Homöostase« (*siehe Seiten 12–13*). Die Aufrechterhaltung dieses inneren Gleichgewichts und die Aktivierung der Selbstheilungskräfte gelten langfristig als ausschlaggebend für Gesundheit und Wohlbefinden.

Schwere körperliche Verletzungen, Mangelerkrankungen, gefährliche Infektionen und sogar eine schwere geistige Krankheit können den homöostatischen Prozess durcheinander bringen; hier spielt die moderne Medizin eine kritische Rolle. Während die Errungenschaften der Medizin die traditionellen Vorstellungen der Homöostase lange Zeit überdeckt haben, glauben viele Ärzte heutzutage, dass Medikamente und Operationen zur Behandlung chronischer Krankheiten oder stressbedingter Beschwerden allein nicht ausreichen. Die Vorstellung von ganzheitlicher Gesundheit trifft heute auf neues Interesse.

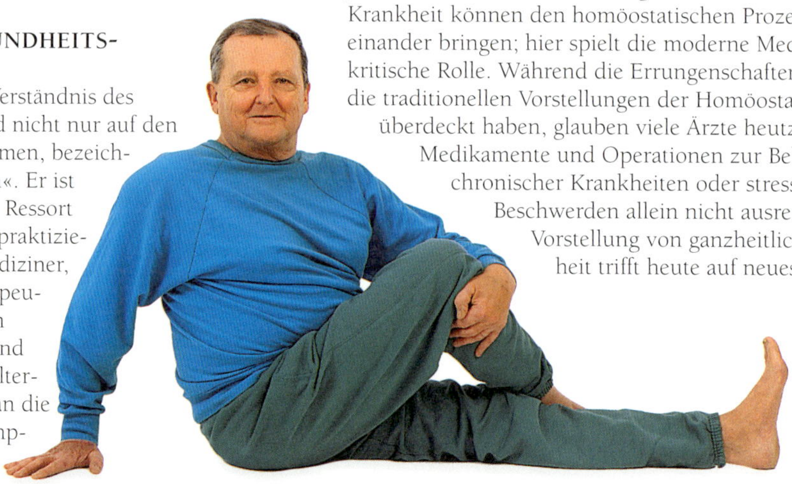

Wer sich fit hält, unterstützt die Selbstheilungskräfte seines Körpers.

Verbindung von Körper und Seele

Es gibt immer mehr wissenschaftliche Beweise dafür, dass Körper und Seele untrennbar miteinander verbunden sind und sich gegenseitig beeinflussen. So schwächen emotionale Zustände wie Einsamkeit und Trauer erwiesenermaßen das Immunsystem, wodurch sich die Krankheitsanfälligkeit erhöht. Die gemeinsame Forschung von Fachleuten aus den Bereichen der Psychologie, Immunologie und Endokrinologie in den 1980er-Jahren förderte chemische Verbindungen zwischen der Gehirnaktivität und physiologischen Prozessen im Körper zutage. Seit langem weiß man, dass die Stresshormone Adrenalin und Cortisol die Bildung von Antikörpern einschränken. Studien in den Jahren 1977 und 1983 erbrachten jedoch, dass bei Männern nach dem Tod ihrer Ehefrau die (Viren abtötenden) weißen Blutkörperchen vorübergehend außer Kraft gesetzt wurden – was möglicherweise Todesfälle verursachte, die man mit dem »Syndrom des gebrochenen Herzens« erklärte.

Der amerikanische Arzt Dr. Candace Pert entdeckte, dass Emotionen so genannte Neuropeptide freisetzen, die sämtliche Körperteile erreichen und körperliche Veränderungen bewirken, die die Homöostase behindern oder stärken. Demnach sollen diese Botenstoffe bestimmte Körpersysteme sogar in die Lage versetzen, miteinander zu kommunizieren. Wesentlich war eine Entdeckung in den 1980er-Jahren, wonach die stimmungserhellenden Endorphine nicht nur im Gehirn zu finden sind, sondern im gesamten Körper, auch im Darm und im Immunsystem. Überdies fand man heraus, dass vom Körper produzierte chemische Botenstoffe wie Hormone direkt auf die Gehirntätigkeit einwirken.

Nach der neuen wissenschaftlichen Sichtweise sind also nicht nur Seele und Körper ein System, sondern beeinflussen sich sogar gegenseitig. Demnach stellt der Körper keine chemisch gebundene Ansammlung von Gewebe und Zellen ohne direkte Verbindung zum Gehirn dar. Vielmehr handelt es sich um eine dynamische, pulsierende Struktur, die sich aus einem sich ständig verändernden Fluss aus Materie und Information bildet. Die Herausforderung für die ganzheitliche Medizin besteht darin, dieses Konzept auf intelligente und praktikable Weise auf die Gesundheitsfürsorge zu übertragen.

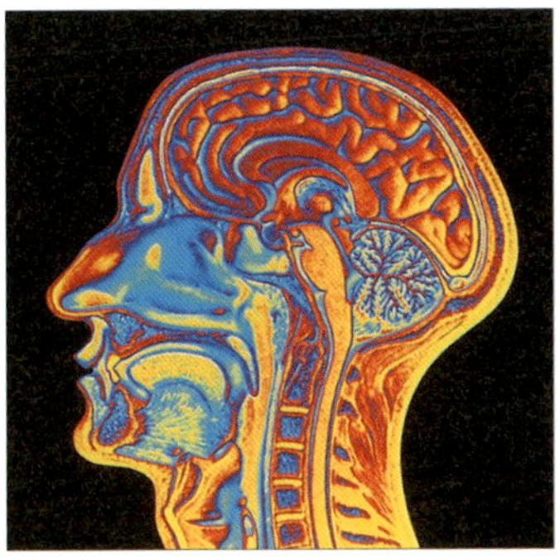

Die Erforschung des Gehirns zeigt eine komplexe Verbindung zwischen Körper und Seele auf.

Der Weg zum Wohlbefinden – ein dreiteiliger Ansatz

Das Wohlbefinden ist ein komplexes System. Es hängt von der chemischen Zusammensetzung des Körpers, vom Zustand der physischen Strukturen (beispielsweise der Blutgefäße und Muskeln) und von der psychischen Verfassung ab. Für die Gesundheit sind alle drei Bereiche von Bedeutung. Emotional gesehen, machen Stresssituationen uns möglicherweise ängstlich, gereizt und depressiv. In struktureller Hinsicht verursacht Stress Muskelanspannungen, Kreislaufschwäche, unregelmäßige Atmung und erhöhten Blutdruck, während er sich auf biochemischer Ebene nachteilig auf die Botenstoffe im Blut auswirkt, die Darm-, Kreislauf- und Hautfunktion beeinträchtigt und die Heilungsprozesse des Körpers erschwert. Anhaltender Stress kann zu mehreren Erkrankungen führen, wie Reizkolon, Ekzemen und wiederkehrenden Virusinfektionen. Wenn auf Grund lang anhaltender biochemischer, struktureller und psychosozialer Belastungen die Homöostase beeinträchtigt wird, sind die Voraussetzungen für chronische Entzündungskrankheiten, koronare Herzkrankheiten und sogar Krebs gegeben.

Diese drei Faktoren – die biochemische, strukturelle und psychosoziale Ebene – sind für den Gesundheitszustand eines Menschen verantwortlich und für die Homöostase, die Krankheitsvorbeugung und die Förderung der Gesundheit entscheidend. In diesem Buch geht es darum, wie diese drei Bereiche miteinander in Verbindung stehen, welche Faktoren Krankheiten verursachen, welche schulmedizinischen und alternativen Heilmethoden es gibt und wie wir Krankheiten vorbeugen und das eigene Wohlbefinden erhalten können bzw. mit einer bestehenden Krankheit besser zurechtkommen.

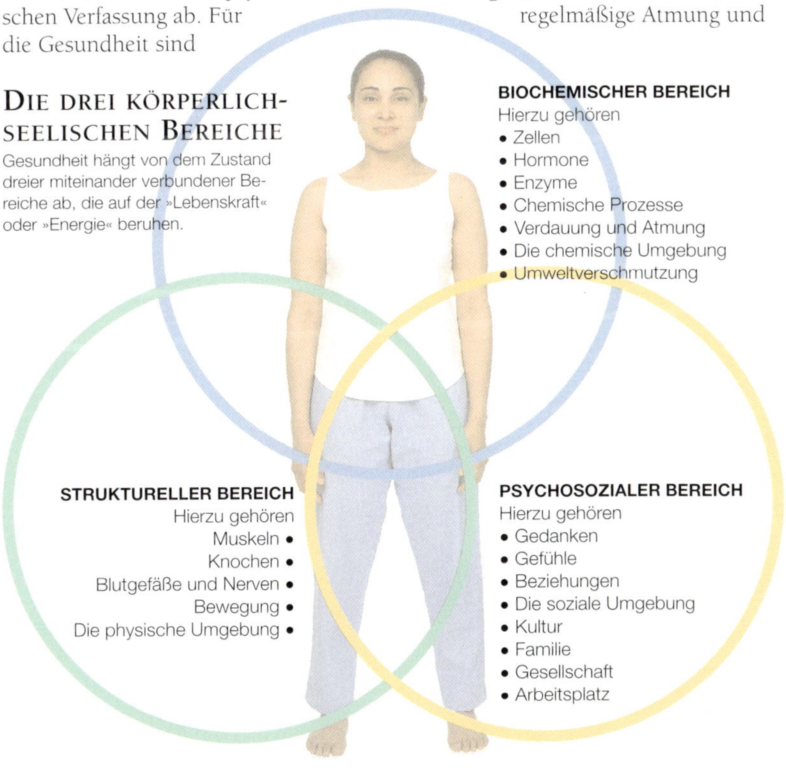

GESUNDHEIT IM GLEICHGEWICHT

Wir sollten mehr über uns staunen. Unzählige Zellen in unserem Körper vollziehen eine komplizierte Kettenreaktion, auf der das Leben beruht. Und trotz dieses unglaublichen Energieaufwands überhitzt der Körper nicht und wird mit äußeren Einflüssen mühelos fertig. Er hält ein Gleichgewicht aufrecht, die so genannte Homöostase, bei der sämtliche Prozesse reibungslos funktionieren. Obwohl der Begriff auf eine stabile innere Umgebung hinzudeuten scheint, liegt es in der Natur des Lebens – da sich ständig neue Zellen bilden und teilen und die Umwelt sowie unsere Gefühle und Gedanken sich ständig verändern –, dass es sich bei der Homöostase um einen dynamischen Zustand handelt.

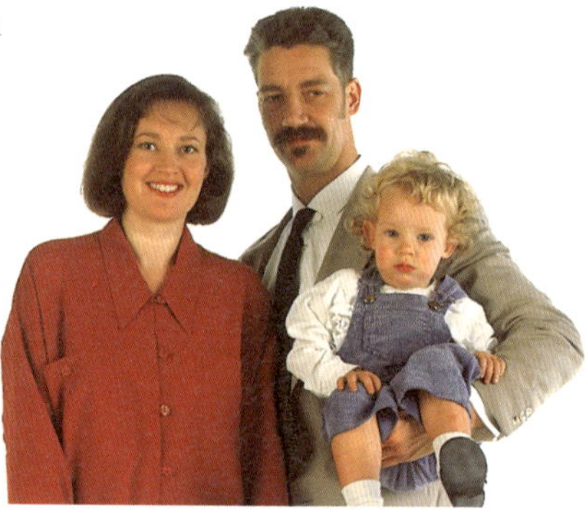

In jedem Alter hängt das Wohlbefinden von unserem inneren Gleichgewicht (der Homöostase) ab.

Die Homöostase aufrechterhalten

Unser Körper ist in der Lage, allen Herausforderungen des täglichen Lebens zu begegnen, und nimmt ständig jene Änderungen vor, die zur Aufrechterhaltung des Gleichgewichts nötig sind. Dazu greift er auf Ressourcen aus allen drei körperlich-seelischen Bereichen zurück: den biochemischen Bereich, der den Brennstoff für die körperlichen Prozesse liefert, den strukturellen Bereich, der die körperlichen Systeme und Organe unterstützt, und den psychosozialen Bereich, der Gedanken, Wünsche, Handlungen und Emotionen steuert. So bewirkt ausreichender Schlaf nach einem anstrengenden Tag, dass der biochemische Ofen abkühlt, die körperlichen Strukturen sich entspannen und die Seele die Ereignisse des Tages verarbeiten kann.

Störungen

Werden die Herausforderungen zu intensiv oder zu häufig, ist die außerordentlich gute Anpassungsfähigkeit von Körper und Seele möglicherweise überfordert. Erschöpfte Energieressourcen beeinflussen das innere Gleichgewicht. Sobald das Gleichgewicht von Zellchemie mit körperlichen und seelischen Strukturen bedroht ist, leiden Abwehr und Reparatursystem darunter.

Diese drei Bereiche sind so innig miteinander verknüpft, dass sich ein Problem in einem Bereich auf die Funktion der beiden anderen auswirken kann. So kann eine biochemische Störung, z. B. ein Nährstoffmangel oder eine Lebensmittelallergie, auf psychologischer Ebene zu einer Depression führen. Einsamkeit, Depressionen, Trauer und innere Konflikte beeinträchtigen möglicherweise das Immunsystem, während eine strukturelle Verletzung unter Umständen solche Schmerzen verursacht, dass Beziehungsprobleme die Folge sind.

Die Ursachen für ein Ungleichgewicht mögen offensichtlich sein, z. B. eine trauerbedingte Depression oder Verdauungsprobleme auf Grund von hektischen Mittagspausen. Manchmal sind die Gründe jedoch nicht so eindeutig, weil es sich um eine Mischung aus täglichem Stress und ungesunder Ernährung handelt oder weil die Belastung in einem Bereich auftritt, die Folgen sich dagegen – scheinbar unabhängig davon – in einem anderen Bereich zeigen. Ekzeme können beispielsweise durch emotionale Faktoren, wie Angst oder Misstrauen, hervorgerufen werden.

Der Körper im Gleichgewicht

Die Homöostase ist wie ein Gyroskop, das sich unter richtigen Bedingungen unablässig dreht. Unser Körper und unsere Seele werden mit Veränderungen und Herausforderungen fertig, sofern sie das Notwendige bekommen und nicht überlastet werden.

Was fördert unsere Bewältigungsfähigkeiten?

- Ausgeglichene Ernährung
- Entspannung
- Frische Luft
- Regelmäßige Bewegung
- Ausgewogenheit zwischen Ruhe und Aktivität
- Optimismus
- Intakte Beziehungen
- Wissen und Zugang zu Informationen

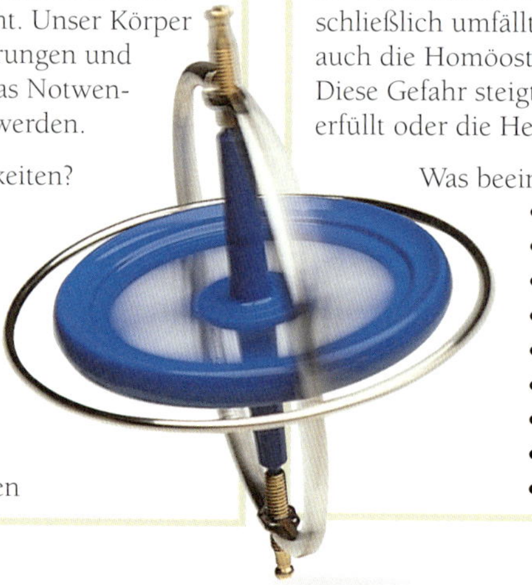

Der Körper im Ungleichgewicht

So wie das sich drehende Gyroskop langsamer wird und schließlich umfällt, wenn es sich zu sehr neigt, kann auch die Homöostase aus dem Gleichgewicht geraten. Diese Gefahr steigt, sobald unsere Bedürfnisse nicht erfüllt oder die Herausforderungen zu groß werden.

Was beeinträchtigt unsere Stabilität?

- Schlechte Ernährung
- Andauernder Stress
- Umweltverschmutzung und Giftstoffe
- Trägheit und fehlende Impulse
- Wenig Bewegung
- Zu wenig Ruhe
- Ständige seelische Konflikte
- Pessimismus und Verbitterung
- Isolation und Einsamkeit

Die Antwort auf Stress

Unser Wohlbefinden hängt davon ab, inwieweit wir im biochemischen, strukturellen und psychosozialen Bereich ein Gleichgewicht herstellen und wie sich der jeweilige Bereich an bestimmte Herausforderungen anpasst. In den 1950er-Jahren beschrieb Dr. Hans Selye die Auswirkungen von Stress; er erklärte die drei Phasen der Anpassung wie folgt:
Phase 1: Alarmstufe oder »Flucht-oder-Angriff«-Reaktion (*siehe Seite 168*). Biochemisch gesehen, werden die Stresshormone Adrenalin und Cortisol ausgeschüttet. Auf struktureller Ebene spannen sich die Muskeln an, insbesondere am Kopf, im Nacken und unteren Rücken sowie an Brust und Bauch; dazu fließt das Blut zu den Muskeln und weg vom Darm. In psychosozialer Hinsicht konzentrieren sich die Gefühle und Gedanken auf Flucht oder Angriff, ein weiterer Impuls ist das Versteinern. Sobald die Stressursache behoben ist, kehrt der Körper zu normalem Funktionieren zurück.
Phase 2: Bleiben die Stressfaktoren konstant, kompensiert der Körper die Belastung durch Beibehaltung dieser Reaktionen. Zunächst mag man diese »Anpassung« als normal empfinden, aber die besonderen biochemischen, strukturellen und psychosozialen Anforderungen erfordern viel Energie. Wir ziehen uns kleinere Infektionen zu, fühlen uns unwohl oder werden seelisch unausgeglichen.
Phase 3: Langfristig führt anhaltender Stress zu einem gravierenden Schwächezustand, weil die Ressourcen erschöpft sind. Selbst nach kleinen Anforderungen erholen wir uns nicht richtig. Ob diese Belastung auf biochemischer Ebene (in Form einer chronischen Entzündungskrankheit), auf struktureller Ebene (Dauerschmerzen) oder auf psychosozialer Ebene (Depressionen oder Angstanfälle) zum Vorschein kommt, ist eher individuell als durch die Stressoren bedingt.

Krankheiten vorbeugen

Die Vorstellung, dass die Homöostase bzw. unsere Fähigkeit sie aufrechtzuerhalten davon abhängt, wie wir mit äußeren Einflüssen umgehen, ist in der westlichen Medizin ziemlich neu. Sie impliziert, dass die Reaktion eines Menschen auf äußere Anforderungen möglicherweise von inneren Faktoren bestimmt wird. Während eine Krankheit durch Infektionen, Giftstoffe und Arbeitskrisen hervorgerufen werden kann, hängt ihr Verlauf von inneren Ressourcen ab. Hierzu gehören biochemische Faktoren (wie die Ernährung), strukturelle Faktoren (wie Fitness und Flexibilität) und vielleicht sogar psychosoziale Faktoren (wie Temperament und Art der Bewältigung). Dass ganzheitliche Heilmethoden wie die Traditionelle Chinesische Medizin diese Wechselbeziehung zwischen innerer Veranlagung und Umwelt stets berücksichtigt haben, mag das zunehmende Interesse an diesen Heilverfahren erklären. Entscheidend für die Krankheitsabwehr, die bessere Art der Bewältigung der Anforderungen des Lebens und die schnelle Genesung nach einer Krankheit ist die Mobilisierung der natürlichen Ressourcen von Körper und Seele. Unabhängig davon, wie oder wo ein gesundheitliches Problem auftritt, sollte es von allen drei Ebenen aus angegangen werden.

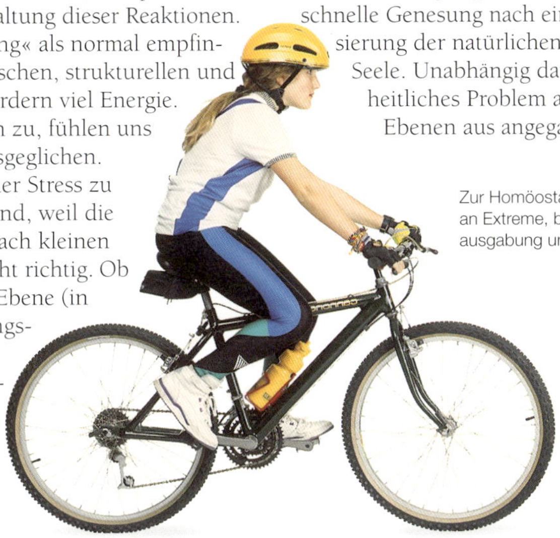

Zur Homöostase gehört auch die Anpassung an Extreme, beispielsweise an körperliche Verausgabung und ausgiebige Ruhe.

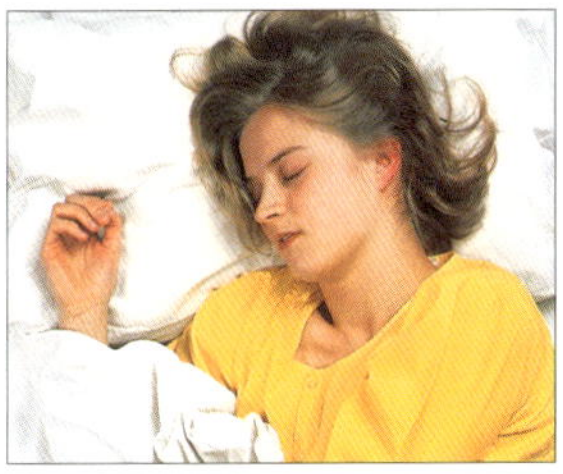

Herausforderungen an die Homöostase

Ein gesunder Mensch verfügt über genügend innere Ressourcen zur Bewältigung äußerer Bedrohungen. Erst bei einem Ungleichgewicht kommt es mitunter zu Krankheiten.

	BIOCHEMISCH	STRUKTURELL	PSYCHOSOZIAL
Äußere Bedrohungen	Infektionen, Umweltverschmutzung, Giftstoffe	Körperliche Belastung	Überarbeitung, Unmut und Unglück
Innere Ressourcen	Genetische Veranlagung; gute Ernährung	Fitness; Anmut, Flexibilität, Stärke	Temperament; Kommunikationsfähigkeit; Art der Bewältigung, Überzeugungen
Äußere Bedrohungen			
Gering (sind mitunter hilfreich, geben uns Kraft, können sich auf Dauer jedoch aufschaukeln)	Infektionen; Umweltverschmutzung	Kleinere Verletzungen; körperliche Beanspruchung und Sport	Zeitdruck am Arbeitsplatz; Auseinandersetzungen mit Nachbarn oder Verwandten
Mittel (können bei schwachen Ressourcen die innere Stärke beeinträchtigen)	Unsachgemäße Ernährung	Dauerhaft schlechte Körperhaltung; anhaltende berufliche Belastungen	Schlechte Beziehungen; Trauerfall
Hoch (schränken die körperliche und seelische Kraft mitunter sehr ein und können zu dauerhaften Schäden oder sogar zum Tod führen)	Vergiftung; Verstrahlung	Gravierende Verletzungen, z. B. durch einen Autounfall	Depression mit Selbstmordgedanken; Psychose

KRANKHEITEN BEHANDELN

Krankheit ist nicht gleich Krankheit. Wer unter Kopfschmerzen leidet, fühlt sich womöglich krank, ohne dass eine Krankheit diagnostiziert wurde. Der Arzt stellt seine Diagnose auf der Basis der Krankengeschichte und der klinischen Anzeichen und verschreibt dann die entsprechende Behandlung. Bei alternativen Heilverfahren zielt die Behandlung möglicherweise darauf ab, die Selbstheilungskräfte des Patienten zu stärken. Beim ganzheitlichen Ansatz setzt man auf die Schulmedizin, solange die Diagnose eindeutig ist und die Behandlung sicher und wirksam erscheint, und bezieht je nach Verfügbarkeit und Angemessenheit ergänzende Methoden mit ein.

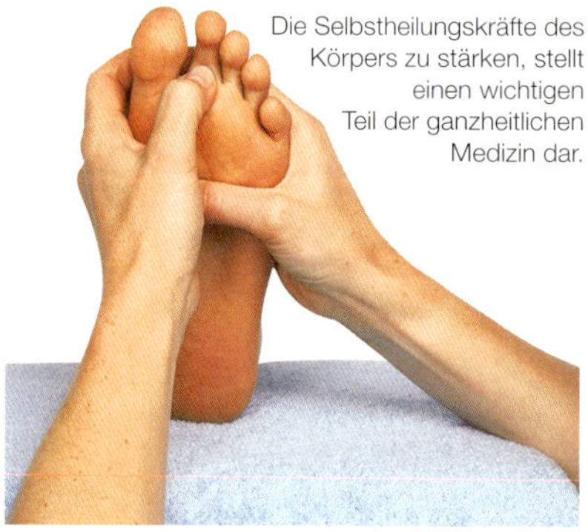

Die Selbstheilungskräfte des Körpers zu stärken, stellt einen wichtigen Teil der ganzheitlichen Medizin dar.

Die schulmedizinische Behandlung

Schmerzen, Unwohlsein, Anspannung, Übelkeit, Atemlosigkeit oder Schwäche sind Befindlichkeiten, die die meisten von uns kennen. Wenn solche Zustände andauern, sich verschlimmern oder uns Sorgen bereiten, wenden wir uns möglicherweise an einen Arzt. Er stellt Fragen – wie lange diese Symptome bestehen, wodurch sie sich verschlimmern oder verbessern – und sucht nach klinischen Anzeichen, die eventuell auf eine Fehlfunktion hinweisen, wie erhöhte Temperatur, Ausschlag, Schwellungen, vergrößerte Leber oder unregelmäßiger Puls. Danach ordnet der Arzt vielleicht eine Blut- oder Urinuntersuchung an, ein Röntgenbild oder sogar ein Szintigramm. Diese Tests liefern Hinweise auf die innere Funktion des Körpers. Einige Krankheiten, Bluthochdruck etwa, lassen sich nur durch einen Test nachweisen, bevor Krankheitsanzeichen auftreten. Andere wiederum, z.B. eine Depression, werden durch Symptome diagnostiziert, weil es hierfür keine entsprechenden physiologischen Untersuchungen gibt. Nach der Diagnose entscheidet der Arzt über die geeignete Behandlung. In lebensbedrohlichen Situationen, z.B. bei einer Blinddarmentzündung oder einem Herzinfarkt, haben sich die Möglichkeiten der High-Tech-Medizin als segensreich erwiesen. Laseroperationen, die computergestützte Röntgentherapie, Organtransplantationen und wirksame entzündungshemmende Medikamente gehören zu den führenden Techniken, die täglich Leben retten. Am Horizont zeichnet sich bereits die Gentherapie bei schwer behandelbaren Krankheiten ab.

Schwierige Bedingungen

Wer ganzheitliche Medizin praktiziert, konzentriert sich nicht ausschließlich auf Symptome, sondern bezieht auch andere wichtige Aspekte aus dem Leben der betroffenen Person mit ein. Gerade bei einer Reihe chro-

Diagnose der Schulmedizin

- Der Arzt fragt nach den Symptomen.
- Er sucht nach klinischen Anzeichen einer Krankheit, z.B. erhöhter Temperatur, Ausschlag, Schwellungen oder unregelmäßigem Puls.
- Möglicherweise werden Blut-, Urin- und Röntgenuntersuchungen durchgeführt.
- Nur bei Hinweisen auf eine schwere Erkrankung ordnet er weitere Tests an, z.B. eine Magnetresonanztomographie.
- Je nach Diagnose umfasst die Behandlung eventuell eine Laseroperation, computergestützte Röntgentherapie, Organtransplantation und eine große Bandbreite an Medikamenten.

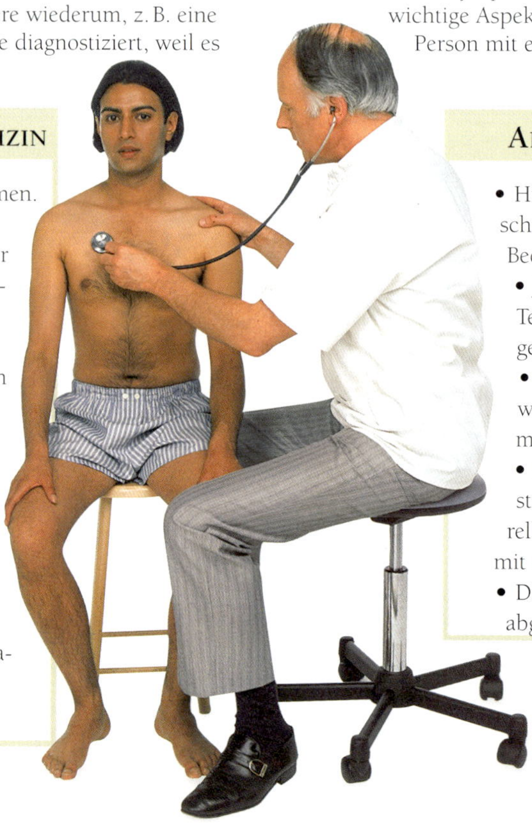

Alternative Diagnose

- Hier sind die ganze Krankheitsgeschichte und die Lebensweise von Bedeutung.
- Je nach Therapierichtung werden Tests zur Diagnoseerstellung angewendet.
- Die nun folgende Erklärung weicht mitunter von der schulmedizinischen Diagnose ab.
- Zur Diagnose werden meist bestimmte biochemische, strukturelle und psychosoziale Ursachen mit einbezogen.
- Die Behandlung wird individuell abgestimmt.

Beim ganzheitlichen Ansatz nähert man sich der Diagnose auf schulmedizinischem und alternativem Weg.

Unterschiedliche Diagnose- und Behandlungsmethoden

	SCHULMEDIZIN	TRADITIONELLE CHINESISCHE MEDIZIN	GANZHEITLICHE MEDIZIN
Krankheit	Wiederkehrende Kopfschmerzen	Wiederkehrende Kopfschmerzen	Wiederkehrende Kopfschmerzen
Körperliche Symptome	Einseitig mit Sehstörungen und Übelkeit	ZUDEM: Patient hat gerötetes Gesicht und einen schlechten Geschmack im Mund	ZUDEM: Patient isst unregelmäßig und arbeitet zu viel
Diagnosemethode	Wegen erst kürzlich aufgetretener Symptome volle neurologische Untersuchung, um Tumor auszuschließen	Aussehen von Gesicht und Zunge überprüfen; Puls messen	ZUDEM: psychologische Dimension und Herangehensweise besprechen
Diagnose	Migräne	Stagnierendes Leber-Qi	Stressbedingte Migräne und schlechter Umgang mit Anforderungen
Behandlung	schmerzstillende Medikamente und Mittel gegen Übelkeit	Akupunktur und Kräutermedizin	Möglicherweise Medikamente und Akupunktur, dazu unbedingt Ratschläge zur gesunden Ernährung, richtigen Entspannung und zum Umgang mit Stress

nischer Störungen, wie Arthritis oder Ekzemen, hat sich dieser Ansatz als hilfreich erwiesen, da die Schulmedizin allein hier noch kein »Zaubermittel« anzubieten hat und die pharmazeutische Behandlung unbefriedigend bleibt oder zu unerwünschten Nebenwirkungen führt. Diese Beschwerden schränken nicht nur die Lebensqualität ein, sondern erfordern oft auch die Einnahme von entzündungshemmenden und schmerzstillenden Medikamenten oder gar von Antibiotika, die viele Patienten ablehnen. Hier kann eine veränderte Lebensweise viel zu einem gesteigerten Wohlbefinden beitragen.

Bei chronischer Müdigkeit oder dauerhaften Schmerzen versagt mitunter jede biochemische Behandlung, weil eine spezifische Ursache fehlt, auf die sich die Behandlung richten kann. Bei solchen »undifferenzierten« Störungen sucht eine ganzheitlich orientierte Ärztin nach jedem möglichen Faktor, z. B. Überarbeitung oder schlechte Ernährung, der die Krankheitssymptome bewirken könnte, und schlägt alternative Methoden vor.

Schmerzhafte, stressbedingte Krankheiten, bei denen die Schulmedizin kaum Erfolge vorweisen kann, sind das eigentliche Betätigungsfeld der ganzheitlichen Medizin. Wenn klare Symptome oder klinische Anzeichen im Sinne der westlichen Medizin fehlen, kommen traditionelle Heilmethoden zum Einsatz, z. B. die Kräuterheilkunde oder die chinesische Medizin. Für die Zusammenarbeit stellen die Sprache und die verschiedenen Konzepte mitunter jedoch Stolpersteine dar. Bei alternativen Heilverfahren werden der Körper und die Erfahrungen der Patientin anders interpretiert, so dass auch die Diagnose von der schulmedizinischen abweicht. Für Schulmediziner sind einige Vermutungen bezüglich der Krankheitsursache daher oft unverständlich. So führt ein Akupunkteur eine bestimmte Art von Kopfschmerz möglicherweise auf ein »stagnierendes Leber-Qi« zurück.

Was bringt die ganzheitliche Medizin?

Untersuchungen zufolge wendet sich in den Industrieländern zwischen einem Drittel und der Hälfte der Bevölkerung alternativen Heilverfahren zu. Vielleicht zeigt sich hier der Graben zwischen dem, was die Menschen von der Schulmedizin erwarten und was diese tatsächlich zu leisten vermag. Insbesondere die wenigen Erfolge, die die Schulmedizin bei chronischen (*siehe Glossar, Seiten 177–178*) und stressbedingten Krankheiten vorweisen kann, könnten für das zunehmende Interesse an ergänzenden Heilverfahren verantwortlich sein. Und selbst bei Erfolgen stehen viele Menschen der Schulmedizin skeptisch oder kritisch gegenüber, weil sie unerwünschte Nebenwirkungen vermeiden möchten. Möglicherweise ist die konventionelle Medizin sogar ein Opfer ihres eigenen Erfolges. Durch Verbesserungen der Wohnverhältnisse, der Ernährung und der öffentlichen Gesundheit konnte

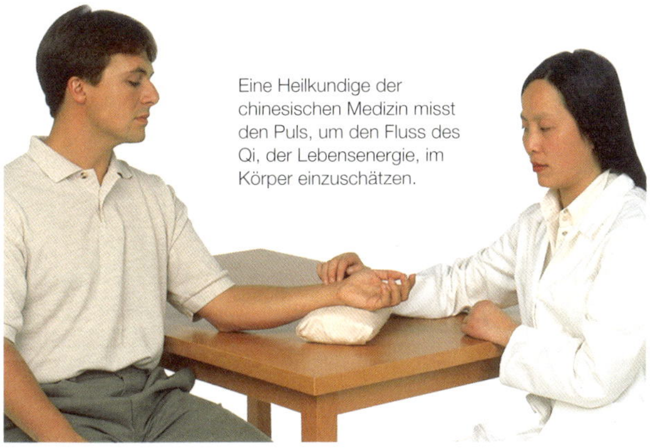

Eine Heilkundige der chinesischen Medizin misst den Puls, um den Fluss des Qi, der Lebensenergie, im Körper einzuschätzen.

man die gefürchteten Infektionskrankheiten des 19. Jahrhunderts bekämpfen. In den reichen Ländern ging die Kindersterblichkeit zurück, und die Menschen leben länger als jemals zuvor. So wie wir mittlerweile einen ständig steigenden Wohlstand erwarten, so erhoffen wir uns vielleicht zu viel von der medizinischen Wissenschaft.

Wie unrealistisch solche Erwartungen auch sein mögen, enttäuschte Menschen sind heute weniger bereit zu akzeptieren, dass der Doktor »alles am Besten weiß«, und wir alle dulden längst keine bevormundenden oder autoritären Verhaltensweisen mehr.

Der ganzheitliche Ansatz mit seinem Schwerpunkt auf Selbsthilfe und der Anwendung alternativer Methoden ist besonders für chronische und stressbedingte Krankheiten relevant. Wenn uns eine Ärztin oder Heilpraktikerin eine Stunde lang oder mehr nach unserer Lebensweise, unseren Gefühlen und Erfahrungen befragt, empfinden wir das vermutlich als persönliche Wertschätzung. Vielleicht denken wir auch mehr über die emotionalen Aspekte einer Krankheit nach oder berücksichtigen gar eine spirituelle Dimension.

WIDERSTANDSKRÄFTE STÄRKEN

Grundlegende Voraussetzung für Gesundheit und Wohlbefinden ist die Fähigkeit, Herausforderungen zu begegnen und das innere Gleichgewicht aufrechtzuerhalten (*siehe Seiten 12–13*). In allen drei körperlich-seelischen Bereichen wirken sich bestimmte Aspekte stärkend und andere schwächend aus. So ist es möglich, einen Stressfaktor in einem Bereich durch entsprechende Unterstützung in den anderen Bereichen auszugleichen. Durch das Tennisspielen beispielsweise werden bestimmte »Glückshormone« ausgeschüttet, die zu der schädlichen Wirkung von emotionalem Stress ein Gegengewicht schaffen. Die Krankheitsanfälligkeit hängt von Faktoren ab, die die *Labilität* und die *Widerstandskraft* beeinflussen.

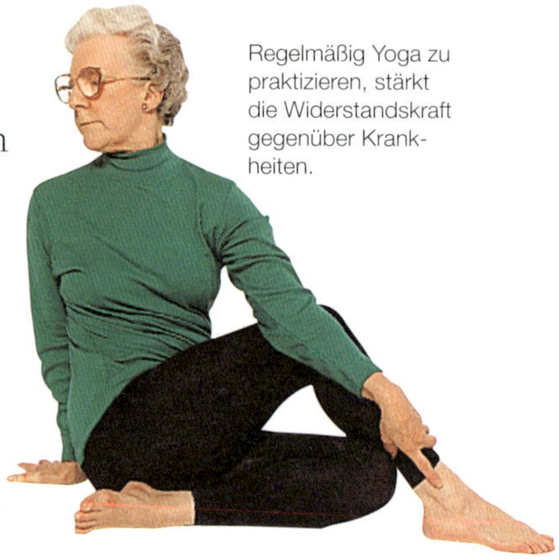

Regelmäßig Yoga zu praktizieren, stärkt die Widerstandskraft gegenüber Krankheiten.

SICH DEM DRUCK ANPASSEN

Einige Aspekte des Lebens lassen sich besser kontrollieren als andere. So können wir eher unsere Ernährung umstellen, mehr Sport treiben und einen besseren Umgang mit Stress lernen als unser Arbeits- und Wohnumfeld ändern. Und unsere genetische Veranlagung und Krankengeschichte entziehen sich jeglichem Zugriff. Zu einem optimalen Wohlbefinden gehört es, jene Faktoren zu minimieren, die die Labilität gegenüber Anforderungen erhöhen, und die Widerstandskraft zu stärken.

Die »Labilität« wird durch Faktoren bestimmt, die uns krankheitsanfälliger machen. Sie können sowohl biochemischer (falsche Ernährung, genetische Veranlagung), als auch struktureller (zu wenig Bewegung, ungesunde Lebensumstände) oder psychosozialer (Arbeitslosigkeit, Verbitterung) Natur sein. Oder sie sind Folgen eines traumatischen Erlebnisses wie eines Sauerstoffmangels bei der Geburt oder eines schmerzhaften seelischen Vorfalls in der Kindheit. Schließlich kann es sich auch um angehäufte negative Einflüsse handeln, z. B. überkritische Eltern oder eine Wirbelsäulenverkrümmung (Skoliose).

Die Widerstandskraft auf einer Ebene wird möglicherweise durch Schwäche auf einer anderen geschwächt. So wird selbst die robusteste genetische Veranlagung durch Mangelernährung in der Kindheit oder eine zu einer Behinderung führende Verletzung beeinträchtigt. Andererseits können wir lernen, mit Faktoren zu leben, die unsere Gesundheit einschränken, und zuweilen ist eine gewisse Labilität auch der Auslöser für persönliches Wachstum. Glücklicherweise verfügt der Mensch über große Widerstandskräfte. Gesundheitsfördernde Faktoren können sowohl biochemischer (gute Ernährung, schützende Gene), als auch struktureller (regelmäßige Bewegung, saubere und luftige Wohnung) oder psychosozialer Natur sein (hohes Selbstvertrauen, Gemeinschaft, Unterstützung durch Freundinnen, Freunde und die Familie, eine offene Atmosphäre). Von Natur aus sind wir kreativ und aufgeschlossen, und wenn sich uns die Gelegenheit bietet, kümmern wir uns um unser Wohlbefinden.

DIE GESUNDHEIT FÖRDERN

Zwischen Labilität und Krankheit besteht ein direkter Zusammenhang: Geringe Labilität bedeutet hohe Widerstandskraft. Es kommt jedoch sehr auf unsere Fähigkeit an, wie wir mit Herausforderungen umgehen, und offensichtlich müssen sich manche Menschen in einigen Bereichen mehr anstrengen als andere. Um die Gesundheit zu fördern, müssen wir nicht nur ungünstige Faktoren ändern, sondern die günstigen verstärken und auf allen drei Ebenen Gesundheit anstreben (*siehe Seiten 138–175*). Gesteigerte Widerstandskraft ist die beste Vorbeugung gegen die meisten Krankheiten. Im Frühstadium, wenn wir seelisch und körperlich nicht auf der Höhe sind, sich aber noch keine offensichtlichen Krankheits-

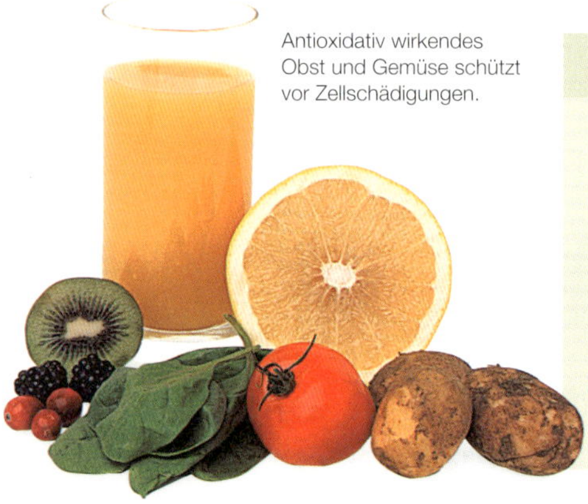

Antioxidativ wirkendes Obst und Gemüse schützt vor Zellschädigungen.

LABILITÄT UND WIDERSTANDSKRAFT

	URSACHEN FÜR LABILITÄT	FÖRDERUNG DER WIDERSTANDSKRAFT
Biochemisch	Erbanlagen	Eine an Antioxidantien und Ballaststoffen reiche Ernährung
Strukturell	Ungünstige Umweltbedingungen (zu viele Menschen, Umweltverschmutzung)	Geeigneter Sport
Psychosozial	Kaum fähig, Stress zu bewältigen, Pessimismus und Verbitterung, Armut	Soziale Unterstützung, Humor, Selbstbewusstsein

anzeichen zeigen, können wir den Selbstheilungsprozess fördern, indem wir unsere Ernährung, unsere Lebensweise und unsere innere Einstellung verändern.

Eigenverantwortlichkeit

Für Vieles dürfen wir der modernen Medizin dankbar sein: Medikamente und Operationen wirken lebensrettend und verbessern zuweilen die Lebensqualität. Dennoch sollten wir im Krankheitsfall mehr Verantwortung übernehmen und uns so weit wie möglich stärken, um möglichen Nebenwirkungen einer schulmedizinischen Behandlung zu begegnen und um durch Unterstützung der Selbstheilungskräfte die Genesung voranzutreiben. Vielleicht müssen Sie Medikamente gegen Bluthochdruck nehmen; wenn Sie aber gleichzeitig auf kaliumreiche Ernährung mit viel frischem Obst und Gemüse und auf Bewegung und Entspannung achten sowie sich Stressmanagement-Techniken aneignen, könnten Sie die Dosis senken.

Sobald wir uns mehr um unsere Gesundheit kümmern, empfinden wir eine gewisse Kontrolle und fühlen uns stärker. Im Rahmen eines internationalen Programms werden Arthritiskranken Kurse angeboten, in denen die Patienten lernen, wie sie ihr persönliches Bewegungsprogramm ausarbeiten und ihre Ernährung verbessern, welche Techniken zur Schmerzbekämpfung sie anwenden können, z. B. Entspannungstechniken, wie sie mit Depression und Müdigkeit umgehen, wie sie krankheitsbedingte Probleme lösen und wie sie sich besser mit ihren Ärzten verständigen. Erfahrungsgemäß erleiden diese Patienten mit der Zeit wesentlich weniger Schmerzen, sind weniger eingeschränkt als andere Arthritiskranke und benötigen seltener ärztliche Hilfe.

Diese Tendenz, die Betroffenen als Sachverständige ihres Zustandes einzubeziehen, verbessert zweifellos die Beziehung zwischen Patientin und Arzt. Möglicherweise können die Menschen das Gesundheitssystem in Zukunft so formen, dass es ihren Bedürfnissen entgegenkommt.

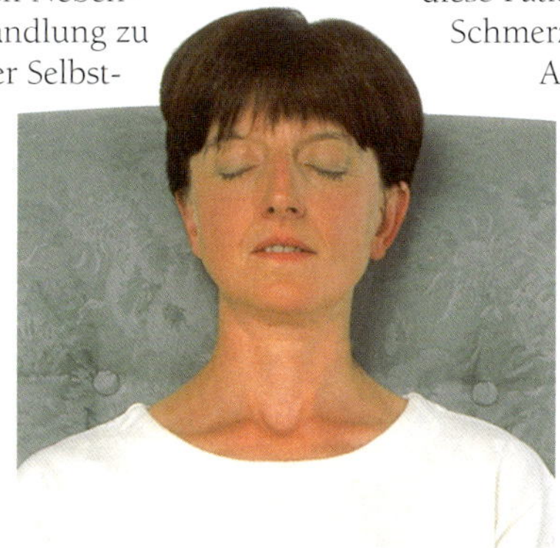

Entspannungstechniken können die Selbstheilungskräfte des Körpers stärken.

Die Vorteile von Bewegung

Aerober Sport hilft mitunter, mit Stress, Depressionen und anderen seelischen Belastungen besser fertig zu werden. Dabei werden Glückshormone (Endorphine) ausgeschüttet und die Widerstandskräfte gestärkt (*siehe Seiten 152–153*).

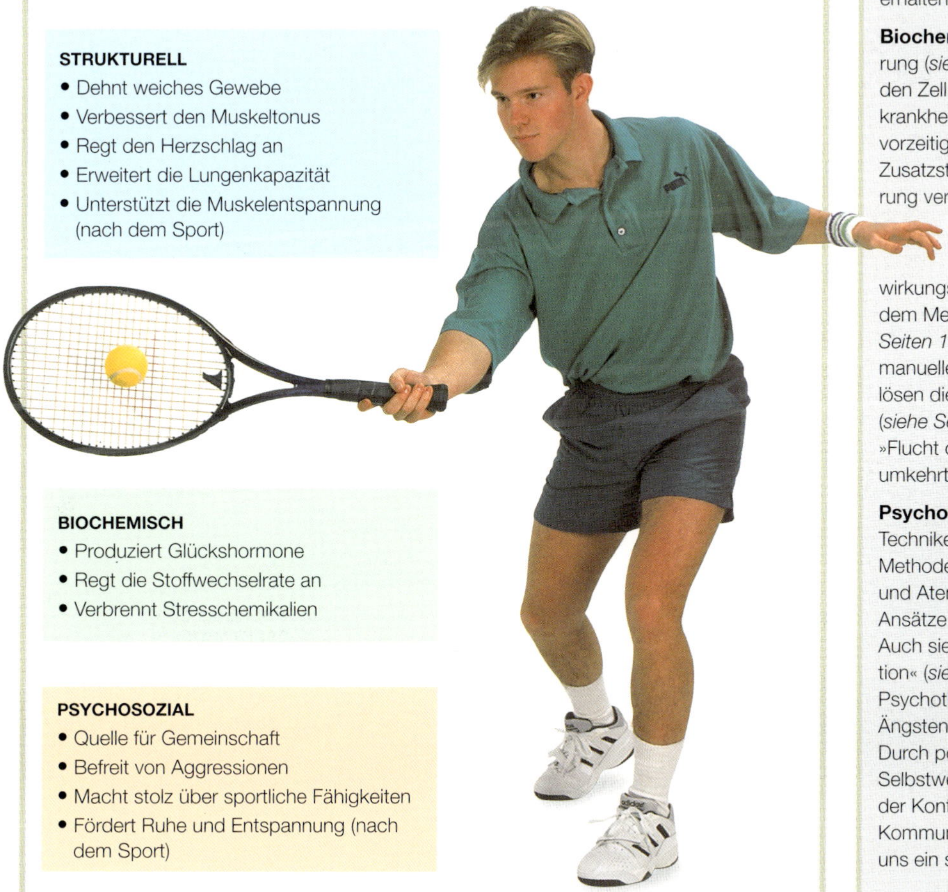

STRUKTURELL
- Dehnt weiches Gewebe
- Verbessert den Muskeltonus
- Regt den Herzschlag an
- Erweitert die Lungenkapazität
- Unterstützt die Muskelentspannung (nach dem Sport)

BIOCHEMISCH
- Produziert Glückshormone
- Regt die Stoffwechselrate an
- Verbrennt Stresschemikalien

PSYCHOSOZIAL
- Quelle für Gemeinschaft
- Befreit von Aggressionen
- Macht stolz über sportliche Fähigkeiten
- Fördert Ruhe und Entspannung (nach dem Sport)

Schritte zur Stärkung der Widerstandskraft

Auf allen drei körperlich-seelischen Ebenen lässt sich die Widerstandskraft stärken und die Homöostase aufrechterhalten.

Biochemisch Eine gesunde Ernährung (*siehe Seiten 158–159*) unterstützt den Zell- und Gewebeaufbau, wirkt krankheitsvorbeugend und schützt vor vorzeitigem Altern. Indem wir Pestizide, Zusatzstoffe und Chemikalien in der Nahrung vermeiden, beugen wir möglicherweise Zellschädigungen vor.

Strukturell Sport ist sehr wirkungsvoll (siehe links) und verschafft dem Menschen ein Wohlgefühl (*siehe Seiten 152–153*). Massage und andere manuelle Therapien, Yoga und Qigong lösen die »Entspannungsreaktion« aus (*siehe Seiten 170–171*), die den Impuls »Flucht oder Angriff« (*siehe Seite 168*) umkehrt.

Psychosozial Zu den hilfreichen Techniken gehören verhaltensorientierte Methoden (Biofeedback, Entspannungs- und Atemtechniken) sowie kognitive Ansätze (Meditation, Visualisierung). Auch sie lösen die »Entspannungsreaktion« (*siehe Seiten 170–171*) aus. Eine Psychotherapie ist möglicherweise bei Ängsten oder Depressionen sinnvoll. Durch positives Denken lässt sich das Selbstwertgefühl steigern und ein Gefühl der Kontrolle erzeugen, so dass unsere Kommunikationsfähigkeit steigt und wir uns ein soziales Netz schaffen können.

GANZHEITLICHE PRAXIS

In Deutschland ist eine direkte Zusammenarbeit von Schulmedizinern und Heilpraktikern noch nicht möglich, während dies in vielen europäischen Ländern schon praktiziert wird. Dort beziehen etwa 30–40 Prozent der Hausärzte ergänzende Therapien in ihre Behandlung mit ein oder verweisen ihre Patientinnen an Heilpraktiker. Richtig angewandt, kommt der ganzheitliche Ansatz allen Beteiligten zugute. Am ehesten werden von der Allgemeinmedizin noch manuelle Verfahren, Akupunktur, Stressbewältigungstechniken, Ernährungsempfehlungen und Beratung akzeptiert. Kräutermedizin und Meditation werden gebilligt, aber seltener verordnet, ebenfalls Aromatherapie als Begleittherapie. Massage und Reflexzonenmassage werden häufig im Krankenhaus angewandt.

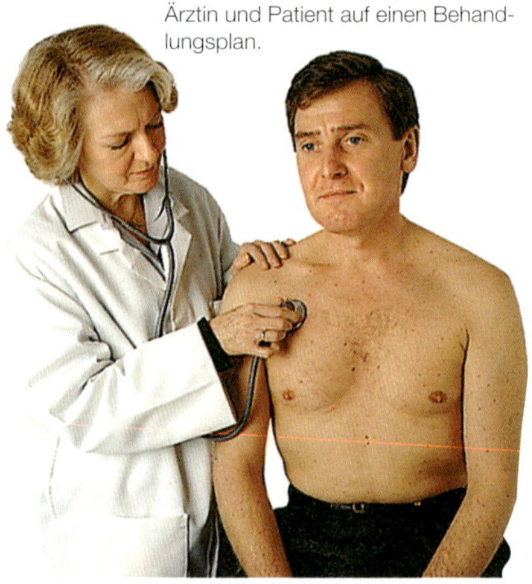

Nach der Diagnose einigen sich Ärztin und Patient auf einen Behandlungsplan.

Erste Initiativen

Weltweit wird bei einer Reihe von Projekten der Einsatz der ganzheitlichen Medizin erforscht. In den USA beispielsweise erstellte Dr. Dean Ornish ein Programm zur Bekämpfung der koronaren Herzkrankheit ohne den Einsatz von Operationen oder Medikamenten. Die Patienten befolgen eine ballaststoffreiche Ernährung, bei der nur zehn Prozent der täglichen Kalorien aus Fett stammen. Sie bewegen sich regelmäßig, praktizieren Yoga oder andere Stressmanagement-Techniken und nehmen an Gruppentherapie teil. Es ist ein anspruchsvolles, aber effektives Programm.

Die Verdienste solcher innovativen Projekte sind oft weitreichend. So entdeckte der kalifornische Psychiater Dr. David Siegel, dass Frauen mit Brustkrebs im fortgeschrittenen Stadium, die wöchentlich an Selbsthilfegruppen teilnahmen und dort mit Entspannungstechniken und Selbsthypnose in Berührung kamen, noch doppelt so lange lebten wie Frauen, die dies nicht taten. Diese 1989 in der Zeitschrift *The Lancet* veröffentlichte Studie gab weltweit Tausenden ähnlicher Gruppen neuen Auftrieb, und zwar nicht nur für Brustkrebspatientinnen, sondern auch für andere mit ähnlichen lebensbedrohenden Krankheiten, deren Lebensqualität sich auf diese Weise enorm erhöhte.

Ganzheitlicher Ansatz im Krankenhaus

In Schmerzkliniken, Krebszentren und Hospizen findet bislang die engste Zusammenarbeit zwischen Therapeutinnen und Ärzten statt. In den Londoner Krankenhäusern Hammersmith und Charing Cross steht allen Krebspatientinnen ein Angebot an Massage, Aromatherapie, Reflexzonenmassage und Entspannungstechniken zur Verfügung und dazu auch eine Kunsttherapie für alle, die zu den Berührungs- und Gesprächstherapien eine Alternative suchen. Dieser Service findet große Unterstützung von Seiten der Ärztinnen, Röntgenologen und Krankenschwestern. Erwiesenermaßen benötigen Patienten mit Krebs im Kopf- und Halsbereich bei der Klaustrophobie auslösenden Röntgentherapie weniger Valium.

Zentren der ganzheitlichen Medizin

Das Marylebone-Gesundheitszentrum in London, das 1987 eröffnete, war das erste Projekt des staatlichen Gesundheitssystems in Großbritannien, das Fachkundige alternativer Therapien einstellte. Im Rahmen einer Langzeitstudie wird hier auch die Wirksamkeit des ganzheitlichen Ansatzes untersucht. Zu dem Team gehören drei Vollzeit- und zwei Teilzeitärzte, eine Osteopathin, ein Homöopath, eine Naturheilkundlerin, ein Akupunkteur, eine Massagetherapeutin und ein Berater. Obwohl die Arbeit auf der Schulmedizin beruht, können die Therapeutinnen weitergehende Therapien vorschlagen, die sie im jeweiligen Fall für sinnvoll halten.

Die Leiterin Dr. Sue Morrison kann sich ihre Arbeit ohne diese ergänzenden Methoden nicht mehr vorstellen. »Wir haben hier manche Probleme im Griff, sowohl seelische als auch körperliche, mit denen sich andere schwer tun.« Möglicherweise liegt es auch an der ganzheitlichen Medizin, dass nur wenige Patientinnen des Marylebone Health Centre an Fachärzte verwiesen werden und die Anzahl der verschriebenen Medikamente halb so hoch ist wie im nationalen Durchschnitt.

Zentren der ganzheitlichen Medizin finden auch in den USA Anklang. So haben in Lyme, New Hampshire, der ganzheitlich orientierte Allgemeinmediziner Dr. Robert Rufsvold und die Naturheilkundlerin Maureen Williams eine Gemeinschaftspraxis eröffnet. Sie tauschen sich über ihre Patienten aus und profitieren jeweils von den Kenntnissen des/der anderen. In diesem Zentrum arbeiten auch Therapeuten der Bereiche Ernährungsberatung,

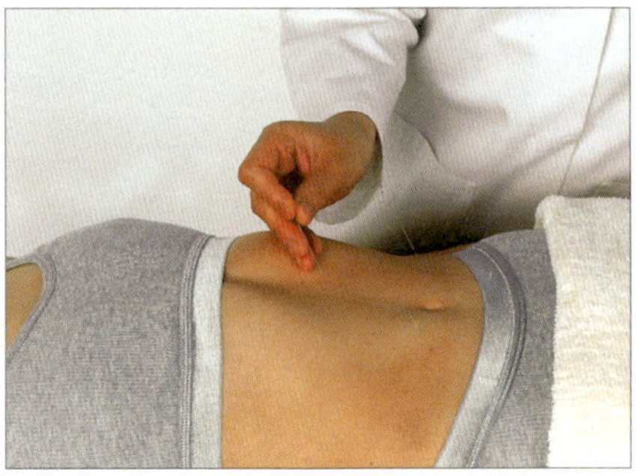

Akupunktur wird zunehmend auch von der Schulmedizin anerkannt.

Massage und anderer Körpertherapien sowie Beratung, Chiropraktik, Traditioneller Chinesischer Medizin, Yoga und Tai-Chi. Bei der Behandlung steht die Kooperation von Patient und Behandlerin im Heilungsprozess im Mittelpunkt – ein Grundpfeiler der ganzheitlichen Medizin.

Die Zukunft der ganzheitlichen Medizin

Zentren für ganzheitliche Medizin stehen zuweilen unter der Schirmherrschaft eines Krankenhauses oder einer Universität, wo die Forschung einen hohen Stellenwert besitzt. Beispiele sind das Dr. Herbert Benson's Mind-Body Medical Institute am New England's Deaconess Hospital und an der Harvard University Medical School sowie das Dr. Jon Kabat-Zinn's Centre for Mindfulness in Medicine, Health and Society am University of Massachusetts Medical Center. »Welche gemeinsamen Faktoren sind für den Heilungsprozess verantwortlich?« ist eine Frage, auf die man im Osher Center for Integrative Medicine an der University of California eine Antwort sucht. Hier hat man sich verpflichtet, den Patienten erprobte Heilverfahren anzubieten und sowohl die Öffentlichkeit als auch die medizinische Fachwelt über die ganzheitliche Medizin zu informieren. Natürlich lässt sich nicht leugnen, dass dieser Integrationsprozess mit Schwierigkeiten zu kämpfen hat. Weitere Forschungen müssen zeigen, dass alternative Ansätze sicher und wirksam sind. Da die Sicherheit und die Wirksamkeit von der jeweiligen Fähigkeit der Behandlerin abhängt, muss die Ausbildung verbessert und vereinheitlicht werden. In Großbritannien hat sich die Stiftung Foundation for Integrated Medicine dieser Aufgabe verschrieben. In den USA investiert das National Institute of Health Advisory Council for Complementary and Alternative Medicine jährlich viele Millionen Dollar in Forschung und Öffentlichkeitsarbeit.

Dennoch erweist sich die Kommunikation zwischen Ärzten und anderen Therapeuten immer noch als schwierig, auch weil sie keine gemeinsame Sprache sprechen. »Energie«, »Lebenskraft« und »Qi« sind Konzepte, die der Schulmedizin fremd sind, und Vertreterinnen alternativer Heilverfahren lehnen die unpersönliche Sprache in Bezug auf Medikamente und Verfahren strikt ab. Nichtsdestotrotz stellen die Popularität der alternativen Therapien und das hohe öffentliche Interesse an Gesundheit eine enorme Antriebskraft für Veränderungen dar.

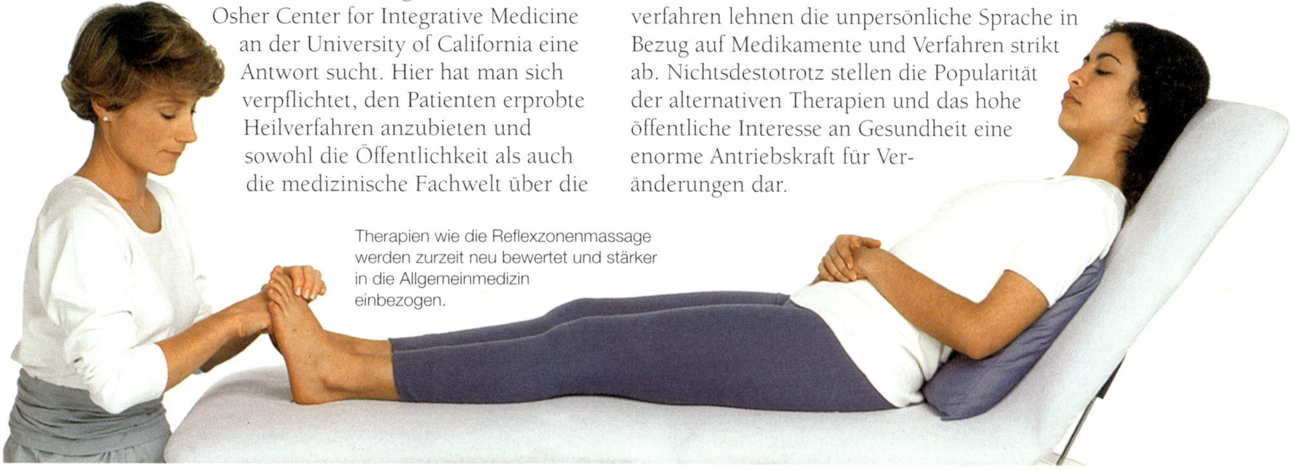

Therapien wie die Reflexzonenmassage werden zurzeit neu bewertet und stärker in die Allgemeinmedizin einbezogen.

Der Einfluss der therapeutischen Beziehung

Die Beziehung zwischen Patient und Behandlerin trägt viel zum Heilungsprozess bei, wie der so genannte »Placebo-Effekt« beweist. (Ein Placebo ist eine pharmakologisch unwirksame Substanz, die anstelle eines Medikaments verabreicht wird.) Hier zeigt sich, wie wichtig Beziehungen und Erwartungen sind, und es erklärt, warum ein unwirksames Medikament dennoch mehr Wohlgefühl beim Patienten bewirken kann.

Bei einer Behandlung mit Placebos berichten 30, einigen Untersuchungen zufolge sogar bis zu 90 Prozent der Beteiligten von Verbesserungen. In klinischen Forschungsversuchen werden der Hälfte einer Patientengruppe Placebos verabreicht und der anderen Hälfte das wirksame Medikament. Um als wirksam zu gelten, muss eine Methode positivere Ergebnisse erzielen als die Behandlung mit dem Placebo. Forschungsergebnissen zufolge verändert sich durch bestimmte Erwartungen sogar die Immunreaktion, auch bei Tieren. Laut einigen Fachleuten ist dies ein Beweis dafür, dass unser Psyche durchaus den natürlichen Heilungsprozess in Gang setzen kann.

Vertrauen zwischen Patientin und Behandler

Nach Professor Herbert Benson von der Harvard Medical School beruht der eigentliche Heilungsprozess auf drei Elementen:

- Der Patient ist überzeugt oder glaubt an eine positive Veränderung.
- Der Therapeut ist überzeugt oder glaubt an eine positive Veränderung.
- Die Beziehung zwischen Patientin und Therapeut ruft positive Überzeugungen und Erwartungen hervor.

Möglicherweise kommt der besonderen Beziehung zwischen Patient und Therapeut in punkto Heilungserwartung die wichtigste Rolle zu. Eine berühmte Studie am Massachusetts General Hospital in Boston ergab 1964, dass sich Patienten, die vor einer Operation von einer warmherzigen und sympathischen Anästhesistin besucht wurden, schneller erholten als Patienten einer Vergleichsgruppe ohne diesen Besuch.

Offenbar muss sich auch die Patientin um eine gute Beziehung zu ihrem Behandler kümmern. In einer anderen Studie aus Boston wurde Patienten mit chronischen Krankheiten wie Diabetes, Polyarthritis und Bluthochdruck beigebracht, wichtige Fragen mit ihrer Ärztin zu besprechen. Diese Patienten waren später mit ihrem Arztbesuch zufriedener als andere, die keine Vorbereitung hatten.

Allerdings kann die Erwartungshaltung sich auch kontraproduktiv auswirken. Wer sich einer gefühllosen Heilbehandlung unterzogen hat, fühlt sich hinterher oft schlechter.

IHR WEG ZUR GESUNDHEIT

Gesundheit ist die Fähigkeit, sich Veränderungen anzupassen. Diese hängt von drei miteinander verflochtenen Bereichen ab, dem biochemischen, strukturellen und psychosozialen Bereich (*siehe rechts*). Krankheitsbedingende Faktoren sind in allen drei Bereichen zu finden, ebenso wie entsprechende Heilmethoden. In dem Kapitel »Behandlung von Krankheiten« (*Seiten 22–113*) stellen wir verschiedene Beschwerden sowie schulmedizinische als auch alternative Behandlungsmöglichkeiten dar. In dem Kapitel »Ihr Weg zur Gesundheit« (*Seiten 138–175*) geht es darum, wie Sie Ihr Wohlbefinden aufrechterhalten und Ihre Widerstandskraft steigern können.

Die drei Bereiche

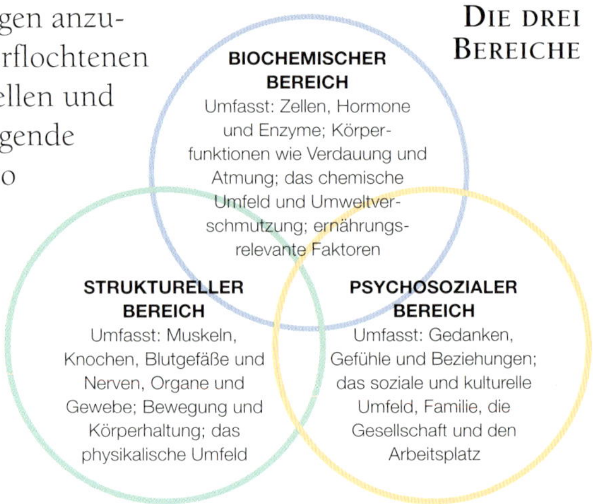

Verantwortung für die Gesundheit

Sich um die eigene Gesundheit zu kümmern und mit Ärzten und Therapeuten zusammenzuarbeiten, verleiht uns eine enorme Kraft. Untersuchungen zufolge verbessern sich häufig die Symptome und die Lebensqualität, sobald Menschen sich für ihre Gesundheit verantwortlich fühlen. Da diese Einstellung jedoch von Wissen und Informationsmöglichkeiten abhängt, ist es wichtig, möglichst sämtliche Faktoren zu kennen, die sich auf unsere Gesundheit auswirken. Bei Vorliegen von Veranlagung zu gesundheitlichen Beschwerden besteht der notwendige erste Schritt darin, zu verstehen, dass für diese Labilität ein Ausgleich geschaffen werden muss. Wir fühlen uns offensichtlich kompetenter, wenn wir die Ursachen, Symptome und die Vielzahl an verfügbaren Behandlungsmöglichkeiten kennen. Wer gesund sein und bleiben will, muss über gesunde Ernährung, Bewegung, Entspannung und Techniken zum Umgang mit Stress Bescheid wissen.

Während bestimmte innere Einstellungen die Chance für Wohlbefinden erhöhen, leisten andere möglichen Krankheiten Vorschub; dazu gehören ein geringes Selbstwertgefühl, große Angst, das Gefühl, das eigene Leben nicht in der Hand zu haben, Pessimismus und Verbitterung. Die Beziehung, die wir zu Schulmedizinern und alternativen Therapeutinnen haben, entscheidet möglicherweise mit darüber, ob wir eine »therapeutische Verbindung« eingehen (*siehe Seite 19*), die für den Heilungsprozess unter Umständen ausschlaggebend ist. Wie in jeder guten Beziehung kommt Vertrauen, Kommunikation und gegenseitigem Respekt eine maßgebliche Bedeutung zu (*siehe Zusammenarbeit mit dem Arzt, Seiten 146–147, und Welche/r Therapeut/in, Seiten 180–181*).

Der Weg zur Gesundheit

1 SELBSTEINSCHÄTZUNG

Welche Ansätze passen am Besten zu Ihrer Persönlichkeit, Ihrer Situation und Ihrer Lebensweise?

- Füllen Sie den Fragebogen aus (*Seiten 140–142*) und lesen Sie das Kapitel »Finden Sie die richtige Therapie« (*Seiten 144–145*).

2 PROBLEMBEWERTUNG

- Informieren Sie sich über Ihre Beschwerden in »Behandlung von Krankheiten« (*Seiten 22–113*).
- Jede Behandlung sollte sicher und wirksam sein. Auch wenn die Forschung bezüglich alternativer Heilmethoden noch begrenzt ist, gibt es ständig neue Erkenntnisse. Die Bewertung einer Therapie im Hinblick auf ihre Wirksamkeit im Kapitel »Behandlung von Krankheiten« gibt Aufschluss über den zu erwartenden Erfolg.
- Informieren Sie sich anhand der Bibliografie (*Seiten 182–185*) und der »Weitergehenden Informationen« (*Seite 181*) näher über Ihre Krankheit.

3 INFORMATIONEN UND UNTERSTÜTZUNG

- Tipps für mehr Gesundheit finden Sie in den Kapiteln »Ihre strukturelle Gesundheit« (*Seiten 148–157*); »Ihre biochemische Gesundheit« (*Seiten 158–167*) und »Ihre psychosoziale Gesundheit« (*Seiten 168–175*).
- Welche Hilfe Sie benötigen, erfahren Sie in den Kapiteln »Zusammenarbeit mit dem Arzt« (*Seiten 146–147*), »Welche/r Therapeu/tin?« (*Seiten 180–181*) und »Nützliche Adressen« (*Seiten 186–187*).

4 FORTSCHRITTE

- Führen Sie ein Symptom-Tagebuch (*Seite 147*), um den Erfolg Ihres integrativen Gesundheitsprogramms zu kontrollieren.
- Füllen Sie erneut die Fragebögen (*Seiten 140–142*) aus, um Veränderungen festzustellen.

Vorsichtsmassnahmen

- Stellen Sie bei einem gesundheitlichen Problem keine Eigendiagnose, sondern wenden Sie sich stets an Ihre behandelnde Ärztin.
- Suchen Sie sofort einen Arzt auf, sobald Sie eines der Warnsymptome (*siehe Seite 147*) bei sich feststellen.
- Holen Sie sich ärztlichen Rat, wenn innerhalb von 2–3 Wochen keine Besserung eintritt (bei Kindern unter fünf Jahren innerhalb von 48 Stunden) oder wenn sich die Symptome verschlechtern.
- Beenden Sie die Einnahme verschriebener Medikamente nicht ohne vorherige Rücksprache mit Ihrer Ärztin.
- Informieren Sie Ihren Heilpraktiker über sämtliche Medikamente und ergänzenden Heilsubstanzen, die Sie einnehmen.
- Informieren Sie Ihre Ärztin über sämtliche alternativen Heilmethoden, die Sie anwenden.
- Halten Sie bei einer ernsthaften Krankheit stets Rücksprache mit einem Arzt, bevor Sie sich für ein alternatives Heilverfahren entscheiden.
- Wenn Sie schwanger sind oder unter schlimmen Rückenschmerzen, Bluthochdruck oder einer Herzerkrankung leiden, sollten Sie nicht ohne Rücksprache mit Ihrer Ärztin mit einem anstrengenden Sportprogramm beginnen.
- Bei Menschen, die unter einer dauerhaften geistigen Beeinträchtigung leiden, können Hypnose, Visualisierung und Meditation Verwirrungen auslösen.
- Informieren Sie Ihren Behandler über eine mögliche Geschlechtskrankheit.
- Wenn Sie schwanger sind oder eine Schwangerschaft planen, sollten Sie Ihre Ärztin vor Beginn einer alternativen Heilbehandlung konsultieren.
- Nehmen Sie in den ersten drei Schwangerschaftsmonaten oder während der Stillphase weder Mittel der Kräuter- oder Aromatherapie noch Nahrungsergänzungen (außer Folsäure) ein, es sei denn, Sie werden von einem erfahrenen Heilpraktiker betreut.
- Halten Sie Rücksprache mit Ihrer Ärztin, bevor Sie mit Ihrem Baby oder Kleinkind eine langfristige alternative Heilbehandlung beginnen.
- Einläufe und bestimmte Kräuterheilmittel sind für kleine Kinder nicht geeignet.
- Kinder unter zwölf Jahren sollten sich nur unter professioneller Aufsicht und mit Zustimmung des Arztes einer alternativen Heilbehandlung unterziehen.
- Kinder unter 16 Jahren sollten nicht fasten.
- Nehmen Sie ohne ärztliche Rücksprache keine Eisen- oder Vitamin-A-Präparate. Erhöhen Sie die empfohlene Dosis anderer Mittel nicht ohne ausdrückliche Aufforderung durch einen qualifizierten Behandler.
- Nehmen Sie ohne professionelle Aufsicht keine hohen Dosen an Nahrungsergänzungen.
- Fasten Sie ohne ärztliche Begleitung nicht länger als zwei Tage.

Vorsichtsmassnahmen bei Heilkräutern

Einige Heilkräuter vertragen sich nicht mit Medikamenten oder verstärken deren Wirkung. Fragen Sie eine Apothekerin, einen Arzt oder einen Kräuterheilkundler um Rat.

Echinacea kann bei einer mehr als achtwöchigen Einnahme die Leberfunktion beeinträchtigen, insbesondere bei gleichzeitiger Einnahme von Leber schädigenden Medikamenten wie beispielsweise Anabolika.

Nachtkerzen- und **Borretschöl** können die Krampfschwelle herabsetzen, insbesondere bei gleichzeitiger Einnahme krampflösender Mittel.

Mutterkraut, Ginkgo, Knoblauch und **Chinesische Engelwurz** beeinträchtigen möglicherweise die Wirkung von Warfarin.

Ginseng steigert die Wirksamkeit von Östrogenen und Corticosteroiden, kann die Wirkung von Digoxin beeinträchtigen und verursacht manische Nebenwirkungen im Zusammenhang mit Antidepressiva.

Süßholz kann Nebenwirkungen von Corticosteroiden erhöhen.

Johanniskraut kann die Nebenwirkungen von Antidepressiva verstärken.

Senna, Cascara und **Flohsamen** können die Aufnahme der Wirkstoffe herabsetzen.

Baldrian erhöht unter Umständen die beruhigende Wirkung von Barbituraten.

Yohimbe kann in Kombination mit trizyklischen Antidepressiva zu Bluthochdruck führen.

Wichtig

- Für schulmedizinisch und alternativ orientierte Heilkundige stellt der gegenseitige Austausch und die Zusammenarbeit zum Wohle des Patienten einen neuen Schritt von enormer Bedeutung dar. Sofern Sie nicht ganzheitlich behandelt werden, kann niemand anderes als SIE die verschiedenen Ansätze zusammenführen.
- Viele Schulmediziner kennen sich mit alternativen Therapien nicht aus, und nur wenige können Ihnen über Verfahren, Vorzüge und Risiken qualifizierte Auskunft geben.
- Viele alternative Heilkundige wissen wenig über andere Therapien und tendieren zu der Überzeugung, dass ihre Methode Ihnen am ehesten weiterhelfen wird.
- Informieren Sie sich möglichst gründlich über
  (a) Ihre Krankheit,
  (b) Ihre Behandlerin und/oder Ihren Therapeuten
  (c) die Ihnen vorgeschlagene Behandlung.

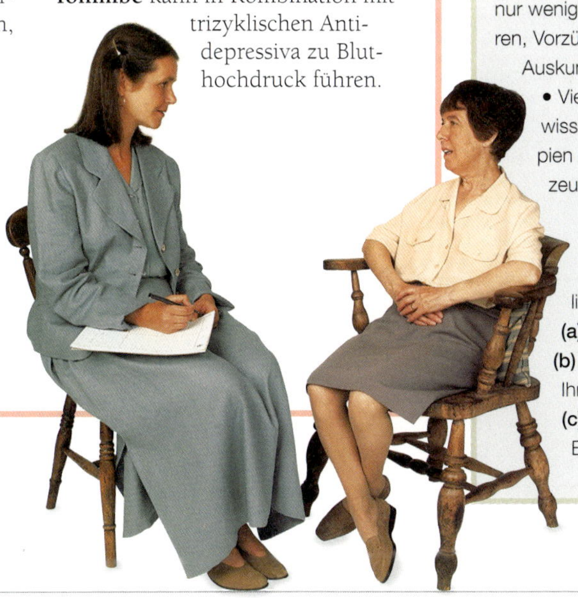

Vertrauen zwischen Patientin und Therapeutin ist für den Erfolg des ganzheitlichen Ansatzes ausschlaggebend.

Kapitel 2

Medikationen und Operationstechniken der konventionellen Medizin sind in lebensbedrohlichen Situationen unentbehrlich, lindern aber auch allgemeine Beschwerden. Begleitend dazu gehen die

BEHANDLUNG VON KRANKHEITEN

Komplementärtherapien Nebenwirkungen und Krankheitsursachen an. Sie erhalten einen Überblick über 40 Krankheiten, die speziell von der ganzheitlichen Medizin profitieren. Effektive Therapiemöglichkeiten und Selbsthilfestrategien stehen neben Fallbeispielen, die erläutern, wie sich der ganzheitliche Ansatz in der Praxis auswirkt. Zur Einschätzung der Therapien geben wir eine Beurteilung der Wirksamkeit ab (*siehe Seite 182*).

KOPFSCHMERZEN

An Spannungskopfschmerzen leiden fast alle Erwachsenen gelegentlich. Aber etwa zwei bis drei Prozent sind infolge chronischer Verspannungen oder Muskelkontraktionen mehr als 15 Tage pro Monat davon betroffen. Wenn anders als bei der Migräne (*siehe Seite 26*) keine Gefäßstörungen vorliegen, lautet die Diagnose »Spannungskopfschmerz«. Die genaue Ursache gilt als unbekannt, aber zu den Auslösern zählen Erkrankungen der Gelenke und Muskeln des Nackens und des Kiefers sowie psychische Überbelastung. Die Schmerzstelle kann variieren, der Schmerz dumpf klopfend bis intensiv sein. Von ärztlicher Seite wird versucht, die Ursache schwerer, nicht spannungsbedingter Kopfschmerzen aufzufinden und zu therapieren.

FALLBEISPIEL

Simon, ein 32-jähriger Journalist, kam wegen häufiger Nacken- und Kopfschmerzen in die Praxis von Mark. Der Osteopath lokalisierte empfindliche Stellen und Bewegungseinschränkungen im oberen Nackenbereich. »Simon ist sehr groß, so dass er oft über seinem Keyboard kauerte. Der Monitor erhielt seitlich vom Schreibtisch grelles Tageslicht. Und der Schreibtischstuhl war schwer einzustellen.« Nach dem Dehnen und Einrichten der Nackengelenke klärte er Simon über Körperhaltungen auf und gab ihm eine Broschüre über korrekte Arbeitsplatzgestaltungen mit. Simon konnte seinen Arbeitgeber zur Anschaffung eines besseren Bürostuhls bewegen. Nach drei Sitzungen beim Osteopathen waren die Nackenschmerzen leichter geworden. Simon: »Die Kopfschmerzen wurden langsam besser, die Umstellung des Monitors aber machte einen großen Unterschied.«

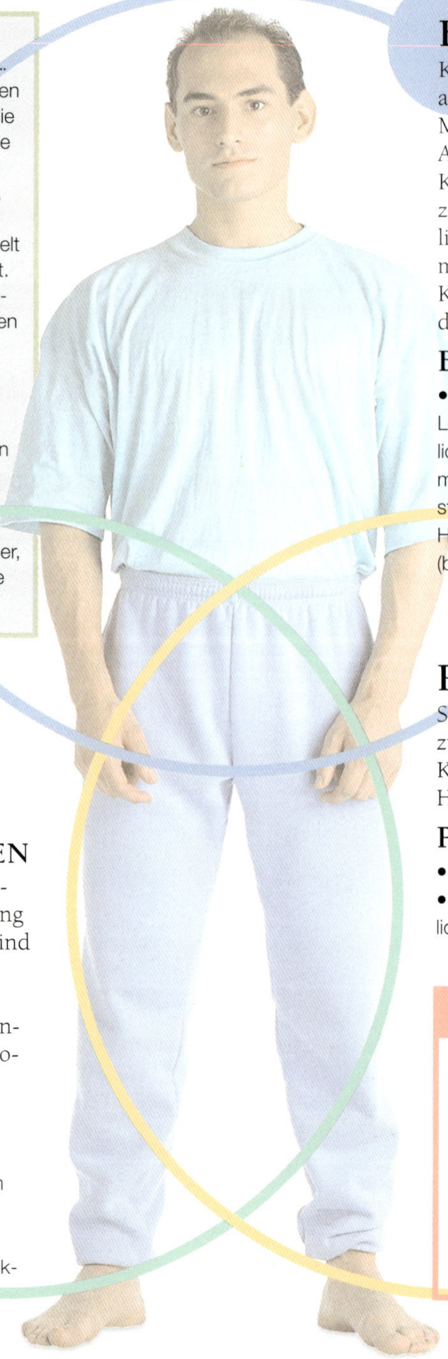

BIOCHEMISCHE FAKTOREN

Kopfschmerzen können Flüssigkeitsmangel anzeigen oder die Folge von Fieber und Medikamenten sowie von Koffein- und Alkoholmissbrauch sein. Schmerzt der Kopf täglich nach dem Aufwachen, ist ein zu niedriger Blutzuckerspiegel die mögliche Ursache. Auf Dauer können Schmerzmittel ihre Wirkung verlieren und die Kopfschmerzen noch steigern – ebenso wie der plötzliche Schmerzmittelentzug.

BIOCHEMISCHE AUSLÖSER

• Niedriger Blutzuckerspiegel (Hypoglykämie) • Leichte Dehydration • Zu viel Koffein oder plötzlicher Entzug • Zu viel Alkohol • Nahrungsmittelzusätze • PMS, sonstige hormonelle Umstellungen • Medikamente wie die Pille oder Hormonpräparate • Schmerzmittelmissbrauch (besonders Kodein) • Verstopfung oder Fieber

PSYCHOSOZIALE FAKTOREN

Stress, Erschöpfung und Depression führen zu Verspannungen, den verbreitetsten Kopfschmerzauslösern – speziell im Hinterkopf oder hinter der Stirn.

PSYCHOSOZIALE AUSLÖSER

• Angst • Schlafmangel • Überarbeitung • Emotionales Trauma • Depression • Persönlichkeitsmerkmale (z. B. Ärger »schlucken«)

VORSICHTSMASSNAHMEN

Gehen Sie bei allen ungewöhnlichen, schweren, einseitigen oder andauernden Kopfschmerzen zum Arzt. Insbesondere wenn die Begleiterscheinungen Benommenheit, Übelkeit, Lichtüberempfindlichkeit, steifer Nacken oder Hautausschlag sind. Auch nach Kopfverletzungen oder wenn selbst behandelte Kopfschmerzen länger als drei bis sieben Tage anhalten.

STRUKTURELLE FAKTOREN

Kopfschmerzen können durch Bluthochdruck und Nasennebenhöhlenentzündung verursacht werden. Häufigste Auslöser sind jedoch Verspannungen der Schulter-, Nacken- und Kiefermuskulatur und im Bereich um die Augen. Diese Verspannungen bauen sich langsam auf, werden chronisch und führen zu empfindlicher und verkrampfter Muskulatur.

STRUKTURELLE AUSLÖSER

• Schlechte Haltung • Zu langes Arbeiten am Computer • Nackenverletzungen (z. B. Schleudertrauma) • Abnutzung von Nackenwirbeln • Grelles Sonnenlicht, Wind, Luftdruckveränderungen • Nasennebenhöhlenentzündung • Bluthochdruck

Körperbereiche *(siehe Seite 20)*

- BIOCHEMISCH Körpersysteme, wie Verdauung
- STRUKTURELL Muskeln, Knochen, Gelenke und Nerven
- PSYCHOSOZIAL Gedanken, Gefühle und Beziehungen

Zeichenerklärung: Wirksamkeitsnachweis *(siehe Seite 182)*

am wenigsten wirksam ❶ ❷ ❸ ❹ ❺ am wirksamsten

Biochemische Therapieformen

Konventionelle Medizin

Schmerzmittel wie Paracetamol, Aspirin oder Ibuprofen (*siehe Arzneimittelglossar, Seite 179*) helfen bei gelegentlichen Kopfschmerzen, Amitriptylin bei chronischem Spannungskopfschmerz. Einige Präparate enthalten ein Muskelentspannungsmittel.

Komplementärtherapien

Westliche Pflanzenheilkunde ❷ *(siehe Seite 127)*
In der Phytotherapie werden Heilpflanzen wie Baldrian oder Kamille empfohlen; sie beruhigen den Geist, bauen Stress ab und fördern den Schlaf. **Achtung:** Baldrian nicht mit Schlaftabletten einnehmen!

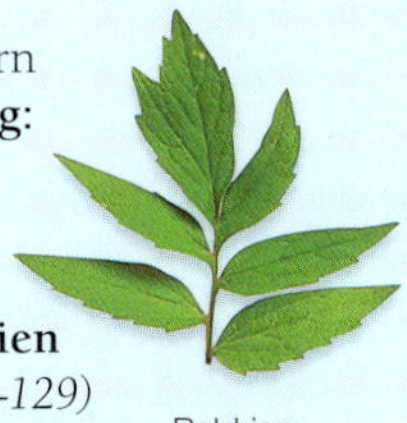
Baldrian

Ernährungstherapien ❷ *(siehe Seiten 128–129)*
Therapeuten setzen an der Ursache an, z. B. an der Neigung zu Verstopfung oder niedrigem Blutzuckerspiegel, und versuchen die Gesundheit insgesamt zu stärken. Dazu gehört die Entgiftung der Leber genauso wie Kurzfasten und die Einnahme antioxidativer Vitamine.

Homöopathie ❷ *(siehe Seite 130)*
Nux vomica C6 bewährt sich bei chronischen Spannungskopfschmerzen (auch wenn noch weitere Studien ausstehen).

Selbsthilfemassnahmen

• Regelmäßige Mahlzeiten und Snacks, wenn Sie zu niedrigen Blutzuckerwerten neigen • Viel trinken, meiden Sie aber Tee, Kaffee, Kakao und Cola (Koffeingehalt) • Keine Nikotin- und Alkoholexzesse • Kein Übermaß an Schmerzmedikamenten.

Strukturelle Therapieformen

Konventionelle Medizin

Bei starken, ungewöhnlichen oder hartnäckigen Kopfschmerzen sind ein Bluttest, Röntgen oder sogar ein Szintigramm des Gehirns angesagt. Physiotherapie hilft bei Muskelverspannungen.

Komplementärtherapien

Chiropraktik ❸ *(siehe Seite 118)* und **Osteopathie ❸** *(siehe Seite 119)*
Die Behandlung zielt auf Entspannung der Muskeln und Gelenke zugunsten einer größeren Beweglichkeit. Mit sanften Griffen löst die craniosacrale Osteopathie Verspannungen.

Alexander-Technik ❷ *(siehe Seite 121)*
Durch Haltungskorrekturen können Spannungskopfschmerzen vermieden werden.

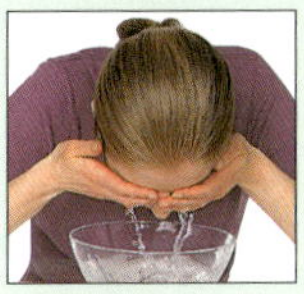
Kaltes Wasser lindert Beschwerden.

Hydrotherapie ❷ *(siehe Seite 126)*
Spritzen Sie kaltes Wasser ins Gesicht, bevor Sie sich eine Stunde hinlegen. Das erleichtert die Schmerzen. Warme und kalte Wechselduschen erweitern die Blutgefäße und regen den Kreislauf an. Hilfreich ist auch eine Eispackung auf dem Hinterkopf. **Achtung:** Bei Herzleiden keine warmen und kalten Wechselduschen!

Selbsthilfemassnahmen

• Regelmäßige Gymnastik • Massieren Sie mit den Fingerspitzen den Nacken und die Schädelbasis, dann den Kopf und den Bereich um die Ohren. Drücken Sie die Akupressurpunkte Dickdarm 4 und Leber 3 (*siehe Seite 125*) • Überprüfen Sie Ihren Bürostuhl auf korrekte Einstellung und setzen Sie sich dem Monitor immer korrekt gegenüber.

Psychosoziale Therapieformen

Konventionelle Medizin

Klinische Depression muss behandelt werden. Bei hartnäckigen oder schweren Kopfschmerzen empfiehlt sich kognitive Verhaltenstherapie.

Komplementärtherapien

Visualisierung ❸ *(siehe Seite 134)*
Mit Hilfe dieser Technik, bei der Sie Ihre Vorstellungskraft aktivieren lernen, kann die Muskulatur willentlich entspannt und der Geist beruhigt, Stress also gelindert werden.

Biofeedback ❹ *(siehe Seite 134)*
Techniken zur Regulierung der Muskelverspannungen, erleichtern Kopfschmerzen.

Selbsthilfemassnahmen

• Führen Sie Buch über die Symptom- und Stressauslöser (*siehe Seiten 147 und 175*) • Erkunden Sie die Stressursachen und stellen Sie sich auf Veränderungen ein • Schlafen Sie genügend • Machen Sie Entspannungs- und Atemübungen (*siehe Seiten 170–171*) und wenden Sie Stressbewältigungstechniken an (*siehe Seiten 168–169*) • Fühlen Sie das Herannahen von Kopfschmerzen, helfen Meditation (*siehe Seite 137*) oder Autogenes Training (*siehe Seite 136*) • Oder folgen Sie der Selbsthilfeanleitung von Seite 171.

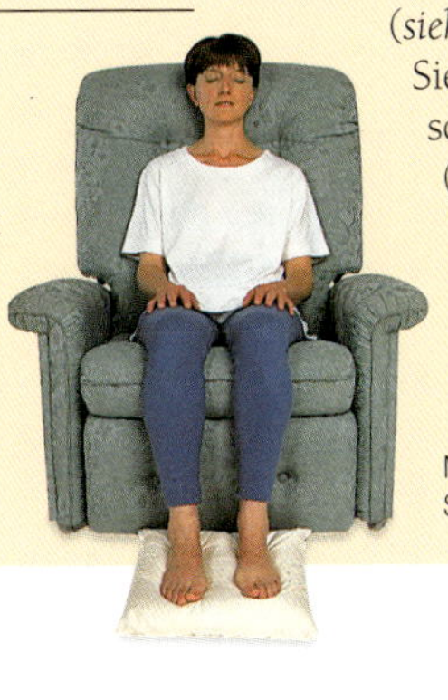
Mit Autogenem Training können Sie willentlich entspannen.

MIGRÄNE

Etwa zehn Prozent aller Menschen leiden an Migräne, wobei Frauen dreimal häufiger betroffen sind als Männer. Intensiv pochende, meist einseitige Kopfschmerzen in Verbindung mit Übelkeit, Erbrechen, Geräusch-, Licht- und Geruchsüberempfindlichkeit sind charakteristisch. Etwa 25 Prozent der Betroffenen erleben vor einer Attacke optische Störungen in Form von Zickzacklinien, blinden Flecken und Lichtblitzen (Aura). Die großen Blutgefäße des Gehirns verkrampfen sich; die Gefäßverengungen führen zur halluzinatorischen Aura. Erweitern sie sich dann wieder, folgen pochende Schmerzen. Die Anfälle variieren nach Schwere und Häufigkeit und können bis zu 72 Stunden anhalten.

FALLBEISPIEL

John, Leiter einer Yogagruppe, konnte Angie helfen, ihre Migräne in den Griff zu bekommen. Die 40-jährige Managerin und Mutter zweier Kinder litt seit Jahren daran und erlebte fast wöchentlich eine große Attacke. Nach der Verordnung von Schmerzmitteln und Anwendung sonstiger Therapien empfahl ihre Ärztin eine Yogagruppe. John riet Angie zu einer Reihe Nackendehnungsübungen, Kobra, Haltung des Kindes und zur wechselseitigen Nasenatmung. Bereits nach ihrer ersten Gruppensitzung konnte sie so gut schlafen wie lange nicht mehr. Heute macht sie täglich Yogaübungen. »Ruhiges, tiefes Atmen macht mir meine Verspannungen bewusst. Ich kann Körper und Geist entspannen. Seit Monaten habe ich keine Migräne mehr.«

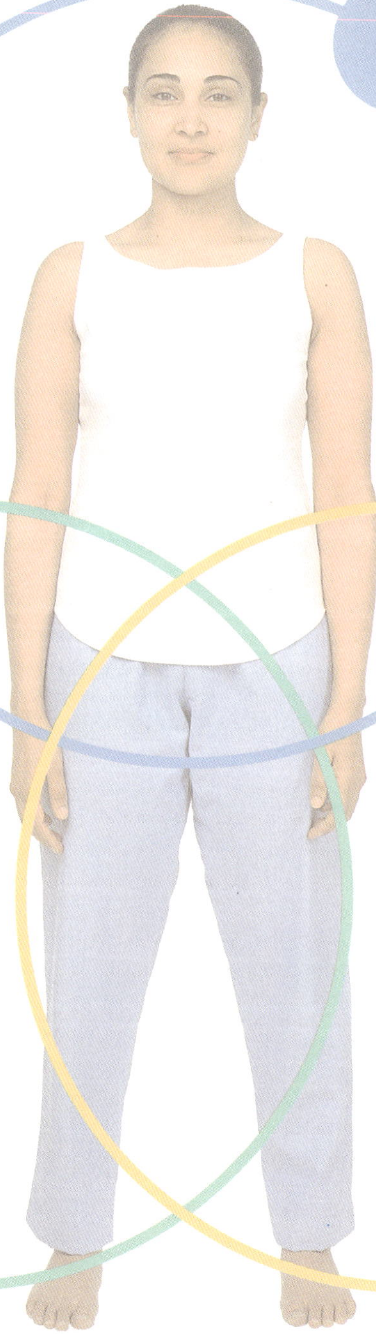

BIOCHEMISCHE FAKTOREN

Migräne ist oft familiär bedingt, was eine genetische Disposition wahrscheinlich macht. Gewisse Nahrungsmittelchemikalien und körpereigene Substanzen erhöhen den Serotoninspiegel, der die Blutgefäße im Gehirn verengt. Weiten sich die Gefäße wieder, setzen sie Prostaglandine frei. Die Folge sind Schmerzen, Übelkeit und Erbrechen.

BIOCHEMISCHE AUSLÖSER

• Unverträglichkeit gewisser Nahrungsmittel – besonders tyrosinreiche Kost, wie reifer Käse, Rotwein und eingelegte Heringe, sowie Nitratzusätze in Fleischprodukten • Koffein und Alkohol • Durch die Pille, Menstruation, Schwangerschaft und Klimakterium bedingte hormonelle Schwankungen

STRUKTURELLE FAKTOREN

Erkrankungen der Skelettmuskulatur können manchmal zu Migräne führen, vermutlich weil die Gehirnarterien infolge schlecht ausgerichteter Halswirbel verkrampft sind. Diese Situation liegt vor, wenn der obere Rückenbereich oder Nacken empfindliche Stellen hat. Verspannungen der Nacken- und Schultermuskulatur verschlimmern.

STRUKTURELLE AUSLÖSER

• Körperverspannung durch psychischen Stress, Angst oder Überarbeitung • Schlechte Haltung • Nackenverletzung • Mangelnde Bewegung und Fitness • Hyperventilation (sehr schnelle Atmung)

PSYCHOSOZIALE FAKTOREN

Lebensweise und Stress begünstigen Migräneanfälle. Auch die Persönlichkeitsstruktur ist von Bedeutung: Ehrgeizige, intelligente, extravertierte oder zwanghafte Menschen sind anfälliger. Kindheitserfahrungen und Beziehungen können die eigene Reaktion auf emotionale oder umweltbedingte Auslöser beeinflussen.

PSYCHOSOZIALE AUSLÖSER

• Psychischer Stress, wie Angst, Aufregung, Ärger oder Schock • Lärm, starke Gerüche, grelles oder flackerndes Licht • Reisen, Wetterwechsel • Zu wenig oder zu viel Schlaf

Körperbereiche *(siehe Seite 20)*

- BIOCHEMISCH – Körpersysteme, wie Verdauung
- STRUKTURELL – Muskeln, Knochen, Gelenke und Nerven
- PSYCHOSOZIAL – Gedanken, Gefühle und Beziehungen

Zeichenerklärung: Wirksamkeitsnachweis *(siehe Seite 182)*

am wenigsten wirksam ❶ ❷ ❸ ❹ ❺ am wirksamsten

Biochemische Therapieformen

Konventionelle Medizin

Gegen Schmerzen werden Medikamente wie Paracetamol, Aspirin oder Kodein verordnet; gegen Übelkeit Domperidon oder Ergotamin (heute wegen möglicher Nebenwirkungen weniger) oder Serotonin hemmende Medikamente, wie Sumatriptan, Zolmitriptan oder Noratriptan (*siehe Arzneimittelglossar Seite 179*). Schwere Migräneanfälle können auch mit Injektionen beeinflusst werden.

Komplementärtherapien

Westliche Pflanzenheilkunde ❹ (*siehe Seite 127*)
Regelmäßige Einnahme von frischen Mutterkrautblättern hilft gegen Attacken: Sesquiterpenlactone, der Hauptwirkstoff des Krauts, vermindert die Serotoninausschüttung. Mutterkrauttabletten sollten einen hohen Gehalt an Sesquiterpenlactonen aufweisen. **Achtung:** Absolut kein Mutterkraut bei Schwangerschaft und wenn Mundgeschwüre entstehen!

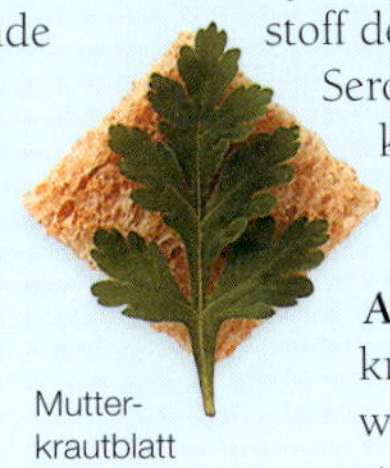

Mutterkrautblatt

Ernährungstherapien ❹ (*siehe Seiten 128–129*)
Zur Ausleitung von Toxinen empfiehlt sich Kurzfasten. Eliminations- und Rotationsdiäten helfen Reiznahrung zu vermeiden. Günstig sind auch Ergänzungspräparate wie Nachtkerzenöl und Bioflavin (Vitamin B_2).

Selbsthilfemassnahmen

• Vermeiden Sie eine an Tyrosin (*siehe gegenüber*) und Konservierungsmitteln reiche Kost • Keine Mahlzeiten auslassen

Strukturelle Therapieformen

Konventionelle Medizin

Um die Erweiterung von Blutgefäßen zu verhindern (*siehe Arzneimittelglossar, Seite 179*), können Betablocker oder Serotoninblocker eingesetzt werden.

Komplementärtherapien

Chiropraktik ❸ (*siehe Seite 118*) und **Osteopathie** ❸ (*siehe Seite 119*)
Nackenbehandlung und Osteopathie am Schädel können falsch ausgerichtete sowie Migräne verursachende Wirbel korrigieren.

Shiatsu ❷ (*siehe Seite 125*)
Die Kombination von Massage und Druck entspannt und stellt das energetische Gleichgewicht wieder her.

Akupunktur ❹ (*siehe Seite 125*)
Akupunkteure suchen das energetische Gleichgewicht herzustellen. Die Stimulierung der Akupunkturpunkte regt die Produktion schmerzlindernder Endorphine an (natürliche Analgetika).

Selbsthilfemassnahmen

• Massage von Nacken, Kopfhaut und Gesicht (*siehe Seite 116*) • Lindernde ätherische Öle sind Lavendel, Pfefferminze, Eukalyptus und Kamille (*siehe Seite 117*) • Drücken Sie die Akupunkturpunkte Leber 3, Leber 4, Gallenblase 14 und Gallenblase 20 (*siehe Seite 125*) • Versuchen Sie Yoga-Atemübungen und z. B. Nackendehnungsübungen (*siehe Seite 123*)

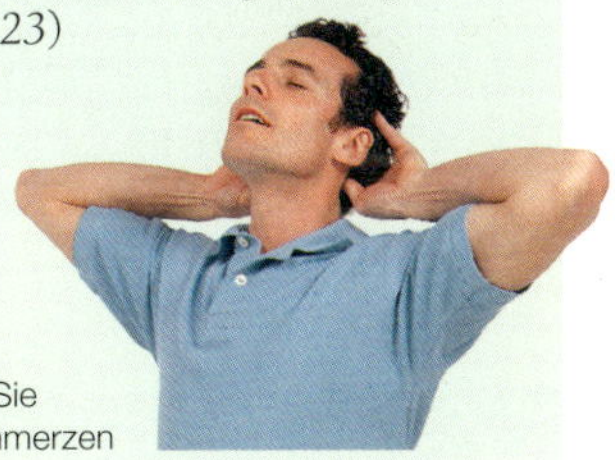

Massieren Sie Migräneschmerzen weg.

Psychosoziale Therapieformen

Konventionelle Medizin

Sie erhalten den Rat, mögliche Stresssituationen zu erkennen und zu vermeiden.

Komplementärtherapien

Hypnotherapie ❸ (*siehe Seite 134*)
Durch Trance herbeigeführte Entspannung während der Hypnose hilft willentlich zu entspannen.

Meditation ❸ (*siehe Seite 135*)
Entspannungstechniken, z. B. Meditation, lassen körperliche Stressanzeichen erkennen; sie beruhigen den Geist und entspannen die Muskulatur.

Biofeedback ❹ (*siehe Seite 136*)
Mit Hilfe eines sensorischen Messgeräts lernen Sie, Verkrampfungen in den Gehirnarterien zu kontrollieren.

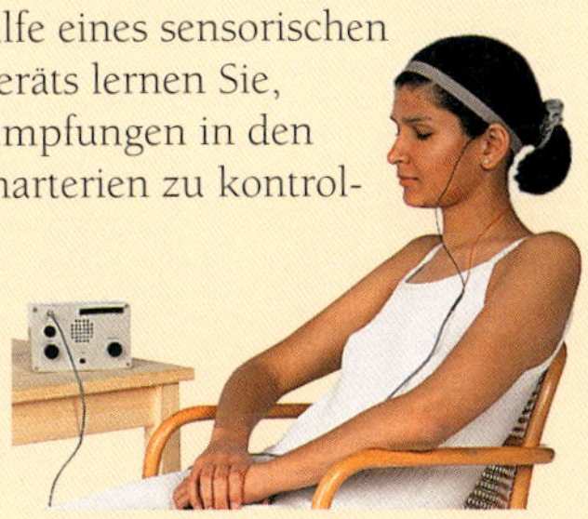

Biofeedback hilft entspannen.

Selbsthilfemassnahmen

• Führen Sie Buch über die Migräneattacken, und notieren Sie alle Auslöser, um sie zu meiden • Stress reduzierende Techniken, wie Autogenes Training, sind durch Therapien erlernbar (*siehe Seite 136*)
• Lernen Sie Entspannungs- und Atemtechniken anhand der Selbsthilfeanleitung auf den Seiten 170–171 • Die dort erörterte Zwerchfellatmung und Entspannung kann Muskelverspannungen lindern und Migräneattacken im Frühstadium stoppen.

AKNE

Verstopfte Talgdrüsen an der Haarfollikelbasis können zahlreiche Gründe haben. Die sich daraus entwickelnde Akne ist ein Leiden mit unschönen Flecken und Mitessern (Komedonen) – bei Entzündung der Talgdrüsen auch mit eitrigen Pusteln und Zysten. Am meisten verbreitet ist die *Acne vulgaris*. Sie befällt vornehmlich reich mit Talgdrüsen ausgestattete Körperstellen, z. B. Gesicht, Hals, oberer Brust- und Rückenbereich. Die Neigung zu Akne kann erblich sein – in jedem Fall aber ist sie an den Hormonhaushalt gekoppelt. Manche Frauen neigen vor Menstruationsbeginn zu Akneausbrüchen. Von zehn Jugendlichen sind meist sieben während der Pubertät damit geplagt.

FALLBEISPIEL

Matt, 13, litt an Akne und war bei Karen, einer Ernährungstherapeutin, in Behandlung. Der hoch aufgeschossene Junge ernährte sich wie alle Teenager von Junk Food und zuckerhaltigen Getränken. Sein Arzt hatte niedrig dosierte Antibiotika verordnet. Karen empfahl bioaktiven Joghurt und Präparate mit *Lactobacillus* zum Wiederaufbau der nützlichen Darmbakterien. Matt schränkte seinen Konsum an Süßigkeiten und fetthaltiger Nahrung zugunsten von täglich drei Portionen Obst und grünem Gemüse ein. Er trank auch jeweils einen Liter Wasser. Karen: »Zink ist ein wichtiger Hautnährstoff, der infolge des erhöhten Bedarfs während der Wachstumsschübe meist verbraucht wird.« Sie empfahl täglich 15 mg Zink in Form eines Zinkpräparats und die Verwendung einer natürlichen, unparfümierten Seife. Sechs Monate später hatte sich die Akne zurückgebildet; die Haut sah besser aus.

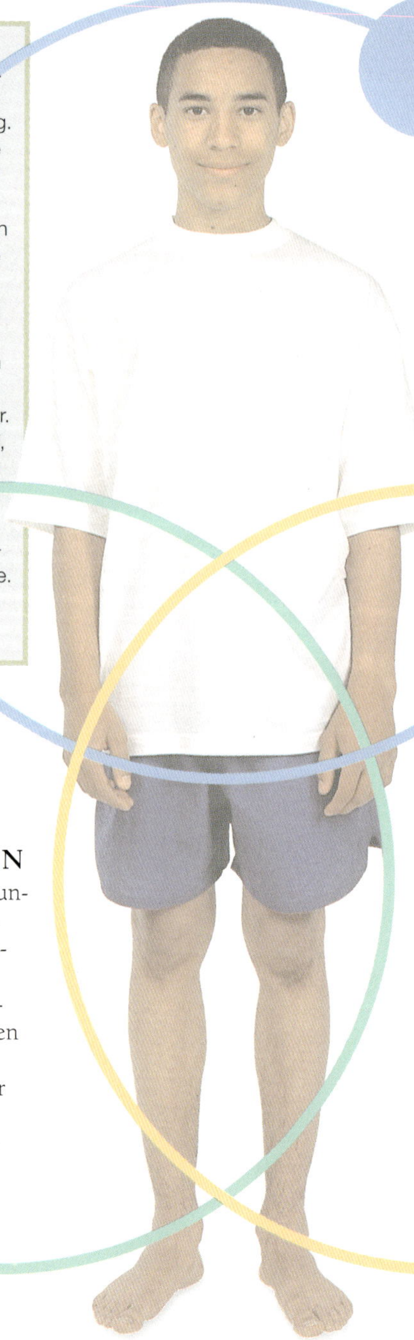

BIOCHEMISCHE FAKTOREN

Während der Pubertät erhöht sich bei Jungen wie Mädchen die Testosteronproduktion und führt bei manchen zu vermehrter Talgproduktion. Die meisten Schulmediziner behaupten, dass Ernährung und Stress keine Rolle spielen. Aber nach Meinung vieler Komplementärtherapeuten verschlimmert fett- und zuckerreiche Kost Akne.

BIOCHEMISCHE AUSLÖSER

• Erhöhte Testosteronproduktion in der Pubertät • Hormonschwankungen im Mittelzyklus der Frau • Veranlagung • Corticosteroide, Androgene, Barbiturate und Krampf lösende Mittel • Orale Verhütungsmittel • Kochöl, ölige Kosmetika und Industrieschadstoffe • Hoher Konsum von minderwertiger Nahrung und kohlensäurehaltigen Getränken

STRUKTURELLE FAKTOREN

Mitesser bilden sich durch Talgansammlungen in den Ausführungsgängen der Talgdrüsen. Ist die Öffnung eines Talgdrüsenausgangs z. B. durch zu starken Talgfluss verstopft, vergrößert sich die Talgdrüse – ein Mitesser entsteht. Bakterien vermehren sich, infizieren den Mitesser, der sich entzündet und zu einem Pickel wird. Der füllt sich mit Eiter und platzt auf. Die Infektion breitet sich aus – insbesondere bei ungenügender Hygiene. Eine Stelle heilt ab, andere bilden sich neu.

STRUKTURELLE AUSLÖSER

• Schlechte Hauthygiene • Reizung durch Rucksack oder Helmriemen

PSYCHOSOZIALE FAKTOREN

Auch wenn Akne kein lebensbedrohliches Leiden und nicht ansteckend ist, können die psychischen Auswirkungen beachtlich sein, insbesondere auf das Selbstbewusstsein der Teenager. Therapeuten wissen, dass der aus den psychischen Belastungen (wie Verlegenheit, mangelndes Selbstvertrauen, Angst und Depression) erwachsende Stress das Leiden verschlimmert.

PSYCHOSOZIALE AUSLÖSER

• Stress, Erschöpfung

Körperbereiche *(siehe Seite 20)*

- BIOCHEMISCH: Körpersysteme, wie Verdauung
- STRUKTURELL: Muskeln, Knochen, Gelenke und Nerven
- PSYCHOSOZIAL: Gedanken, Gefühle und Beziehungen

Zeichenerklärung: Wirksamkeitsnachweis *(siehe Seite 182)*

am wenigsten wirksam ❶ ❷ ❸ ❹ ❺ am wirksamsten

Biochemische Therapieformen

Konventionelle Medizin

Wenn lokal wirkende Präparate (*siehe unten*) die Akne nicht beseitigen, folgen meist Langzeitgaben von Antibiotika. Zur Bakterienabtötung und Entzündungshemmung werden häufig Tetracycline oder Erythromycin (*siehe Arzneimittelglossar, Seite 179*) gegeben. Auch Vitamin-A-Präparate werden zur Reduktion der Talgproduktion und zur Steigerung des Hautzellenwachstums eingesetzt. Bei menstruationsbedingter Akne erhalten Frauen oft Hormone.

Komplementärtherapien

Westliche Pflanzenheilkunde ❷
(*siehe Seite 127*)
Neben Blut reinigenden Kräutern (z. B. Roter Klee, Löwenzahn) werden auch immunsteigernde Heilmittel (z. B. Echinacea) verordnet.

Ernährungstherapien ❸
(*siehe Seiten 128–129*)
Akne gilt als Zeichen eines gestörten Verdauungs- und/oder Hormonsystems. Empfohlen werden eine Eliminationsdiät und Kurzfasten bzw. eine Diät mit rohen Nahrungsmitteln. Dazu kommen Präparate mit Zink, Nachtkerzenöl, Betacarotin und anderen Antioxidantien, z. B. Selen, Vitamin E und für die menstruationsbedingte Akne Vitamin B_6. Langzeiteinnahmen von Antibiotika beeinflussen die Gesundheit negativ; hier wird auf Dysbiose behandelt (*siehe Seite 93*).

Selbsthilfemassnahmen

- Faserstoffreiche Nahrung und Vermeidung gesättigter Fette (*siehe Seite 158*).

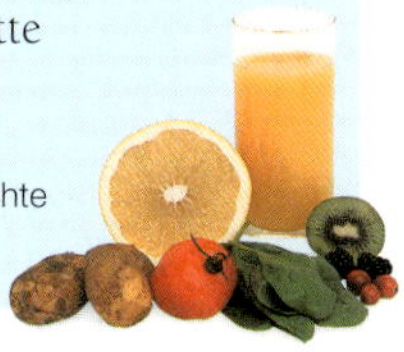

Antioxidative Früchte und Gemüse

Strukturelle Therapieformen

Konventionelle Medizin

Zur Beseitigung von Talg und Mitessern werden örtlich wirksame Cremes und Lotionen verordnet, die Vitamin A und Benzoylperoxide enthalten (*siehe Arzneimittelglossar, Seite 179*), sowie Antibiotika gegen Bakterien. Dosierte Bestrahlung mit ultraviolettem Licht (in Form von natürlichem Sonnenlicht oder künstlichem UV-Licht). In schweren Fällen kann die Entfernung der obersten Hautschichten (Dermabrasion) das Hautbild verbessern.

Komplementärtherapien

Aromatherapie ❸ (*siehe Seite 117*)
Nach einer australischen Studie (1990) wirkt das antiseptische ätherische Teebaumöl bei Akne genauso wie Benzoylperoxide. Betupfen Sie eine Stelle mit 1 Tropfen, oder fertigen Sie eine Lotion an: Geben Sie 3–4 Tropfen Teebaumöl auf 1 Teelöffel (5 ml) Hamamelis. Dampfinhalationen mit 3–4 Tropfen Lavendel- oder Kamillenöl öffnen die Poren, hemmen die Entzündung und begünstigen die Abheilung. **Achtung:** Bei Asthma vorsichtig mit Dampfinhalationen umgehen!

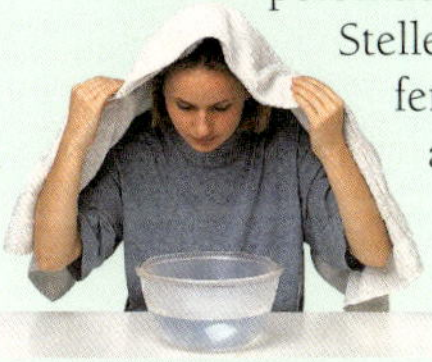

Dampfinhalation lindert Akne.

Selbsthilfetechniken

- Die Pusteln nicht ausdrücken, da sie sich sonst verschlimmern und Narben bilden
- Betroffene Stellen täglich mit Seife und warmem Wasser säubern
- Regelmäßige Bewegung regt den Hautkreislauf an und verbessert die Immunabwehr.

Psychosoziale Therapieformen

Konventionelle Medizin

Bei stark gestörtem Selbstvertrauen und Depression wird zu psychotherapeutischer Behandlung geraten.

Komplementärtherapien

Psychotherapie und Beratung ❷
(*siehe Seiten 132–133*)
Haben schwere Hautleiden ein stark gestörtes Selbstvertrauen und emotionale oder Beziehungsprobleme zur Folge, dann hilft die Aussprache bei Psychotherapeuten. Ihre Einstellung ändert sich, wovon Ihr Selbstwertgefühl profitiert.

Visualisierung ❷ (*siehe Seite 134*)
Biofeedback ❷ (*siehe Seite 136*)
Entspannung und Atmung ❷
(*siehe Seiten 170–171*)
Die Kombination dieser Therapien erweist sich zur Linderung chronischer Akne nachweislich als wirkungsvoll.

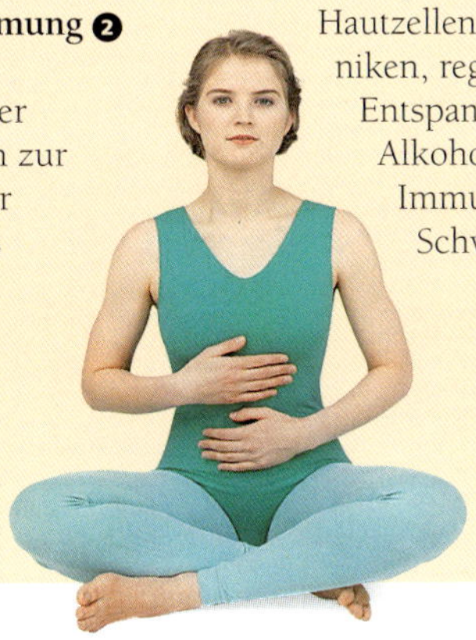

Bewusstes Atmen hilft gegen Stress.

Selbsthilfemassnahmen

- Reichlich Schlaf regeneriert die Hautzellen
- Stressmanagement-Techniken, regelmäßige Bewegung und Entspannung sowie eingeschränkter Alkoholkonsum geben dem Immunsystem den nötigen Schwung.

PSORIASIS

Typisch für die nicht ansteckende Psoriasis (Schuppenflechte) sind erhabene rote Hautflecken, denen noch silbrig weiße Schuppen fest anhaften. Die Flechte wird gelegentlich von Juckreiz begleitet. Sie kann am gesamten Körper auftreten, breitet sich jedoch meist an Ellbogen, Knien, Kopfhaut, Rumpf, Rücken und im Nagelbereich aus. Etwa eine von 50 Personen neigt zu Psoriasis. Sie tritt meist bei älteren Jugendlichen oder jungen Erwachsenen auf, kann sich jedoch in jedem Alter entwickeln. In 30 Prozent der Fälle liegt eine erbliche Veranlagung vor. Das Leiden ist hartnäckig und variiert erheblich in seiner Intensität, verschlimmert sich jedoch bei Erschöpfung, Krankheit sowie im Winter.

FALLBEISPIEL

Ling, Phytotherapeutin der Traditionellen Chinesischen Medizin (TCM), behandelte die 39-jährige Alison. Seit einem Autounfall vor elf Jahren litt Alison unter ausgedehnter Psoriasis. Das Leiden hatte sich in der letzten Zeit verschlimmert und auf Arme, Beine, Rücken und Bauch übergegriffen. Nachts quälte sie starker Juckreiz. Alison empfand die konventionellen Salben als zu schmierig. Ling untersuchte Alisons Haut, Zunge und ihren Puls nach den TCM-Diagnoseverfahren und verordnete ihr daraufhin ein Pflanzenheilmittel mit neun Bestandteilen: unter anderem mit Libosch, Chinesischer Pfingstrose (rote Form) und Süßholzwurzel. Zudem empfahl sie, den Konsum tierischer Fette einzuschränken und eine Tai-Chi-Gruppe zu besuchen, damit Alison ruhiger werde. Nach einem Monat ging der Juckreiz zurück, und innerhalb von vier Monaten verbesserte sich die Haut merklich.

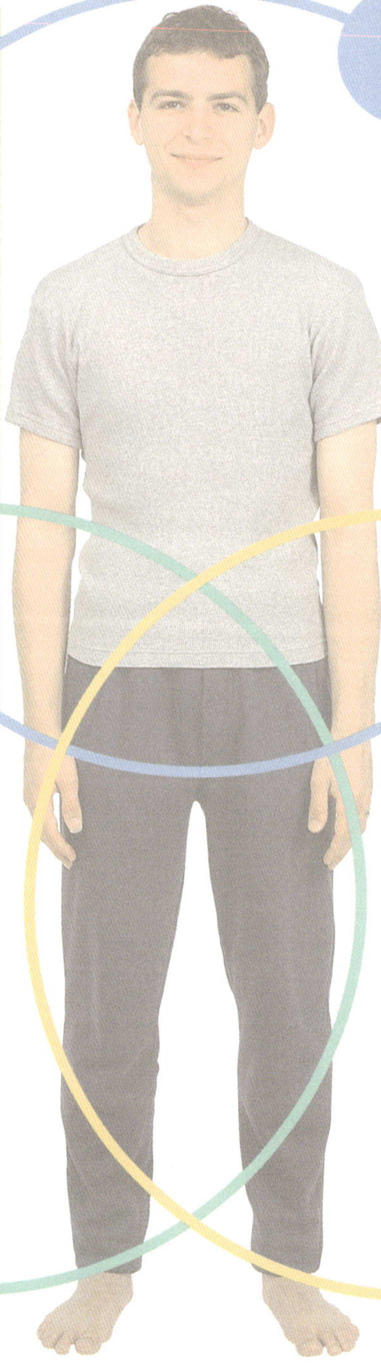

BIOCHEMISCHE FAKTOREN

Die eigentliche Ursache der Psoriasis gilt als unbekannt, obwohl eine familiäre Disposition vorzuliegen scheint. Es wird angenommen, dass ein vererbter Hautdefekt unter bestimmten Bedingungen dazu führt, dass sich die Hautzellen schneller teilen als normal. Hormonelle Faktoren können mitwirken, da das Leiden meist während der Pubertät auftritt.

BIOCHEMISCHE AUSLÖSER

• Erbfaktoren • Infektionen, insbesondere Streptokokkenangina • Gewisse Medikamente (Chlorochin, Lithium, Indometacin, einige Betablocker – *siehe Arzneimittelglossar, Seite 179*) • Schwerer Sonnenbrand oder Reizung • Akute Nesselsucht (allergischer Hautausschlag), besonders bei Kindern

STRUKTURELLE FAKTOREN

Neben der häufigsten Form, der Psoriasis vulgaris mit roten schuppenden Flecken, gibt es noch Sonderformen: u. a. Psoriasis pustulosa mit winzigen gelben Bläschen; Psoriasis guttata mit rasch sich entwickelnden vielen kleinen Flecken. Bei jeder Art entstehen die neuen Hautzellen etwa zehnmal schneller als üblich. Sie überlagern sich und bilden dicke Flecken mit toter, in Schuppen abblätternder Haut. Von 20 Personen entwickelt eine die so genannte Psoriasis arthropathica, eine schmerzhafte Variante mit entzündeten Gelenken.

STRUKTURELLE AUSLÖSER

• Hautverletzungen oder Operationen

PSYCHOSOZIALE FAKTOREN

Stress und Ängste zu Hause oder am Arbeitsplatz können auslösende oder verschlimmernde Faktoren sein. Hinzu kommt die Sorge um das Aussehen.

PSYCHOSOZIALE AUSLÖSER

• Emotionaler Stress • Verlegenheit und mangelndes Selbstvertrauen bei sichtbaren Flecken, die sich schuppen • Stress durch Schmerzen und Reizung bei entzündeter und juckender Haut • Konflikte im Arbeits- und Sozialleben bei Psoriasis arthropathica (*siehe links*), die zu Bewegungseinschränkungen führen kann • Stress durch Einkommensverluste, wenn Arbeitgeber die Behandlungszeit nicht bezahlen

Körperbereiche *(siehe Seite 20)*

- **BIOCHEMISCH** Körpersysteme, wie Verdauung
- **STRUKTURELL** Muskeln, Knochen, Gelenke und Nerven
- **PSYCHOSOZIAL** Gedanken, Gefühle und Beziehungen

Zeichenerklärung: Wirksamkeitsnachweis *(siehe Seite 182)*

am wenigsten wirksam ❶ ❷ ❸ ❹ ❺ am wirksamsten

Biochemische Therapieformen

Konventionelle Medizin

Krebsmedikamente wie Methotrexat und Cyclosporin (*siehe Arzneimittelglossar, Seite 179*) stoppen das Zellwachstum in schweren Fällen, haben aber unangenehme Nebenwirkungen. Acitretin, ein Vitamin-A-Derivat, reduziert zwar die Dicke der Flecken und nützt bei Psoriasis pustulosa, darf aber nicht von Schwangeren genommen werden.

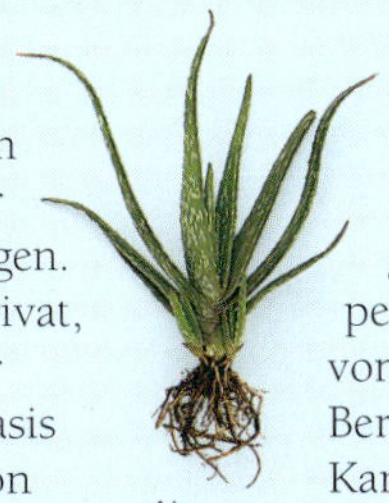

Aloe vera

Komplementärtherapien

Westliche Pflanzenheilkunde ❸ (*siehe Seite 127*)
Natürliche Cremes mit Bienenwachs- oder Bananenschalenextrakt sind hilfreich. Deutschen Forschungen zufolge bringt der Rindenextrakt der Mahonie, einem Sauerdorngewächs, Linderung. Phytotherapeuten verabreichen zur Ausleitung von Abfallstoffen Sarsaparilla und zur Beruhigung der Nerven und Haut Kamille, Süßholzwurzel und Aloe vera.

Ernährungstherapien ❸ (*siehe Seiten 128–129*)
Für Therapeutinnen steht Psoriasis mit Darmgiften und gestörter Leberfunktion in Verbindung. Sie werden zu Entgiftungskuren sowie Immunstärkung oder Eliminationsdiäten raten (*siehe Seite 166*). Präparate mit Vitamin C, Zink und Vitamin A (Betacarotin) können exzessives Hautzellenwachstum hemmen. Der Wirksamkeitsnachweis essentieller Fettsäuren (Fischöle und Nachtkerzenöl) scheint kontrovers.

Selbsthilfemassnahmen

- Wählen Sie eine gesunde Vollwertkost mit viel Gemüse und Obst.

Strukturelle Therapieformen

Konventionelle Medizin

Fetthaltige Hautpräparate, z. B. Weichparaffin, wirken der Trockenheit entgegen. Steinkohlenteer- und Anthralincreme (*siehe Arzneimittelglossar, Seite 179*) helfen zwar, stinken aber und schmutzen. Lokal wirksame Vitamin-A-haltige Gels hemmen die Hautzellenproduktion und Entzündung. Steroidcremes sind sehr wirksam, können die Haut aber ausdünnen. Bei der PUVA-Therapie (Photochemotherapie) nehmen die Patienten oral Psoralen ein, das die Hautzellen für die UV-A-Bestrahlung sensibilisiert.

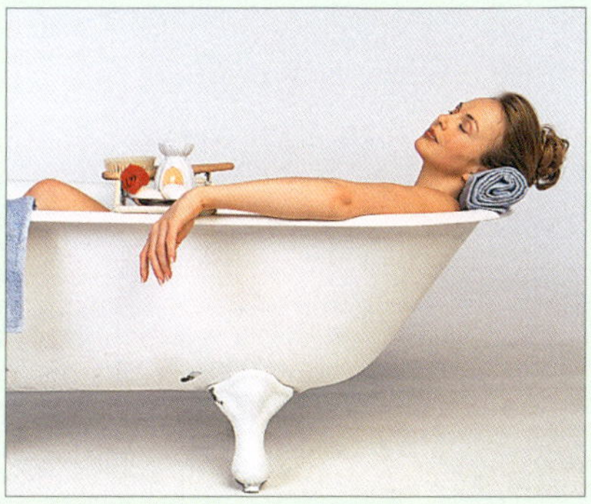

Täglich ein 15-minütiges warmes Entspannungsbad zur Beseitigung der Hautschuppen nehmen.

Komplementärtherapien

Hydrotherapie ❷ (*siehe Seite 122*)
Ein warmes Bad mit Bittersalz hilft bei der Toxinausleitung über die Haut und regt den Kreislauf an.

Selbsthilfemassnahmen

- Vermeiden Sie Nylon, Leder und Wolle
- Halten Sie die Haut feucht und vermeiden Sie intensive Seifen und Schaumbäder
- Dosierte Sonnenbäder (für bestimmte Zeit und mit Sonnenschutz) ist hilfreich.

Psychosoziale Therapieformen

Konventionelle Medizin

Ziel ist das Erlernen von Stressbewältigungstechniken (*siehe Seiten 168–169*).

Komplementärtherapien

Psychotherapie und Beratung ❶ (*siehe Seiten 132–133*)
Kognitive Verhaltenstherapie und Hypnotherapie können das Kratzen vermeiden helfen und bessere Bewältigungsstrategien einüben.

Meditation ❷ (*siehe Seite 135*)
Neueste Studien belegen, dass achtsames Meditieren während einer UV-A-Lichtbehandlung zu besseren Ergebnissen führt. Die Patienten wurden angewiesen, auf ihre Atmung zu achten und zu visualisieren, dass Licht das Wachstum der Hautzellen verlangsamt.

Biofeedback ❸ (*siehe Seite 136*)
Mit Biofeedback-Training und zusätzlichen Entspannungstechniken ist es möglich, die Hauttemperatur zu senken.

Entspannung und Atmung ❸ (*siehe Seiten 170–171*)
Patienten, die zusätzlich zur konventionellen Behandlung Entspannungstechniken in der Gruppentherapie lernen, machen schneller Fortschritte und benötigen weniger Medikamente.

Selbsthilfemassnahmen

- Führen Sie Buch über Ihre Gefühle (*siehe Seite 175*); Sie werden Stressauslöser erkennen und bessere Verhaltensweisen lernen
- Vermeiden Sie Überarbeitung: Psoriasis bessert sich meist im Urlaub bei viel Sonnenschein und Entspannung.

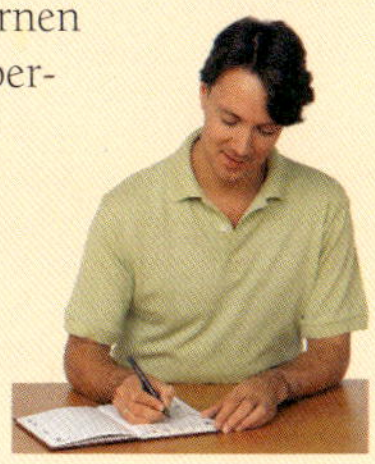

EKZEME

Das Ekzem (auch Dermatitis) ist eine chronische Entzündung der Haut mit Juckreiz, Bläschenbildung, Nässen und Schuppung. Jeweils betroffen ist eines von acht Kindern und einer von zwölf Erwachsenen. Ekzeme können sich am ganzen Körper ausbreiten, bevorzugt jedoch an Händen, Armen, im Gesicht und in Hautfalten. Am meisten verbreitet ist das *atopische Ekzem*, oft eine Veranlagungssache, die mit Asthma und Heuschnupfen gekoppelt sein kann. Das *seborrhoische Ekzem* konzentriert sich auf Gesicht und Kopf und ist die häufigste Ursache für Schuppenbildung. Eine Überproduktion an Hautzellen und Hefepilzen führt zu seiner Entstehung. Das *Kontaktekzem* ist die lokale Reaktion auf einen Reizstoff.

FALLBEISPIEL

Die 25-jährige Friseurin Maria litt an Ekzemen und suchte den Homöopathen Charles auf. Maria klagte über Energiemangel, auch über Rücken- und Hüftschmerzen. Charles: »Sie war charmant, ruhig, übergewichtig, leicht schwitzend und ängstlich. Wenn sie besonders besorgt war – z. B. über ihre bevorstehende Hochzeit – brach das Ekzem im Gesicht aus.« Daraus schloss er, dass Maria ein *Calcium-carbonicum-Typ* war und verordnete eine einmalige Gabe in der Potenz C200. Etwa einen Monat hatte sie sehr heftige, angstvolle Träume, aber dann besserte sich ihre Haut »um etwa 70 Prozent«. Die Rückenschmerzen ließen nach, die Energie kehrte zurück. »Ein- oder zweimal pro Jahr hat sie einen Rückfall«, sagte Charles, »doch eine weitere Gabe von *Calcium carbonicum C200* räumt damit auf.«

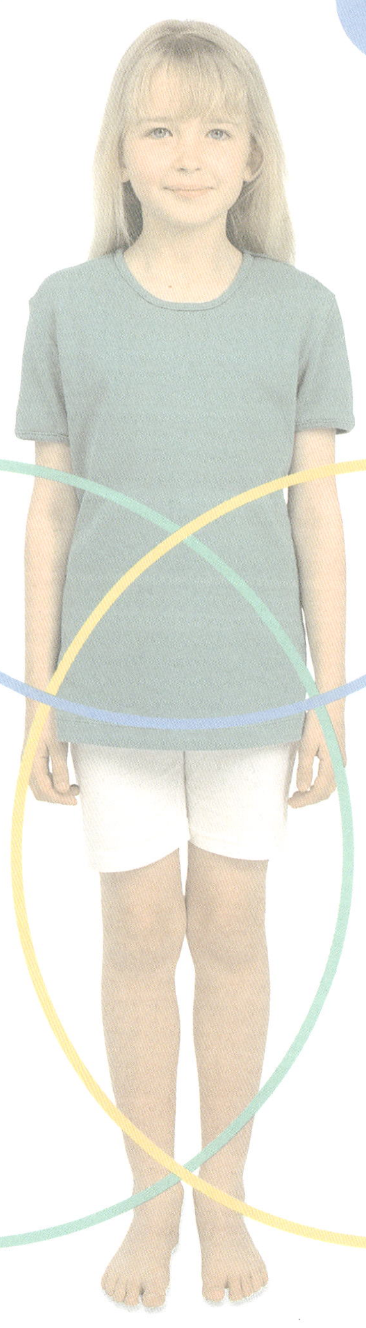

BIOCHEMISCHE FAKTOREN

Das Ekzem ist eine allergische Reaktion auf eine Reihe innerer und äußerer Reizstoffe. Meist ist es schwierig, die genaue Ursache zu finden. Das Immunsystem reagiert plötzlich auf harmlose Substanzen, als seien sie schädlich, und löst eine Entzündung in den Hautzellen aus. Gewisse Nahrungsmittel führen zu Empfindlichkeitsreaktionen und damit oft zu Ekzemen. Viele Kinder mit Ekzemen sind auch auf Hausstaub allergisch.

BIOCHEMISCHE AUSLÖSER

• Kuhmilch • Weizen • Eier • Erdnüsse • Zitrusfrüchte • Nahrungsmittelzusätze und Konservierungsstoffe • Mangel an Schutzproteinen (sie werden beim Stillen aufgenommen) • Zu frühe Gewöhnung an Milchprodukte und Weizen

STRUKTURELLE FAKTOREN

Äußere Reizstoffe provozieren das Kontaktekzem und können zusammen mit inneren Ursachen das atopische Ekzem verschlimmern. Manchmal reagieren Menschen auf Dinge allergisch, die sie jahrelang benutzt haben.

STRUKTURELLE AUSLÖSER

• Chemikalien in Reinigungsmitteln, Seifen, Kosmetika und Parfüms • Umweltchemikalien und Schadstoffe • Nickel und Chrom (Schmuck, Armbanduhren) • Heftpflaster • Wolle, Leder, Synthetikfasern • Chemikalien in Gummi • Wärme

PSYCHOSOZIALE FAKTOREN

Stress und psychische Anspannungen können Ekzeme hervorrufen oder verschlimmern. Studien zeigen, dass Personen mit chronischen Ekzemen viel ängstlicher, misstrauischer oder neurotischer reagieren als andere.

PSYCHOSOZIALE AUSLÖSER

• Nicht eingestandener Stress • Trauerfall • Schikane • Verlegenheit und mangelndes Selbstvertrauen

Körperbereiche (*siehe Seite 20*)

- **BIOCHEMISCH** Körpersysteme, wie Verdauung
- **STRUKTURELL** Muskeln, Knochen, Gelenke und Nerven
- **PSYCHOSOZIAL** Gedanken, Gefühle und Beziehungen

Zeichenerklärung: Wirksamkeitsnachweis (*siehe Seite 182*)

am wenigsten wirksam ❶ ❷ ❸ ❹ ❺ am wirksamsten

BIOCHEMISCHE THERAPIEFORMEN

KONVENTIONELLE MEDIZIN

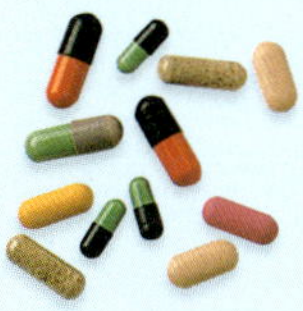

Antibiotika

Ziel ist es, Krankheitsursachen aufzufinden und zu beseitigen. Auch Allergietests können erfolgen. Antibiotika (*siehe Arzneimittelglossar, Seite 179*) werden bei Infektionen und Antihistamine bei Juckreiz eingesetzt. Steroidcremes wirken entzündungswidrig, wobei Hydrocortison das schwächste und sicherste Mittel ist. Antipilzmittel helfen beim seborrhoischen Ekzem.

KOMPLEMENTÄRTHERAPIEN

Traditionelle Chinesische Medizin ❹
(*siehe Seiten 124–125*)
Für TCM-Praktiker sind Hautleiden Ausdruck einer gestörten Verdauung und Ausleitung. Individuell abgestimmte Diäten und Pflanzen sollen die Toxinanhäufung reduzieren und die Ausleitung verbessern. Nach einer 1992 durchgeführten Studie erwies sich ein chinesisches Kräuterrezept mit Süßholzwurzel als wirksam bei der Behandlung des atopischen Ekzems.

Ernährungstherapien ❹
(*siehe Seiten 128–129*)
Die Behandlung schließt Rotations- oder Ausschlussdiäten ein, nach denen Nahrungsmittelallergien und die Entgiftungsmethoden bestimmt werden. Empfohlen werden Zink- und Fischölpräparate.

SELBSTHILFEMASSNAHMEN

• Vermeiden Sie Milchprodukte, Zitrusfrüchte, Erdnüsse, Eier, Weizen, Alkohol und verarbeitete Nahrungsmittel • Essen Sie eine Kost, die reich an ungesättigten Fettsäuren ist (fettreicher Seefisch, Hafer und grünblättriges Gemüse).

STRUKTURELLE THERAPIEFORMEN

KONVENTIONELLE MEDIZIN

Patch-Tests (Pflasterproben) dienen der Identifizierung von Kontaktallergenen. Hilfreich sind lindernde, geschmeidig machende Mittel wie Vaseline und unparfümierte Feuchtigkeitscremes ohne Konservierungsmittel, die auf der trockenen, schuppigen Haut einen Schutzfilm bilden. Beim schweren atopischen Ekzem halten lindernde nasse Baumwollumschläge die Haut feucht. Zinkleimverbände mit Zusätzen von Zinkoxid und Zinkcarbonat beruhigen die Haut, sind aber sehr schmierig.

KOMPLEMENTÄRTHERAPIEN

Umweltmedizin ❷ (*siehe Seite 131*)
Tests dienen der Identifizierung von Reizstoffen, damit diese gemieden werden oder Desensibilisierungen erreicht werden können.

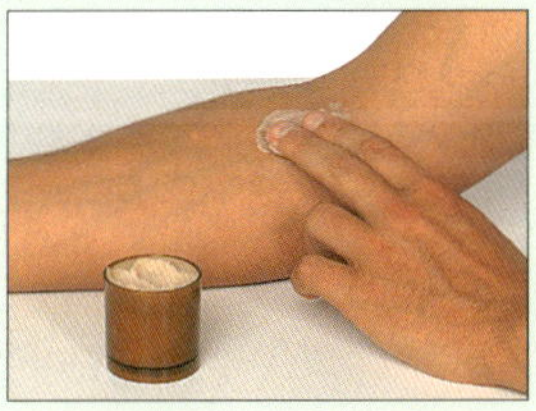

Geschmeidig machende Cremes lindern.

SELBSTHILFEMASSNAHMEN

Geben Sie das Rauchen auf und meiden Sie rauchige Räume • Möglichst wenig Kontakt zu bekannten Allergenen, z. B. Tierschuppen, Hausstaubmilben und Pollen • Biologische Waschmittel • Duschen statt Baden • Tragen von Baumwolle • Waschmittel, Seifen und Shampoos ohne Duftstoffe • Nur antiallergische Kosmetika und Hautpflegeprodukte • Ständige Verwendung geschmeidig machender Cremes • Regelmäßige Bewegung • Stellenwechsel, falls das Arbeitsumfeld Kontaktekzeme verursacht.

PSYCHOSOZIALE THERAPIEFORMEN

KONVENTIONELLE MEDIZIN

Die Patienten lernen, wie sie dem Verlangen zu kratzen widerstehen können (andernfalls Verschlimmerung des Ekzems). Angst und Stress intensivieren den Kreislauf Jucken-Kratzen-Jucken. Zu den Techniken gehören Aversionskonditionierung, Entspannungsmethoden, Stressmanagement und Einübung sozialer Fähigkeiten zur Steigerung der Selbstachtung.

KOMPLEMENTÄRTHERAPIEN

Psychotherapie und Beratung ❸
(*siehe Seiten 132–133*)
Das Ziel ist, uneingestandene Ängste und psychische Spannungen auszudrücken. Kognitive Verhaltenstherapie und Autogenes Training (*siehe Seite 136*) wirken lindernd und machen weniger abhängig von Steroidcremes.

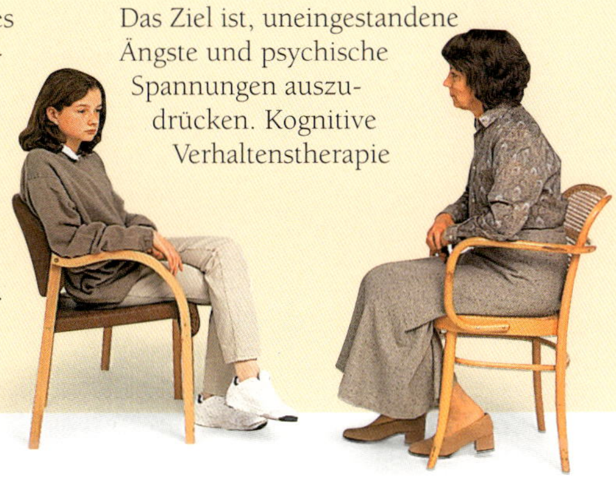

Beratung baut Stress und Angst ab.

Hypnotherapie ❸ (*siehe Seite 134*)
Studien belegen, dass Hypnotherapie das Kratzbedürfnis günstig beeinflusst.

SELBSTHILFEMASSNAHMEN

• Führen Sie Buch über die Stressauslöser (*siehe Seite 175*) • Wenden Sie Entspannungs- und Atemübungen (*siehe Seiten 170–171*) sowie Stressbewältigungstechniken an (Zeitmanagement, Prioritäten setzen).

HERPES

Das Herpesvirus verursacht verschiedene Beschwerden mit typischen kleinen, schmerzhaften Bläschen auf Haut und Schleimhaut. Es werden zwei Arten von *Herpes simplex* unterschieden: Typ 1 (HSV 1) mit Bläschen auf Lippen und um den Mund und Typ 2 (HSV 2) als Verursacher von Genitalherpes. Das Herpesvirus lebt im Nervengewebe und kann auch zu Augen- und Gehirnentzündungen führen. Das ihm verwandte *Herpes-zoster*-Virus verursacht Windpocken. Es kann als Gürtelrose mit leichten grippeartigen Beschwerden und auf eine bestimmte Körperstelle begrenztem Ausschlag mit Bläschen und Schmerzen wieder auftauchen. Die starken Schmerzen der so genannten Post-Herpes-Neuralgie sind hartnäckig.

FALLBEISPIEL

Die Homöopathin Christine behandelte den 23-jährigen Georg, der an Genitalherpes litt und fürchtete, seine Verlobte anzustecken. Konventionelle Medikamente schienen anzusprechen, doch Georg fühlte sich nach einigen Tagen erschöpft. Christine: »Auf Grund der Anamnese konnte ich ihn dem Konstitutionstyp *Sulphur* zuordnen.« Sie verordnete eine Einzelgabe der Nosode *Medorrhinum C200* und empfahl eine Diät mit hohem Lysin- und niedrigem Arginingehalt (*siehe Ernährungstherapien, gegenüber*). Sie sprachen über Stressbewältigung. Georg sollte beim geringsten Anzeichen einer Attacke auf Sex verzichten. »In den ersten vier Monaten hatte ich einige kleinere Ausbrüche, aber in den letzten neun Monaten keinen einzigen mehr. Christine verordnet mir gelegentlich eine Einzelgabe *Sulphur C200*, so dass ich mich insgesamt besser fühle.«

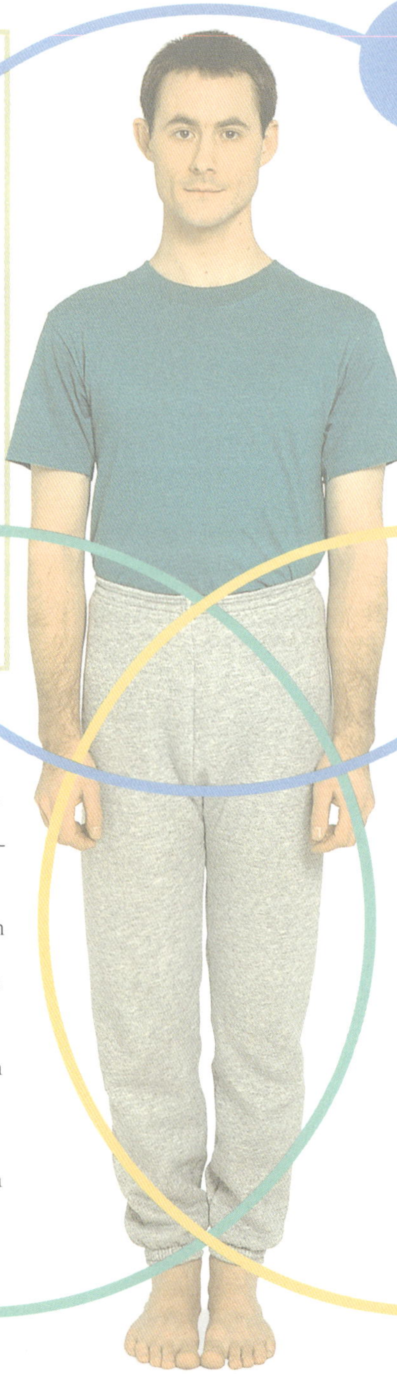

BIOCHEMISCHE FAKTOREN

Bis zum Erwachsenenalter haben die meisten Menschen Erfahrung mit HSV 1 gemacht, das durch Berührung und Küssen übertragen wird. Viele werden immun, oder sie entwickeln eine Neigung zu Fieberbläschen. HSV 2 wird beim Geschlechtsverkehr übertragen. Die erste Attacke mag unbemerkt bleiben oder wie ein leichter Anflug von Grippe wirken. Weitere Attacken verursachen dann Genitalbläschen. Das *Herpes-zoster*-Virus verbleibt nach den Windpocken inaktiv in den Nervenzellen. Alle Herpesviren verweilen lebenslang im Körper und werden durch eine Reihe verschiedener Auslöser aktiviert.

BIOCHEMISCHE AUSLÖSER

• Andere Infektionen • Verringerte Immunität • Fehlernährung • Hormonelle Veränderungen (z. B. Menstruation)

STRUKTURELLE FAKTOREN

Als ungeklärt gilt, weshalb schwere Herpesattacken sich bei manchen Menschen wiederholen. Es liegt bereits eine Infektion vor, wenn das verräterische Prickeln an den Lippen oder Genitalien noch vor der Bläschbildung einsetzt. Beim Genitalherpes können lokale Schmerzen auftreten. Nach etwa einer Woche verschwinden mit den Bläschen die Schwellungen und Schmerzen der Lymphknoten. Der Ausschlag der Gürtelrose hält sich ungefähr zwei bis drei Wochen lang, doch dauern die Schmerzen infolge des beschädigten Nervengewebes in etwa einem Drittel der Fälle monate- oder jahrelang an. Mit zunehmendem Alter verschlimmert sich die Gürtelrose.

STRUKTURELLE AUSLÖSER

• Hitze, Fieber, Sonne, kalter Wind (Fieberbläschen)

PSYCHOSOZIALE FAKTOREN

Stress, der das Immunsystem beeinträchtigt, führt zu erhöhter Anfälligkeit für Virusinfektionen. Einer der unten angeführten Auslöser kann für einen Herpesausbruch verantwortlich sein.

PSYCHOSOZIALE AUSLÖSER

• Angst • Überarbeitung und Schlafmangel • Depression • Traumatisches Geschehen (Trauerfall, Scheidung)

Körperbereiche (*siehe Seite 20*)

- BIOCHEMISCH – Körpersysteme, wie Verdauung
- STRUKTURELL – Muskeln, Knochen, Gelenke und Nerven
- PSYCHOSOZIAL – Gedanken, Gefühle und Beziehungen

Zeichenerklärung: Wirksamkeitsnachweis (*siehe Seite 182*)

am wenigsten wirksam ❶ ❷ ❸ ❹ ❺ am wirksamsten

BIOCHEMISCHE THERAPIEFORMEN

KONVENTIONELLE MEDIZIN

Die frühzeitige Einnahme antiviraler Tabletten wie Aciclovir (*siehe Arzneimittelglossar, Seite 179*) mindert Herpesanfälle. Für leichte Beschwerden stehen frei verkäufliche Schmerzmittel zur Verfügung. Schmerzhafte Post-Herpes-Neuralgien erfordern allerdings stärkere Analgetika. Entzünden sich die Bläschen, werden Antibiotika eingesetzt.

KOMPLEMENTÄRTHERAPIEN

Westliche Pflanzenheilkunde ❸ (*siehe Seite 127*)
Zur Immunstimulierung empfiehlt sich Echinacea; zur Linderung von Entzündungen ein Gel mit Süßholz; zur Abheilung und Vermeidung von Herpes simplex Zitronenmelisse; zur Linderung der Schmerzen bei Post-Herpes-Neuralgie eine Salbe mit Capsaicin.

Ernährungstherapien ❶
(*siehe Seiten 128–129*)
Man wird Ihnen zu Lammfleisch, Huhn, Fisch, Kartoffeln, Milch, Bohnen und Eiern raten, da sie die HSV unterdrückende Aminosäure Lysin enthalten. Zink in Präparaten, Salben und Nahrungsmitteln wirkt Herpes simplex entgegen. Einige Therapeuten empfehlen antiviralen Knoblauch und immunstärkende Präparate, wie Bioflavonoide, Vitamin C und Vitamin E. Auf Schokolade, Ölsaaten und Getreide sollte weitgehend verzichtet werden, da sie die für das Herpesvirus lebenswichtige Aminosäure Arginin enthalten.

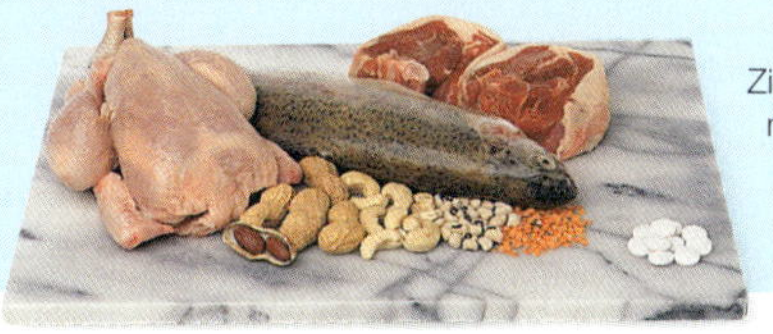

Zinkreiche Nahrungsmittel wirken dem Wachstum der Herpes-simplex-Viren entgegen.

SELBSTHILFEMASSNAHMEN

- Vermeiden Sie Zucker, Kaffee, Alkohol und Tabak, da sie das Immunsystem schwächen.

STRUKTURELLE THERAPIEFORMEN

KONVENTIONELLE MEDIZIN

Auf die betroffenen Stellen sind z. B. Salben mit dem antiviralen Idoxuridin oder Aciclovir (*siehe Arzneimittelglossar, Seite 179*) aufzutragen. Die Behandlung sollte mit dem ersten Symptom beginnen. Atropinsalbe lindert die Schmerzen im Anfangsstadium der Gürtelrose. Und transkutane elektrische Nervenstimulation (TENS – *siehe Glossar, Seiten 177–178*) hilft gegen die Schmerzen der Post-Herpes-Neuralgie.

KOMPLEMENTÄRTHERAPIEN

Akupunktur ❶ (*siehe Seite 125*)
Die Stimulierung lokaler Akupunkturpunkte hilft Post-Herpes-Schmerzen lindern.

SELBSTHILFEMASSNAHMEN

• Halten Sie bei Auftauchen des ersten Herpesbläschens eine Eispackung darauf, insgesamt mindestens eine Dreiviertelstunde, wobei Sie jeweils nach einigen Minuten für 15 Sekunden aussetzen, damit es nicht »brennt« • Baden Sie bei Genitalherpes die betroffene Stelle in warmem Salzwasser (1 TL Salz auf 250 ml Wasser) • Damit sich die Infektion nicht ausbreitet: die Bläschen weder ausdrücken noch berühren; die Hände häufig waschen; Handtücher und Bettwäsche getrennt von der übrigen Wäsche halten • Berührung und Küssen (Lippenbläschen), oralen Sex und Sexualverkehr (Genitalherpes) vermeiden • Regelmäßige Bewegung zur Stärkung des Immunsystems.

PSYCHOSOZIALE THERAPIEFORMEN

KONVENTIONELLE MEDIZIN

Genitalherpes ist sehr ansteckend und sexuell übertragbar. Wenn es für manche Menschen beschämend oder beängstigend ist, sollte eine psychologische Beratung oder Paartherapie verordnet werden.

KOMPLEMENTÄRTHERAPIEN

Visualisierung ❸ (*siehe Seite 134*)
Manche Therapeuten werden vorschlagen, sich die Post-Herpes-Schmerzen als einen Eisbrocken vorzustellen, der schmilzt und verschwindet. Das verändert Ihre Wahrnehmung und gibt Ihnen das Gefühl von mehr Kontrolle.

Biofeedback ❷ (*siehe Seite 136*)
Diese Entspannungstechnik kann bei Stress- und Dauerschmerzproblemen helfen.

SELBSTHILFEMASSNAHMEN

• Führen eines Stresstagebuches (*siehe Seite 175*) • Stressbewältigungstechniken sowie Atem- und Entspannungsübungen (*siehe Seiten 168–171*), damit Sie den Umgang mit Stresssituationen lernen • Viel Ruhe während arbeitsreicher Zeiten.

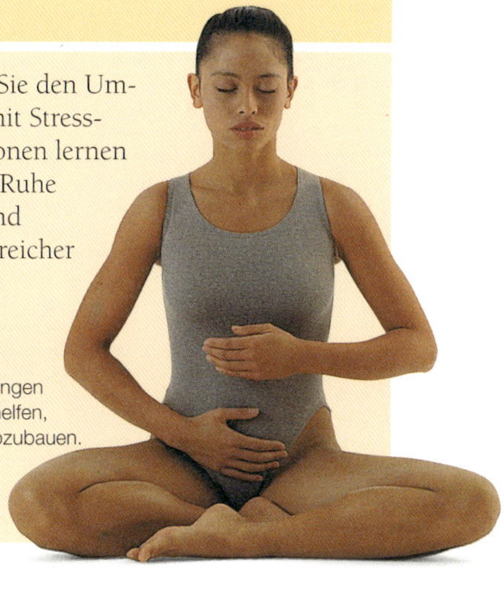

Atemübungen können helfen, Stress abzubauen.

ERKÄLTUNG UND GRIPPE

Bei Erkältungs- und Grippekrankheiten handelt es sich um Virusinfektionen der Atemwege (Nase, Rachen, Bronchien und Lungen). Jährlich tauchen neue Grippeviren auf, und Ursache einer Erkältung können bis zu 200 Viren sein. Die sich entwickelnden Beschwerden sind Ausdruck der Aktivität des Immunsystems. Das Grippevirus führt zu erkältungsähnlichen Beschwerden, die jedoch schwerwiegender sind. Die Erkältung beginnt allmählich, die Grippe dagegen schnell: Innerhalb von 24 Stunden kommt es zu Fieber, Appetitverlust, Übelkeit und Muskelschmerzen. Die Grippe- oder Erkältungsbeschwerden können gemildert und ihre Dauer verkürzt werden, die Infektion selbst muss jedoch ihren Lauf nehmen.

FALLBEISPIEL

Diana, die sich nach einer Grippe nicht recht erholte und daher ihre Infektabwehr stärken wollte, suchte Elaine, eine Phytotherapeutin auf. Sie klagte, jedes gerade grassierende Virus aufzuschnappen und sich nicht mehr davon zu erholen. Und sie erzählte, seit Monaten überarbeitet und angespannt zu sein. Elaine sprach mit Diana über die Wirkungen von Stress auf das Immunsystem und empfahl ihr, ihre Arbeitsstrukturen zu überprüfen und sich wieder ihrer alten Yogagruppe anzuschließen. Zur Stärkung des Immunsystems verordnete sie ihr Echinacea-Tabletten sowie ein Pflanzenheilmittel für sieben Tage, das sie bei jeder Erkältung einnehmen sollte. Zudem riet sie, nicht zu früh wieder zur Arbeit zu gehen. In diesem Winter überwand Diana die Grippe schneller als üblich und litt weniger an Erkältungen.

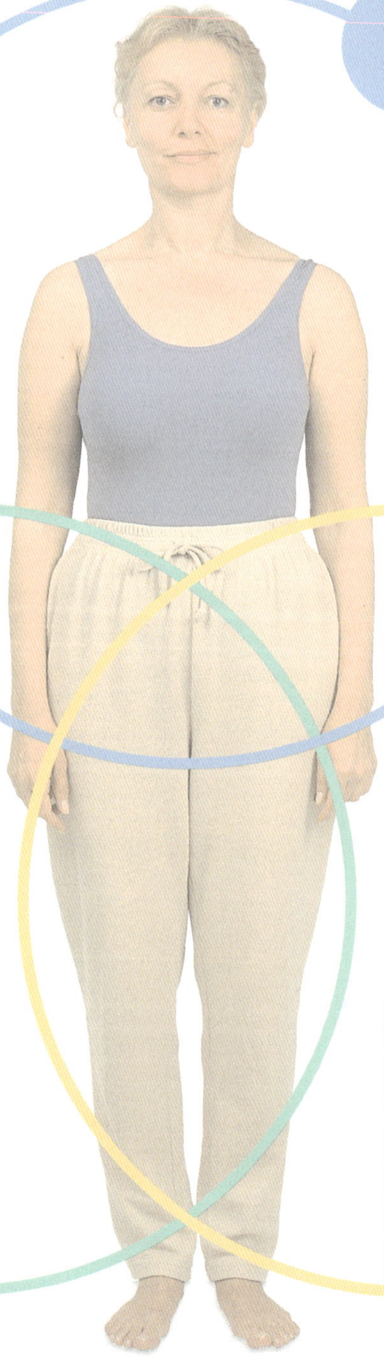

BIOCHEMISCHE FAKTOREN

Bei geschwächter Immunlage können primäre Abwehrsysteme vom Virus leicht überwunden werden: Dazu gehören Härchen und Schleim der Nase und des Rachens sowie Immunglobuline (schützende Eiweißpartikel in der Schleimhaut). Das Virus infiziert die Schleimhautzellen der Atemwege und vermehrt sich sehr rasch. Die infizierten Zellen sondern Histamin ab und verursachen dadurch Entzündungsreaktionen. Die Ausscheidungsgifte der Viren bedingen Muskelschmerzen. Gelbgrüner Schleim bildet sich aus toten weißen Blutkörperchen, die zur Abwehr der Infektion herangeeilt waren.

BIOCHEMISCHE AUSLÖSER

- Geschwächtes Immunsystem infolge von Fehlernährung, Stress und Erschöpfung

PSYCHOSOZIALE FAKTOREN

Studien belegen, dass Stress die Abwehrarbeit der weißen Blutkörperchen und Antikörper behindert. Psychischer Stress steht in Verbindung mit größerer Anfälligkeit für Erkältungen und andere Virusinfektionen.

PSYCHOSOZIALE AUSLÖSER

- Einsamkeit • Depression • Überarbeitung, Schlafmangel • Traumatische Lebensumstände (Trauerfall oder Scheidung)

STRUKTURELLE FAKTOREN

Wenn infizierte Personen atmen, husten oder niesen, verbreitet sich das Erkältungs- oder Grippevirus in winzigen Tröpfchen durch die Luft (Tröpfcheninfektion). Tabakrauch und verunreinigte Luft schädigen die Körperabwehr und erhöhen die Infektanfälligkeit. Beim Kampf gegen Viren kommt es zu Entzündungen der Nasen-, Nebenhöhlen- und Rachenschleimhäute; aber auch zu einer verstopften oder laufenden Nase, zu Halsentzündungen, Niesen und Husten.

STRUKTURELLE AUSLÖSER

- Enger Kontakt zu infizierten Personen

VORSICHTSMASSNAHMEN

Gehen Sie zum Arzt, wenn die Beschwerden andauern bzw. sich verschlimmern; desgleichen wenn Sie kurzatmig sind, Blut husten oder große Mengen von gelbem oder grünem Schleim auswerfen. Erkundigen Sie sich in der Apotheke über Erkältungsmittel, die bereits bestehende Beschwerden günstig beeinflussen.

Körperbereiche *(siehe Seite 20)*

BIOCHEMISCH Körpersysteme, wie Verdauung | STRUKTURELL Muskeln, Knochen, Gelenke und Nerven | PSYCHOSOZIAL Gedanken, Gefühle und Beziehungen

Zeichenerklärung: Wirksamkeitsnachweis *(siehe Seite 182)*

am wenigsten wirksam ❶ ❷ ❸ ❹ ❺ am wirksamsten

BIOCHEMISCHE THERAPIEFORMEN

KONVENTIONELLE MEDIZIN

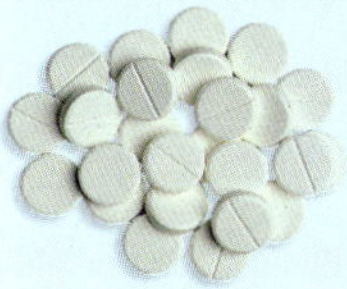

Aspirintabletten

Grippeimpfung empfiehlt sich für ältere Menschen mit Atemwegsproblemen und für Personen mit geschwächtem Immunsystem. Frei erhältliche Medikamente wie Aspirin, Paracetamol und Ibuprofen lindern die Beschwerden. Antibiotika sind nur bei Vorliegen einer sekundären bakteriellen Infektion sinnvoll. Neue Nasensprays können Viren bekämpfen.

KOMPLEMENTÄRTHERAPIEN

Naturheilverfahren ❹ *(siehe Seite 126)*
Bei Grippe wird zur Ausleitung der Toxine ein 48-stündiges Kurzfasten empfohlen sowie Ruhe, warme Bäder und die Aufnahme großer Flüssigkeitsmengen. Naturheilkundige unterdrücken Fieber unter 40 °C nicht.

Westliche Pflanzenheilkunde ❺ *(siehe Seite 127)*
Echinacea stärkt das Immunsystem bei Infektionen. Knoblauch verfügt über antibiotische und antivirale Eigenschaften. Essen Sie bei den ersten Krankheitszeichen zwei zerdrückte Knoblauchzehen, dann täglich eine, bis sie abgeklungen sind. Schwarzer Holunderbeerenextrakt soll die Grippedauer verkürzen.

Homöopathie ❹ *(siehe Seite 130)*
Wie eine Studie belegt, verringert *Oscillococcinum* (Mittel aus Entenherz und -leber) die Grippesymptome.

SELBSTHILFEMASSNAHMEN

- Bei den ersten Anzeichen einer Erkältung oder Grippe täglich je eine Dosis Vitamin C (1000–1500 mg) und Zinkglukonat (10–15 mg) einnemen.

STRUKTURELLE THERAPIEFORMEN

KONVENTIONELLE MEDIZIN

Pastillen mit Lokalanästhetika lindern Halsschmerzen. Abschwellende Mittel und Inhalationen entlasten die laufende oder verstopfte Nase und die verlegten Nebenhöhlen. Husten stillende Mittel beruhigen trockenen Reizhusten. Auswurf fördernde Mittel erleichtern tief sitzenden Husten.

KOMPLEMENTÄRTHERAPIEN

Aromatherapie ❸ *(siehe Seite 117)*
Dampfinhalationen mit dem ätherischen Öl der Kamille reduzieren nachweislich Erkältungsbeschwerden. Empfehlung: Geben Sie in einen Liter frisch gekochtes Wasser 4 Tropfen Kamillen-, Eukalyptus-, Lavendel- oder Teebaumöl und inhalieren Sie den Dampf zehn Minuten. Oder 1–2 Tropfen in 250 ml Wasser und damit gurgeln.
Achtung: Bei Asthma mit Dampfinhalationen behutsam umgehen!

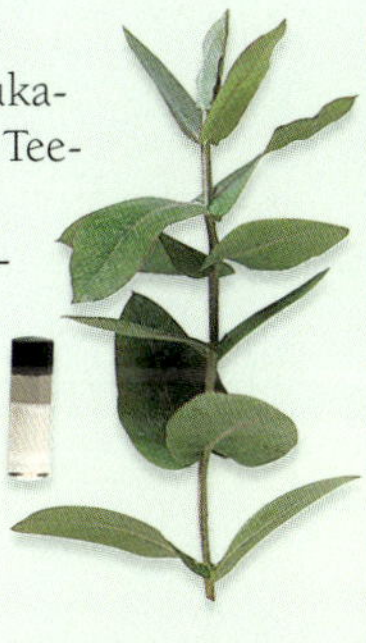

Eukalyptusöl und Pflanze

SELBSTHILFEMASSNAHMEN

- Halten Sie Abstand zu Leuten mit Erkältung oder Grippe
- Meiden Sie Umweltschadstoffe und Tabakrauch, da diese die Schleimhäute reizen
- Solange die Beschwerden anhalten – ruhen, warm halten und viel Flüssigkeit trinken (z. B. Fruchtsäfte)
- Bei Halsentzündung mehrmals täglich mit einer Mischung aus heißem Wasser, Honig, Zitronensaft und zerdrücktem Knoblauch gurgeln
- Mentholhaltige Mittel halten die verstopfte Nase und die Atemwege frei.

PSYCHOSOZIALE THERAPIEFORMEN

KONVENTIONELLE MEDIZIN

Wenn Sie häufig erkältet sind, weist man Sie auf eine mögliche Stressanfälligkeit hin. Es werden Techniken zur Stressbewältigung *(siehe Seiten 168–169)* empfohlen.

KOMPLEMENTÄRTHERAPIEN

Visualisierung ❷ *(siehe Seite 134)*
Sie stellen sich vor, dass die weißen Blutkörperchen die Erkältungs- und Grippeviren in Ihrem Atemtrakt angreifen und vernichten. So stärken Sie Ihr Immunsystem. Einer Studie zufolge stieg dadurch der Spiegel der Immunglobuline (vom Immunsystem produzierte Antikörper) im Speichel an.

Meditation ❷ *(siehe Seite 135)*
Regelmäßige Meditation entspannt den Geist und die Muskeln. Wer über längere Zeit meditiert, scheint weniger anfällig für Atemwegsinfektionen zu sein.

SELBSTHILFEMASSNAHMEN

- Eine starke Grippe bedeutet Stress, die Sie für Wochen erschöpft und deprimiert zurücklassen kann. Gönnen Sie sich Ruhe während der akuten Infektion und Zeit zur Erholung
- Lernen Sie Entspannungstechniken *(siehe Seiten 170–171)*.

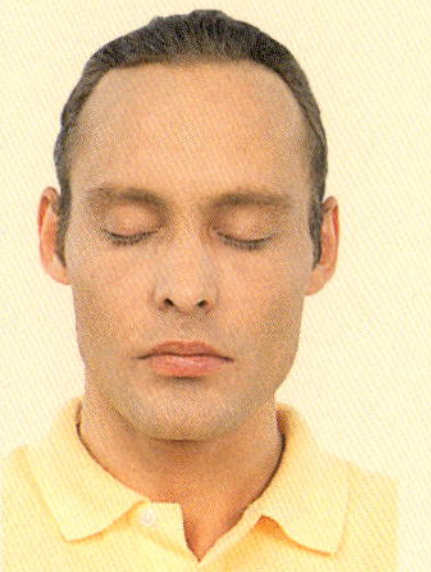

Regelmäßige Meditation schützt vor häufigen Erkältungen.

SCHNUPFEN UND SINUSITIS

Wenn sich die Schleimhäute der oberen Atemwege entzünden, sondern sie übermäßige Mengen Schleim ab, so dass es zu einem Schnupfen kommt. Diese durch Infektionen, Allergien oder Umweltreizstoffe ausgelöste Störung macht sich durch Niesen, laufende Nase, Geruchs- und Geschmacksverlust bemerkbar. Durch Schnupfen können sich die Nasennebenhöhlen (Sinus) verstopfen, was eine Nebenhöhlenentzündung (*Sinusitis*) mit pochenden Schmerzen in Stirn, Oberkiefer und Wangenknochen zur Folge hat. Wird dadurch die Eustachische Röhre zwischen Mittelohr und hinterem Nasenraum blockiert, kommt es zu einer chronischen Mittelohrentzündung (*Seromukotympanon*).

FALLBEISPIEL

Der Hochschuldozent Simon, 35, wandte sich an die Homöopathin Maria wegen einer hartnäckigen Sinusitis, nachdem die medikamentöse Behandlung des Arztes erfolglos blieb und dieser als einzigen Weg die Drainage sah. Diese wollte Simon jedoch vermeiden. Maria fiel seine Ruhe, Zurückhaltung und Verschlossenheit auf; er empfand seinen Körper als warm und hatte Verlangen nach Fisch und Salz. »Ich ordnete ihn dem Konstitutionstyp *Natrium muriaticum* zu und gab ihm eine Dosis in der Hochpotenz C200«, sagte sie. »Ich riet Simon, weder Milchprodukte noch Zucker zu essen, Multivitamine zu nehmen und täglich mit Teebaumöl zu inhalieren.« Im folgenden Jahr bildete sich der die Sinusitis auslösende Schnupfen allmählich zurück. Alle drei bis vier Monate hatte Simon einen leichten Rückfall und erhielt eine weitere Gabe *Natrium muriaticum C200*.

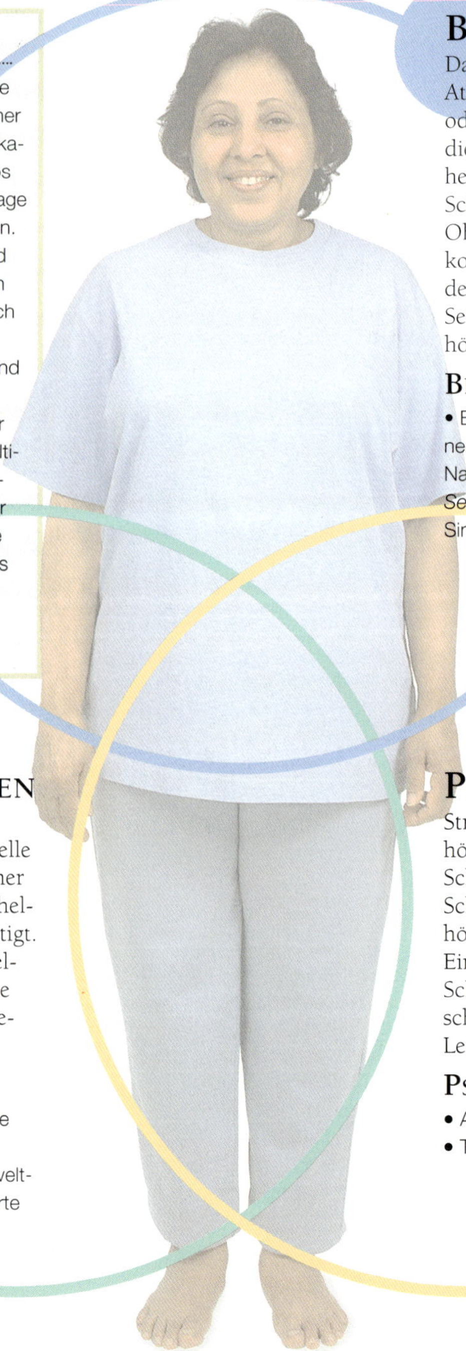

BIOCHEMISCHE FAKTOREN

Das Immunsystem reagiert auf die in den Atemtrakt eindringenden Viren, Bakterien oder Allergene, indem es Abwehrzellen an die betroffene Stelle sendet. Dies geht einher mit Entzündungen und übermäßiger Schleimabsonderung. Durch wiederholte Ohrenentzündungen in der Kindheit kommt es zur Mittelohrentzündung, bei der im Mittelohr ständig ein dickflüssiges Sekret produziert wird, was zu Schwerhörigkeit führen kann.

BIOCHEMISCHE AUSLÖSER

• Erkältungs- oder Grippeviren, andere Infektionen • Allergien auf Umweltschadstoffe und Nahrungsmittel • »Bürokrankheit« (*siehe Glossar, Seiten 177–178*) • Zahnabszess (führt zu Sinusitis)

STRUKTURELLE FAKTOREN

Wenn sich in den oberen Atemwegen Schleim ansammelt, bilden sich bakterielle Infektionen. Im Mittelohr behindert zäher Schleim die Bewegung der feinen Knöchelchen, was das Hörvermögen beeinträchtigt. Kinder sind besonders anfällig für Mittelohrentzündungen, weil die Eustachische Röhre bei ihnen kürzer als bei Erwachsenen ist.

STRUKTURELLE AUSLÖSER

• Reizung und Entzündung der Schleimhäute der Nase, Nebenhöhlen und Eustachischen Röhre, z. B. durch Druck, Verletzungen, umweltbedingte Reiz- oder Schadstoffe • Vergrößerte Rachenmandeln

PSYCHOSOZIALE FAKTOREN

Stress führt zu Immunstörungen und erhöht die Anfälligkeit für Infektionen, die Schnupfen und Sinusitis auslösen. Der Schmerz infolge verstopfter Nasennebenhöhlen führt zu Reizbarkeit und Depression. Eine Mittelohrentzündung bei Kindern kann Schwerhörigkeit, Verhaltens- und Lernschwierigkeiten zur Folge haben, wenn das Leiden nicht rechtzeitig erkannt wird.

PSYCHOSOZIALE AUSLÖSER

• Angst • Überarbeitung und Schlafmangel
• Traumatische Erlebnisse • Depression

Körperbereiche *(siehe Seite 20)*

BIOCHEMISCH Körpersysteme, wie Verdauung

STRUKTURELL Muskeln, Knochen, Gelenke und Nerven

PSYCHOSOZIAL Gedanken, Gefühle und Beziehungen

Zeichenerklärung: Wirksamkeitsnachweis *(siehe Seite 182)*

am wenigsten wirksam ❶ ❷ ❸ ❹ ❺ am wirksamsten

Biochemische Therapieformen

Konventionelle Medizin

Bei dauerhaften Entzündungen werden abschwellende Mittel verordnet und bei katarrhalischer Sinusitis und Mittelohrentzündung oft Antibiotika, die jedoch nicht immer wirksam sind. Dass übermäßige Gaben von Antibiotika zu Antibiotikaresistenz führen, gilt als gesichert.

Komplementärtherapien

Naturheilverfahren ❷ *(siehe Seite 126)*
Bei Sinusitis: lokale Wärmeeinwirkung mittels Wärmflasche, Menthol- oder Eukalyptuskompressen.

Westliche Pflanzenheilkunde ❷ *(siehe Seite 127)*
Anwendung von Echinacea zur Stärkung des Immunsystems und von Eukalyptus zur Befreiung der Atemwege.

Ernährungstherapien ❷ *(siehe Seiten 128–129)*
Bei Verdacht auf Nahrungsmittelunverträglichkeit werden Milch, Weizen, Eier, Zitrusfrüchte und Zucker vom Speiseplan gestrichen.

Homöopathie ❷ *(siehe Seite 130)*
Bei der Behandlung kommen verschiedene Mittel zur Anwendung: *Kalium bichromicum C6* bei dickem dickflüssigem Sekret, *Sticta pulmonaria C6* bei chronischer Sinusitis und *Pulsatilla C6* bei dickflüssigem Sekret.

Selbsthilfemassnahmen

• Vermeiden Sie Milchprodukte, da sie die Schleimbildung fördern • Trinken Sie viel Wasser und Säfte zur Entgiftung und essen Sie Rohkost *(siehe Seite 129)*.

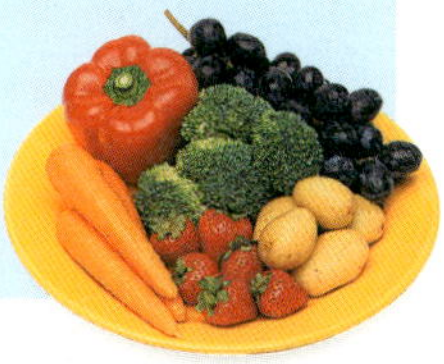

Bei Infektionen hilft eine Vitamin-C-reiche Ernährung.

Strukturelle Therapieformen

Konventionelle Medizin

Wenn abschwellende Mittel nicht helfen, lässt sich bei einer Mittelohrentzündung das Hörvermögen mittels Einführen eines Drainageröhrchens (Paukenröhrchen) durch das Trommelfell verbessern. Manche Fachärzte sind jedoch dagegen. Bei anhaltender Sinusitis ist eine Operation oder eine Sinusspülung angesagt.

Komplementärtherapien

Aromatherapie ❷ *(siehe Seite 117)*
Nasenverstopfung wird durch Bäder mit ätherischen Ölen (Zitrone, Eukalyptus, Zeder) gelindert. Bei Sinusitis hat sich das Inhalieren mit Eukalyptus-, Lavendel- oder Teebaumöl sehr bewährt. **Achtung:** Keine Inhalationen bei Asthma!

Osteopathie ❷ *(siehe Seite 119)*
Bei der craniosacralen Osteopathie wird durch leichte, gezielte Griffe am Kopf der Schleimabfluss im Mittelohr angeregt.

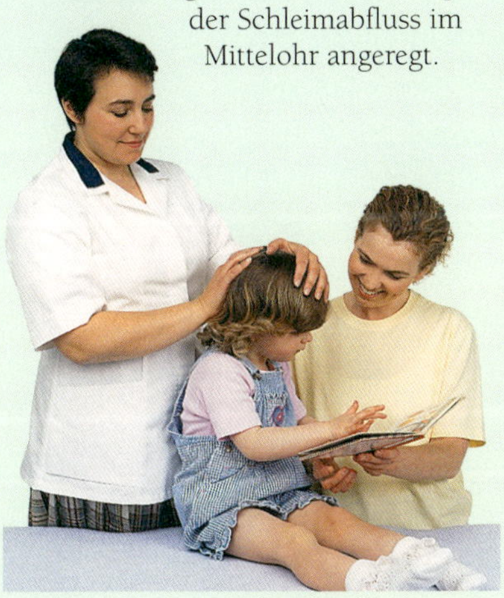

Die craniosacrale Osteopathie unterstützt den Schleimabfluss im Kopf.

Hydrotherapie ❷ *(siehe Seite 126)*
Bei Schnupfen helfen heiße Duschen, Senfbäder, Sauna und Dampfbäder.

Selbsthilfemassnahmen

• Gestillte Kinder sind anscheinend weniger anfällig für Mittelohrentzündungen (der Ohrmuskel, der durch das Öffnen der Tuben den Schleimabfluss ermöglicht, ist bei »Flaschenkindern« schwächer ausgebildet) • Lassen Sie beim geringsten Verdacht auf einen Hörschaden Ihres Kindes eine Hörprüfung durchführen.

Psychosoziale Therapieformen

Konventionelle Medizin

Mediziner raten zu Stressbewältigungstechniken *(siehe Seiten 168–169)*.

Komplementärtherapien

Visualisierung ❷ *(siehe Seite 134)*
Bei dieser Technik wird durch Konzentration auf positive, stärkende Bilder ein Entspannungszustand erreicht.

Entspannung und Atmung ❷ *(siehe Seite 170–171)*
Die Fähigkeit, willentlich zu entspannen, fördert den Abbau von Stress und Anspannungen, die für virale und bakterielle Infektionen wie Schnupfen und Sinusitis anfällig machen.

Selbsthilfemassnahmen

• Machen Sie regelmäßig Übungen zur Stressbewältigung *(siehe Seiten 168–169)*
• Achten Sie auf ruhigen, ausreichenden Schlaf. Nehmen Sie sich jeden Tag wenigstens 30 Minuten Zeit zum Entspannen, und lernen Sie Entspannungs- und Atemtechniken *(siehe Seiten 170–171)*.

VERDAUUNGSSTÖRUNGEN

Dieser Begriff steht für allgemeine Beschwerden im Oberbauch, auch *Dyspepsie* oder »saurer Magen« genannt. Zu den Beschwerden, die nach schweren oder hastigen Mahlzeiten auftreten können, gehören Aufstoßen, Schluckauf, Sodbrennen (brennendes, saures Gefühl hinter dem Brustbein bis zur Rückenmitte), Übelkeit und Blähungen. Bei anhaltenden Beschwerden können Magengeschwüre, Gallensteine oder Speiseröhrenentzündung vorliegen. Wenn sie mit heftigen Schmerzen im Brustkorb einhergehen, sind eingehende Untersuchungen unerlässlich, um Angina pectoris oder andere Herzkrankheiten auszuschließen.

Fallbeispiel

Ernährungstherapeutin Hannah behandelte Barbara, 44, wegen Verdauungsstörungen und Blähungen. Der medizinische Befund war negativ, und Barbara wollte das bei ihr unwirksame Mittel Ranitidin (*siehe Arzneimittelglossar, Seite 179*) absetzen. »Stress bewirkt einen Anstieg oder einen Abfall der Säureproduktion«, sagte Hannah. Analysen bestätigten, dass Barbara zu wenig Magensäure hatte. »Enzyme brauchen zur Eiweißverdauung ein saures Milieu, und unverdautes Eiweiß führt zu Blähungen und Blähbauch.« Hannah empfahl Magensäure-Zusatzpräparate zu jeder Mahlzeit, zusätzlich 15 mg Zink pro Tag zur Anregung der Magensäureproduktion und eine an Obst und Gemüse reiche Ernährung. Einige Wochen später berichtete Barbara, dass ihre Verdauung sich gebessert hatte.

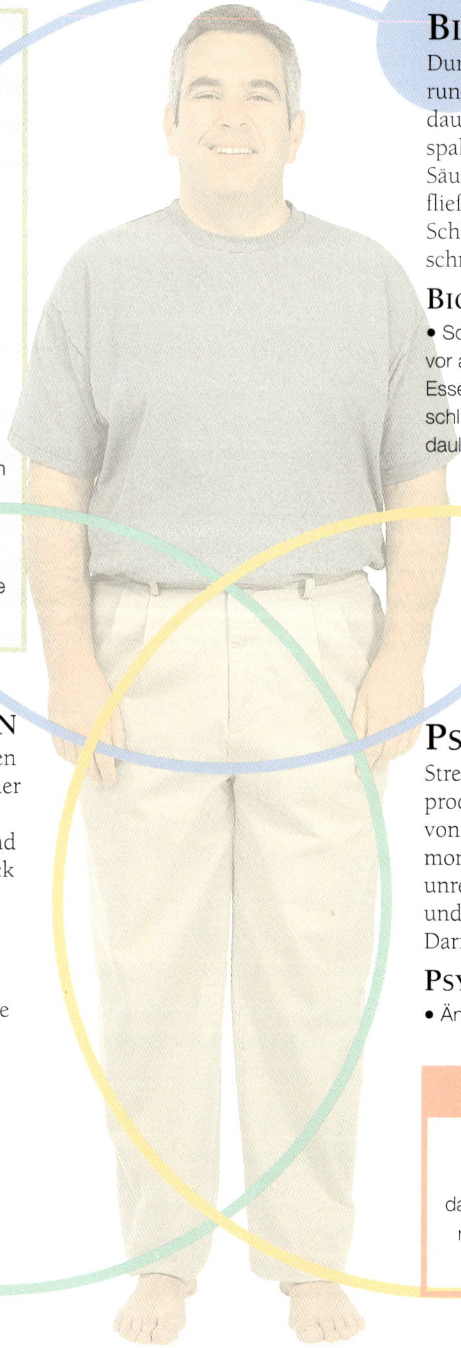

Biochemische Faktoren

Durch die Speiseröhre gelangt der Nahrungsbrei in den Magen, wo er durch Verdauungssäfte und -enzyme weiter aufgespalten wird. Überschüssige Gase und Säuren können in die Speiseröhre zurückfließen (Reflux). Da diese keine schützende Schleimhaut hat, kann die Magensäure schmerzhafte Entzündungen verursachen.

Biochemische Auslöser

• Schwere, scharfe, fette, gebratene Speisen, vor allem abends • Zu viel Alkohol • Hastiges Essen • Ungenügend gekaute Nahrung • Verschluckte Luft • Unreifes Obst mit viel unverdaulichem Pektin

Strukturelle Faktoren

Reflux (*siehe rechts*) und Sodbrennen treten auf, wenn der Muskel am unteren Ende der Speiseröhre die Magensäure nicht im Magen halten kann. Die Gründe dafür sind ungeklärt, doch kann zunehmender Druck auf den Verdauungstrakt ein Faktor sein. Rauchen entspannt den Muskel mit dem selben Effekt. Eine Hiatushernie kann häufiges Sodbrennen verursachen. Dabei liegt die Verbindung zwischen Speiseröhre und Magen zeitweise ein Stück oberhalb des Zwerchfells.

Strukturelle Auslöser

• Schwangerschaft • Starkes Übergewicht
• Hiatushernie • Hinlegen nach dem Essen
• Durch Kleidung eingeengte Taille

Psychosoziale Faktoren

Stress erhöht oder senkt die Magensäureproduktion und verringert die Sekretion von Enzymen, Verdauungssäften und Hormonen im Darm. Anspannung kann zu unregelmäßigen Darmbewegungen führen und die Durchblutung von Magen und Darm verschlechtern (*siehe Seite 158*).

Psychosoziale Auslöser

• Ängste • Sorgen • Ungeduld

Vorsichtsmassnahmen

Suchen Sie ärztliche Hilfe, wenn die Beschwerden länger als einige Tage andauern, wenn Sie regelmäßig Säurehemmer nehmen oder wenn Sie über 40 sind und die Verdauung erstmals gestört ist.

Körperbereiche *(siehe Seite 20)*

BIOCHEMISCH
Körpersysteme, wie Verdauung

STRUKTURELL
Muskeln, Knochen, Gelenke und Nerven

PSYCHOSOZIAL
Gedanken, Gefühle und Beziehungen

Zeichenerklärung: Wirksamkeitsnachweis *(siehe Seite 182)*

am wenigsten wirksam ❶ ❷ ❸ ❹ ❺ am wirksamsten

BIOCHEMISCHE THERAPIEFORMEN

KONVENTIONELLE MEDIZIN

Antazida reduzieren die Säure in den Verdauungssäften. H_2-Blocker (*siehe Arzneimittelglossar, Seite 179*) wie Ranitidin begrenzen die Säureproduktion.

KOMPLEMENTÄRTHERAPIEN

Westliche Pflanzenheilkunde ❷
(siehe Seite 127)
Ulmenrinde schützt die Schleimhäute des Verdauungsstrakts; Pfefferminze und Kamille beruhigen den Magen; Löwenzahn und Klette vor dem Essen wirken verdauungsfördernd und prophylaktisch.

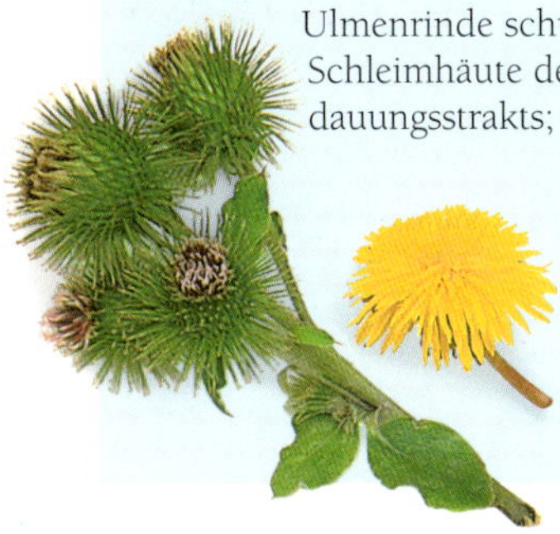

Klette und Löwenzahn unterstützen die Verdauung.

Ernährungstherapien ❷
(siehe Seiten 128–129)
Auf Grund des Salzsäuredefizits können Kurzzeitgaben von Betain-Kapseln zur Anwendung kommen. Bei Verdacht auf Dysbiosen und unverträgliche Nahrungsmittel (*siehe Seiten 92–95*) werden über eine Eliminationsdiät aggressive Nahrungsmittel identifiziert. Bioaktiven Joghurts werden günstige Wirkungen nachgesagt. Empfohlen wird auch die Hay-Diät (*siehe Seite 129*), die auf einer strikten Trennung von Proteinen und Kohlenhydraten beruht. Zusatzpräparate mit Vitamin C, Zink und Betacarotin helfen bei der Wiederherstellung der Magenschleimhaut.

SELBSTHILFEMASSNAHMEN

• Regelmäßige kleine Mahlzeiten aus gesunden, faserstoffreichen Zutaten • Führen Sie täglich Buch über Ihre Ernährung (*siehe Seite 147*), falls Verdacht auf Überempfindlichkeit besteht • Vermeiden Sie scharfe, schwere und fette Speisen; Dämpfen, Grillen oder Backen ist besser als Braten • Rohes oder Saures wie Essig oder Pickles meiden • Schränken Sie den Tabak- und Alkoholkonsum (regen die Magensäureproduktion an), den Kaffeegenuss (gereizte Magenwände) und Getränke mit Kohlensäure (erzeugen Gase) ein.

STRUKTURELLE THERAPIEFORMEN

KONVENTIONELLE MEDIZIN

Reflux kann durch Säurehemmer verhindert werden.

KOMPLEMENTÄRTHERAPIEN

Chiropraktik ❷ *(siehe Seite 118)* und **Osteopathie** ❷ *(siehe Seite 119)*
Behandelt wird der Wirbelsäulenbereich, wo die Nerven und Blutbahnen beginnen, die die Verdauungsorgane versorgen.

Akupunktur ❸ *(siehe Seite 125)*
Nach wissenschaftlichen Studien kann Akupunktur eine übermäßige Säureproduktion und Anspannungen vermindern.

SELBSTHILFEMASSNAHMEN

• Entspannen Sie vor dem Essen und kauen Sie gründlich • Bei Reflux oder Sodbrennen sollten Sie sich nach dem Essen nicht bücken • Essen Sie aufrecht am Tisch und nicht im Fernsehsessel • Regelmäßige Bewegung entspannt und regt den Kreislauf an • Schlafen Sie mit erhöhtem Kopf (um 15 cm), dass die Verdauungssäfte im Magen bleiben • Vor dem Schlafengehen möglichst nichts mehr essen.

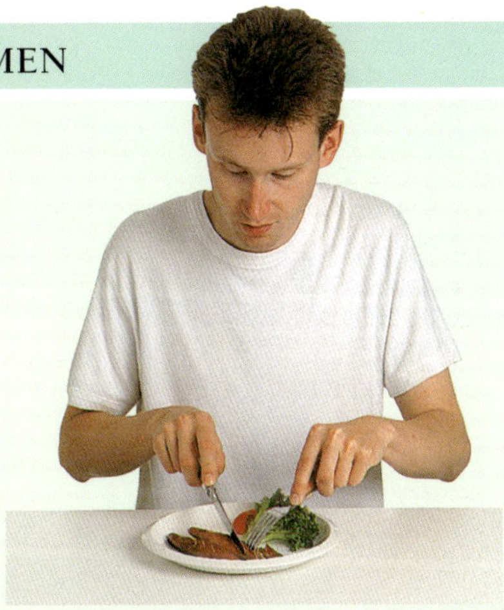

Lassen Sie sich Zeit zum Kauen und zum Verdauen, und essen Sie aufrecht sitzend an einem Tisch.

PSYCHOSOZIALE THERAPIEFORMEN

KONVENTIONELLE MEDIZIN

Schulmediziner empfehlen Stressbewältigungtechniken (*siehe Seiten 168–169*).

KOMPLEMENTÄRTHERAPIEN

Psychotherapie und Beratung ❷
(siehe Seiten 132–133)
In Gesprächen über die Problematik werden Formen der Angst erkannt und Lösungen ihrer Bewältigung aufgezeigt.

Meditation und Hypnotherapie ❷
(siehe Seiten 134–135)
Geistige Konzentration führt zur Entspannung und zum Abbau von Stress, der »nervöse« Verdauungsstörungen verursacht.

SELBSTHILFEMASSNAHMEN

• Führen Sie täglich Buch über Beschwerden und Stress auslösende Faktoren (*siehe Seiten 147 und 175*) • Praktizieren Sie Entspannungs- und Atemtechniken (*siehe Seiten 170–171*), um besser mit Stress und Angst umzugehen.

REIZKOLON

Der Reizkolon, auch Reizdarmsyndrom (RDS) genannt, ist eine der häufigsten Magen-Darm-Erkrankungen, die wahrscheinlich zwei Zehntel der Bevölkerung betrifft, vorwiegend 20- bis 45-Jährige Frauen. RDS, kann jahrelang ohne erkennbare Infektionen oder sonstige Ursachen sporadisch auftreten. Die rhythmische Darmbewegung (Peristaltik) wird unregelmäßig, was zu Krämpfen mit Verstopfung und/oder Durchfall, Blähungen und periodisch auftretenden Bauchschmerzen führt. Ohne lebensbedrohlich zu sein, sind die Beschwerden sehr schmerzhaft und schwer zu kontrollieren. Die Behandlung bringt Erleichterung, aber nicht immer die vollständige Heilung.

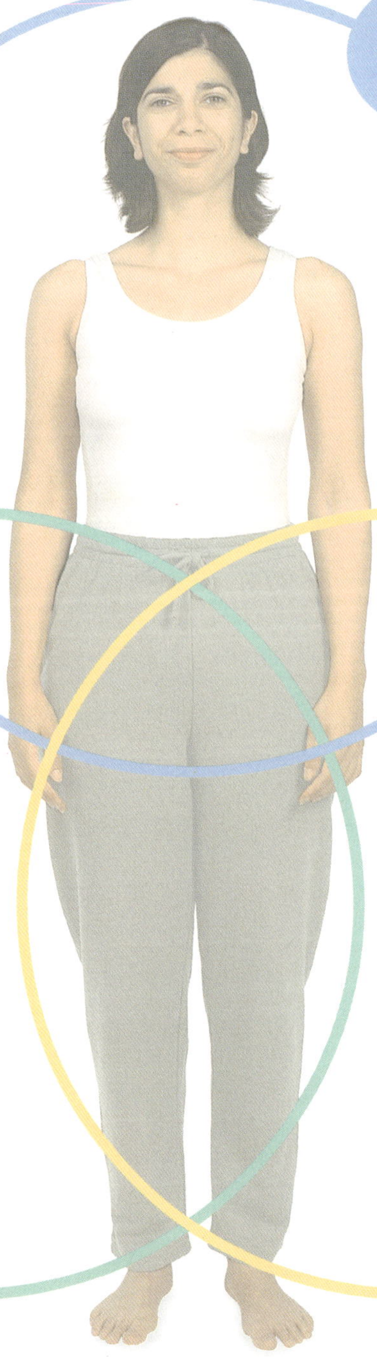

FALLBEISPIEL

Jane, Akupunkteurin, behandelte die 41-jährige Alison, geschiedene Mutter einer halbwüchsigen Tochter. Alison litt ohne erkennbare Ursache unter Schlaflosigkeit, Bauchschmerzen, Durchfall und Verstopfung. Jane diagnostizierte ihr Störungsmuster als Leber-*Qi*-Stagnation: »Dies wird allgemein mit stressbedingten Problemen assoziiert«, erklärte sie. »Ich stimulierte die Punkte zwischen Knie- und Fußbereich, um den Energiestau in der Leber zu lösen, während Alison tief entspannen und oft dabei einschlafen konnte.« Nach sechs Behandlungen war Alison weitgehend beschwerdenfrei.

BIOCHEMISCHE FAKTOREN

Diverse Ernährungsfaktoren können die Darmkontraktionen, die Produktion von Verdauungsenzymen und die Aufnahme der Nahrung durch den Darm beeinflussen.

BIOCHEMISCHE AUSLÖSER

• Als Reaktion auf Stress freigesetzte Substanzen • Intoleranzen, insbesondere auf Milchprodukte und Getreide (Weizen, Gerste, Hafer, Roggen und Hirse) • Dysbiosen (*siehe Seite 93*) durch unverdaute Nahrung, was die Darmflora beschädigt • Durchlässiger (»undichter«) Darm (*siehe Seite 93*) als Folge einer Magen-Darm-Entzündung oder Gaben von Breitband-antibiotika *(siehe Arzneimittelglossar, Seite 179*).

PSYCHOSOZIALE FAKTOREN

Stress stört die Verdauungs- und Absorptionsvorgänge infolge unregelmäßiger Darmperistaltik, was die Produktion der Verdauungssäfte und -enzyme und die Zirkulation beeinflusst. Über 50 Prozent aller RDS-Patienten haben seelische Probleme; ängstliche und depressive Menschen sind nach Darminfektionen nachweislich anfälliger für RDS. Auch Schlafmangel kann RDS auslösen.

PSYCHOSOZIALE AUSLÖSER

• Kontinuierlicher, geringer Stress • Angst • Schlafmangel • Depression • Misstrauen

STRUKTURELLE FAKTOREN

Bei RDS werden die rhythmischen Darmbewegungen, durch die der Stuhl zum Darmausgang gepresst wird, unregelmäßig. Hinzu kommen Schleimbeimengungen im Stuhl, ein quälender Druck im Darm und das Gefühl unvollständiger Entleerung.

STRUKTURELLE AUSLÖSER

• Pressen die Muskelkontraktionen den Darminhalt zu rasch zum Ausgang, kommt es zu Durchfall, im umgekehrten Fall zu Verstopfung • Muskuläre Hyperaktivität (Spasmen) verursacht Krämpfe • Blähungen, Bauchgrimmen und Blähbauch durch unregelmäßige Darmperistaltik, Gärungsprozesse oder verschluckte Luft, wobei diese nervöse Angewohnheit mit Hyperventilation (sehr schneller Atmung) und hastigem Essen assoziiert wird.

VORSICHTSMASSNAHMEN

Menschen über 40, die Veränderungen der Darmtätigkeit feststellen, sollten zum Arzt gehen. Lassen Sie Ihren Stuhl auf Blut untersuchen. Gehen Sie auch zum Arzt, wenn Sie über 60 sind und die Beschwerden erstmals auftreten.

Körperbereiche *(siehe Seite 20)*

BIOCHEMISCH Körpersysteme, wie Verdauung

STRUKTURELL Muskeln, Knochen, Gelenke und Nerven

PSYCHOSOZIAL Gedanken, Gefühle und Beziehungen

Zeichenerklärung: Wirksamkeitsnachweis *(siehe Seite 182)*

am wenigsten wirksam ❶ ❷ ❸ ❹ ❺ am wirksamsten

Biochemische Therapieformen

Konventionelle Medizin

Um den Stuhl weicher zu machen, wird eine Kost mit viel Ballaststoffen wie Methyzellulose verordnet.

Komplementärtherapien

Naturheilverfahren ❹ *(siehe Seite 126)*
Eliminations- und Rotationsdiäten (*siehe Seite 129*) können unverträgliche Nahrungsmittel identifizieren. Zitrusfrüchte, Tee, Kaffee und Alkohol sowie Milchprodukte und Weizen sind häufige Reizstoffe. Vor allem bei Verstopfung ist eine faserstoffreiche Ernährung angesagt. Bioaktiver Joghurt oder Zusatzstoffe wie *Lactobacillus* unterstützen die Regeneration der Darmflora.

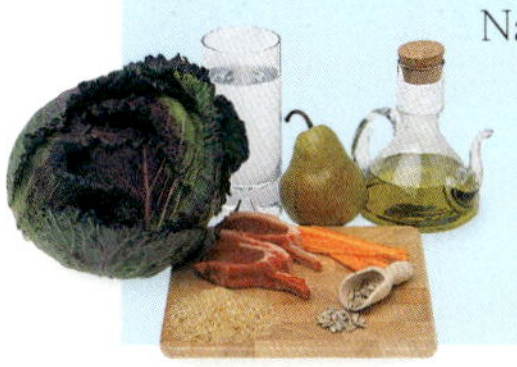
Die Eliminationsdiät enthält »neutrale« Speisen.

Chinesische Pflanzenheilkunde ❹ *(siehe Seite 125)*
Eine Studie von 1998 belegt, dass sich die Beschwerden durch pflanzliche Heilmittel lindern lassen.

Westliche Pflanzenheilkunde ❸ *(siehe Seite 127)*
Pfefferminzölkapseln verlangsamen die Muskelkontraktionen im Darm.

Selbsthilfemassnahmen

• Führen Sie Buch über die RDS-Symptome: Gibt es Zusammenhänge mit bestimmten Nahrungsmitteln oder Lebenssituationen • Reduzieren Sie den Fettkonsum • Vermeiden Sie industrielle Kohlenhydrate, die Muskelkrämpfe fördern • Bei Verstopfung essen Sie mehr wasserlösliche Faserstoffe (Blattgemüse, Obst und Haferkleie) • Trinken Sie mindestens zwei Liter Wasser pro Tag.

Strukturelle Therapieformen

Konventionelle Medizin

Schulmediziner verordnen Spasmolytika gegen schmerzhafte Muskelkrämpfe. Kurzfristig werden auch Mittel gegen Durchfall empfohlen.

Komplementärtherapien

Massage ❷ *(siehe Seite 116)*
Sanftes Massieren des Unterbauchs löst die verspannte Darmmuskulatur und unterstützt die Regulierung der Darmtätigkeit. Nach fachkundiger Anleitung können Sie sich selbst massieren.

Yoga ❷ *(siehe Seite 123)*
Yogahaltungen wie der halbe Schulterstand und die Kobra regen die Verdauung an. Bei Stress helfen sanfte Atemübungen (*Pranayama*).

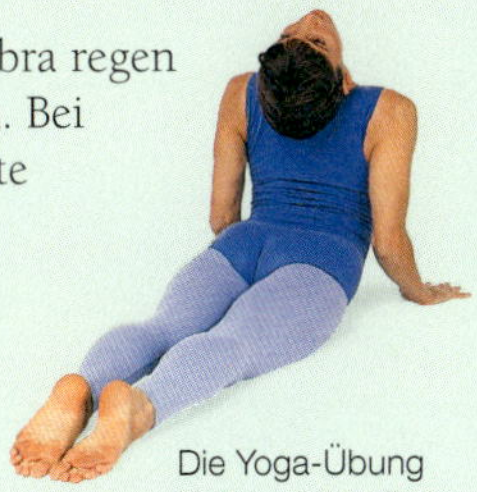
Die Yoga-Übung Kobra unterstützt die Verdauung.

Akupunktur ❷ *(siehe Seite 125)*
Die Akupunktur assoziiert das RDS gewöhnlich mit einem der folgenden Bereiche: »Leber-*Qi*-Stagnation« (Stress oder Misstrauen), »Schwäche der Milz oder der Nieren« (schlechte Verdauung und Darmabsorption) oder »feuchte Hitze« (gestörte Darmflora). Westliche Akupunkteure glauben an die positive Beeinflussung der für die Steuerung der Darmtätigkeit zuständigen Nerven durch Akupunktur.

Selbsthilfemassnahmen

• Bei den ersten schmerzhaften Anzeichen die Punkte Dickdarm 4 oder Leber 3 (*siehe Seite 125*) pressen
• Machen Sie oft sanfte Übungen
• Nehmen Sie sich Zeit zum Essen
• Achten Sie auf genügend Schlaf.

Psychosoziale Therapieformen

Konventionelle Medizin

Beim Reizkolon wird geraten, Stressbewältigungstechniken zu lernen (*siehe Seiten 168–169*).

Komplementärtherapien

Psychotherapie und Beratung ❹ *(siehe Seiten 132–133)*
Durch eine kognitive Verhaltenstherapie werden Denkmuster verändert und Stress besser bewältigt. Mit psychologischer Hilfe werden Stressursachen ermittelt und nach Lösungsmöglichkeiten gesucht.

Hypnotherapie ❹ *(siehe Seite 134)*
Nach der von Dr. Peter Whorwell (Withington Hospital in Manchester/England) 1989 in der Zeitschrift *The Lancet* veröffentlichten Studie ist die Wirksamkeit der Hypnotherapie für RDS-Patienten bewiesen. Nach einer Aufklärung über die Anatomie und Funktionsweise des Darms wird den Patienten im Zustand tiefer Entspannung und mit großer Wärme im Abdomen suggeriert, dass ihr Darm normal funktioniert.

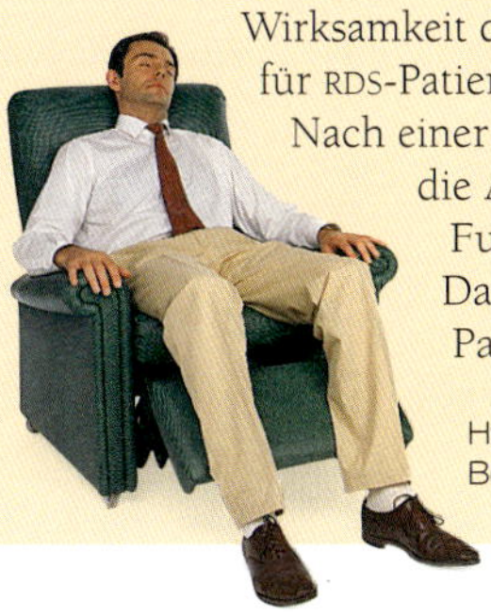
Hypnotherapie kann die Beschwerden verringern.

Selbsthilfemassnahmen

• Entspannungs- und Atemtechniken (*siehe Seiten 170–171*) sind wichtig für den Abbau muskulärer Spannungen und Stress • Führen Sie täglich Buch über das, was bei Ihnen die Beschwerden und den Stress auslöst (*siehe Seiten 147 und 175*) • Auch Meditationsübungen (*siehe Seite 135*) helfen beim Stressabbau.

DARMENTZÜNDUNG

Die entzündlichen Darmkrankheiten Morbus Crohn und Colitis ulcerosa sind zunehmend im Westen verbreitet, vorwiegend unter den 15- bis 35-Jährigen. Morbus Crohn befällt den gesamten Verdauungstrakt, insbesondere den letzten Dünndarmabschnitt. Symptomatisch sind Schmerzen, Krämpfe, Blähungen, Durchfall, Fieber und Gewichtsverlust. Bei Colitis ulcerosa entzünden sich Dickdarm und Rektum, und es bilden sich Geschwüre in der Darmwand. Die Folgen sind überempfindlicher Bauch, krampfartige Durchfälle, Schleim- und Blutbeimengungen im Stuhl, Gewichtsverlust, allgemeines Unwohlsein und Fieber.

FALLBEISPIEL

Tim, 42, Buchhalter, litt laut Endoskopiebefund (*siehe Glossar Seiten 177–178*) an leichter Colitis ulcerosa. Er wandte sich an den Heilpraktiker Georg. Ein Reiztest und eine Stuhlanalyse ergaben eine Weizenintoleranz mit Dysbiose (*siehe Seite 93*) und starken Hefepilzbefall. Um den Ballaststoffgehalt zu erhöhen, sollte Tim vor den Mahlzeiten einen geriebenen Apfel oder eine geriebene Mohrrübe essen, Gemüsesuppen und Naturreis auf den Speiseplan setzen und stärke- und proteinhaltige Nahrungsmittel nicht in derselben Mahlzeit kombinieren. Georg verordnete Nahrungszusätze mit *Lactobacillus* für die Darmflora, Ulmenrinde wegen ihrer Schleimstoffe zur Darmberuhigung, Süßholzwurzel, wilde Yamswurzel und Berberitze zum Aufbau der Darmwand. Drei Monate später hatte Tim nur noch leichte Durchfälle, wenn er auswärts aß.

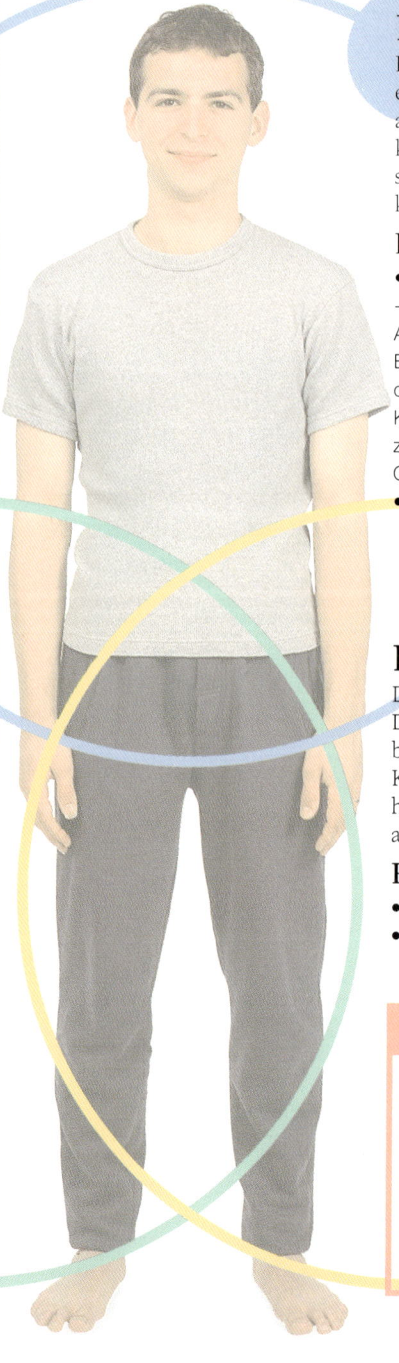

BIOCHEMISCHE FAKTOREN

Die genaue Ursache entzündlicher Darmerkrankungen ist unbekannt. Sie kann auftreten, wenn das gestörte Immunsystem körpereigenes Gewebe angreift. Bei unvollständiger Nahrungsabsorption im Darm kommt es zu Nährstoffdefiziten.

BIOCHEMISCHE AUSLÖSER

• Veranlagung • Nahrungsmittelallergie oder -intoleranz (*siehe Seiten 92–95*) • Entzündliche Autoimmunerkrankungen wie Polyarthritis • Bakterielle oder virale Infektionen • Aufnahme des *Mycobacterium paratuberculosis* aus der Kuhmilch (Crohn) • Zu viel Industriezucker und zu wenig Frischobst, Gemüse, Faserstoffe und Omega-3-Fettsäuren (fettreicher Seefisch) • Rauchen (Morbus Crohn) • Zu viel Antibiotika

STRUKTURELLE FAKTOREN

Bei Morbus Crohn schwillt die chronisch entzündete Darmwand an, und es bilden sich penetrierende Geschwüre. Der Darm verengt sich und ist blockiert. Komplikationen entstehen durch Abszesse, Fisteln (abnorme Öffnungen zwischen den Darmzotten), Entzündungen in Gelenken, Wirbelsäule, Augen und Haut. Bei schwerer Colitis ulcerosa ist der Dickdarm gefährlich vergrößert, es kommt zu Ausschlägen, Geschwüren im Mund, Anämie, Arthritis und Bindehautentzündung. In beiden Fällen kann es eine vorübergehende (Monate oder Jahre) Symptomrückbildung geben. Strukturelle Krankheitsauslöser sind bisher nicht bekannt.

PSYCHOSOZIALE FAKTOREN

Dass psychische Faktoren entzündliche Darmerkrankungen auslösen, ist nicht bewiesen, aber seelischer Stress dürfte die Krankheit verschlimmern. Bei beiden Krankheiten sind die Symptome selbst die Stressauslöser.

PSYCHOSOZIALE AUSLÖSER

• Angst • Überarbeitung und Schlafmangel
• Traumatische Erlebnisse

VORSICHTSMASSNAHMEN

Suchen Sie ärztliche Hilfe bei unerklärlichem, anhaltendem Durchfall, dauerhaften Veränderungen des Darmverhaltens, bei Blut oder Schleim im Stuhl oder unerklärlichen starken oder andauernden Bauchschmerzen.

Körperbereiche *(siehe Seite 20)*

- **BIOCHEMISCH** Körpersysteme, wie Verdauung
- **STRUKTURELL** Muskeln, Knochen, Gelenke und Nerven
- **PSYCHOSOZIAL** Gedanken, Gefühle und Beziehungen

Zeichenerklärung: Wirksamkeitsnachweis *(siehe Seite 182)*

am wenigsten wirksam ❶ ❷ ❸ ❹ ❺ am wirksamsten

Biochemische Therapieformen

Konventionelle Medizin

Gegen die Entzündung werden Salazosulfapyridin, Corticosteroide und Mesalazin verschrieben (*siehe Arzneimittelglossar, Seite 179*). Ein neues Antikörperpräparat, Infliximab, ist in Entwicklung. Eine Antibiotikakombination (Rifabutin und Clarithromycin) gegen Morbus Crohn wird getestet.

Komplementärtherapien

Westliche Pflanzenheilkunde ❷
(*siehe Seite 127*)
Empfohlen wird eine traditionelle Kräutermischung (»Robert's Formula«) mit Echinacea, Malvenwurzel, Gelbwurzel, Geranium und Ulmenrinde.

Ernährungstherapien ❹
(*siehe Seiten 128–129*)
Eine Darmreinigung durch Saftfasten verbessert die Verdauung und schont die Leber. Bei 50 Prozent der Crohn-Patienten hilft eine Eliminationsdiät (*siehe Seite 129*) unter Aufsicht, weil Milchprodukte und Weizen Hauptauslöser sind. Fettreicher Fisch und Fischölzusätze können ein Ungleichgewicht der essentiellen Fettsäuren ausgleichen. Bioaktiver Joghurt oder Zusätze mit *Lactobacillus* sind gut bei Dysbiosen und »undichtem« Darm (*siehe Seite 159*). Vitamin- und Mineralpräparate fördern die Nahrungsabsorption. Quercetin ist ein natürlicher Entzündungshemmer.

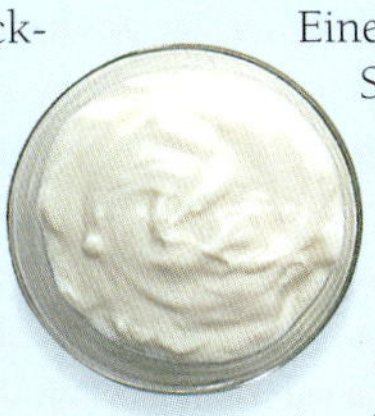

Bioaktiver Joghurt wirkt verdauungsfördernd.

Selbsthilfemassnahmen

- Eine Ernährung reich an komplexen Kohlenhydraten, zusätzliche Multivitamine und Mineralstoffe.

Strukturelle Therapieformen

Konventionelle Medizin

Korrekte Diagnosestellung durch Biopsie, Barium-Röntgenuntersuchung, Barium-Einlauf, Dickdarmspiegelung und Sigmoidoskopie (*siehe Glossar, Seiten 177–178*), da ähnliche Krankheitssymptome die Unterscheidung erschweren. In schweren Fällen werden beschädigte Darmpartien operativ beseitigt. Dickdarmentfernung mit anschließendem Anlegen eines künstlichen Darmausgangs (Ileostomie – *siehe Glossar*). Bei Colitis ulcerosa regelmäßige Untersuchungen auf Darmkrebs.

Komplementärtherapien

Massage ❸ (*siehe Seite 116*)
Eine Studie belegt, dass Atemübungen in Verbindung mit Massagen das Einschlafen erleichtern und Schmerzen erträglicher machen.

Akupunktur ❷ (*siehe Seite 125*)
Störungen im Fluss der *Qi*-Energie sind zu korrigieren. Bei Colitis ulcerosa werden Akupunkturpunkte auf dem Gallenblasenmeridian durch Nadelung oder Moxibustion angeregt.

Selbsthilfemassnahmen

- Machen Sie regelmäßig Yoga. Die Atmungs- und Konzentrationstechniken sowie Körperhaltungen unterstützen den Stressabbau und die Durchblutung der inneren Organe (*siehe Seite 123*).

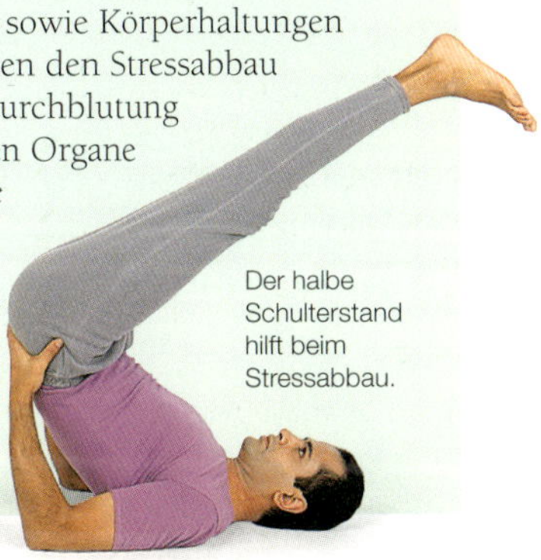

Der halbe Schulterstand hilft beim Stressabbau.

Psychosoziale Therapieformen

Konventionelle Medizin

Es werden unterschiedliche Techniken zum Abbau von Stress und Schmerzen empfohlen.

Komplementärtherapien

Hypnotherapie ❷ (*siehe Seite 134*)
Mittels verschiedener Techniken lernen Sie, willentlich einen Zustand innerer Ruhe zu erreichen, um Stress abzubauen. Dazu gehört die Visualisierung (*siehe Seite 134*), bei der Sie Stress und Muskelanspannungen über die Vorstellung abbauen.

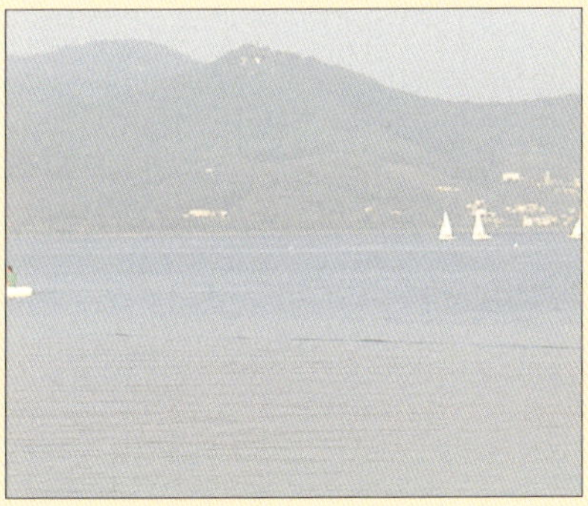

Bereits bei Gedanken an eine friedvolle Szene wird Stress abgebaut.

Biofeedback ❸ (*siehe Seite 136*)
Mit Hilfe von Messinstrumenten können Sie unbewusste Körperfunktionen durch Entspannung gezielt beeinflussen.

Selbsthilfemassnahmen

- Führen Sie Buch über Ihre Ernährung, über das, was die Beschwerden und den Stress auslöst (*siehe Seiten 147 und 175*) • Machen Sie Entspannungs- und Atemtechniken (*siehe Seiten 170–171*) und erlernen Sie Stressbewältigungstechniken (*siehe Seiten 168–169*).

BLUTHOCHDRUCK

Das aus dem Herzen in den Kreislauf gepumpte Blut übt einen veränderlichen Druck auf die Arterienwände aus. Morgens ist er am niedrigsten, bei körperlicher Bewegung ist er am höchsten. Bleibt er anhaltend hoch, sprechen wir von Bluthochdruck oder Hypertonie. Wahrscheinlich leiden bis zu 20 Prozent der Erwachsenen in den Industrieländern daran. Da Bluthochdruck aber keine spezifischen Beschwerden verursacht, wird er manchmal erst bei Kontrolluntersuchungen erkannt. Unbehandelt, schädigt er die Blutgefäße, was Schlaganfälle, Herz- und Nierenerkrankungen und andere Leiden auslösen kann.

FALLBEISPIEL

Paul, 35, Lehrer, suchte psychologische Hilfe bei James. Er hatte Brustschmerzen und extrem hohen Blutdruck. Paul hatte die Medikamente dagegen nicht vertragen. James erfuhr, dass Pauls Schwiegervater gestorben war und dass sein Gewächshaus, das er regelmäßig zur Entspannung aufsuchte, durch einen Baum zerstört worden war. James riet Paul, sich ein neues Gewächshaus zu kaufen, und übte mit ihm Autogenes Training. »Pauls Blutdruck sank um zehn Punkte, und das EKG zeigte, dass sein Herz in Ordnung war. Die Schmerzen gingen zurück. Bislang braucht Paul keine Medikamente; vorsichtshalber lässt er zweimal pro Jahr den Blutdruck messen.«

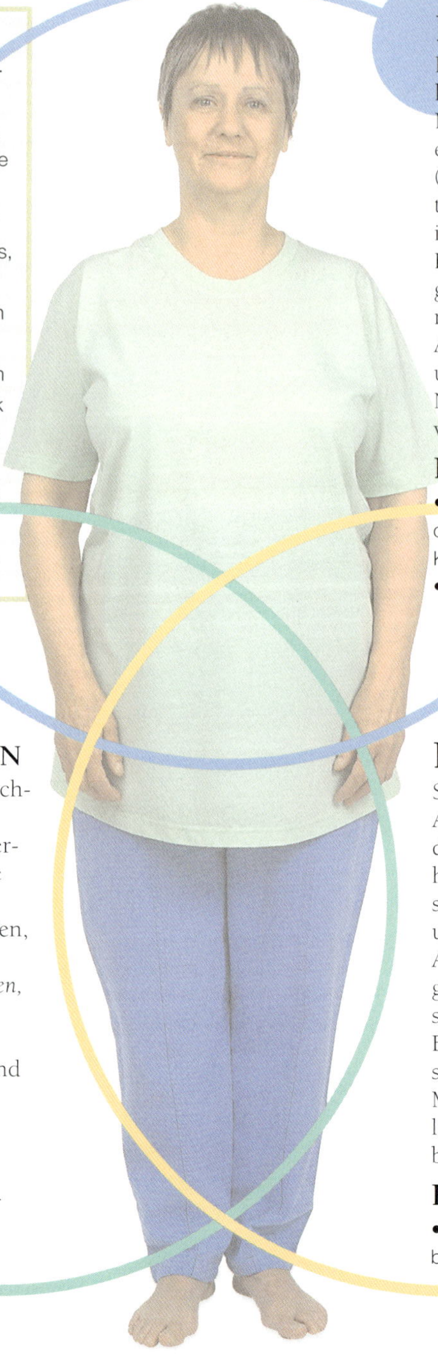

BIOCHEMISCHE FAKTOREN

In zehn Prozent der Bluthochdruckfälle liegen die Ursachen in Störungen der Nieren- oder Nebennierenfunktionen, einer angeborenen Fehlfunktion der Aorta (Hauptschlagader des Herzens), Komplikationen während der Schwangerschaft oder in Medikamenten wie oralen Kontrazeptiva. Frauen sind zunächst zwar durch Östrogene geschützt, nach dem Klimakterium aber mindestens ebenso gefährdet wie Männer. Auch eine Ernährung mit zu wenig Kalium und zu viel Natrium verursacht Hypertonie; Nikotin und Adrenalin verengen die Arterien, was zu temporärem Hochdruck führt.

BIOCHEMISCHE AUSLÖSER

• Durchgehend hohe Produktion von Stresschemikalien • Übermäßiger Alkohol- und Kaffeekonsum • Frauen nach dem Klimakterium • Übermäßig viel Salz • Rauchen • Veranlagung

STRUKTURELLE FAKTOREN

In 90 Prozent der Fälle gibt es für Bluthochdruck (Hypertonie) keine erkennbaren Ursachen. Unbehandelt führt er zu irreversiblen Schädigungen der Blutgefäßwände und Fettablagerungen. Die Arterien verengen sich, und es bilden sich Blutpfropfen, die einen Herzinfarkt oder Schlaganfall verursachen können (*siehe Herzkrankheiten, Seiten 48–51*). Im Extremfall macht sich Hypertonie durch Beschwerden wie Schwindelgefühl, Kopfweh, Müdigkeit und Atemnot bemerkbar.

STRUKTURELLE AUSLÖSER

• Ethnische Zugehörigkeit (Schwarze sind häufiger betroffen) • Alter • Übergewicht • Bewegungsmangel • Umweltfaktoren, z. B. die städtischen Lebensbedingungen

PSYCHOSOZIALE FAKTOREN

Stress löst im Körper eine »Flucht-oder-Angriff«-Reaktion aus, die vorübergehend den Blutdruck ansteigen lässt. Anhaltend hoher Druck führt zu Hypertonie. In Stresssituationen erhöht sich die Herzfrequenz, und große Mengen der Stresshormone Adrenalin, Noradrenalin und Cortisol gelangen in die Blutbahn. Die Arterien verengen sich, um im Fall einer Verletzung den Blutverlust zu verringern; das Blut gerinnt schneller, was den Wundverschluss fördert. Misstrauische und sehr ängstliche Persönlichkeiten reagieren auf Stresssituationen besonders heftig (*siehe Seite 49*).

PSYCHOSOZIALE AUSLÖSER

• Misstrauen und Agression • Arbeits- oder sozial bedingter Stress • Angst

Körperbereiche (*siehe Seite 20*)

BIOCHEMISCH Körpersysteme, wie Verdauung

STRUKTURELL Muskeln, Knochen, Gelenke und Nerven

PSYCHOSOZIAL Gedanken, Gefühle und Beziehungen

Zeichenerklärung: Wirksamkeitsnachweis (*siehe Seite 182*)

am wenigsten wirksam ❶ ❷ ❸ ❹ ❺ am wirksamsten

BIOCHEMISCHE THERAPIEFORMEN

KONVENTIONELLE MEDIZIN

Bei leichtem Bluthochdruck hilft eine Umstellung der Ernährungs- und Lebensweise (*siehe rechts*). Zunächst sollen Betablocker die Herzfrequenz und Diuretika das Blutvolumen verringern. (Müdigkeit und Albträume sind bekannte Nebenwirkungen von Betablockern). Danach folgen blutdrucksenkende Mittel, wie ACE-Hemmer, zur Blutgefäßerweiterung, Calciumblocker und Vasodilatatoren (*siehe Arzneimittelglossar, Seite 179*).

KOMPLEMENTÄRTHERAPIEN

Ernährungstherapien ❸ (*siehe Seiten 128–129*)
Eine vegetarische Kost mit kaliumreichen Früchten und Gemüsen senkt nachweislich den Bluthochdruck und verringert das Risiko einer Herzkrankheit. Empfohlen wird auch der Verzehr von reichlich Haferkleie und Flohsamen, Knoblauch und Zwiebeln, in Verbindung mit Zusätzen wie Omega-3-Fettsäuren (Fischöl), Magnesium zur Entspannung des Muskelgewebes, Vitamin C und Coenzym Q10.

SELBSTHILFEMASSNAHMEN

- Essen Sie höchstens einen Teelöffel Salz täglich
- Essen Sie viel kaliumhaltige Früchte und Gemüse (Bananen, Sellerie, Pflaumen, Brunnenkresse, Orangen)
- Wenig Fertignahrung, Alkohol und Kaffee
- Vermeiden Sie gesättigte Fettsäuren und Cholesterin
- Nicht rauchen.

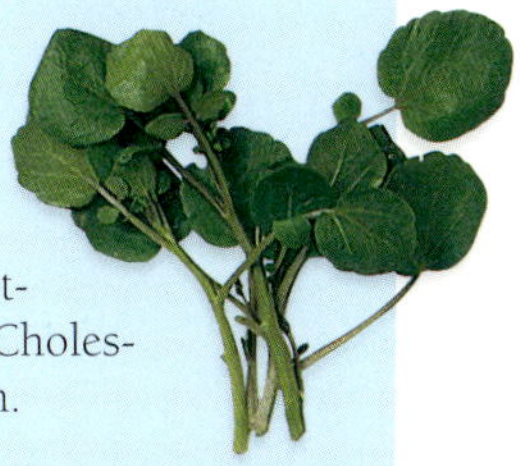
Brunnenkresse enthält viel Kalium.

STRUKTURELLE THERAPIEFORMEN

KONVENTIONELLE MEDIZIN

Regelmäßige körperliche Bewegung kann leichten Bluthochdruck regulieren.

KOMPLEMENTÄRTHERAPIEN

Massage ❷ (*siehe Seite 116*)
Langes, langsames Ausstreichen lockert Verkrampfungen. Dass sanfte Ganzkörpermassagen eine temporäre Blutdrucksenkung bewirken und entspannend sind, ist mehrfach belegt, nicht aber die Eindämmung der Hypertonie.

Aromatherapie ❷ (*siehe Seite 117*)
Ätherische Öle wie Lavendel- oder Rosenöl wirken beruhigend. Die Aromatherapie hilft beim Stress- und Spannungsabbau, trägt aber bislang nicht zur langfristigen Senkung des Bluthochdrucks bei.

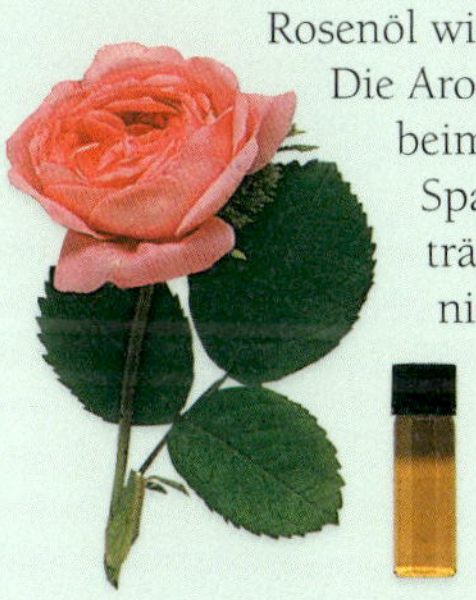
Eine Rose und ihr ätherisches Öl

Tai Chi ❸ (*siehe Seite 125*)
Durch die Kombination von Bewegung, Atem und geistiger Konzentration führt Tai Chi nachweislich zur Absenkung des Bluthochdrucks, wenn er seelische Ursachen hat.

SELBSTHILFEMASSNAHMEN

- Sorgen Sie für regelmäßige körperliche Bewegung (bei mäßigem Bluthochdruck Arzt fragen)
- Tun Sie etwas gegen Übergewicht.

PSYCHOSOZIALE THERAPIEFORMEN

KONVENTIONELLE MEDIZIN

Für »misstrauische« Charaktere empfiehlt sich eine kognitive Verhaltenstherapie.

KOMPLEMENTÄRTHERAPIEN

Hypnotherapie ❸ (*siehe Seite 134*)
Die Erinnerung an eine unter Hypnose herbeigeführte Entspannung befähigt dazu, sie bei Bedarf zu wiederholen.

Meditation ❸ (*siehe Seite 135*)
Über die gezielte Herbeiführung geistiger Ruhe und Konzentration lassen sich die Alpha-Gehirnströme beeinflussen, und ein tiefer Entspannungszustand wird erreicht.

Biofeedback ❸ (*siehe Seite 136*)
Über Messinstrumente lernen Sie, gezielt zu entspannen. Durch Biofeedback wird der Bluthochdruck nachweislich gesenkt; Medikamente können reduziert werden.

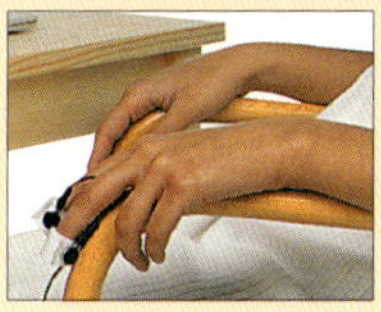
Instrumente zum Messen der Hauttemperatur

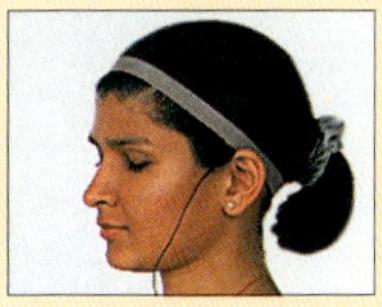
Elektroden überwachen die Gehirntätigkeit.

Entspannung und Atmung ❸ (*siehe Seiten 170–171*)
Mit Hilfe der Zwerchfellatmung wird ein Zustand der Entspannung erlangt und körperlichen Stressreaktionen entgegengewirkt.

SELBSTHILFEMASSNAHMEN

- Führen Sie ein Stresstagebuch (*siehe Seite 175*) und machen Sie Entspannungsübungen (*siehe Seiten 168–169*)
- Musikhören kann Bluthochdruck vorübergehend senken.

HERZKRANKHEITEN

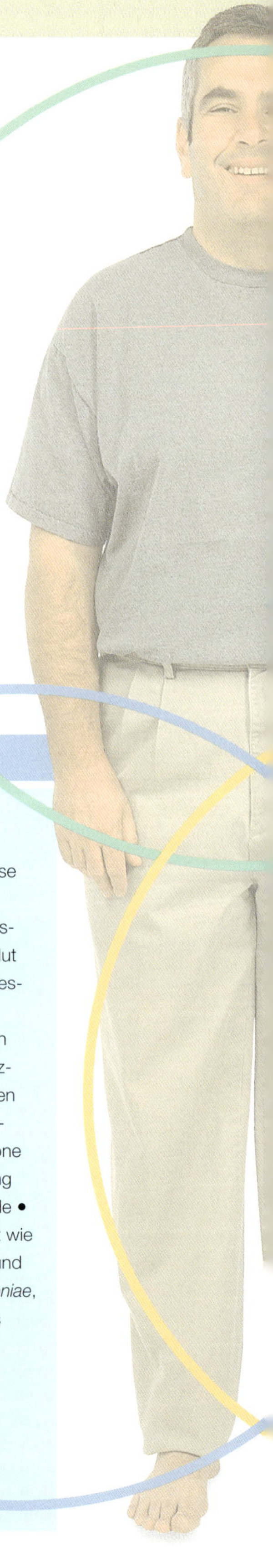

Das Herz ist ein muskulöses Hohlorgan, von dem Arterien und Venen abzweigen; es pumpt Blut durch den Körper, um das Gewebe mit Sauerstoff und Nährstoffen zu versorgen und von Abfallstoffen zu befreien. Die Herzkranzgefäße versogen das Herz mit Sauerstoff. Jedwede Beschädigung oder Fehlfunktion dieser Arterien beeinflusst die Kontraktionen des Herzmuskels. Die daraus resultierende Krankheit wird als *koronare Herzkrankheit* bezeichnet.

Die koronare Herzkrankheit ist eine Folgekrankheit der *Atherosklerose*, bei der sich die Herzkranzgefäße durch Fettablagerungen (Atherome) verengen, so dass die Blutversorgung des Herzmuskels ständig weiter abnimmt und größere körperliche Anstrengungen schmerzhafte Kontraktionen des Muskels verursachen (*Angina pectoris*). Durch einen *Herzinfarkt* (Myocardinfarkt), der tödlich sein kann, wird der Blutstrom zum Herzen durch Arterienverengung oder Blutpfropfen (Thrombus) unterbrochen.

BIOCHEMISCHE FAKTOREN

Zu viel Cholesterin im Blut führt zu Atherosklerose und Angina pectoris (*siehe oben*). Cholesterin, eine fettähnliche Substanz, die zu den Lipiden gehört, wird in der Leber produziert. Es ist wichtig zur Verdauung und zum Aufbau von Zellmembranen und Hormonen; im Übermaß ist es schädlich.

Es gibt zwei Arten von Cholesterin: HDL, das Lipoprotein mit hoher Dichte (günstig), und LDL, das Lipoprotein mit geringer Dichte (ungünstig), das zwei Drittel ausmacht und dessen winzige Moleküle sich in den beschädigten Arterienwänden ablagern.

Je höher der LDL-Spiegel, desto höher das Risiko für Herzkrankheiten. Die Arterien befördern sauerstoff- und nährstoffreiches Blut, das für Wachstum, Erhaltung und Erneuerung von Zellen und Gewebe notwendig ist. Bei LDL-Belägen setzen sich Blutgerinnungszellen (Blutplättchen) an den Arterienwänden ab, was den Blutfluss behindert. Ist die Koronararterie blockiert, wird der Herzmuskel nicht mit Blut versorgt und kann absterben (Herzinfarkt).

BIOCHEMISCHE AUSLÖSER

• Nicht genügend Antioxidantien aus Obst und Gemüse zur Abwehr der freien Radikale, die die Arterienwand attackieren • Konsum gesättigter Fettsäuren und Trans-Fettsäuren (*siehe Seite 161*), die den LDL-Spiegel im Blut (*siehe links*) erhöhen • Veranlagung zu erhöhtem Cholesterinspiegel im Blut und einem verwandten Blutfett, Triglyzerid • Übermaß an Fibrinogen, das Blut gerinnen und verklumpen lässt • Rauchen vervierfacht das Herzerkrankungsrisiko: Tabakgifte in der Blutbahn schädigen die Arterien, erhöhen den Cholesterin- und Fibrinogenspiegel und steigern den Blutdruck • Die Stresshormone Cortisol und Adrenalin verhindern die Wiederherstellung des Gewebes und damit die Heilung der Arterienwände • Erhöhte Homocystein-Werte – diese Aminosäure wirkt wie chemisches »Sandpapier«, das die Arterien schädigt und dadurch Atherosklerose begünstigt • *Chlamydia pneumoniae*, ein verbreitetes Bakterium in den Arterienwänden, das das Immunsystem schädigt

Biochemische Therapieformen: siehe Seite 50

Körperbereiche *(siehe Seite 20)*

BIOCHEMISCH Körpersysteme, wie Verdauung

STRUKTURELL Muskeln, Knochen, Gelenke und Nerven

PSYCHOSOZIAL Gedanken, Gefühle und Beziehungen

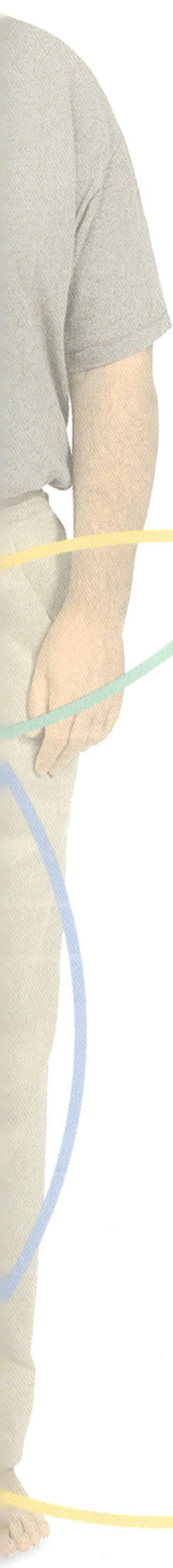

STRUKTURELLE FAKTOREN

Bluthochdruck, Stress und Rauchen erhöhen bei geschädigten Arterienwänden das Risiko einer Erkrankung an Atherosklerose (*siehe gegenüber*). Dabei setzen sich weiße Blutkörperchen an den schadhaften Stellen ab und tragen dazu bei, dass durch Ablagerungen von Fettsubstanzen wie Cholesterin Plaque entsteht. Je höher der Cholesterinspiegel, desto rascher die Arterienverengung durch Plaque. Cholesterin hemmt auch die Produktion einer Substanz, die den Blutfluss anregt.

Wird dieses Plaque schadhaft und rissig, lagern sich Blutplättchen ein und verfestigen sich zu einem Pfropfen (Thrombus), der den Blutstrom behindert, bis die Arterie völlig blockiert ist. Möglicherweise wandert der Pfropfen über die Blutbahn weiter bis zur Lunge (Lungenembolie) oder zum Gehirn (Gehirnschlag durch Hirnembolie).

STRUKTURELLE AUSLÖSER

• Stress erhöht den Blutdruck, verursacht Krämpfe in den Koronorarterien und stört den Herzrhythmus, was wiederum zu Herzklopfen, Hyperventilation, Brustschmerzen bis hin zum Herzinfarkt führt • Auch Fettleibigkeit ist ein Risikofaktor. Beim »apfelförmigen« Typus, der das Fett nicht nur auf den Hüften, sondern überall am Körper trägt, ist das Risiko der koronaren Herzkrankheit am größten • Bluthochdruck überstrapaziert die Arterienwände (*siehe Seite 46*) • Mangelnde Bewegung beeinträchtigt die Herzfunktionen • Rauchen schädigt die Arterienwände

Strukturelle Therapieformen: siehe Seite 51

PSYCHOSOZIALE FAKTOREN

Der unzufriedene, aggressive, arbeitswütige Typ-A-Mensch galt stets als besonders gefährdet. Doch nur ein Element im Verhalten von »Typ A«, nämlich »Misstrauen« (*siehe rechts*), wird als Risikofaktor angesehen. Diese Mischung aus Zynismus, Selbstbezogenheit und Wut charakterisiert Menschen, die glauben, ihr Leben nur wenig oder gar nicht steuern zu können.

Misstrauen bewirkt die »Kampfhaltung«: Das Herz schlägt schneller, die Leber sorgt für Energie durch mehr Zucker und Fett, und die Blutgerinnung wird beschleunigt. Dauert dieser Zustand an, werden die Mengen an Stresshormonen, Cholesterin und Fibrinogen riskant. Misstrauische neigen zu Exzessen beim Essen, Rauchen und Alkoholgenuss.

PSYCHOSOZIALE AUSLÖSER

• Dauermüdigkeit • Wenig Selbstbestimmung, aber starke Beanspruchung durch Familienleben oder Beruf • Kaum fähig, mit Situationen umzugehen • Einsamkeit und soziale Isolation

Psychosoziale Therapieformen: siehe Seite 51

SIND SIE MISSTRAUISCH?

Je häufiger die »Ja«-Antworten bei diesem Fragenkatalog von Dr. Redford Williams, desto größer die Neigung zu Herzkrankheiten. Dann raten wir Ihnen zu seinem Programm: »Vertrauensbildende Maßnahmen« (*siehe Seite 51*).

- Stehen Sie ständig unter Zeitdruck?
- Essen Sie hastig?
- Fühlen Sie sich abends leer und ausgelaugt?
- Sind Sie beleidigt, oder behalten Sie Ihre Meinung für sich, wenn Sie in Wut geraten?
- Müssen Sie immer das letzte Wort haben?
- Kochen Sie innerlich und sagen nichts, wenn jemand vor Ihnen an der Schnellkasse im Supermarkt mehr als die vorgeschriebene Artikelanzahl im Einkaufswagen hat?
- Sehen Sie weg, obwohl es Sie wütend macht, wenn sich jemand unrechtmäßig auf den Behindertenparkplatz stellt?

HERZKRANKHEITEN

Zeichenerklärung: Wirksamkeitsnachweis *(siehe Seite 182)*

am wenigsten wirksam ❶ ❷ ❸ ❹ ❺ am wirksamsten

BIOCHEMISCHE THERAPIEFORMEN

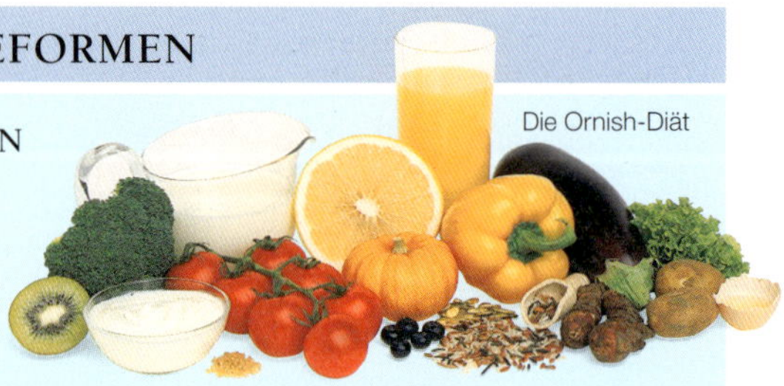

Die Ornish-Diät

KONVENTIONELLE MEDIZIN

Bei diagnostizierter koronarer Herzkrankheit: Ein Aspirin (75 mg) zweimal pro Woche zur Verhinderung von Blutpfropfen; Vasodilatatoren zur Erweiterung der verengten Arterien; Mittel zur Verbesserung der Pumpfunktion; Betablocker gegen Bluthochdruck, Angina pectoris und Herzrythmusstörungen; Nitrate und Calciumblocker gegen Angina pectoris; Statine zur Cholesterinsenkung; gerinnungshemmende Mittel *(siehe Arzneimittelglossar, Seite 179)*. Hormontherapie für Frauen nach dem Klimakterium, insbesondere bei ererbter Neigung zu Herzerkrankungen, durch die das Infarktrisiko anscheinend um 50 Prozent gesenkt wird.

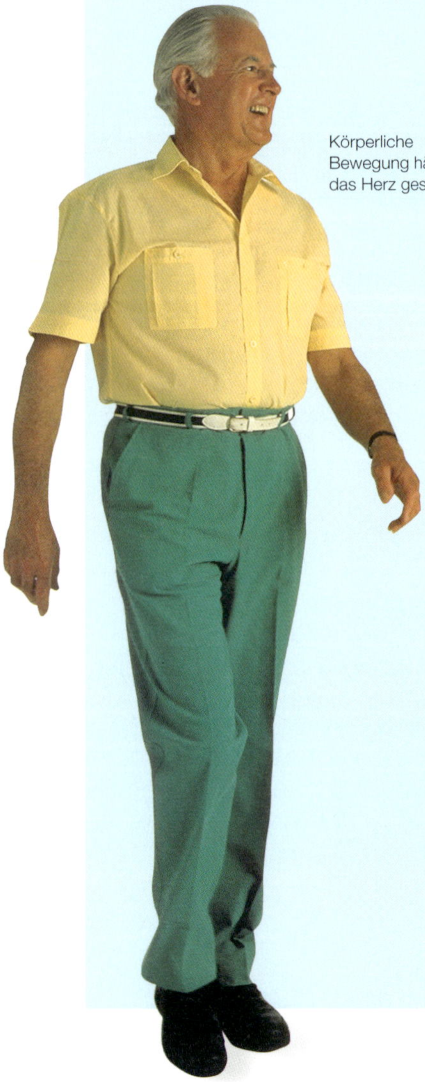

Körperliche Bewegung hält das Herz gesund.

KOMPLEMENTÄRTHERAPIEN

Naturheilverfahren ❹
(siehe Seite 126)
Bei koronarer Herzkrankheit wird zur Umstellung Ihrer Ernährungs- und Lebensweise geraten. Nach dem Ornish Lifestyle Program von Dr. Dean Ornish (USA) werden Herzkrankheiten ohne Medikamente oder Chirurgie behandelt. Das Programm besteht aus einer streng vegetarischen, ballaststoffreichen Kost: Von den Gesamtkalorien stammen höchstens 10 Prozent aus Fett (30 Prozent bei der konventionellen Medizin); 15–20 Prozent aus Protein und 70–75 Prozent aus komplexen Kohlenhydraten. Hinzu kommen dreimal pro Woche je eine Stunde Übungen, die Teilnahme an einer Gruppentherapie und tägliches Üben von Stressbewältigungstechniken wie Yoga. Wie eine Studie zeigte, hatten 82 Prozent der Patienten von Dr. Ornish nach der Behandlung besser durchblutete Koronararterien und die Brustschmerzen ließen nach. Bei der Vergleichsgruppe hatten sich die Beschwerden bei etwa 53 Prozent verschlimmert.

Westliche Pflanzenheilkunde ❸
(siehe Seite 127)
Empfohlen werden: Ginkgo zur besseren Durchblutung peripherer Blutgefäße und Verhütung eines zweiten Infarkts oder Schlaganfalls; Ingwer gegen Blutgerinnsel; Knoblauchöl enthält Allicin, das nachweislich das Blutfett abbaut, den Blutdruck senkt, die Durchblutung der Haut verbessert und das Blut verdünnt.

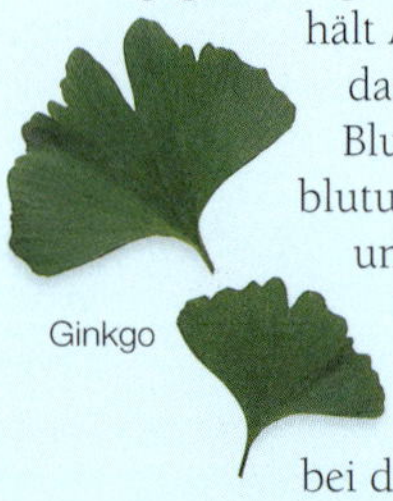

Ginkgo

Ernährungstherapien ❹
(siehe Seiten 128–129)
Die Ernährung ist bei der Verhütung und Behandlung der koronaren Herzkrankheit sehr wichtig. Antioxidantien lindern die Schäden des LDL-Cholesterins *(siehe Seite 48)*. Dazu gehören Vitamin E (nach einer britischen Studie senkt es das Herzerkrankungsrisiko bei Atherosklerose um 77 Prozent), Vitamin C, Selen und Coenzym Q10. Hinzu kommen Omega-3-Fettsäuren, z. B. Fischöle und Leinöl, zur Verringerung von Blutfett und Fibrinogen; Omega-6-Fettsäuren (Nachtkerzen- und Borretschöl) senken den Cholesterolspiegel und bessern die Herzfunktion; Vitamin B_6, B_{12} und Folsäure zum Abbau von Homocystein.

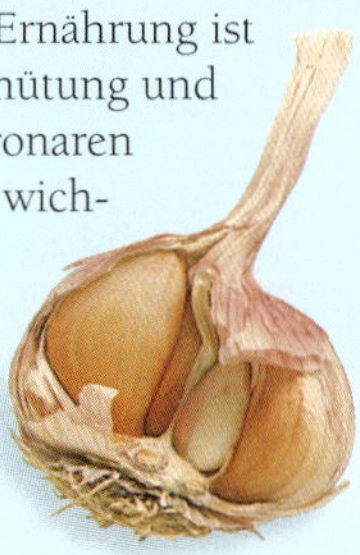

Knoblauchknolle

SELBSTHILFEMASSNAHMEN

Essen für ein gesundes Herz
Meiden Sie:

- Gesättigte tierische Fette wie rotes Fleisch, Hartkäse, Sahne und Butter
- Trans-Fettsäuren in Margarine und Keksen, die das ungünstige LDL-Cholesterin produzieren
- Kaffee, vor allem gebrüht, gekocht oder aus der Kaffeemaschine; durch die Röstung entstehen Cholesterin produzierende Substanzen.

Essen Sie mehr:

- Pflanzliche Öle mit einfach ungesättigten Fettsäuren, wie Oliven- und Rapsöl, zur Senkung des Cholesterinspiegels und Aufstriche mit mehrfach ungesättigten Fettsäuren, wie Sonnenblumen- oder Sojaöl
- Fettreichen Seefisch mit Omega-3-Fettsäuren, wie Lachs, Hering und Sardinen
- Obst und Gemüse, das reich an Antioxidantien und Flavonoiden ist *(siehe Seite 162)*
- Faserreiche Nahrungsmittel, wie Haferflocken, Bohnen und Linsen
- Genießen Sie ein bis zwei Glas flavonoidreichen Rotwein pro Tag.

Fallbeispiel

Bill, 45 Jahre, Nichtraucher, hatte Anfälle von Angina pectoris. Betablocker stoppten die Schmerzen, erschöpften ihn aber. Bill ging zu einem Heilpraktiker, der ihm eine extrem fett- und proteinarme, ballaststoffreiche Diät verordnete. Bill verzichtete auf alle Produkte tierischer Herkunft, Koffein und Öle und reduzierte seinen Alkoholkonsum. Außerdem belegte er einen Yogakurs. Ein Jahr später konnte er auf Betablocker weitgehend verzichten.

Vorsichtsmassnahmen

Rufen Sie bei Verdacht auf Herzinfarkt sofort den Notarzt. Typische Beschwerden sind starke Brustschmerzen, die sich bis in den linken Arm, in den Hals oder Unterkiefer ziehen können. Schwitzen, Atemnot, Übelkeit und kalter Schweiß sind weitere Symptome.

Strukturelle Therapieformen

Konventionelle Medizin

In schweren Fällen kann eine operative Gefäßwanddehnung (Angioplastie) oder eine aortokoronare Bypassoperation notwendig werden, um die Durchblutung zu verbessern.

Komplementärtherapien

Chiropraktik ❸ *(siehe Seite 118)* und **Osteopathie** ❸ *(siehe Seite 119)*
Die Behandlung des weichen Körpergewebes kann die Durchblutung und Nervenversorgung im Brustbereich verbessern.

Yoga ❸ *(siehe Seite 123)*
Durch Dehnungs- und Atemübungen wird Stress abgebaut und Entspannung erleichtert.

Tai Chi und Qigong ❸ *(siehe Seite 125)*
Nach einer britischen Studie konnten Herzinfarktpatienten durch Tai Chi ihren Blutdruck senken und nach längerfristiger Ausübung des Programms den Heilungsvorgang und die Überlebenschancen verbessern.

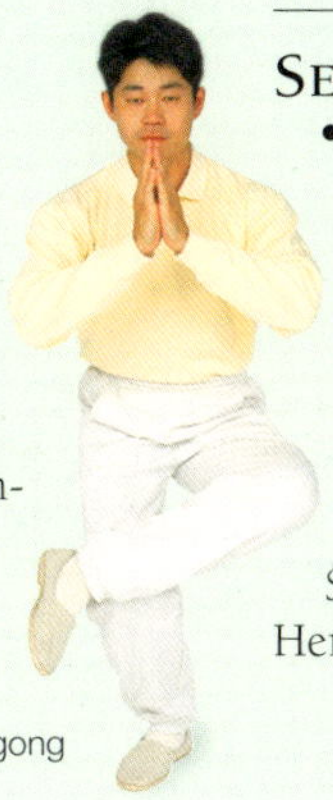
Qigong

Akupunktur ❸ *(siehe Seite 125)*
Die Elektroakupunktur kann Angina pectoris nachweislich bessern.

Selbsthilfemassnahmen

- Körperliche Bewegung senkt Bluthochdruck und Cholesterinspiegel und optimiert Herz- und Kreislauffunktionen. Misstrauensgefühle werden kanalisiert und Stresshormone abgebaut. Empfehlenswert sind 20 Minuten Aerobic dreimal pro Woche, aber fragen Sie zuerst Ihren Arzt, wenn Sie Herzprobleme haben.

Psychosoziale Therapieformen

Konventionelle Medizin

Die Schulmedizin empfiehlt Stressbewältigungstechniken.

Komplementärtherapien

Psychotherapie und Beratung ❹ *(siehe Seiten 132–133)*
Die kognitive Verhaltenstherapie hilft misstrauischen Persönlichkeiten, ihre Verhaltensweisen zu ändern. Das »Trusting Heart Program« (Dr. Redford Williams, Duke University, USA) beinhaltet Meditation, Überwachung verbitterter, misstrauischer Gedanken, fördert Zuhören und Verzeihen sowie das Durchsetzungsvermögen, statt Probleme hinunterzuschlucken.

Eine Studie der Duke University, USA, belegt, dass Herzinfarktpatienten mit einem Lebenspartner oder einer Vertrauensperson eine dreimal höhere Chance hatten, nach fünf Jahren noch am Leben zu sein. Die Religions- oder Gruppenzugehörigkeit wirkt lebensverlängernd und unterstützt die Genesung nach Herzoperationen. Wenn das soziale Netz nicht mehr schützt, helfen Therapie-, Selbsthilfe- und Supportgruppen.

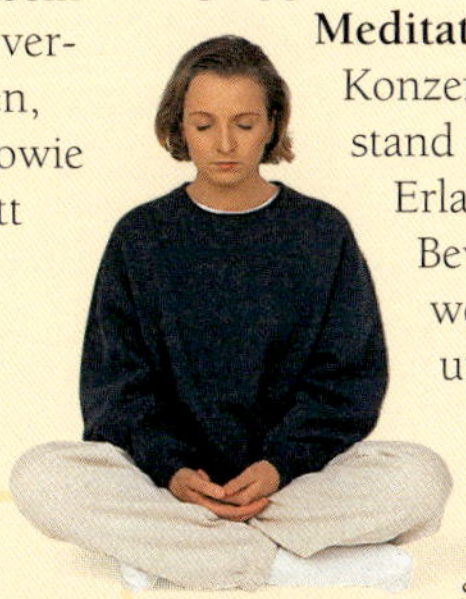
Innere Ruhe durch Meditation

Meditation ❸ *(siehe Seite 135)*
Konzentration auf einen Gegenstand oder eine Aktivität zur Erlangung des »entspannten Bewusstseins« hilft nachweislich bei Entspannung und Stressabbau *(siehe Seite 170)*. Laut Forschungen über Transzendentale Meditation sollen die wichtigsten Risikofaktoren der Herzkrankheiten dadurch reduziert werden.

Autogenes Training ❸ *(siehe Seite 136)*
Biofeedback ❸ *(siehe Seite 136)*
Mit Hilfe dieser Verfahren wird willentliche Entspannung erreicht. Autogenes Training lehrt Vorstellungstechniken, die von der Mehrzahl der Teilnehmer verstanden und im Alltag praktiziert werden können.

Vertrauensbildende Massnahmen

- Zynismus vermeiden
- Tolerant sein
- Die Dinge im rechten Maß sehen
- Anderen Vertrauen schenken
- Zuhören, ohne zu unterbrechen
- Nicht nachtragend sein.

Selbsthilfemassnahmen

- Entspannungs- und Atemtechniken *(siehe Seiten 170–171)* gegen negative Stressfolgen • Prüfen Sie, ob Sie misstrauisch sind *(siehe Seite 49)* • Wenn ja, versuchen Sie die »Vertrauensbildenden Maßnahmen« *(siehe links)*; bauen Sie Misstrauen ab, um Vertrauen in sich und die Anderen zu entwickeln • Überprüfen Sie Ihre Lebensweise und überlegen Sie, welche Aktivitäten und Partner gut für Sie sind und welche nicht. Versuchen Sie, Ersteren mehr und Letzteren weniger Zeit zu widmen • Entspannung durch Hören beruhigender Musik oder Teilnahme an Musiksessions; Musik kann den Blutdruck nachweislich vorübergehend senken.

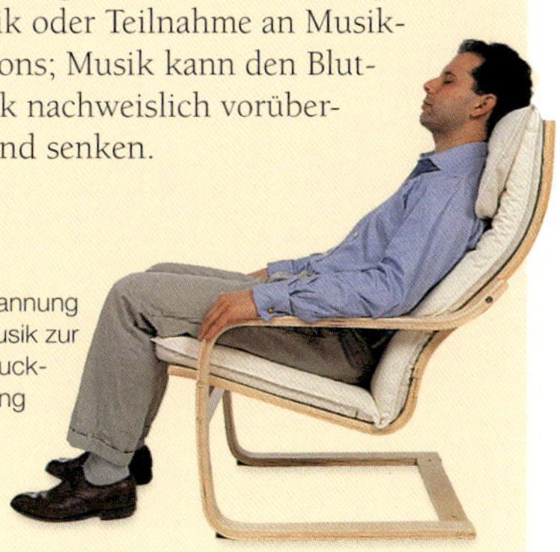
Entspannung mit Musik zur Blutdrucksenkung

RÜCKEN- UND NACKENSCHMERZEN

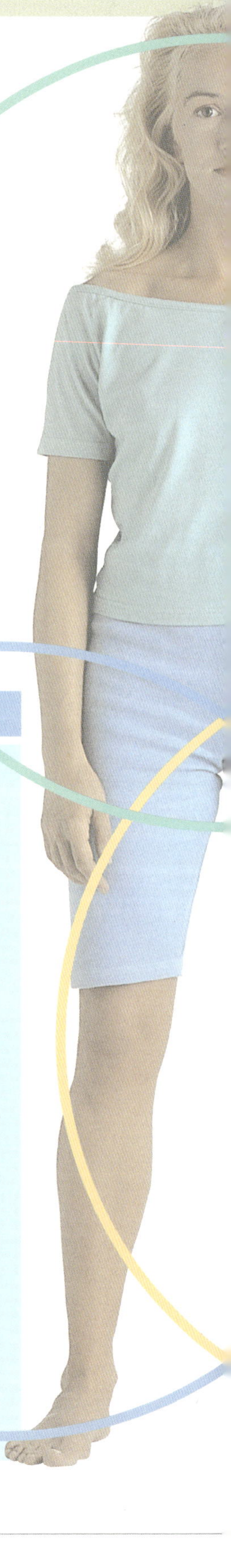

Mindestens zwei Drittel der Erwachsenen leiden einmal im Leben an Rücken- oder Nackenschmerzen. Die Ursachen sind oft nicht klar, und selbst starke Schmerzen gehen nach einer Behandlung in vier bis sechs Wochen zurück. Ein Drittel der Betroffenen neigt jedoch zu periodisch auftretenden längeren Anfällen. Die Risikogruppe umfasst Arbeiter, Büroangestellte, Sportlerinnen und Sportler, Schlanke, Übergewichtige und Ältere.

Häufige Ursachen für Rücken- oder Nackenschmerzen sind verletzte, überbeanspruchte und verspannte Muskeln. Seltener ist der Bandscheibenvorfall Auslöser, bei dem eine gebrochene Zwischenwirbelscheibe auf einen Rückenmarksnerv drückt, was zu steifem Rücken und heftigen Beinschmerzen führt. Eine sichere Diagnose ist bei akuten oder hartnäckigen Beschwerden erforderlich, um entzündliche Arthritis, Knochenentzündung, Knochenbruch oder Krebs auszuschließen.

Biochemische Faktoren

Wirbelkörper und Wirbelbögen bilden einen geschlossenen Wirbelkanal zwischen Gehirn und unterem Rücken, in dem das Rückenmark verläuft. Die davon ausgehenden Spinalnerven verzweigen sich im Körper zur Steuerung der Beweglichkeit und unbewusst ablaufender Vorgänge des Verdauungs- oder Immunsystems. Die Nerven leiten aber auch Sinnesempfindungen wie Schmerz zurück zum Rückenmark und weiter zum Gehirn und Hormonsystem, die alle Körperfunktionen steuern.

Überbelastungen oder Verletzungen in Gelenken, Gewebe oder Muskeln lösen eine biochemische Kettenreaktion im Körper aus. Durch beschädigtes Körpergewebe kommt es zur Ausschüttung von Histamin und anderen Substanzen, die Entzündungen und Schwellungen verursachen, aber auch die Schmerznerven reizen. Gelenke und Muskeln reagieren auf Schmerz und Entzündungen durch Verspannung, um sich zu schützen. Dies wiederum verringert die Durchblutung, so dass die schadhafte Stelle nicht ausreichend mit Nährstoffen versorgt wird und nicht heilen kann. Abfallstoffe, wie Milchsäure, die die Muskeln reizen, sammeln sich im geschädigten Gewebe an und verschlimmern das Ganze. Dieser Teufelskreis von Blutstau und Ansammlung entzündlicher Substanzen und Giftstoffe macht die Muskeln noch empfindlicher, so dass sie sich verkrampfen.

Rücken- und Nackenschmerzen sind auch Symptome für Krankheiten, z. B. Osteoporose, sonstige Knochenleiden, Nierenerkrankungen, Infektionen und Krebs. Manchmal ist die Bandscheibenschwäche erblich bedingt. Meistens bauen sich Rücken- und Nackenleiden langsam auf. Bei akuten Anfällen dürfte eine Verletzung vorliegen (*siehe Strukturelle Faktoren*). Sind weitere Beschwerden im Spiel, besteht Verdacht auf eine akute Infektion oder Knochenkrankheit.

Biochemische Auslöser

• Niereninfektionen und -steine • Osteoporose (Knochensprödigkeit) • Knochenentzündung oder Knochenkrebs • Beschwerden im Bauchraum, wie peptische Geschwüre im Verdauungstrakt und Beckeninfektionen

Biochemische Therapieformen: siehe Seite 54

Körperbereiche *(siehe Seite 20)*

BIOCHEMISCH Körpersysteme, wie Verdauung

STRUKTURELL Muskeln, Knochen, Gelenke und Nerven

PSYCHOSOZIAL Gedanken, Gefühle und Beziehungen

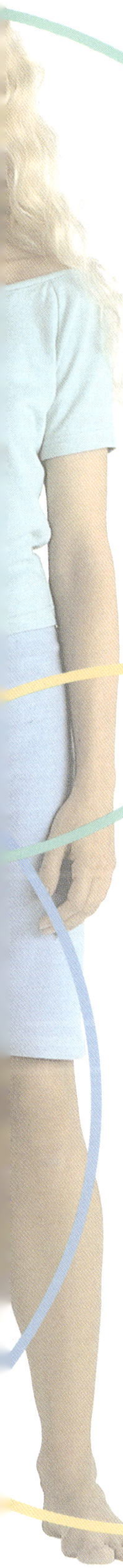

Strukturelle Faktoren

Die Wirbelsäule besteht aus 33 Wirbeln: 24 einzelne bewegliche Wirbel; fünf zum Kreuzbein verschmolzene Wirbel und vier zum Steißbein verschmolzene Wirbel. Untereinander sind sie durch Gelenkfortsätze, Muskelstränge und Bänder verbunden und in fast alle Richtungen beweglich. Die beweglichsten und somit empfindlichsten Bereiche sind die sieben Halswirbel und die fünf Lendenwirbel im unteren Rücken, die Bewegungen zur Seite, vor und zurück und kreisend zulassen.

Zwischen den einzelnen Wirbeln sitzen dicke Knorpelscheiben, die so genannten Bandscheiben, die das Rückgrat flexibel machen, Erschütterungen auffangen und die Reibung der Knochen verhindern. Stabilisierung wird durch Zwischenwirbelgelenke erreicht. Schlechte Körperhaltung, Überbeanspruchung, Steifheit und Alter schwächen diese Gelenke und Bandscheiben. Regelmäßige Körperarbeit unterstützt die Durchblutung, verbessert die Versorgung mit Nährstoffen und dadurch die Beweglichkeit.

Rücken- oder Nackenschmerzen treten nach einer Verletzung (z. B. Schleudertrauma) meist sofort auf. Bei allmählich einsetzenden Schmerzen sind meist Überbelastung oder Abnutzung der Zwischenwirbelgelenke die Ursache. Oder die Stützmuskeln und Bänder sind verspannt – selbst ohne Verletzungen oder Entzündungen. Durch die konstante Verspannung wird die Durchblutung der Gelenke und Muskeln behindert, und es bilden sich schmerzhafte Ablagerungen, die Steifheit und Schmerzen verursachen. Solche Schwachstellen werden aber durch andere Muskeln kompensiert, die nun ihrerseits überlastet sind, so dass die Beschwerden über den ganzen Rücken zwischen Gesäß und Schulter-Nacken-Bereich ausstrahlen. Dass diese Bereiche noch lange nach einem akuten Anfall verspannt und reizbar bleiben, könnte der Grund dafür sein, dass sie in vielen Fällen in Abständen immer wiederkehren.

Strukturelle Auslöser

• Verletzungen wie Schleudertrauma oder Frakturen • Heben oder Tragen schwerer Lasten • Ungünstige Körperhaltung: Verdrehen beim Bücken, ständig schlechte Sitzhaltung • Ergonomisch ungeeignete Stühle und durchhängende Matratzen • Abrupte Bewegungen • Druck auf Rücken und Bauch infolge Schwangerschaft oder Übergewicht • Gelenkentzündung, was zu abgenutzten Bandscheiben und Steifheit führt • Skelettanomalien, wie ungleich lange Beine; exzessive Rückgratbiegung; Wirbelsäulenverkrümmung; überflexible (hypermobile) Gelenke; überdehnte Bänder

Strukturelle Therapieformen: siehe Seite 55

Psychosoziale Faktoren

Stress- und Müdigkeitsfaktoren wie negative Gefühle und Verhaltensweisen sind Mitverursacher. Charaktereigenschaften und frühe negative Erlebnisse können sich u. a. durch bucklige, krumme Haltung manifestieren und dadurch die ursächlichen Gefühle verstärken. Dauerschmerz im Rücken hat häufig seelische Gründe und wird mit Angst und Depression assoziiert. Schmerz spannt uns an, und der Wunsch, dem Schmerz zu entkommen, kann zu flacher Atmung und Muskelverspannungen an der betreffenden Stelle führen. Dadurch verstärkt sich der ewige Teufelskreis von Schmerz und Anspannung.

Psychosoziale Auslöser

• Seelische Not, Stress und Angst verändern die Körperhaltung; die Nacken- und Schultermuskulatur verspannt sich • Anspannung und Hast führen durch abrupte Bewegungen zu Überbelastungen und Verletzungen in Rücken und Nacken • Mangelnde Information, Motivation oder Unterstützung der Patienten, die ihre Verspannungen durch Körperarbeit lösen und dadurch ihre Lebenslust heben könnten • Die ständige Furcht vor Verschlimmerung führt zu Angst und Inaktivität, was die schmerzhaften Verspannungen weiter verstärkt

Psychosoziale Therapieformen: siehe Seite 55

RÜCKEN- UND NACKENSCHMERZEN

Zeichenerklärung: Wirksamkeitsnachweis *(siehe Seite 182)*

am wenigsten wirksam ➊ ➋ ➌ ➍ ➎ am wirksamsten

FALLBEISPIEL

Der Ostheopath David behandelte Philip, 50, Lagerarbeiter. Seit er drei Jahre zuvor seinen Rücken überlastet hatte, litt er unter Schmerzen, sexuellen Problemen und Schlaflosigkeit. Analgetika und Entzündungshemmer erleichterten die Beschwerden; doch Philip hatte schwer zu trinken begonnen. David diagnostizierte Krämpfe und Steifheit im Rücken und behandelte ihn einen Monat lang mit sanften Griffen im Wechsel mit Dehnungen, um den Zustand zu normalisieren. In Gesprächen über Philips Arbeit erfuhr David, dass die Firma nicht genügend Leute eingestellt hatte. David riet ihm, bei seinem Arbeitgeber Verstärkung anzufordern und selbst mehr organisatorische Tätigkeiten zu übernehmen. Außerdem gab er Philip Ratschläge, wie er seinen Rücken beim Tragen schwerer Kisten und beim Sex durch spezifische Stellungen entlasten konnte. Drei Monate später berichtete Philip, dass seine Firma mit der Einstellung eines neuen Mitarbeiters einverstanden war. »Das hat den Druck von mir genommen. Ich befolge genau Davids Anweisungen, wie ich beim Lastentragen vorzugehen habe. Die Schmerzen sind fast verschwunden, und der Sex mit meiner Frau ist besser geworden. Ich schlafe viel besser und muss mich nicht mehr mit Alkohol voll laufen lassen.«

VORSICHTSMASSNAHMEN

Gehen Sie sofort zum Arzt, wenn die Rückenschmerzen von Übelkeit, Erbrechen, Fieber, Bauchschmerzen, Gewichtsverlust, Harnproblemen, Schwäche, Schmerzen in Armen und Beinen, Blasen- oder Darminkontinenz begleitet werden.

Suchen Sie auch ärztliche Hilfe, wenn sich der Schmerz im Verlauf mehrerer Wochen verschlimmert, durch Liegen nicht besser wird oder Schlaflosigkeit verursacht.

BIOCHEMISCHE THERAPIEFORMEN

KONVENTIONELLE MEDIZIN

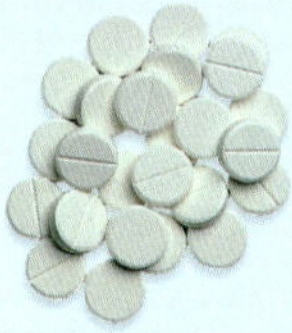

Paracetamol lindert Schmerzen.

Zur Anwendung kommen Schmerzmittel (Ibuprofen oder Paracetamol), Mittel gegen Muskelverspannung und Entzündungen *(siehe Arzneimittelglossar, Seite 179)*. Lokale Injektionen von Entzündungshemmern helfen gegen akute entzündliche Rücken- und Nackenschmerzen durch eine Zwischenwirbelgelenkerkrankung oder akuten Bandscheibenvorfall.

KOMPLEMENTÄRTHERAPIEN

Westliche Pflanzenheilkunde ➋ *(siehe Seite 127)*
Heilpflanzen wirken schmerzlindernd und spannungslösend. Johanniskraut, Baldrian und Lavendel beruhigen; Viburnumrinde (Amerikanischer Schneeball) und Teufelskralle haben entzündungshemmende Eigenschaften.

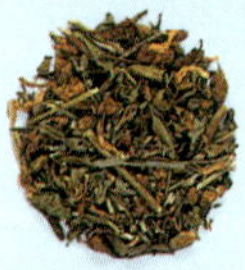

Johanniskraut entspannt.

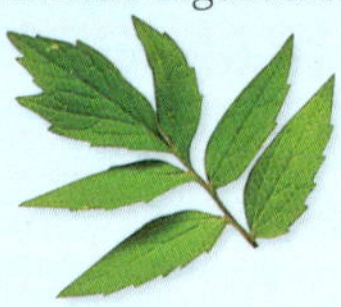

Baldrian wirkt beruhigend.

Achtung: Vor Anwendung pflanzlicher Heilmittel siehe Seite 21.

Ernährungstherapien ➌ *(siehe Seiten 128–129)*
Gelenkentzündungen werden mit dem Enzym Bromelain behandelt. Bei anhaltender schmerzhafter Gelenkentzündung hilft eine an tierischen Fetten arme, aber fischölreiche Diät, um der entzündungsfördernden Arachidonsäure entgegenzuwirken. Für den Gelenkknorpelaufbau wird Glukosaminsulfat verordnet.

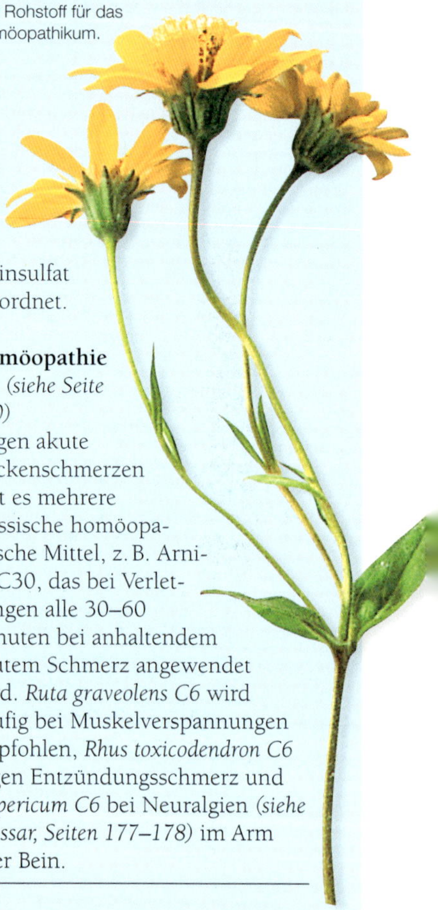

Arnikablüten liefern den Rohstoff für das Homöopathikum.

Homöopathie ➌ *(siehe Seite 130)*
Gegen akute Rückenschmerzen gibt es mehrere klassische homöopathische Mittel, z. B. Arnica C30, das bei Verletzungen alle 30–60 Minuten bei anhaltendem akutem Schmerz angewendet wird. *Ruta graveolens C6* wird häufig bei Muskelverspannungen empfohlen, *Rhus toxicodendron C6* gegen Entzündungsschmerz und *Hypericum C6* bei Neuralgien *(siehe Glossar, Seiten 177–178)* im Arm oder Bein.

SELBSTHILFEMASSNAHMEN

- Bei chronischen Rücken- und Nackenschmerzen ist eine entzündungshemmende Diät zu empfehlen *(siehe Ernährungstherapien, links)*
- Essen Sie zweimal pro Woche fettreichen Seefisch wie Sardinen, Lachs, Sardellen
- Ersetzen Sie andere tierische Fette durch fettarme Milchprodukte; kein rotes Fleisch und keine Geflügelhaut!

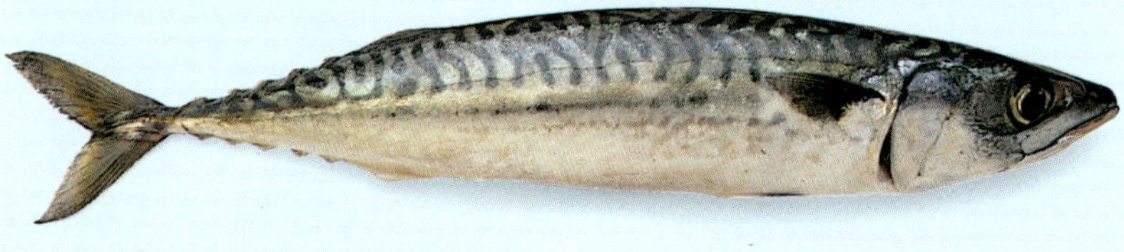

Der Verzehr von fettreichem Seefisch wie Makrelen oder Sardinen hemmt Gelenkentzündungen.

Strukturelle Therapieformen

Konventionelle Medizin

Röntgenaufnahmen oder Szintigramme helfen bei der Ermittlung der Ursachen anhaltender oder starker Rückenschmerzen. Zunächst kommen sanfte Übungen oder physiotherapeutische Anwendungen in Frage. In schweren Fällen wird ein Streckverband, eine Halskrause oder ein Stützkorsett verordnet. Operative Eingriffe nur bei großen Bandscheibenvorfällen, wenn ein Nerv unwiderruflich eingeklemmt ist.

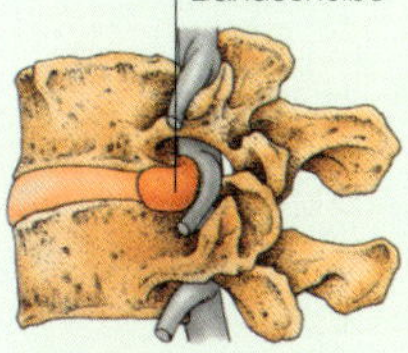

Schnitt durch die Wirbelsäule mit Bandscheibenvorfall

Komplementärtherapien

Massage ❸ *(siehe Seite 116)*
Massagen unterstützen den Abbau von Muskelverspannungen und -steife und verbessern die Durchblutung.

Rolfing und Heller-Arbeit ❸ *(siehe Seite 116)*
Durch Tiefenmassage und Dehnungen werden hartnäckige, schmerzhafte Muskelverspannungen gelöst.

Chiropraktik ❹ *(siehe Seite 118)* und **Osteopathie ❹** *(siehe Seite 119)*
Gelenke und Wirbel erlangen durch spezifische Griffe wieder ihre Beweglichkeit. Die Wirksamkeit der Chiropraktik und Osteopathie bei akuten Rücken- und Nackenschmerzen ist durch Studien belegt.

Alexander-Technik ❸ *(siehe Seite 121)*
Mit Hilfe von Haltungskorrekturen werden Muskel- und Gelenkverspannungen gelöst und der Druck auf die Nerven im Rücken- und Nackenbereich beseitigt. Diese Therapie ist sehr wirksam bei andauernden oder immer wiederkehrenden Schmerzen.

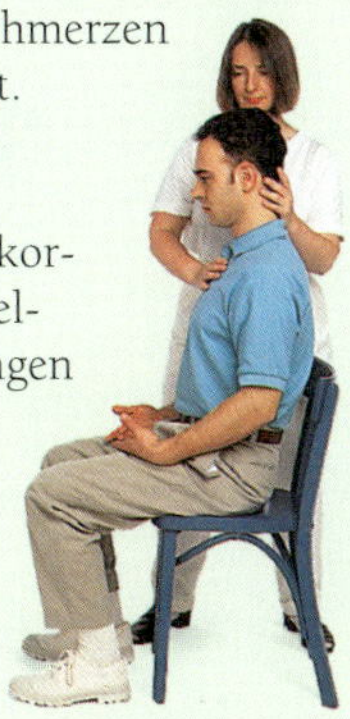

Kopf und Nacken sollen eine Gerade bilden, um die Wirbelsäule zu entlasten.

Hydrotherapie ❸ *(siehe Seite 126)*
Die Anwendung von Kompressen kann sich bei plötzlich auftretenden Schmerzen bewähren. Heiße und kalte Kompressen werden im Wechsel aufgelegt – drei Minuten heiß, dann eine Minute kalt. Diese Behandlung, alle 20 Minuten wiederholt, unterstützt die Durchblutung, lockert die Muskeln und hemmt Entzündungen.

Akupunktur ❺ *(siehe Seite 125)*
Zur Schmerztherapie werden die Akupunkturpunkte der *Yang*-Bahnen, die sich über den Rücken bis in die Beine ziehen, angeregt. Akupunktur hilft nachweislich bei akuten und hartnäckigen Rücken- und Nackenschmerzen.

Yoga ❺ *(siehe Seite 123)*
Sanfte Atemübungen *(Pranayama)* zur Entspannung der Rückenmuskulatur bei akuten Schmerzen. Die Kindes- und die Totenstellungen sind gut zum Lockern und Entspannen des Rückens. Ein Yoga-Übungsprogramm unter fachlicher Anleitung kann hartnäckigen und wiederkehrenden Rücken- und Nackenschmerzen Vorschub leisten.

Selbsthilfemassnahmen

• Bei akutem Schmerz drücken Sie den Akupressurpunkt Dickdarm 4 *(siehe Seite 125)* • Durch sanfte Dehnbewegungen werden Krämpfe verhindert • Wärmflasche oder Eispackung auf die schmerzende Stelle legen • Nur bei starken Schmerzen hinlegen; ansonsten so bald wie möglich mit sanften Dehnungsübungen den Rücken beweglich machen *(siehe Seiten 154–155)* • Durch Steigern der allgemeinen Fitness werden Dauerschmerzen verringert • Pilates-Übungen *(siehe Glossar, Seiten 177–178)* verhindern Rückfälle oder lindern sie • Investieren Sie in einen ergonomischen Stuhl und eine rückenschonende Matratze • Achten Sie auf die Ergonomie Ihres Computers und sonstiger Geräte *(siehe Seite 151)* • Achten Sie auf eine korrekte Haltung beim Heben und Tragen schwerer Lasten *(siehe Seite 150)* • Reduzieren Sie Ihr Übergewicht.

Psychosoziale Therapieformen

Konventionelle Medizin

Stressbewältigung wird bei anhaltenden, wiederkehrenden und stressbedingten Schmerzen empfohlen.

Komplementärtherapien

Psychotherapie und Beratung ❷ *(siehe Seiten 132–133)*
Patienten mit Dauerschmerz können über die kognitive Verhaltenstherapie die Bedeutung ihrer eigenen Gedanken und Gefühle für den Krankheitsverlauf erkennen. Therapeutische Strategien können Einstellungen und Verhaltensweisen verändern.

Biofeedback ❸ *(siehe Seite 136)*
Über die bewusste Wahrnehmung für Muskelkontraktionen, die langfristig Schmerz auslösen, wird eine Lockerung der verspannten Bereiche ermöglicht.

Hypnotherapie ❷ *(siehe Seite 134)*
Die hypnotherapeutische Behandlung ermöglicht es, die Ursachen und Anzeichen von Verspannungen zu erkennen und aktiv zu entspannen.

Autogenes Training ❸ *(siehe Seite 136)*
Mit seiner Hilfe kann man willentlich den Zustand der Entspannung herbeiführen.

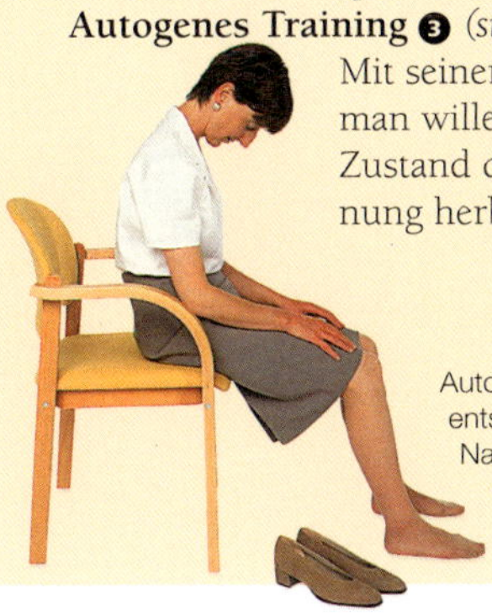

Autogenes Training entspannt den Nacken- und Schulterbereich.

Selbsthilfemassnahmen

• Gönnen Sie sich bei akuten Schmerzen zwei bis drei Tage Ruhe. Beginnen Sie jedoch so früh wie möglich mit den Übungen, da mangelnde Bewegung die Heilung nur verzögert • Durch Entspannungs- und Atemtechniken *(siehe Seiten 170–171)* können Verspannungen gelöst werden • Es besteht ein Zusammenhang zwischen langfristiger Abwesenheit vom Arbeitsplatz und anhaltenden Schmerzen; arbeiten Sie also weiter, oder nehmen Sie die Arbeit schnellstmöglich wieder auf.

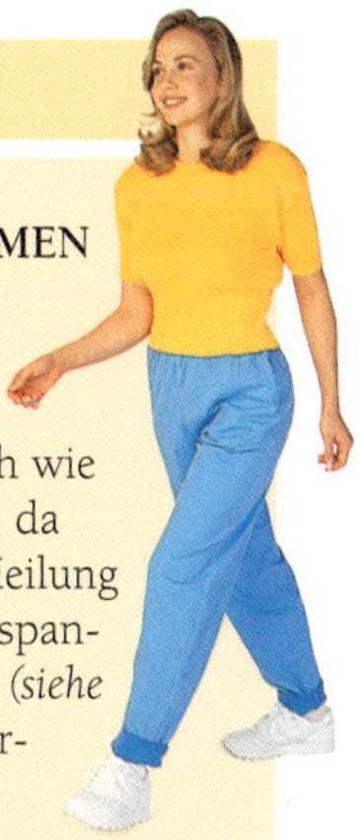

Bewegung befreit von Spannungen und Schmerz.

GELENKENTZÜNDUNG

Fast 80 Prozent der über 50-Jährigen sind von der verbreitetsten Form des Gelenkleidens, der Gelenkentzündung (Osteoarthritis), betroffen. Dreimal mehr Frauen als Männer leiden an einer schweren Form. Die Palette der Beschwerden reicht von leichten Schmerzen über Steifheit eines oder mehrerer Gelenke, Schwellungen und Knacken bis hin zum vollständigen Verlust der Gelenkfunktion. Das Gehen und Ankleiden wird zum Problem, und selbst der Schlafrhythmus leidet. Die Muskeln am arthritischen Gelenk können sich zurückbilden, die Knochen ihre Form verändern. Die großen Gelenke (Hüfte oder Knie) sind besonders betroffen, aber auch die kleinen Gelenke (Füße, Hände, Finger, Nacken, unterer Rücken) leiden.

FALLBEISPIEL

Die aktive 65-jährige Maria sucht den Osteopathen Jim wegen einer Hüftgelenksentzündung seit einem Jahr einmal monatlich auf. Jim mobilisiert Marias unteren Rückenbereich und die Hüfte und setzt an den Triggerpunkten Akupunkturnadeln *(siehe Glossar, Seiten 177–178)*, damit die Verspannungen der Hüfte und Oberschenkelmuskulatur sich lösen. Maria ernährt sich seinem Rat folgend einmal pro Monat eine Woche lang mit einer zucker- und fettarmen vegetarischen Diät. Sie nimmt täglich Glukosaminpräparate und Lebertran ein, macht Yoga und hat sich zur Kräftigung der Hüfte und Knie einer Wasseraerobic-Gruppe angeschlossen. »Die Mühe war es wert. Ich habe die Arthritis im Griff und kann viel weiter gehen als bisher. Die Röntgenbilder meines Chirurgen bestätigen, dass sich meine Hüfte in den letzten fünf Jahren nicht verschlechtert hat.«

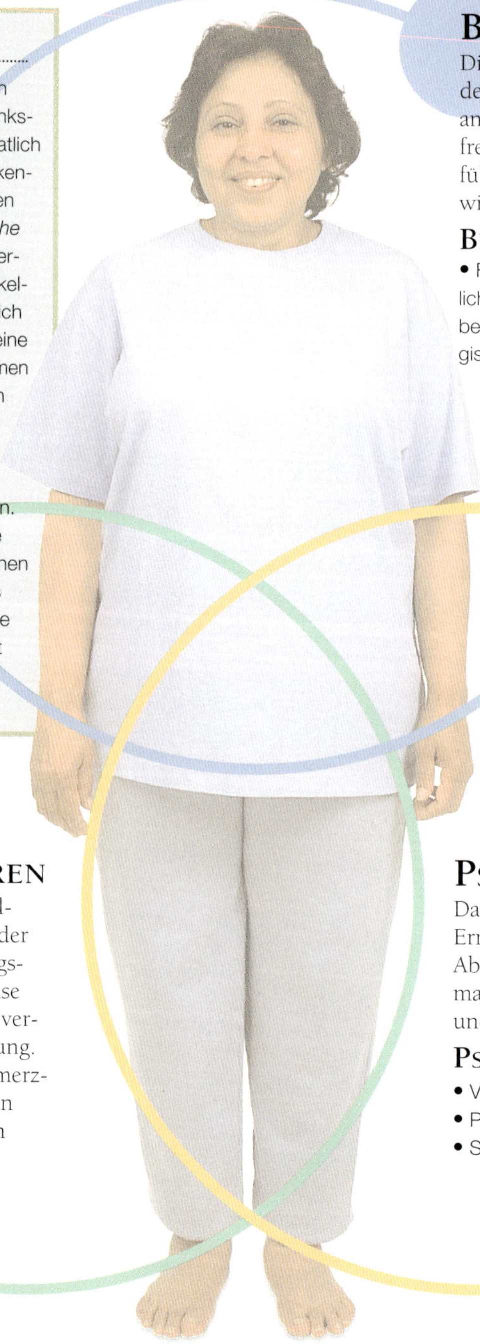

BIOCHEMISCHE FAKTOREN

Die unzureichende Durchblutung schwächt den Knorpel; er entzündet sich und schwillt an. Dabei werden körpereigene Chemikalien freigesetzt, die zur Abgabe von Enzymen führen. Diese zerstören das Kollagen, ein wichtiges Protein des Bindegewebes.

BIOCHEMISCHE AUSLÖSER

• Fehlernährung • Nahrungsmittelunverträglichkeiten (in manchen Fällen zeigt sich in den betroffenen Gelenken eine Reaktion vom allergischen Typ) • Veranlagung

STRUKTURELLE FAKTOREN

Typisch für die Osteoarthritis ist die allmähliche Degeneration des Knorpels, der die Knochenenden an ihren Berührungspunkten schützt. Knöcherne Auswüchse verformen die Gelenke und führen zu verändertem Gebrauch und anderer Haltung. Die umgebende Muskulatur kann schmerzhaft steif werden, sich zusammenziehen oder zurückbilden. An den betroffenen Stellen verschlechtert sich die Durchblutung.

STRUKTURELLE AUSLÖSER

• Altern • Überlastung der Gelenke
• Verletzung • Fettleibigkeit

PSYCHOSOZIALE FAKTOREN

Dauerschmerz bedeutet Stress und Ermüdung. Gefühle der Angst, Wut, Ablehnung, Depression und Hilflosigkeit machen den Schmerz deutlicher spürbar und können das Familienleben belasten.

PSYCHOSOZIALE AUSLÖSER

• Verlust von Beweglichkeit und Fitness
• Probleme bei der Leidensbewältigung
• Schmerzen

Körperbereiche *(siehe Seite 20)*

- BIOCHEMISCH Körpersysteme, wie Verdauung
- STRUKTURELL Muskeln, Knochen, Gelenke und Nerven
- PSYCHOSOZIAL Gedanken, Gefühle und Beziehungen

Zeichenerklärung: Wirksamkeitsnachweis *(siehe Seite 182)*

am wenigsten wirksam ❶ ❷ ❸ ❹ ❺ am wirksamsten

BIOCHEMISCHE THERAPIEFORMEN

KONVENTIONELLE MEDIZIN

Aspirin und Ibuprofen sind Schmerz- und Entzündungshemmer. In schweren Fällen werden stärkere Mittel, z. B. nichtsteroidale Antirheumatika (NSAR) und Corticosteroid-Injektionen verordnet *(siehe Arzneimittelglossar, Seite 179)*.

KOMPLEMENTÄRTHERAPIEN

Westliche Pflanzenheilkunde ❸ *(siehe Seite 127)*

Ingwer, Ananas und Kurkuma wirken entzündungshemmend. Tests mit einem Pflanzenheilmittel mit Avocado- und Sojabohnenverbindungen erbrachten positive Ergebnisse.

Ernährungstherapien ❸ *(siehe Seiten 128–129)*

Durch Weglassen von Nahrungsmitteln sowie Ausschlussdiäten können Unverträglichkeiten erkannt werden. Schmerzen und Steifigkeit können durch Fischölpräparate gemildert werden. Zur Linderung des Leidens eignen sich Studienergebnissen zufolge Glukosaminsulfat (ein Hauptbestandteil der Gelenkflüssigkeit) und der Extrakt einer Muschel.

SELBSTHILFEMASSNAHMEN

- Meiden Sie Salz, Zucker und gesättigte Fettsäuren tierischer Herkunft. Eine entzündungshemmende Kost ist reich an Vollkorn, frischem Gemüse, Früchten und fettreichem Seefisch.

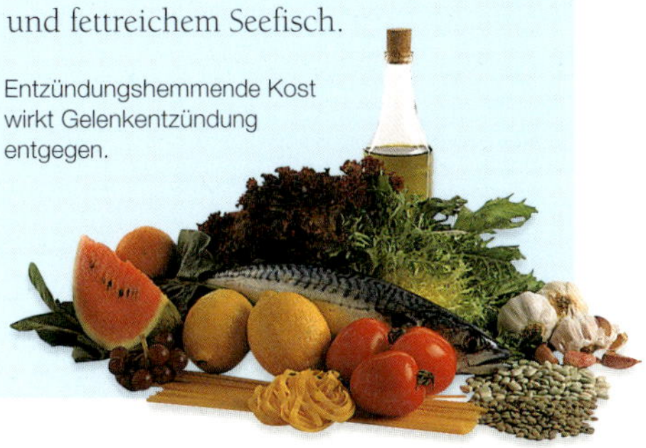

Entzündungshemmende Kost wirkt Gelenkentzündung entgegen.

STRUKTURELLE THERAPIEFORMEN

KONVENTIONELLE MEDIZIN

Erleichterung bringen Physiotherapie, TENS *(siehe Glossar, Seite 177–178)* und Wärmebehandlung. Bei Behinderungen werden Hilfsgeräte für das Haus angeboten. In schweren Fällen sind operative Eingriffe mit Gelenkersatz und Gelenkruhigstellung angesagt.

KOMPLEMENTÄRTHERAPIEN

Massage ❷ *(siehe Seite 116)* und **Osteopathie ❸** *(siehe Seite 119)*

Therapeuten beider Disziplinen suchen mit Hilfe von Massagen und Dehnungen die Gelenkbeweglichkeit, die Durchblutung um die Gelenke und die Muskelverspannung zu bessern.

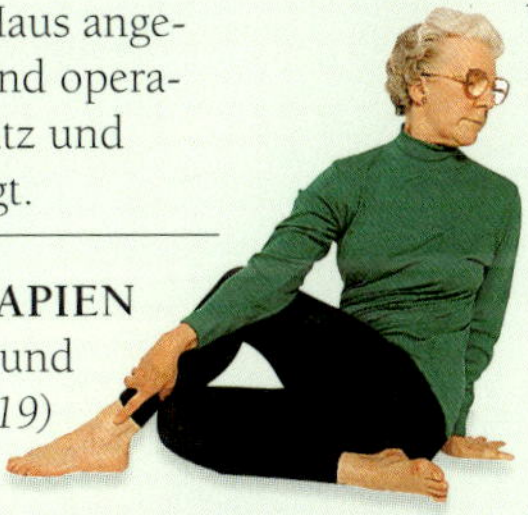

Sanfte Drehungen erhöhen die Beweglichkeit.

Yoga ❸ *(siehe Seite 123)*

Haltungen mit sanfter Dehnung können steife Gelenke lockern.

Achtung: Die Übungen behutsam ausführen!

Hydrotherapie ❸ *(siehe Seite 126)*

Mineral- und Thermalbäder lindern Gelenkschmerzen und verbessern das Wohlbefinden.

Akupunktur ❸ *(siehe Seite 125)*

Die Anregung von Akupunkturpunkten mittels Nadelung oder Moxibustion lindert nachweislich Schmerzen und verringert Entzündungen.

SELBSTHILFEMASSNAHMEN

- Abnehmen entlastet die Gelenke
- Leichte Bewegung (Gehen, Schwimmen) stärkt die stützende Gelenkmuskulatur *(siehe Seiten 154–155)*
- Vermeiden Sie gelenkstrapazierende Aktivitäten (Heben, über unebenes Gelände gehen).

PSYCHOSOZIALE THERAPIEFORMEN

KONVENTIONELLE MEDIZIN

Von ärztlicher Seite werden zur Unterstützung der Moral und zur besseren Leidensbewältigung folgende Therapien empfohlen:

KOMPLEMENTÄRTHERAPIEN

Psychotherapie und Beratung ❸ *(siehe Seiten 132–133)*

Bei Dauerschmerzen erweist sich das Besprechen von Problemen und Erlernen kognitiver Verhaltensweisen *(siehe Seite 133)* als sehr hilfreich.

Visualisierung ❸ *(siehe Seite 134)*

Mit der Einübung dieser Technik erhalten Sie das Gefühl, Kontrolle über die Schmerzen und den damit verbundenen Stress zu haben.

Meditation ❸ *(siehe Seite 135)*

Eine wertvolle Hilfe ist die Entspannung durch Meditation. Manche Therapeutinnen wissen, dass Meditation Schmerzen erleichtert.

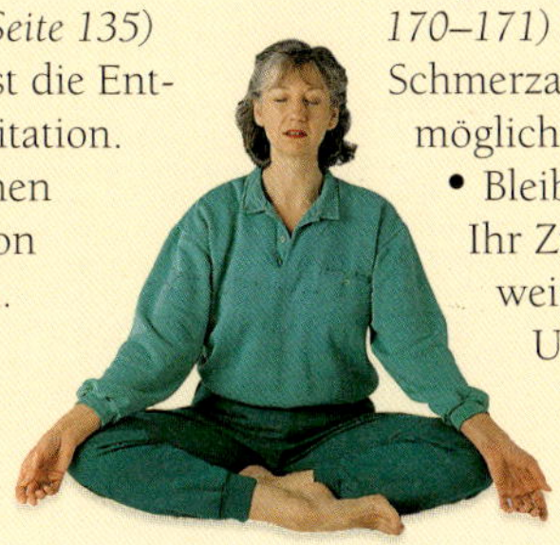

Meditation bringt geistige und physische Entspannung.

SELBSTHILFEMASSNAHMEN

- Schließen Sie sich einer Selbsthilfegruppe an, oder machen Sie Entspannungs- und Atemübungen *(siehe Seiten 170–171)*
- Führen Sie Buch über Schmerzattacken *(siehe Seite 147)*, um mögliche Auslöser zu identifizieren
- Bleiben Sie so aktiv, wie es Ihr Zustand erlaubt; gehen Sie weiterhin Ihren Hobbys und Unternehmungen nach.

POLYARTHRITIS

Die Polyarthritis ist – im Gegensatz zur Osteoarthritis *(siehe Seiten 56–57)* – eine Autoimmunkrankheit. Die körpereigenen Antikörper greifen die Gelenkmembranen an. Sie schwellen unter Schmerzen an und werden steif. Am meisten betroffen sind die kleinen Gelenke der Hände und Füße; aber auch Handgelenke, Fußknöchel, Knie, Hüfte und Nacken werden befallen. Meist tritt das Leiden zwischen dem 30. und 50. Lebensjahr auf; es betrifft jedoch auch Kinder und ältere Menschen. Frauen sind dreimal mehr gefährdet als Männer. In schweren Fällen dehnt sich die Entzündung auf die Knorpel und Knochen aus, wobei die Gelenke zerstört und deformiert werden. Andere Organe (z. B. Herz und Augen) können ebenfalls betroffen sein.

FALLBEISPIEL

Die Publizistin Susi, 34, kam wegen leichter Polyarthritis in den Händen in die Akupunkturpraxis von Linda. Vor einem medikamentösen Behandlungsbeginn, der die Verschlimmerung des Leidens stoppen sollte, wollte sie die Akupunktur versuchen. Linda sah, dass Susi ein hektisches Leben führte und sich selbst überforderte. »Ihr Immunsystem ist unausgeglichen. Nach der Traditionellen Chinesischen Medizin (TCM) bedeutet die Polyarthritis ein Eindringen von Wind, Kälte und Feuchtigkeit. Sie blockieren das Blut. In der TCM sagen wir: »Das Blut wärmt die Sehnen. Stagniert es, sind seine Eigenschaften unausgeglichen.« Um die Feuchtigkeit und den Schleim zu klären, Qi-Energie in das Blut zu leiten und damit das zu Grunde liegende Ungleichgewicht von Leber, Nieren und Milz zu beseitigen, stimulierte Linda verschiedene Punkte mit wärmender Moxibustion. Die wöchentlichen Sitzungen (für die Dauer von zwei Monaten) brachten gute Ergebnisse. Ein Jahr Nachbehandlung schloss sich an.

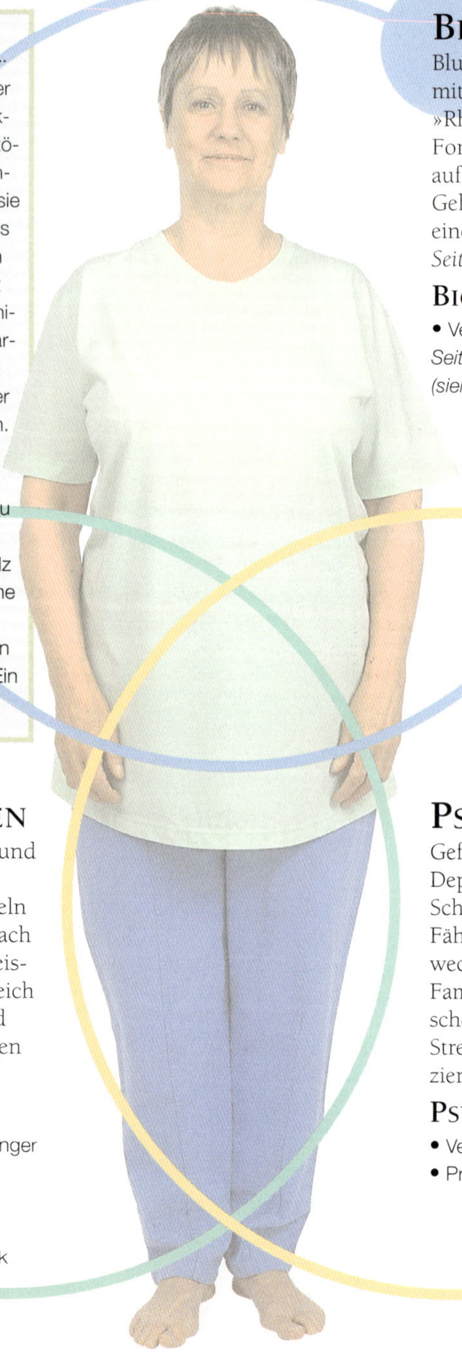

BIOCHEMISCHE FAKTOREN

Blut und Gelenkflüssigkeit von Personen mit Polyarthritis enthalten so genannte »Rheumafaktor«-Antikörper, die bei anderen Formen der entzündlichen Arthritis nicht auftreten. Wie bei allen entzündlichen Gelenkleiden handelt es sich auch hier um eine Überreaktion des Immunsystems *(siehe Seite 167)*.

BIOCHEMISCHE AUSLÖSER

• Veranlagung • Nahrungsmittelintoleranzen *(siehe Seiten 92–95)* • Durchlässiger (»undichter«) Darm *(siehe Seite 159)*

STRUKTURELLE FAKTOREN

Es kommt zur Erwärmung, Schwellung und Steifigkeit der betroffenen Gelenke. Die Bänder, Sehnen und umgebenden Muskeln können sich verkürzen, verhärten, schwach und schmerzhaft werden. Da der Blutkreislauf behindert ist, lagern sich in dem Bereich Abfallprodukte an. Schmerzattacken und Steifigkeit wechseln sich ab und schädigen die Gelenke weiter.

FOLGELEIDEN

• Raynaud-Krankheit (bei Kälte werden die Finger weiß) • Karpaltunnelsyndrom (Druck auf den Mediannerv des Handgelenks und dadurch Kribbeln und Schmerzen in den Fingern)
• Sehnenscheidenentzündung im Handgelenk

PSYCHOSOZIALE FAKTOREN

Gefühle der Angst, Wut, Verleugnung, Depression und Hilflosigkeit lassen die Schmerzgrenze sinken, unterhöhlen die Fähigkeit zur Bewältigung (mit der Folge wechselnder Behinderung) und belasten das Familienleben. Dem Ausbruch des Leidens scheint eine stressreiche Zeit vorauszugehen. Stress kann ein erneutes Aufflackern provozieren.

PSYCHOSOZIALE AUSLÖSER

• Verlust an Beweglichkeit und Fitness
• Probleme mit der Bewältigung • Schmerzen

Körperbereiche *(siehe Seite 20)*

- **BIOCHEMISCH** Körpersysteme, wie Verdauung
- **STRUKTURELL** Muskeln, Knochen, Gelenke und Nerven
- **PSYCHOSOZIAL** Gedanken, Gefühle und Beziehungen

Zeichenerklärung: Wirksamkeitsnachweis *(siehe Seite 182)*

am wenigsten wirksam ❶ ❷ ❸ ❹ ❺ am wirksamsten

Biochemische Therapieformen

Konventionelle Medizin

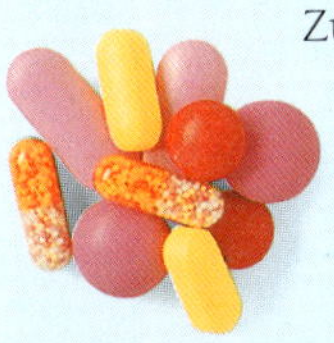

Medikamente können Entzündungen unterdrücken.

Zur Schmerzlinderung und Hemmung von Entzündungen werden Aspirin und nichtsteroidale Antirheumatika (NSAR) verordnet. Antirheumatika können das Leiden zwar verlangsamen oder stoppen, sie schädigen jedoch durch Nebenwirkungen *(siehe Arzneimittelglossar, Seite 179)*. Neue Medikamente, die die entzündlichen Antikörper hemmen sollen, sind in Entwicklung.

Komplementärtherapien

Traditionelle Chinesische Medizin ❷ *(siehe Seiten 124–125)*
Tripterygium wilfordii, ein altes Arthritismittel, ist nachweislich wirkungsvoll.

Westliche Pflanzenheilkunde ❷ *(siehe Seite 127)*
Kurkumin und Bromelain (Wirkstoffe der Kurkuma/Gelbwurzel und Ananas) sowie Ingwer wirken entzündungshemmend.

Ernährungstherapien ❷ *(siehe Seiten 128–129)*
In manchen Fällen entzündlicher Arthritis spielt Nahrungsmittelintoleranz eine wichtige Rolle. Bei der Ausschlussdiät werden z. B. zunächst Weizen und Milchprodukte weggelassen. Wie verschiedene Studien belegen, sind bei Polyarthritis kontrolliertes Kurzfasten und vegetarische Kost hilfreich. Die Omega-3-Fettsäuren in Leinsamen und Fischöl wie auch der Extrakt der Grünlippmuschel wirken lindernd bei Schmerzen und Steifigkeit. Empfehlenswert sind auch Präparate mit Vitamin A, C, E, B_6 sowie mit Zink, Selen und Pantothensäure.

Homöopathie ❸ *(siehe Seite 139)*
Rhus toxicodendron zeigt gute Wirkungen. Homöopathen werden Ihr Konstitutionsmittel ermitteln.

Selbsthilfemassnahmen

- Um die entzündungsfördernde Arachidonsäure niedrig zu halten, sollte Ihre Kost wenige gesättigte Tierfette enthalten. Sie sollte arm an Zucker und Salz sein, dafür aber umso mehr Vollkorngetreide, frisches Gemüse, Früchte und Kaltwasserfische enthalten.
- Nicht übermäßig rauchen und Alkohol trinken

Strukturelle Therapieformen

Konventionelle Medizin

Zur Lösung der Muskelverkrampfungen und Steifigkeit wird Physiotherapie empfohlen – sowie Beschäftigungstherapie, damit die Betroffenen im Alltag zurechtkommen. In schweren Fällen werden zerstörte Gelenke ersetzt.

Komplementärtherapien

Massage ❸ *(siehe Seite 116)*
Durch Steigerung der Durchblutung im betroffenen Gebiet werden die Abfallstoffe abtransportiert und die Gelenke beweglicher.

Yoga ❷ *(siehe Seite 123)*
Steife Gelenke können sich durch sanfte Dehnungsübungen unter Anleitung lockern.

Akupunktur ❸ *(siehe Seite 125)*
Schmerzen werden durch die Stimulierung der Akupunkturpunkte um das betroffene Gebiet gelindert. Nach traditioneller Auffassung spielt dabei der jeweilige Konstitutionstyp eine Rolle.

Hydrotherapie ❷ *(siehe Seite 126)*
Warmwasserübungen erhalten die Beweglichkeit. Mineralbäder und Schlammpackungen verringern Entzündungen und Schmerzen.

Selbsthilfemassnahmen

- Sanfte Streckübungen erhalten die Beweglichkeit, Muskelstärke und Fitness.

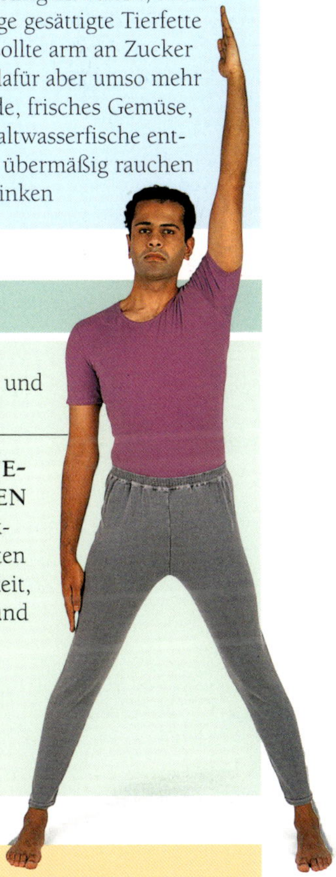

Dehnübungen lockern steife Gelenke.

Psychosoziale Therapieformen

Konventionelle Medizin

Wird die klinische Depression zum Problem, verordnet man Antidepressiva.

Komplementärtherapien

Psychotherapie und Beratung ❸ *(siehe Seiten 132–133)*
Das Besprechen der Probleme erleichtert. Es empfiehlt sich, kognitive Verhaltensweisen einzuüben.

Selbsthilfemassnahmen

- Selbstbehandlungsprogramme, bei denen Verantwortung für die eigene Ernährung, Bewegung und Entspannung übernommen wird, stärken das Selbstvertrauen und führen zu einem besseren Umgang mit dem Leiden
- Machen Sie Entspannungs- und Atemübungen *(siehe Seiten 170–171)*
- Hobbys und Interessen halten aktiv
- Führen Sie Buch über die Schmerzen *(siehe Seite 147)*, um die Auslöser zu identifizieren
- Eine Selbsthilfegruppe erleichtert den Umgang mit psychosozialen Faktoren.

CHRONISCHE MUSKELSCHMERZEN

Chronisch anhaltende Muskelschmerzen haben unterschiedliche Ursachen. Wenn ein Gelenk wie bei der Gelenkentzündung steif wird, ist eine inaktive, verspannte Muskulatur die Folge. Und selbst wenn sich ein Muskel nach einer Verletzung, Zerrung oder Fehlstellung erholt, können empfindliche und schmerzhafte Triggerpunkte zurückbleiben *(siehe Glossar, Seiten 177–178)*. Typisch für die *Fibromyalgie* sind allgemeine Muskelschmerzen mit empfindlichen Stellen im Bereich von Nacken, Schultern, Hüfte, unterem Rücken und Gesäß. Die Begleiterscheinungen sind Ermüdung, Schlafstörungen und Konzentrationsmangel und stehen mit anderen Leiden, z. B. dem Chronischen Müdigkeitssyndrom, in Verbindung.

Fallbeispiel

Der Heilpraktiker Simon behandelte Carola, 39, Lehrerin, wegen Muskelschmerzen und Steifigkeit mit empfindlichen Stellen im Nacken- und unteren Rückenbereich. Hinzu kamen Bauchschmerzen und Blähungen. Schulmedizinisch gab es keine Befunde. Simon vermutete durchlässigen Darm. »Dadurch können entzündliche Prostaglandine ins Muskelgewebe freigesetzt werden und Schmerzen verursachen.« Um die entzündeten Darmschleimhäute zu beruhigen und abzuheilen, verordnete er Ulmenrindenpulver wegen ihrer Schleimstoffe und ein linderndes Heilmittel aus Süßholz, wilder Yamswurzel und Malve. Zudem setzte er Körpertherapien *(siehe Glossar, Seiten 177–178)* zur Anregung der Verdauung und Lymphdrainage ein. Neben einem Entspannungs- und Gymnastikprogramm empfahl er eine Diät, die arm an tierischen Fetten war. Nach drei Monaten hatten sich alle Beschwerden gebessert.

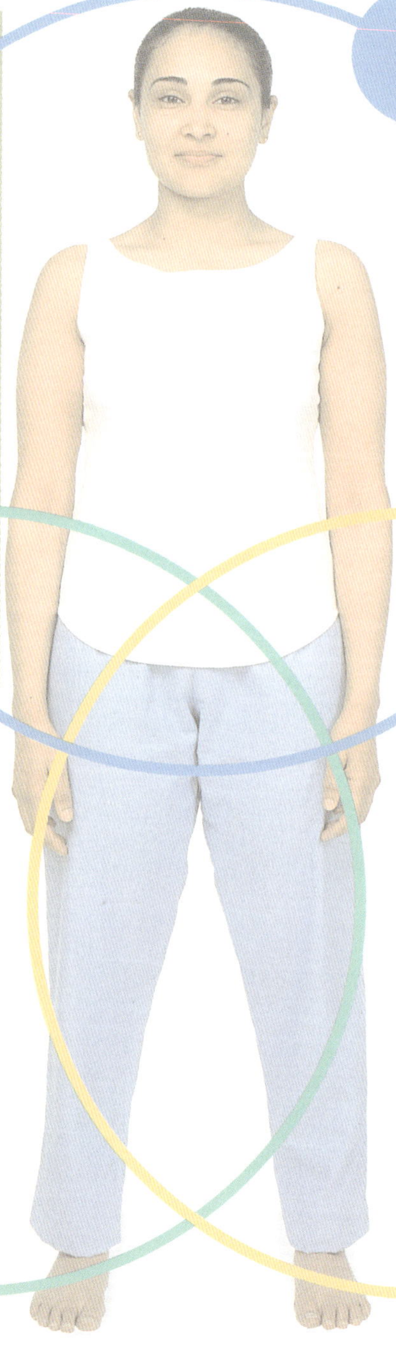

Biochemische Faktoren

Fibromyalgie-Patienten haben meist noch weitere psychosomatische Leiden *(siehe Glossar, Seiten 177–178)*, z. B. Hyperventilation, Reizkolon, PMS, schmerzhafte Menstruation und chronische Erschöpfung. Hier liegt möglicherweise ein Mangel des Hormons Serotonin vor, der auch Depressionen auslöst. Weitere Faktoren sind die Ansammlung von Abfallstoffen in den Muskeln infolge schlechter Gewebsdurchblutung, Nahrungsintoleranzen, Infektionen, Fehlernährung und Hormonstörungen.

Biochemische Auslöser

• Nahrungsmittelintoleranzen • Niedriger Serotoninspiegel *(siehe Glossar, Seiten 177–178)*

Strukturelle Faktoren

Allgemeine Zeichen schlechter Fitness und mangelnden Wohlbefindens sind verspannte, schmerzende Muskeln, die zu dem Teufelskreis Schmerzen-Muskelverkrampfung-Schmerzen führen. Die betreffenden Stellen sind schlecht durchblutet; Abfallstoffe können sich ansammeln und Schmerzen verursachen. Fibromyalgie und Triggerpunkte führen in organisch gesunden Muskeln zu hartnäckigen Verspannungen und Schmerzen.

Strukturelle Auslöser

• Stress und Muskelverspannung • Schlechte Haltung • Schlafstörung • Syndrom der Hyperventilation *(siehe Seiten 170–171)* • Bewegungsmangel • Erkältung • Berufliche Überanstrengung (Heben, monotone Bewegungen)

Psychosoziale Faktoren

Hartnäckige, unerklärliche Schmerzen deprimieren, ängstigen und erschöpfen. Es entsteht der Kreislauf: Inaktivität, Schlafmangel, Verspannung, Verlust an körperlicher Fitness.

Psychosoziale Auslöser

• Depressionen: Klinisch Depressive suchen zunächst vor allem wegen der Muskelschmerzen ärztliche Hilfe • Schlafstörungen • Allgemeine Angst • Niedrige Schmerztoleranzgrenze

Körperbereiche *(siehe Seite 20)*

- **BIOCHEMISCH** Körpersysteme, wie Verdauung
- **STRUKTURELL** Muskeln, Knochen, Gelenke und Nerven
- **PSYCHOSOZIAL** Gedanken, Gefühle und Beziehungen

Zeichenerklärung: Wirksamkeitsnachweis *(siehe Seite 182)*

am wenigsten wirksam ❶ ❷ ❸ ❹ ❺ am wirksamsten

BIOCHEMISCHE THERAPIEFORMEN

KONVENTIONELLE MEDIZIN

Schmerzmittel wie Paracetamol und Entzündungshemmer helfen kurzfristig, aber nicht bei Dauerschmerzen. Für Fibromyalgie werden niedrige Dosen von Amitriptylin *(siehe Dauerschmerzen, Seiten 106–109)* empfohlen.

KOMPLEMENTÄRTHERAPIEN

Westliche Pflanzenheilkunde ❷ *(siehe Seite 127)*
Bei Schlafstörungen wird gern Baldrian empfohlen. **Achtung:** Keine Einnahme zusammen mit Schlaftabletten!

Ernährungstherapien ❸ *(siehe Seiten 128–129)*
Zur Ermittlung von Nahrungsmittelintoleranzen schließt die Behandlung Rotations- und Ausschlussdiäten ein *(siehe Seite 129)*. Vitamine, Magnesium und die Aminosäure Tryptophan sollen die körpereigene Serotoninproduktion ankurbeln. Bei Schlafstörungen helfen Calcium und Zink. Magnesium wird verordnet, da ein leichter Mangel Müdigkeit und Muskelschmerzen verursachen kann.

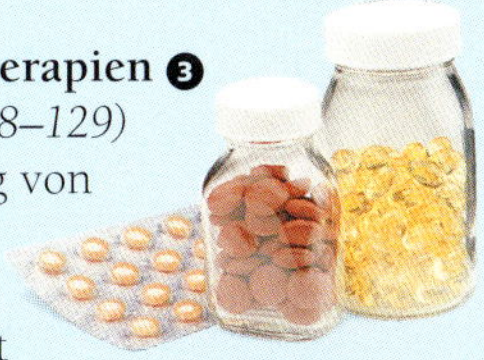

Vitaminpräparate gleichen Defizite aus.

Homöopathie ❸ *(siehe Seite 130)*
Hier hilft die konstitutionelle Homöopathie.

SELBSTHILFEMASSNAHMEN

• Führen Sie Buch über Ihre Kost *(siehe Seite 147)*, um die Schmerzverursacher zu identifizieren.

STRUKTURELLE THERAPIEFORMEN

KONVENTIONELLE MEDIZIN

Physiotherapeutische Übungen verbessern die Beweglichkeit und regen den Kreislauf an.

KOMPLEMENTÄRTHERAPIEN

Massage ❸ *(siehe Seite 116)*
Massagen fördern die Durchblutung und lindern Schmerz, da die Triggerpunkte und steifen Muskeln entspannt werden.

Aromatherapie ❷ *(siehe Seite 117)*
Die Muskulatur entspannt sich bei beruhigenden ätherischen Ölen (Lavendel, Rosmarin); Wohlbefinden stellt sich ein.

Chiropraktik ❷ *(siehe Seite 118)* und **Osteopathie ❷** *(siehe Seite 119)*
Das Ziel ist, die von Triggerpunkten betroffenen Muskeln zu entspannen und zu verlängern. Dabei wird zur Erhöhung der Beweglichkeit im Bereich der Wirbelsäule und Gelenke gearbeitet. Aufklärung über muskelverspannende Faktoren.

Yoga ❸ *(siehe Seite 123)*
Sanfte Streckübungen bauen Muskelsteifigkeit ab und verbessern Schmerz verursachende Haltungsprobleme.

Akupunktur ❹ *(siehe Seite 125)*
Studien belegen, dass Elektroakupunktur die Beschwerden der Fibromyalgie lindert. Nach einer Studie von 1998 gilt dies auch für die Nadelakupunktur. Die Resultate werden der Stimulierung körpereigener schmerzstillender Substanzen zugeschrieben.

SELBSTHILFEMASSNAHMEN

• Kneten Sie die empfindlichen Stellen zur Muskelentspannung • Versuchen Sie Akupressur *(siehe Seite 125)* • Dreimal wöchentlich Körpertraining, um die Endorphinausschüttung und das Wohlbefinden zu erhöhen.

PSYCHOSOZIALE FAKTOREN

KONVENTIONELLE MEDIZIN

Wenn Fibromyalgie zum Teufelskreis Schmerz – Inaktivität führt, ist kognitive Verhaltenstherapie angesagt.

KOMPLEMENTÄRTHERAPIEN

Psychotherapie und Beratung ❷ *(siehe Seiten 132-133)*
Depression und Inaktivität senken die Schmerzgrenze. Dieser Zyklus kann durch kognitive Verhaltenstherapie durchbrochen werden. Wenn psychische Ursachen die Schmerzen vergrößern, sind Beratungsgespräche sinnvoll.

Hypnotherapie ❸ *(siehe Seite 134)*
Betroffene, die auf physikalische Therapien nicht ansprachen und 1991 an einem Hypnotherapie-Versuch teilnahmen, berichteten über Besserung der Schmerzen, Müdigkeit und Steifigkeit.

Visualisierung ❸ *(siehe Seite 134)*
Meditation ❷ *(siehe Seite 135)*
Biofeedback ❷ *(siehe Seite 136)*
Diese Techniken bauen Stress und Muskelverspannungen ab.

SELBSTHILFEMASSNAHMEN

• Lernen Sie Entspannungs- und Atemtechniken *(siehe Seiten 170–171)* • Führen Sie ein Stresstagebuch *(siehe Seite 175)*.

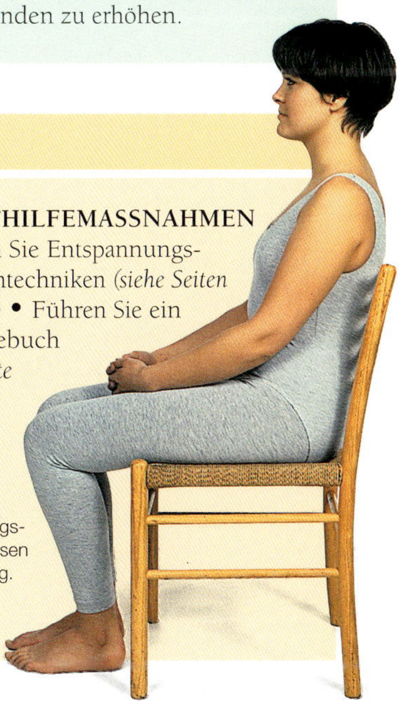

Entspannungstechniken lösen Verspannung.

SPORTVERLETZUNGEN

Das Spektrum der Sportverletzungen – vom Tennisellbogen bis zur Schwimmerschulter – ist groß. Ein Drittel der Beschwerden benötigen medizinische Versorgung oder sind im Alltag behindernd. Zu den Symptomen gehören blaue Flecken, Blutungen, Schwellungen und Schmerzen; manche Verletzungen verheilen langsamer als Knochenbrüche. Zu einer beschleunigten Heilung tragen bei: Ruhigstellung des verletzten Körperteils; zwei Tage Auflegen einer Eispackung (mit Tuch) im Zwei-Stunden-Rhythmus jeweils zehn Minuten; Kompressionsbandage; Lage über Herzhöhe, um Entzündungssekretionen und Schwellungen zu verringern. Bei geringen Schmerzen sanfte Bewegungen, die sofort zu stoppen sind, wenn sich weitere Schmerzen einstellen.

FALLBEISPIEL

Daniel, Osteopath, behandelte den Dozenten Graham, 51, der sich beim Tennisspielen die Schulter gezerrt hatte. Daniels Diagnose: Sehnenentzündung. »Tennis war nur der Auslöser. Grahams Schulter dreht sich schon lange nach innen. Die Sehnenentzündung würde zwar auf eine Steroidinjektion ansprechen, aber Grahams Haltung und Verspannung im Nacken und oberen Rücken machen ihn für weitere Verletzungen anfällig.« Daniel massierte und mobilisierte die Schulter, damit sich die Muskeln lockerten, und gab Rat über Haltung und Schulterübungen. Graham: »Es dauerte etwa neun Monate, bis ich wieder ans Tennisspielen denken konnte, aber mein Oberkörper fühlt sich jetzt viel besser an. Auch habe ich keine Kopfschmerzen mehr.«

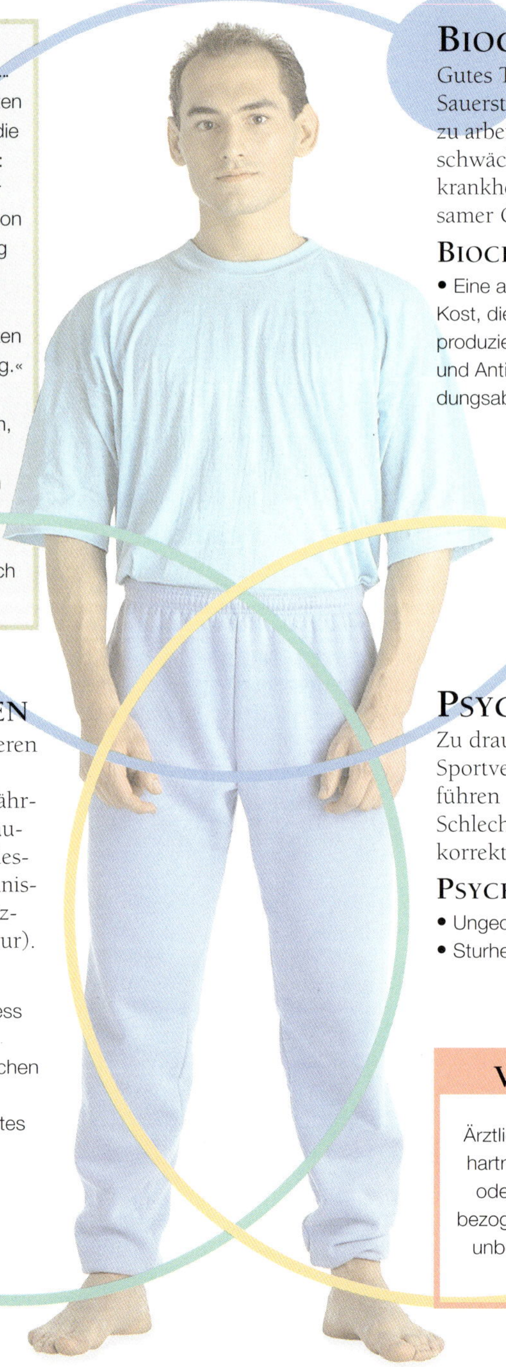

BIOCHEMISCHE FAKTOREN

Gutes Training befähigt die Muskeln, den Sauerstoff besser aufzunehmen und härter zu arbeiten. Doch zu häufiges Intensivtraining schwächt das Immunsystem und macht krankheitsanfällig. Ernährung ist ein bedeutsamer Genesungsfaktor.

BIOCHEMISCHE AUSLÖSER

• Eine an gesättigten Fettsäuren (Fleisch) reiche Kost, die viele entzündungsfördernde Substanzen produziert • Mangel an ungesättigten Fettsäuren und Antioxidantien, was die körpereigene Entzündungsabwehr schwächt

STRUKTURELLE FAKTOREN

Verstauchungen und Zerrungen der unteren Gliedmaßen gehören zu den häufigsten Sportverletzungen. Die am stärksten gefährdeten Sehnen sind die der Schultern, Daumen, Knie und Knöchel sowie die Achillessehne am Fersenbein. Die Hälfte aller Tennisspieler leidet an Tennisellbogen (schmerzhafte Entzündung der Ellbogenmuskulatur).

STRUKTURELLE AUSLÖSER

• Muskelüberanstrengung • Mangelnde Fitness • Zu wenige Übungen zum Aufwärmen und Abkühlen • Übergehen von Schmerzwarnzeichen • Verschleiß durch monotone Bewegungen • Unangepasster Stil oder Technik • Schlechtes Schuhwerk

PSYCHOSOZIALE FAKTOREN

Zu draufgängerisches oder zu zaghaftes Sportverhalten kann zu Verletzungen führen (Risiko bzw. Verkrampfung). Schlechte Ausrüstung und Ignorieren korrekter Techniken.

PSYCHOSOZIALE AUSLÖSER

• Ungeduld • Gefallsucht • Zaghaftigkeit • Sturheit • Offensive Konkurrenz

VORSICHTSMASSNAHMEN

Ärztliche Hilfe ist unerlässlich bei schweren, hartnäckigen, stechenden, ausstrahlenden oder auf ein Gelenk oder einen Knochen bezogene Schmerzen; auch bei steifem oder unbeweglichem Gelenk und bei Taubheit, Kribbeln.

Körperbereiche *(siehe Seite 20)*

- **BIOCHEMISCH** Körpersysteme, wie Verdauung
- **STRUKTURELL** Muskeln, Knochen, Gelenke und Nerven
- **PSYCHOSOZIAL** Gedanken, Gefühle und Beziehungen

Zeichenerklärung: Wirksamkeitsnachweis *(siehe Seite 182)*

am wenigsten wirksam ❶ ❷ ❸ ❹ ❺ am wirksamsten

BIOCHEMISCHE THERAPIEFORMEN

KONVENTIONELLE MEDIZIN

Bei leichten Zerrungen helfen Schmerzmittel und nichtsteroidale Antirheumatika *(siehe Arzneimittelglossar, Seite 179)*. Steroidinjektionen lindern die akute Entzündung, schwächen aber bei wiederholter Anwendung die Gelenke.

KOMPLEMENTÄRTHERAPIEN

Westliche Pflanzenheilkunde ❸ *(siehe Seite 127)*
Altbewährt bei Muskelschmerzen sind Arnika und Johanniskraut.

Ernährungstherapien ❸ *(siehe Seite 128)*

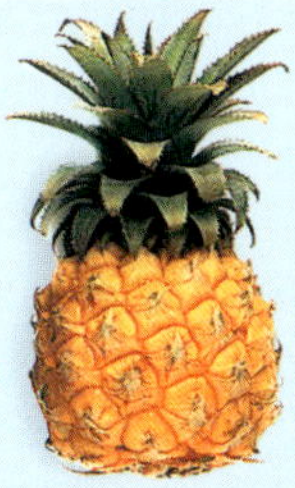

Die Ananas beschleunigt Heilungsvorgänge.

Heilungsprozesse werden durch Flavonoidpräparate (speziell Quercetin und Bioflavonoide der Zitrusfrüchte) enorm beschleunigt. Ähnlich wirken die Antioxidantien Betacarotin, Vitamin C, Vitamin E, Zink und Selen. Das Enzym Bromelain (frische Ananas) gilt als Beschleuniger der Gewebeinstandsetzung. Essentielle Fettsäuren fördern die Produktion entzündungshemmender Prostaglandine.

Homöopathie ❸ *(siehe Seite 130)*
Empfohlen werden unter anderem *Arnica C6* bei Prellungen und Muskelschmerzen (Überbeanspruchung durch Arbeit, Sport) oder *Ruta C6* bei Stauchungen und Zerrungen von Muskeln, Gelenken und Bändern.

SELBSTHILFEMASSNAHMEN

- Eine ausgewogene Kost mit vielen komplexen Kohlenhydraten, Früchten und Gemüsen. (Es gibt keinen Nachweis darüber, dass sehr proteinreiche Kost Extramuskeln aufbaut.)

STRUKTURELLE THERAPIEFORMEN

KONVENTIONELLE MEDIZIN

Knochenbrüche erfordern Röntgenaufnahmen. Die Physiotherapie bedient sich des Ultraschalls, der die betroffene Stelle erwärmt, durchblutet und die Abschwellung fördert.

KOMPLEMENTÄRTHERAPIEN

Massage ❸ *(siehe Seite 116)*
Nach Verletzungen lassen sich viele Sportler massieren, um die Gelenke beweglich zu halten und die örtliche Durchblutung anzuregen.

Chiropraktik ❹ *(siehe Seite 118)* und **Osteopathie** ❹ *(siehe Seite 119)*

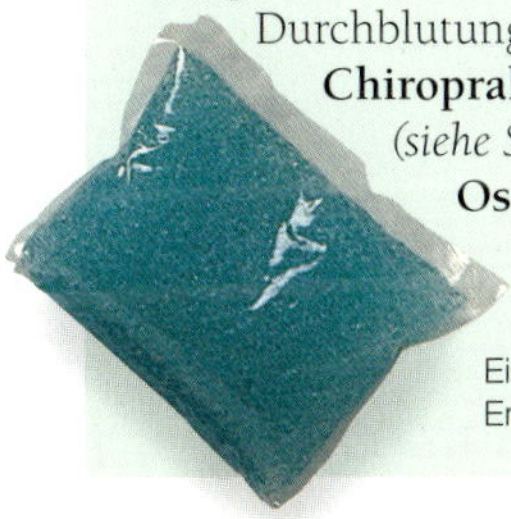

Eispackungen verringern Entzündungen.

Beide Therapieformen fördern die Beweglichkeit steifer Gelenke, lockern verspannte Muskeln, regenerieren Muskelschwäche und verhindern Verletzungen durch Überanstrengung sowie Muskelschmerzen.

Akupunktur ❸ *(siehe Seite 125)*
Zur Entspannung verletzungsanfälliger Bereiche werden Akupunkturpunkte und Triggerpunkte der Muskeln stimuliert.

Hydrotherapie ❷ *(siehe Seite 126)*
Eispackungen oder kalte Kompressen verringern Entzündungen. Warmwasserübungen fördern Kraft und Flexibilität; Strahlduschen oder Whirlpools können Schmerzen lindern. Ist die Schwellung zurückgegangen, empfiehlt sich die trockene Wärme eines Heizkissens oder einer Rotlichtlampe.

SELBSTHILFEMASSNAHMEN

- Auf der Stelle Joggen erwärmt die Muskeln. Lassen Sie einige Streckübungen folgen
- Nach der Gymnastik *(siehe Seite 156–157)* erneut strecken
- Vermeiden Sie abrupte, heftige oder eintönige Bewegungen
- Machen Sie sich vor einer neuen Sportart fit
- Gönnen Sie sich genügend Ruhe.

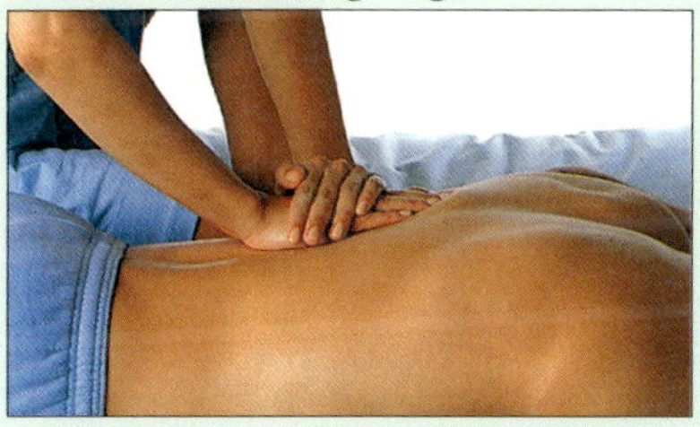

Massage steigert die Durchblutung, entspannt die Muskeln und beschleunigt die Genesung.

PSYCHOSOZIALE THERAPIEFORMEN

KONVENTIONELLE MEDIZIN

Die Sportpsychologie gewinnt zunehmend an Bedeutung und ist bereits Bestandteil der konventionellen Therapie. Kognitive Verhaltenstherapie führt nicht nur gefährdendes Verhalten vor Augen, sondern gibt Anstoß zur Verhaltensänderung und Verbesserung der sportlichen Leistung.

KOMPLEMENTÄRTHERAPIEN

Hypnotherapie ❸ *(siehe Seite 134)*
Unter therapeutischer Anleitung lernen Sie Selbsthypnosetechniken, wodurch Sie eine positive Haltung und Selbstvertrauen gewinnen. Hypnotherapie kann ergänzend zur risikolosen Leistungssteigerung führen.

SELBSTHILFEMASSNAHMEN

- Haben Sie Geduld und geben Sie sich die notwendige Zeit zur Genesung
- Seien Sie fit, wenn Sie eine Sportart beginnen
- Überfordern Sie sich nicht ständig, seien Sie nicht zu ehrgeizig
- Lernen Sie nicht nur die korrekten Techniken, sondern führen Sie diese auch korrekt aus.

PRÄMENSTRUELLES SYNDROM

Frauen leiden häufig ein oder zwei Wochen vor Menstruationsbeginn an Beschwerden. Es handelt sich um das Prämenstruelle Syndrom (PMS), das sich körperlich-seelisch äußert und in vier Kategorien eingeteilt wird: Unruhe (Reizbarkeit, Stimmungsumschwünge, Schlaflosigkeit); Heißhunger (mehr Appetit, Kopfschmerzen, Herzklopfen, Müdigkeit, Ohnmacht); Depression (Vergesslichkeit, Verwirrung, Lethargie); Flüssigkeitsstau (Gewichtszunahme, Blähungen, gespannte Brüste). Auslöser sind hormonelle Umstellungen. Einzelursachen konnten nicht gefunden werden, auch kein dauerhaft gestörtes Gleichgewicht zwischen Progesteron und Östrogen.

FALLBEISPIEL

Hannah, die vor drei Jahren wegen ihres Babys zu arbeiten aufhörte, suchte Tom, einen TCM-Therapeuten auf. Seit zwei Jahren litt sie unter Schmerzen während der Menstruation und seit neuestem eine Woche vor Periodenbeginn an Reizbarkeit und Weinerlichkeit. Tom: »Nach der Traditionellen Chinesischen Medizin hängen Menstruationsbeschwerden und Lebensumstände eng zusammen. Ich fragte Hannah, wie es ihr zu Hause ginge. Die Kombination Periodenschmerzen und PMS weisen auf eine blockierte Leberenergie hin. Dass alles nach der Geburt begann, bedeutet, dass ein Blutmangel vorliegen kann. Hinzu kommt Stress durch die neue Lebenssituation.« Tom verordnete für drei Monate ein traditionelles Pflanzenheilmittel auf der Grundlage von Chinesischer Angelika (*Angelica sinensis* – Dang gui). Innerhalb eines Monats hatten sich Hannahs PMS-Beschwerden weitgehend verringert.

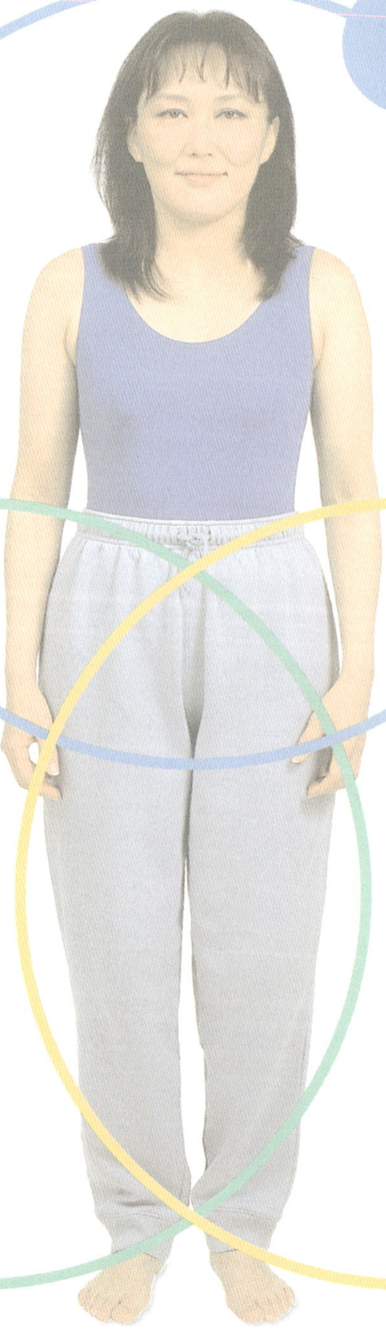

BIOCHEMISCHE FAKTOREN

Alle Hormondrüsen beeinflussen den Menstruationszyklus. Während ein Hormon zur Entwicklung des Eies beiträgt, löst ein anderes den Eisprung aus. Durch zahlreiche hormonelle und ernährungsmäßige Ungleichgewichte werden unterschiedlichste Beschwerden ausgelöst.

BIOCHEMISCHE AUSLÖSER

• Niedrige Werte von Vitamin B_6 und E, Magnesium und essenziellen Fettsäuren • Gestörte Werte des Hormons Prolaktin wirken sich auf den Östrogen- und Progesteronspiegel aus • Zu viel Östrogen beeinflusst die Serotoninwerte und damit die Stimmung • Steigende Aldosteronwerte können Flüssigkeitsstau verursachen • Schwankungen des Insulin regulierenden Hormonspiegels führen zu Heißhunger

STRUKTURELLE FAKTOREN

Übertrieben viel Bewegung kann den Hormonzyklus stören und die PMS-Symptome verschlimmern. Kreislaufstörungen, Ödeme und viel Stress sind PMS-Faktoren und können nur durch ein vernünftiges Training, vor allem zwei Wochen vor Menstruationsbeginn, verringert werden. Sanfte Gymnastik wirkt schmerzlindernd, da die körpereigene Endorphinproduktion angeregt wird.

STRUKTURELLE AUSLÖSER

• Bewegungsmangel • Anstrengendes Ausdauertraining

PSYCHOSOZIALE FAKTOREN

Der Hormonzyklus wird von Gehirnbereichen reguliert, die auch Stress unterliegen. Psychische Faktoren und Lebensweise verschlimmern leichte bis mäßige PMS-Symptome. Gesteigerte Angst und Muskelverspannungen vor Einsetzen der Menstruation sind Stressreaktionen.

PSYCHOSOZIALE AUSLÖSER

• Klinische Depression • Beziehungsprobleme • Stress durch unregelmäßige oder schmerzhafte Menstruation • Perfektionistisches Verhalten mit Tendenz, sich zu stark zu belasten • Stressreiche Lebensumstände

Körperbereiche *(siehe Seite 20)*

- **BIOCHEMISCH** Körpersysteme, wie Verdauung
- **STRUKTURELL** Muskeln, Knochen, Gelenke und Nerven
- **PSYCHOSOZIAL** Gedanken, Gefühle und Beziehungen

Zeichenerklärung: Wirksamkeitsnachweis *(siehe Seite 182)*

am wenigsten wirksam ❶ ❷ ❸ ❹ ❺ am wirksamsten

Biochemische Therapieformen

Konventionelle Medizin

Zur Normalisierung des Menstruationszyklus werden Progesteron, Östrogen und die Pille eingesetzt. Des Weiteren Bromocriptin, ein Hormon hemmendes Mittel; Diuretika bei Ödemen sowie Beruhigungsmittel, Antidepressiva und Schmerzmittel *(siehe Arzneimittelglossar, Seite 179)*.

Komplementärtherapien

Westliche Pflanzenheilkunde ❸ *(siehe Seite 127)*
Deutsche Studien belegen, dass Mönchspfeffer (*Agnus castus*) durch Erhöhung der verfügbaren Progesteronmenge den Hormonhaushalt regulieren kann. Johanniskraut, ein traditionelles Nerventonikum, empfiehlt sich bei Depressionen.

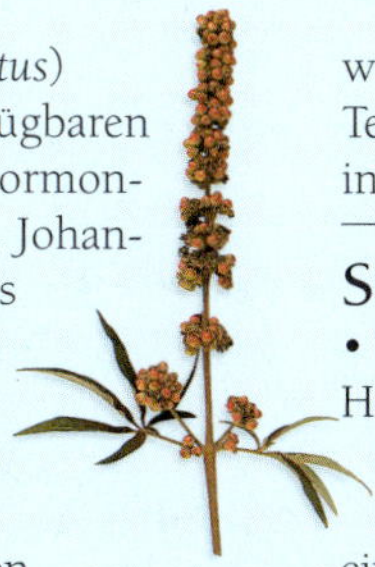

Mönchspfeffer

Ernährungstherapien ❹ *(siehe Seiten 128–129)*
Diverse Studien empfehlen bei PMS: Vitamin B_6, Vitamin E, Magnesium, Zink und Nachtkerzenöl. Therapeuten verordnen eine fett- und koffeinarme Kost mit wenig Industriezucker. Zudem werden Tests zur Ermittlung von Nahrungsmittelintoleranzen durchgeführt.

Selbsthilfemaßnahmen

• Regelmäßige Mahlzeiten verhindern Heißhungeranfälle • Wenig Salz, Zucker, gesättigte Fettsäuren, Milch und Koffein • Täglich 1200 mg Calciumcarbonat lindert die Beschwerden • Zur Hormonregulierung reichlich phytoöstrogenhaltige Kost: biologisch kontrolliertes Soja, Hülsenfrüchte, Getreide, Gemüse und Früchte.

Strukturelle Therapieformen

Konventionelle Medizin

Zur Kreislaufanregung empfiehlt sich regelmäßiges Körpertraining.

Komplementärtherapien

Aromatherapie ❷ *(siehe Seite 117)*
Massagen mit den ätherischen Ölen Lavendel, Muskatellersalbei und Geranium beruhigen, entspannen und entstauen (Flüssigkeitsstau).

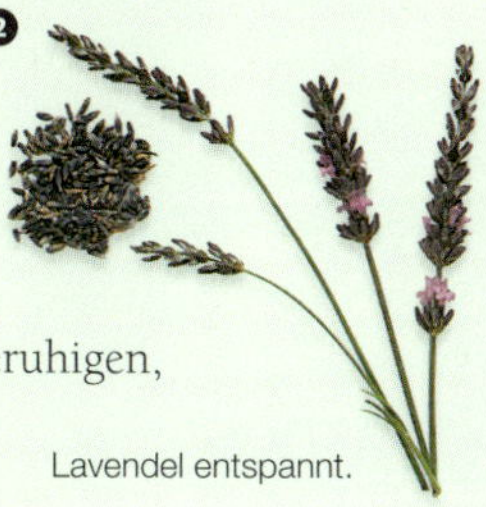

Lavendel entspannt.

Chiropraktik ❷ *(siehe Seite 118)* und **Osteopathie ❷** *(siehe Seite 119)*
Sanfte Gewebemanipulation entspannt und verbessert die Muskelverspannung und Durchblutung des Beckens.

Reflexzonentherapie ❹ *(siehe Seite 120)*
PMS-Beschwerden werden erleichtert, wenn, wie eine US-Studie (1991) bestätigte, bestimmte Akupunkturpunkte an den Füßen stimuliert werden.

Yoga ❷ *(siehe Seite 123)*
Empfehlenswert sind die Positionen Dreieck, Bogen, halber Schulterstand und Schmetterling. **Achtung:** Während der Menstruation keine Positionen mit umgekehrter Haltung einnehmen!

Akupunktur ❷ *(siehe Seite 125)*
Erleichterung durch Akupunktur wird von vielen Frauen bestätigt.

Selbsthilfemaßnahmen

• Wohltuend sind warme Kompressen oder eine Wärmflasche auf dem Unterleib und unteren Rücken.

Psychosoziale Therapieformen

Konventionelle Medizin

Teilweise Verordnung von Antidepressiva. Empfohlen werden auch Techniken der Stressbewältigung.

Komplementärtherapien

Psychotherapie und Beratung ❷ *(siehe Seiten 132–133)*
Zur Lösung emotionaler, Angst und Verspannung fördernder Probleme ist eine Psychotherapie bei schwerer PMS empfehlenswert. Beziehungstherapie kann genauso helfen wie kognitive Verhaltenstherapie, damit negative Verhaltensweisen aufgelöst und eine bejahende Einstellung gewonnen wird.

Autogenes Training ❸ *(siehe Seite 136)*
Die konzentrative Selbstentspannung beruhigt den Geist und baut stressbedingte Symptome ab.

Selbsthilfemaßnahme

• Führen Sie Buch über Tagesereignisse und Stimmungen zur Aufdeckung der Problembereiche, die vor der Periode besonderer Beachtung bedürfen *(siehe Seite 147)* • PMS-bedingte Stimmungsschwankungen sind nicht als Krankheit, sondern als kreatives Potenzial aufzufassen • Entspannungs- und Atemübungen *(siehe Seiten 170–171)* wirken Stress und krampflösend.

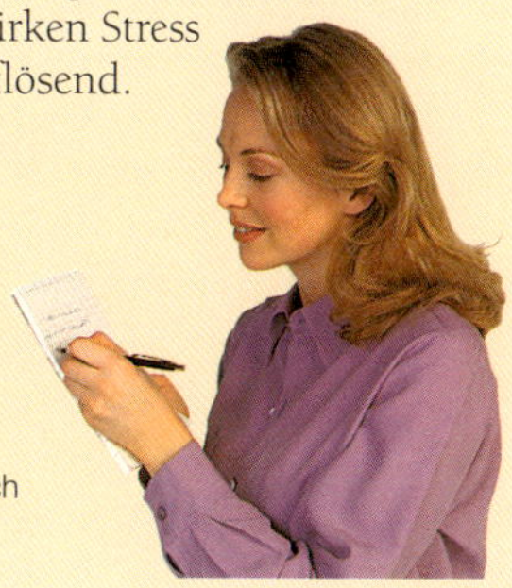

Führen Sie Buch über alles PMS-Relevante.

MENSTRUATIONSBESCHWERDEN

Frauen haben meist kurz vor oder bei Menstruationsbeginn Unterleibsschmerzen (Dysmenorrhoe), die mit Kopfschmerzen und Schmerzen im unteren Rücken einhergehen. Die »primäre« Dysmenorrhoe beginnt häufig nach der Pubertät und verschwindet zwischen dem 25. und 30. Lebensjahr oder nach der Geburt eines Kindes. Die Schmerzen setzen kurz vor Periodenbeginn ein und dauern selten länger als zwölf Stunden. Auslöser der »sekundären« Dysmenorrhoe ist oft eine Grunderkrankung; nach einer Reihe problemloser Jahre setzen plötzlich Periodenschmerzen ein, die mehrere Tage zuvor beginnen und über die gesamte Periodendauer anhalten.

FALLBEISPIEL

Pam, 45, Verwaltungsfachfrau, litt an schmerzhafter, starker Periode. Mittels Biopsie und Ultraschall wurden Bindegewebswucherungen entdeckt. Der behandelnde Arzt schlug eine Gebärmutteroperation vor. Pam wandte sich an den Homöopathen Gillian: »Pam arbeitete schwer, konnte aber mit ihren Kollegen übellaunig umspringen.« Er schloss, dass Pams Konstitutionsmittel *(siehe Seite 130) Lachesis* war, ein Homöopathikum aus Schlangengift, das er als Einzelgabe in der LM-Potenz verordnete. »Innerhalb von drei Monaten wurden die Schmerzen leichter, und ich blutete nicht mehr so stark«, erzählte Pam. Heute besucht die mittlerweile 50-Jährige den Homöopathen zwei- bis dreimal pro Jahr. Auf die Operation konnte verzichtet werden. Vermutlich würden die Wucherungen im Klimakterium schrumpfen, wie der behandelnde Arzt vermutet.

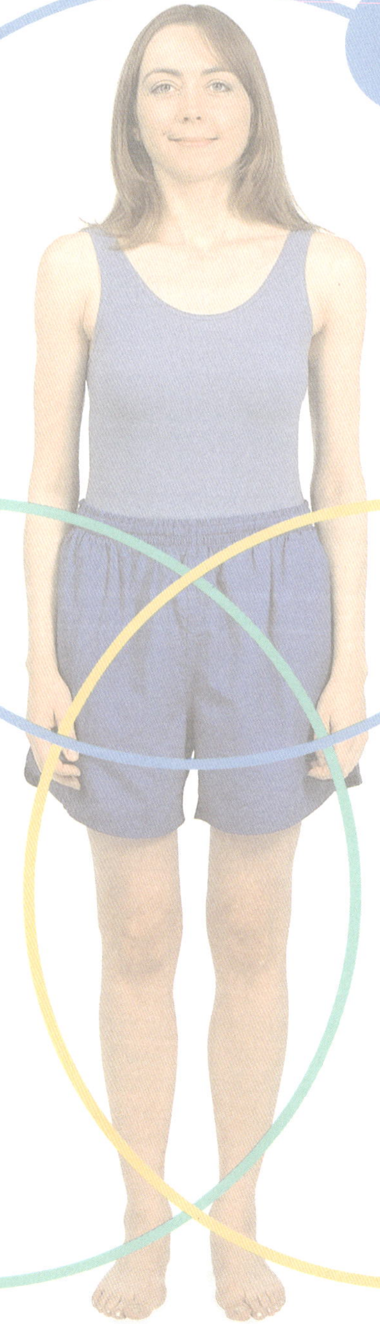

BIOCHEMISCHE FAKTOREN

Wenn bei Einsetzen der Menstruation der Progesteronspiegel fällt, kann durch starke Gebärmutterkontraktionen die primäre Dysmenorrhoe entstehen. Diese sind bedingt durch einen Überschuss an (oder eine Empfindlichkeit gegenüber) entzündungsfördernden Prostaglandinen, körpereigenen hormonartigen Fettsäuren *(siehe Glossar, Seiten 177–178)*.

BIOCHEMISCHE AUSLÖSER

• Anhäufung von Abfallstoffen in der Uterus- und Beckenmuskulatur • Fehlernährung

PSYCHOSOZIALE FAKTOREN

Stress, emotionale Belastungen und Lebensumstände führen zu Verspannungen im kleinen Becken. Wie das Prämenstruelle Syndrom wird auch die primäre Dysmenorrhoe allgemein mit dem Chronischen Müdigkeitssyndrom, Reizdarmsyndrom und Fibromyalgie (Muskelschmerzen) in Verbindung gebracht. Sie kann auch Ausdruck eines allgemeinen Unwohlseins sein.

PSYCHOSOZIALE AUSLÖSER

• Angst und/oder Depression • Schlechte Haltung und Atmung • Arbeits- und psychische Überlastung • Bewältigungsprobleme

STRUKTURELLE FAKTOREN

Die sekundäre Dysmenorrhoe beruht auf Blutstau in der Gebärmutter, ein Leiden mit Durchblutungsstörungen des Beckens und angespannter Beckenmuskulatur. Begleitend können schwere Periodenblutungen auftreten, was ärztlicher Abklärung bedarf, da die Ursache eine Grunderkrankung sein kann. Bei der primären wie der sekundären Dysmenorrhoe spielt mangelnde Fitness eine Rolle.

STRUKTURELLE AUSLÖSER

• Bindegewebswucherungen • Endometriose • Infektion der Gebärmutter, Eileiter und/oder der Eierstöcke • Empfindlichkeit gegenüber der Spirale • Mangelnde Fitness

VORSICHTSMASSNAHMEN

Gehen Sie bei Verdacht auf sekundäre Dysmenorrhoe zur Ärztin.

Körperbereiche *(siehe Seite 20)*

- BIOCHEMISCH Körpersysteme, wie Verdauung
- STRUKTURELL Muskeln, Knochen, Gelenke und Nerven
- PSYCHOSOZIAL Gedanken, Gefühle und Beziehungen

Zeichenerklärung: Wirksamkeitsnachweis *(siehe Seite 182)*

am wenigsten wirksam ❶ ❷ ❸ ❹ ❺ am wirksamsten

BIOCHEMISCHE THERAPIEFORMEN

KONVENTIONELLE MEDIZIN

Bei primärer Dysmenorrhoe werden Paracetamol, Entzündungshemmer (z. B. Ibuprofen, Aspirin, Mefenaminsäure) und/oder Muskelrelaxanzien verordnet *(siehe Arzneimittelglossar, Seite 179)*. Die Behandlung starker Schmerzen erfolgt durch Eisprungunterdrückung mittels oraler Verhütungsmittel oder Hormontabletten (z. B. Danazol).

KOMPLEMENTÄRTHERAPIEN

Westliche Pflanzenheilkunde ❸ *(siehe Seite 127)*
Zur Regulierung der Fortpflanzungshormone wird Mönchspfeffer empfohlen.

Ernährungstherapien ❸ *(siehe Seiten 128–129)*
Empfehlenswerte Präparate enthalten Magnesium, essentielle Fettsäuren, Calcium, Vitamin B_6, Vitamin-B-Komplex, Vitamin E. Günstig ist eine faserstoffreiche oder vegane Kost, die zu 75 Prozent komplexe Kohlenhydrate, zu 15 Prozent Eiweiß und zu 10 Prozent Fett enthält.

Homöopathie ❷ *(siehe Seite 130)*
Zu den Homöopathika gehören: *Pulsatilla C6* bei Krämpfen und Übelkeit; *Sepia C6* bei Schmerzen mit Depression; *Nux vomica C6* bei Krämpfen und Reizbarkeit; *Magnesium phosphoricum* bei Schmerzen, die durch Druck leichter werden.

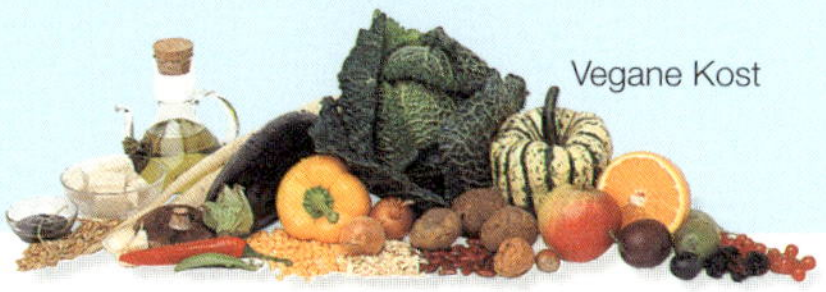

Vegane Kost

SELBSTHILFEMASSNAHMEN

• Reduzieren Sie tierisches Fett zugunsten mehr essentieller Fettsäuren (siehe Seiten 160-161) • Ausgleich von Hormonen durch natürliche Phytoöstrogene *(siehe Glossar, Seiten 177–178)*: Sellerie, Fenchel, Petersilie und Soja.

STRUKTURELLE THERAPIEFORMEN

KONVENTIONELLE MEDIZIN

Die Behandlung der sekundären Dysmenorrhoe hängt von den Ursachen ab. Erwogen werden Körpertraining zur Durchblutungssteigerung und Fitness.

KOMPLEMENTÄRTHERAPIEN

Chiropraktik ❹ *(siehe Seite 118)* und **Osteopathie** ❹ *(siehe Seite 119)*
Behandlung der Wirbelsäule, des Beckens und der Bauchmuskulatur, damit die Gebärmutter gut durchblutet und die Muskeln gelockert werden. Periodenschmerzen sprechen nachweislich günstig auf Chiropraktik an.

Yoga ❷ *(siehe Seite 123)*
Yoga-Positionen, die den Unterleib entspannen, sind Brücke, Dreieck, Halbmond, Totenstellung und Große Vorwärtsbeuge.
Achtung: Während der Menstruation keine Position mit umgekehrter Haltung einnehmen!

Akupunktur ❹ *(siehe Seite 125)*
Die Diagnose kann lauten: »Mangel an Qi oder Blut« oder »Schwäche der Nieren und Leber«. Die Behandlung gestaltet sich entsprechend. In einem Versuch konnte Akupunktur in 91 Prozent der Fälle helfen.

SELBSTHILFEMASSNAHMEN

• Legen Sie sich mit angewinkelten Beinen auf den Rücken und massieren Sie den Unterbauch in kreisenden Bewegungen. Damit lösen sich verkrampfte Uterusmuskeln und der Blutfluss • Eine Wärmflasche regt die Durchblutung an.

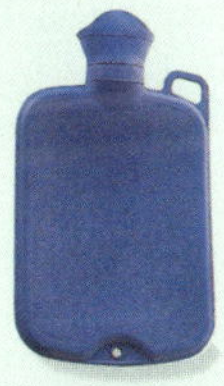

Die Wärmflasche lindert Schmerzen.

PSYCHOSOZIALE THERAPIEFORMEN

KONVENTIONELLE MEDIZIN

Die ärztliche Empfehlung mag sich auf eine der nachfolgenden Komplementärtherapien beziehen.

KOMPLEMENTÄRTHERAPIEN

Hypnotherapie ❷ *(siehe Seite 134)*
Zur Anregung der Beckendurchblutung werden Sie einfache Entspannungs- und Visualisierungsübungen lernen.

Biofeedback ❸ *(siehe Seite 136)*
Indem Sie auf die geringsten Signale körperlicher Veränderungen reagieren, können Sie lernen, willentlich zu entspannen. Sie lernen Techniken, die den Geist beruhigen und die Muskeln entspannen. Langsame Zwerchfellatmung verbessert die Beckendurchblutung.

SELBSTHILFEMASSNAHMEN

• Durchblutungsfördernde und muskellockernde Entspannungs- und Atemübungen *(siehe Seiten 170–171)* oder Meditation *(siehe Seite 135)* • Regelmäßige Gymnastik verbessert Kreislauf, Muskeltonus und baut Verspannung ab *(siehe Seiten 150–153)* • Führen Sie Buch über die Stressauslöser *(siehe Seite 175)*, die die Dysmenorrhoe verschlimmern.

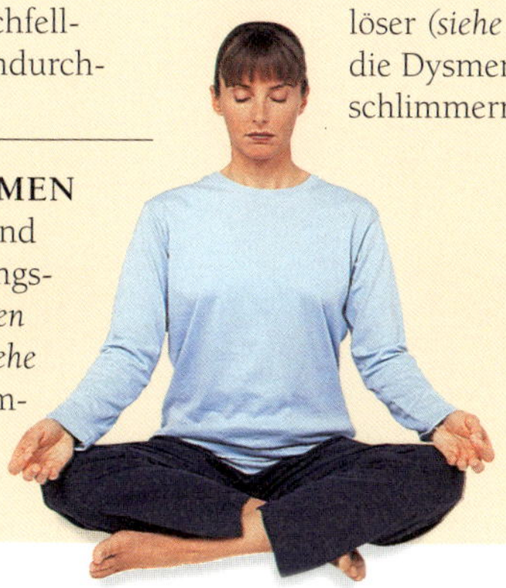

Regelmäßig meditieren baut Stress ab.

UNFRUCHTBARKEIT BEI FRAUEN

Als Unfruchtbarkeit gilt, wenn eine Frau trotz Geschlechtsverkehrs nach einem Jahr oder mehr nicht schwanger ist. In über zehn Prozent der Fälle findet sich kein offenkundiger Grund dafür. Ansonsten liegt bei der Partnerin/dem Partner oder bei beiden ein spezielles Problem vor *(siehe auch Unfruchtbarkeit bei Männern, Seiten 80–81)*. In 60 Prozent der Fälle sind Störungen des Eisprungs und verlegte Eierstöcke verantwortlich. Komplementärtherapien können die Störungen nicht beseitigen, aber sie unterstützen traditionelle Fruchtbarkeitsmethoden, da sie zur Regulierung und Stärkung der Körpersysteme beitragen. Hilfreich sind auch »Geist-Körper«-Techniken. Sie bauen Stress ab, der sich sonst auf biologische Fruchtbarkeitsfaktoren auswirken kann.

FALLBEISPIEL

James, Psychologe, behandelte Anne, 33. Sie hatte zum zweiten Mal geheiratet und über ein Jahr versucht, schwanger zu werden. Medizinische Befunde erbrachten nichts Verdächtiges. James: »Ich fand heraus, dass Anne mit 28 Jahren eine Eileiterschwangerschaft hatte. Sie wollte ein Kind, befürchtete aber unbewusst eine Katastrophe. Ich nahm Kontakt zu ihrem Hausarzt auf. Anne suchte eine zweite Gynäkologin auf, die meinte, eine weitere Schwangerschaft außerhalb der Gebärmutter sei kaum wahrscheinlich. Ich bat Anne, sich nicht mehr um eine Schwangerschaft zu bemühen, und lehrte sie Selbsthypnose. Sie konnte also entspannt visualisieren, dass sie schwanger werde und das Kind vollständig austrage.« Fünf Monate später war sie schwanger.

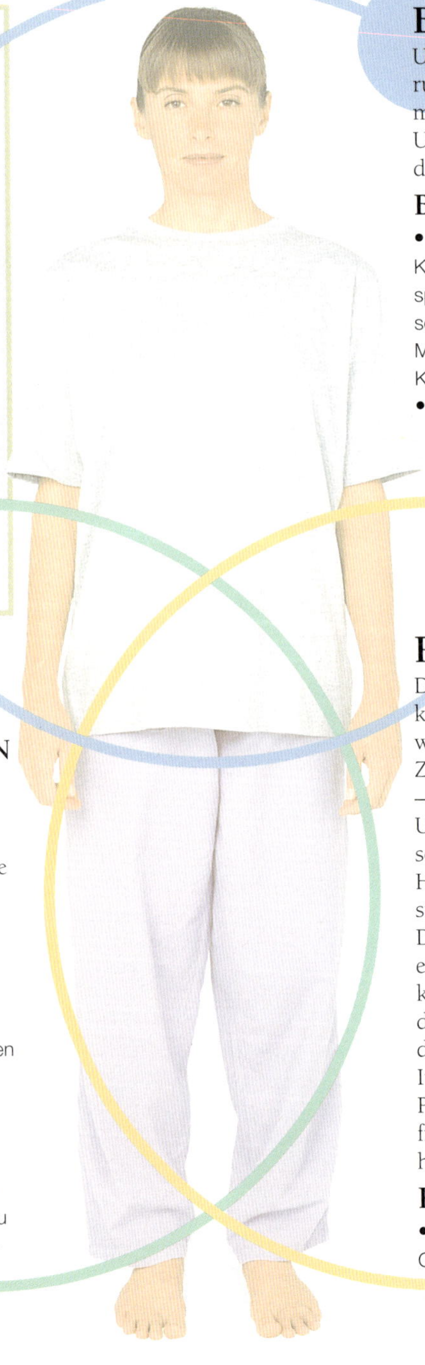

BIOCHEMISCHE FAKTOREN

Unregelmäßige oder ausbleibende Menstruationen deuten auf Störungen des regelmäßigen Eisprungs hin. Hormonelle Ungleichgewichte machen etwa ein Drittel der Unfruchtbarkeitsfälle aus.

BIOCHEMISCHE AUSLÖSER

• Absetzen der Verhütungspille • Kurz vor dem Klimakterium • Ungenügender Progesteronspiegel (Progesteron bereitet die Gebärmutterschleimhaut auf die Empfängnis vor) • Gewisse Medikamente (fragen Sie Ihre Ärztin) • Exzessives Körpertraining • Schilddrüsenunterfunktion • Fehlernährung • Umweltchemikalien

STRUKTURELLE FAKTOREN

Empfängnis findet nicht statt, wenn: sich in den Eierstöcken keine Eier entwickeln; infolge blockierter Eileiter kein Ei den Uterus erreicht; der Uterus das befruchtete Ei nicht behält; der Zervixschleim die Spermien abwehrt, sie also nicht in den Uterus einlässt.

STRUKTURELLE AUSLÖSER

• Vernarbte oder blockierte Eileiter oder Eierstöcke als Folge einer Adnexitis; diese entstehen durch sexuell übertragene Krankheitserreger (z. B. Chlamydien) • Viele Eierstockszysten • Endometriose (gutartige Wucherung der Gebärmutterschleimhaut in Eileiter und Eierstock) • Fibrome • Extreme Gewichtsschwankungen • Genetische Anomalien • Zervixschleim, der zu dick, zu sauer ist oder spermienfeindliche Antikörper enthält.

PSYCHOSOZIALE FAKTOREN

Das Unvermögen schwanger zu werden, kann psychischen Stress bedeuten, besonders wenn kein triftiger Grund vorliegt. Zeitweilige Unfruchtbarkeit kann bei Tieren – wie bei Menschen – durch Stress und Unterernährung ausgelöst werden. Wissenschaftlich bewiesen ist, dass der Spiegel des Hormons Prolaktin bei vermindertem Stress sinkt (zu viel Prolaktin macht unfruchtbar). Die Sehnsucht nach einem Kind inklusive einer Behandlung gegen Unfruchtbarkeit kann äußerst stressvoll sein. Einer US-Studie zufolge sind unfruchtbare Frauen so depressiv wie Krebs- oder Herzkranke. Interessanterweise erleben unfruchtbare Paare, die sich mit der Kinderlosigkeit abfinden oder für eine Adoption entscheiden, häufig eine geglückte Schwangerschaft.

PSYCHOSOZIALE AUSLÖSER

• Stress und Überarbeitung • Unbewusste Gefühle der Angst oder Wut • Depression

Körperbereiche *(siehe Seite 20)*

- BIOCHEMISCH Körpersysteme, wie Verdauung
- STRUKTURELL Muskeln, Knochen, Gelenke und Nerven
- PSYCHOSOZIAL Gedanken, Gefühle und Beziehungen

Zeichenerklärung: Wirksamkeitsnachweis *(siehe Seite 182)*

am wenigsten wirksam ❶ ❷ ❸ ❹ ❺ am wirksamsten

BIOCHEMISCHE THERAPIEFORMEN

KONVENTIONELLE MEDIZIN

Die Untersuchung schließt einen Bluttest zur Bestimmung des Progesteron- und Prolaktinspiegels ein sowie die Auszählung der Spermienzahl. Durch Infektion verklebte Eileiter werden mit Antibiotika frei gemacht. Clomiphen löst den Eisprung aus, und das humane Choriongonadotropin (HCG) stimuliert die Eierstöcke *(siehe Arzneimittelglossar, Seite 179)*.

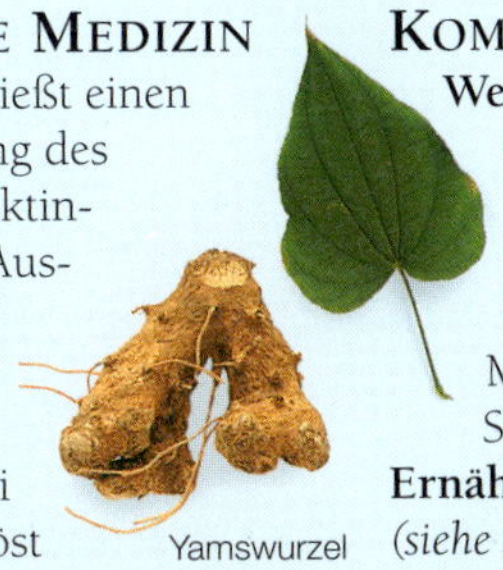

Yamswurzel und Blatt

KOMPLEMENTÄRTHERAPIEN

Westliche Pflanzenheilkunde ❷ *(siehe Seite 127)*
Verordnet werden Hormon regulierende und schwangerschaftsfördernde Heilpflanzen, wie Mönchspfeffer, Wanzenkraut, Sarsaparilla und Yamswurzel.

Ernährungstherapien ❷ *(siehe Seiten 128–129)*
Fehlgeburten können die Folge von Vitamin- und Mineralstoffmängeln sowie chemischen Giften sein. Biologische Kost und Zusatzpräparate (z. B. essentielle Fettsäuren, Folsäure und die Vitamine B_6 und B_{12}) sind günstig. Eine Kost, die reich an Vitamin E und basischen Nahrungsmitteln ist, gleicht saure Zervix- und Vaginalsekrete aus. Tests zur Ermittlung von Unverträglichkeiten und Entgiftungskuren kommen zur Anwendung.

SELBSTHILFEMASSNAHMEN

• Seien Sie zur Zeit des Eisprungs sexuell aktiv (Ermittlung des Eisprungs: Urinteststäbchen und Messen der Basaltemperatur) • Stoppen Sie das Rauchen • Vernünftiges Gewicht

STRUKTURELLE THERAPIEFORMEN

KONVENTIONELLE MEDIZIN

Die Untersuchungsmethoden umfassen Ultrabeschallung der Eierstöcke, Spezialröntgen des Uterus und Laparaskopie des Uterus, der Eierstöcke und Eileiter (röhrenförmiges, mit Lichtquelle versehenes Instrument). Verklebte Eileiter werden operativ freigelegt. Diverse Arten von In-vitro-Fertilisationstechniken (IVF) stellen einen letzten Ausweg dar.

KOMPLEMENTÄRTHERAPIEN

Akupunktur ❷ *(siehe Seite 125)*
Chinesischen Erkenntnissen zufolge hilft Akupunktur bei Endometriose und Adnexitis.

Massage ❸ *(siehe Seite 116)*
Massagen und andere Körpertherapien in Kombination mit Entgiftungsprogrammen sollen die Durchblutung anregen und die Schleimbildung bremsen. Dies gilt insbesondere bei Eileiterverklebung und Endometriose.

SELBSTHILFEMASSNAHMEN

• »Missionarsstellung« (der Mann oben) mit einem Kissen unter den Hüften • Bleiben Sie auf dem Rücken liegen mit angezogenen Knien: die Zervix benötigt 20–30 Minuten, um die Spermien aufzunehmen • Verwenden Sie keine künstlichen Gleitmittel, da diese die Spermienbewegung hemmen
• Keine Dusche nach dem Sex
• Regelmäßig maßvolle Gymnastik.

PSYCHOSOZIALE THERAPIEFORMEN

KONVENTIONELLE MEDIZIN

Suchen Sie eine Ärztin auf, wenn Sie unter 32 Jahre alt sind und zwei Jahre vergeblich versucht haben – oder über 35 sind und mehr als sechs bis neun Monate vergeblich versucht haben, schwanger zu werden. Oft reicht es schon aus, sich beraten zu lassen und betreut zu fühlen.

KOMPLEMENTÄRTHERAPIEN

Psychotherapie und Beratung ❷ *(siehe Seiten 132–133)*
Manchmal weckt das Vorhaben, eine Familie zu gründen, unbewusste Ängste. Eine Aussprache relativiert die Dinge. Günstig für eine Empfängnis sind kognitive Verhaltenstherapie, Entspannungstechniken und Unterstützung durch eine Gruppe.

Hypnotherapie ❸ *(siehe Seite 134)*
Hypnotherapie kann Stress abbauen und bei manchen Frauen die Empfängnis fördern. Sie kann Ängste vor den Wehen, der Mutterschaft oder der Bedrohung der Paarbeziehung durch das Kind aufdecken.

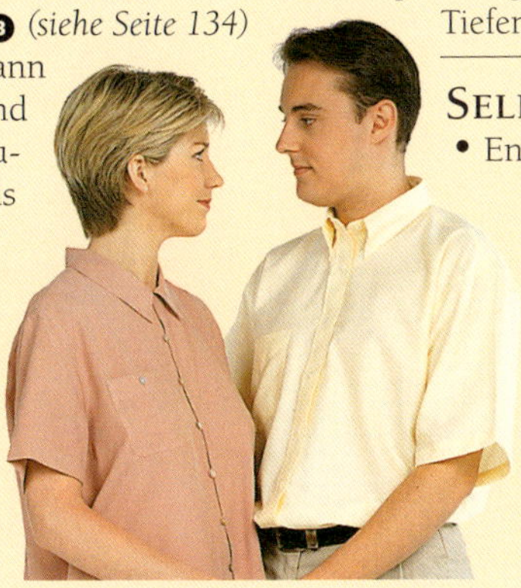

Sprechen Sie mit Ihrem Partner über Ihre Gefühle.

Meditation, Visualisierung, Autogenes Training ❷ *(siehe Seiten 134-136)*
Spannungslösende Techniken, die zu Tiefenentspannung führen.

SELBSTHILFEMASSNAHMEN

• Entspannungs- und Atemübungen *(siehe Seiten 170–171)*
• Sprechen Sie mit Ihrem Partner offen über Ihre Gefühle • Konzentrieren Sie sich auch auf andere Ziele (nicht nur die Empfängnis).

SCHWANGERSCHAFT

Bis vor einiger Zeit war der natürliche Vorgang der Schwangerschaft für die moderne Medizin ein Gesundheitsproblem. Dieser klinische Ansatz geht heute zurück, und die Eigenverantwortung der Mutter bei der Überwachung ihrer Gesundheit und der des ungeborenen Kindes steht mehr im Vordergrund. Komplementärtherapien haben neben der Linderung von Beschwerden und Erhöhung des Wohlbefindens den Nutzen, der Schwangeren das Gefühl zu geben, selbst für ihren Körper verantwortlich zu sein. Therapien in Kombination mit schulmedizinischen Ansätzen sind verbreitet. Vor allem die US-amerikanischen Hebammen haben Aromatherapie und Akupunktur in ihre Behandlung integriert.

Fallbeispiel

Als Trisha nach einer komplizierten Zangengeburt wieder schwanger wurde, kam sie zu George, Arzt und Homöopath. George gab ihr das homöopathische Mittel *Sepia C6* und empfahl ihr gegen morgendliches Unwohlsein das Tragen eines elastischen Akupressurbandes am Handgelenk. Er ermunterte sie, sich richtig zu ernähren und einen Kurs zur Geburtsvorbereitung zu belegen, wo sie Entspannungs- und Atemtechniken sowie Yogaübungen für Schwangere erlernte. Gegen die Schmerzen im unteren Rückenbereich, die drei Monate vor dem Termin einsetzten, empfahl George Chiropraktik nach McTimoney; einen Monat vor dem Termin nahm sie das homöopathische Mittel *Caulophyllum* um das natürliche Einsetzen der Geburtswehen zu unterstützen. Die Entbindung ging unkompliziert vonstatten, und Trisha konnte ihren Sohn sofort stillen.

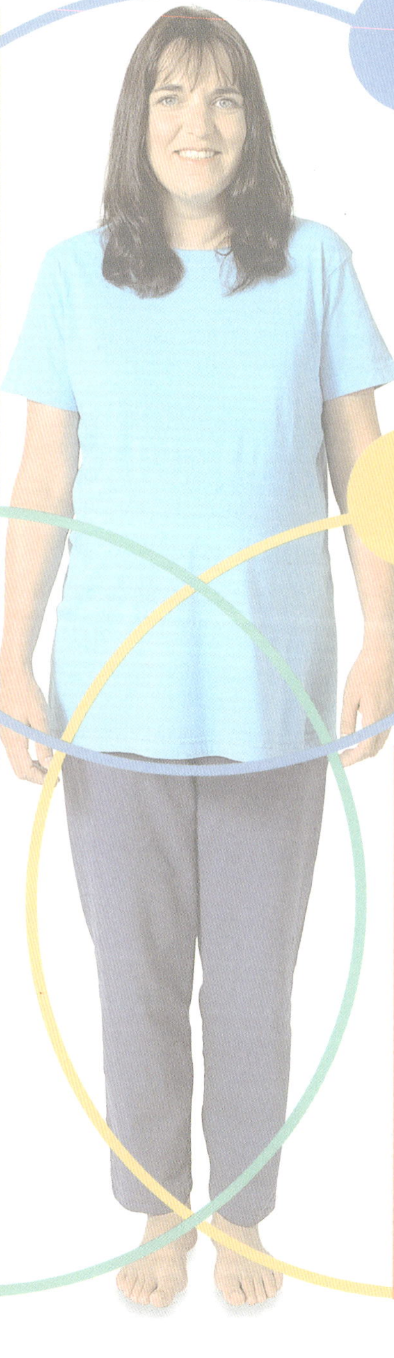

Biochemische Faktoren

Frauen, die Kinder wollen, sollten sich um eine optimale Gesundheit bemühen, indem sie ihre Ernährungs- und Lebensweise umstellen, bei Beschwerden zur Ärztin gehen und unnötige Medikamente vermeiden. Hinreichend bewiesen ist die wichtige Rolle der Ernährung in allen Stadien der Schwangerschaft. So besteht z. B. ein Zusammenhang zwischen niedrigem Geburtsgewicht und Diabetes oder Herzerkrankungen im Erwachsenenalter.

Psychosoziale Faktoren

Extreme Gefühlsschwankungen sind entweder hormonell oder durch die bevorstehende Lebensveränderung bedingt. Unsere Vorfahren lebten in Großfamilien; und schwangere Frauen empfinden oft ein großes Bedürfnis nach Gesellschaft.

Strukturelle Faktoren

Viele Frauen, vor allem Berufstätige und Mütter kleiner Kinder, fühlen sich matt und erschöpft während der Schwangerschaft. In der zweiten Hälfte ist die Belastung der Körpersysteme, obwohl sie sich anpassen, besonders hoch. Kreislaufprobleme bedingen Ödeme, Schmerzen im unteren Rückenbereich sowie Sodbrennen und Verdauungsstörungen.

Vorsichtsmassnahmen

Keine Kontakte zu Rötelnkranken, oder Schutzimpfung spätestens drei Monate vor Empfängnisversuch. In den ersten drei Schwangerschaftsmonaten keine pflanzlichen Heilmittel, und danach nur unter fachkundiger Anleitung. Keine inneren Anwendungen von ätherischen Ölen, keine äußeren von Thymian- oder Kamillenöl. Sofortige ärztliche Hilfe bei: anhaltender Übelkeit und Problemen bei der Nahrungsaufnahme; mehr als zwei Tage häufigem, vor allem schmerzhaftem Harndrang; länger anhaltenden grippeähnlichen Beschwerden; länger als drei Tage anhaltendem Ödemen; unerklärlichen Schmerzen (z. B. im Kopf) und Vaginalblutungen.

Körperbereiche *(siehe Seite 20)*

- **BIOCHEMISCH** Körpersysteme, wie Verdauung
- **STRUKTURELL** Muskeln, Knochen, Gelenke und Nerven
- **PSYCHOSOZIAL** Gedanken, Gefühle und Beziehungen

Zeichenerklärung: Wirksamkeitsnachweis *(siehe Seite 182)*

am wenigsten wirksam ❶ ❷ ❸ ❹ ❺ am wirksamsten

BIOCHEMISCHE THERAPIEFORMEN

KONVENTIONELLE MEDIZIN

Gehen Sie bei den ersten Anzeichen einer Schwangerschaft zur Gynäkologin oder zu einer Hebamme. 400 µg Folsäure pro Tag verhindern Schäden der Wirbelsäule und des Nervensystems beim Kind. Manchmal werden Ergänzungspräparate wie Eisen, Zink und Calcium empfohlen. Bei morgendlicher Übelkeit sind kleine, regelmäßige Mahlzeiten angesagt.

KOMPLEMENTÄRTHERAPIEN

Westliche Pflanzenheilkunde ❸ *(siehe Seite 127)*
Kamillentee hilft bei Schlaflosigkeit, Ingwerkapseln helfen bei morgendlichem Unwohlsein, und Umschläge mit Hamamelis sind gut gegen Hämorrhoiden.

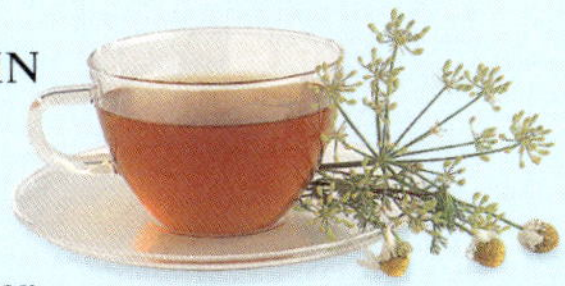
Kamillentee beruhigt.

Ernährungstherapien ❸ *(siehe Seiten 128–129)*
Zink für das Wachstum des Kindes; Vitamin B_6 und B_{12} für die Energie und zur Unterstützung der Arbeit der Folsäure im Körper; Vitamin C und essentielle Fettsäuren für die Entwicklung des Gehirns. Das Enzym Bromelain (Ananas) verringert die Schwellung nach einem Dammschnitt *(siehe Glossar, Seiten 177–178)*.

SELBSTHILFEMASSNAHMEN

• Meiden Sie zu hohe Dosen an Multivitaminen oder Vitamin A, um Geburtsfehler zu vermeiden • Vermeiden Sie Nahrungsmittel, die das Bakterium Listeria enthalten können: Rohmilchkäse, rohes oder halb gegartes Fleisch, Speisen aus rohen Eiern, wie selbst gemachte Majonäse • Sparsamer Fett-, Zucker- und Salzkonsum • Kein Alkohol in den ersten 12 Wochen und Rauchverbot während der gesamten Schwangerschaft.

STRUKTURELLE THERAPIEFORMEN

KONVENTIONELLE MEDIZIN

Durch regelmäßige Untersuchungen werden Risikofaktoren wie Blutarmut, Flüssigkeitsstau, Bluthochdruck oder ungenügendes Plazentawachstum verhindert.

KOMPLEMENTÄRTHERAPIEN

Chiropraktik ❸ *(siehe Seite 118)* und **Osteopathie ❸** *(siehe Seite 119)*
Rückenschmerzen treten meist ab Mitte bis zum Ende der Schwangerschaft auf. Gegen Schmerz helfen sanfte Dehnungen und Handgriffe im unteren Rückenbereich.

Akupunktur ❹ *(siehe Seite 125)* und **Akupressur ❹** *(siehe Seite 125)*
Unter Anleitung stimulieren Sie den Akupunkturpunkt Pericardium 6 direkt am Handgelenk *(siehe Seite 124)*, dessen Wirksamkeit gegen das Unwohlsein in den ersten Schwangerschaftswochen erwiesen ist. Akupunktur lindert die Geburtsschmerzen; durch Moxibustion werden Steißgeburten vermieden.

SELBSTHILFEMASSNAHMEN

• Ruhen Sie viel • Machen Sie weiter mit Ihrem normalen Bewegungsprogramm, und ersetzen Sie anstrengende Aktivitäten durch Gehen, Yoga oder Schwimmen • Machen Sie vor und nach der Entbindung Beckenübungen am Boden.

PSYCHOSOZIALE THERAPIEFORMEN

KONVENTIONELLE MEDIZIN

In Vorbereitungskursen werden die zukünftigen Mütter über alle Aspekte der Geburt und Mutterschaft informiert. Das Angebot an Gruppenbetreuungen nach der Entbindung steigt.

KOMPLEMENTÄRTHERAPIEN

Visualisierung ❸ *(siehe Seite 134)*
Unter Anleitung lernen Sie vor und nach der Entbindung, dem Kind positive Gefühle entgegenzubringen. Mütter von Frühgeborenen, die mit einer Kassette Visualisierungs- und Entspannungsübungen machten, hatten 63 Prozent mehr Milch als die in der Vergleichsgruppe.

Hypnotherapie ❸ *(siehe Seite 134)*
Mit Hilfe bestimmter Techniken können Sie lernen, die Schmerzen während der Entbindung effektiv zu verringern.

SELBSTHILFEMASSNAHMEN

• Suchen Sie Hilfe bei Verwandten, Freunden, anderen Müttern und Selbsthilfegruppen • Reden Sie mit Ihrem Partner und in der Familie über Ihre Gefühle. Sprechen Sie mit anderen Eltern und holen Sie sich praktischen Rat • Machen Sie Entspannungsübungen *(siehe Seite 170–171)*, um locker zu werden • Nach 20 Wochen hört das Kind in der Gebärmutter: Reden Sie freundlich mit ihm und legen Sie beruhigende Musik auf • Genießen Sie die Kunst und die Natur, zu Ihrem Wohl und dem Ihres Kindes.

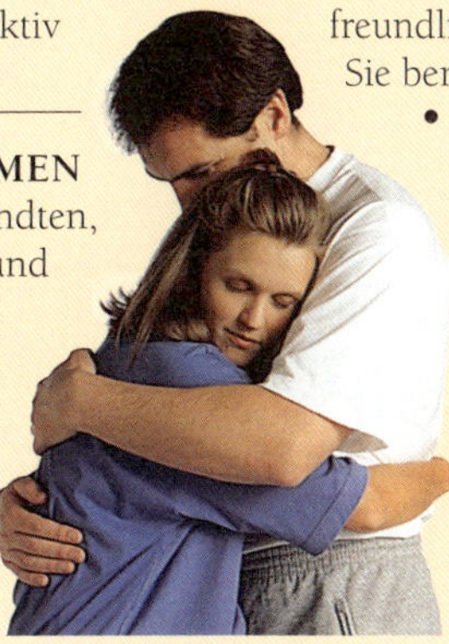
Eine Umarmung schafft Sicherheit und Trost.

WECHSELJAHRE

Auch Menopause oder Klimakterium genannt, bezeichnen Ärzte das Ende der Regelblutung und somit das Ende der gebärfähigen Zeit. In der Regel tritt sie mit 45–55 Jahren ein, manchmal schon mit 35 Jahren. Vorzeitig ausgelöst wird sie durch eine chirurgische Entfernung der Gebärmutter (Hysterektomie) und der Eierstöcke. Die hormonellen Veränderungen vor und nach dem Ausbleiben der Regelblutung dauern mehrere Jahre an. In dieser Phase, der so genannten Perimenopause, können Hitzewallungen, Schmerzen, Hautveränderungen und psychische Beschwerden auftreten. Die Schwere der Symptome ist unterschiedlich. Frauen, die ihr Alter akzeptieren, leiden anscheinend weniger darunter als andere.

FALLBEISPIEL

Li, Akupunkteurin, behandelte Clare, 51, die wegen Hitzewallungen, Nachtschweiß, Schlaflosigkeit, vaginaler Trockenheit und Angst zu ihr kam, um eine Hormontherapie zu vermeiden. Lis Diagnose nach der Traditionellen Chinesischen Medizin: »Clares Puls war schwach und schnell, die Zunge rot – Hinweis auf *Yin*-Mangel. Die *Yin*-Energie der Niere ist für die Kühlungsvorgänge zuständig; ein Defizit führt zu einer trägen, grollenden inneren Hitze.« Sie stimulierte die Punkte auf dem Herz- und dem Nierenmeridian, insbesondere Niere 6 innen am Fußgelenk. »Der Nachtschweiß verschwand nach der ersten Sitzung«, sagte Clare. »Die anderen Beschwerden hatten sich nach sechs Sitzungen verbessert.«

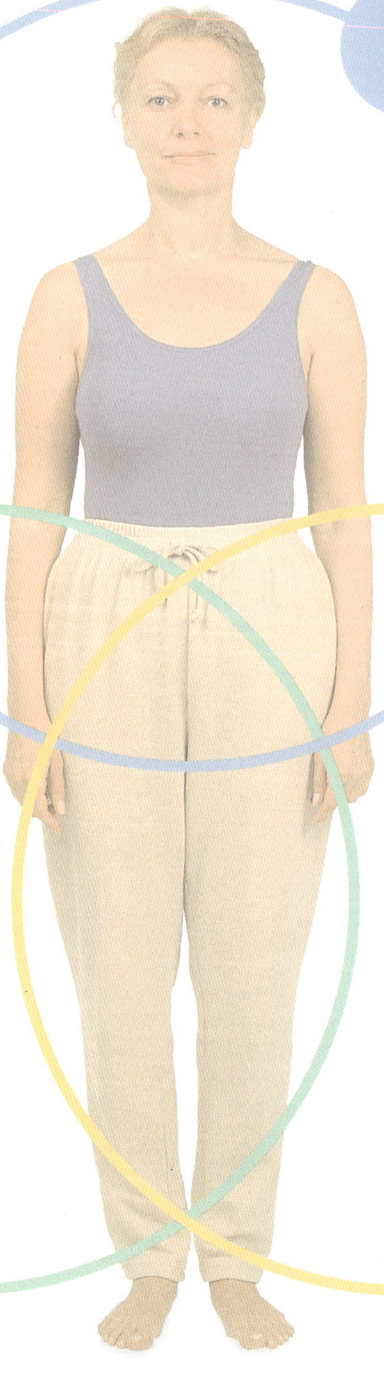

BIOCHEMISCHE FAKTOREN

Bei Frauen über 40 sinkt der Östrogenspiegel ab; die Eizellen reifen nicht mehr regelmäßig heran, weil die Eierstöcke weniger Progesteron produzieren. Die Gebärmutterschleimhaut erneuert sich seltener, die Menstruation kommt unregelmäßig, bis sie ganz aufhört. Wechseljahrebeschwerden sind oft eine Folge davon, dass weniger Östrogen den Hypothalamus erreicht, den Hirnbereich, der Hormon- und Nervensystem miteinander verbindet. Die geringen Östrogenausschüttungen in den Nebennieren und Fettzellen der Hüften und Oberschenkel werden durch falsche Ernährung und Stress rasch verbraucht. Die Folge sind Durchblutungsstörungen, Mangel an Calcium zur Knochenbildung und Kollagen (Eiweiß des Bindegewebes), Anämie auf Grund starker Blutung in der Perimenopause und erhöhtes Herzerkrankungsrisiko.

STRUKTURELLE FAKTOREN

Das für die Fortpflanzung unentbehrliche Östrogen spielt auch bei der Gesunderhaltung von Knochen, Herzmuskel und Arterien, Gedärmen, Haut und Gehirn eine Rolle. Häufige klimakterielle Beschwerden sind Nachtschweiß, Hitzewallungen, Kopfschmerzen, Herzklopfen, Schwindel, Gewichtszunahme, Müdigkeit, Jucken und Trockenheit der Vagina, Pilzinfektionen, Blasenentzündung, Feuchtigkeits- und Elastizitätsverlust der Haut, Haarausfall infolge Gewebeverdünnung, Schmerzen in der Muskulatur, erhöhte Infektionsanfälligkeit der Harnwege, Osteoporose und Neigung zu Knochenbrüchen. Die Ursache ist der sinkende Östrogenspiegel; mit Ausnahme von Osteoporose und Gewebeverdünnung verschwinden die Beschwerden nach dem Klimakterium.

PSYCHOSOZIALE FAKTOREN

Typische psychische Beschwerden der Menopause sind Zerstreutheit, Konzentrationsmangel, Libidoverlust, Depression, Verstimmungen und Schlaflosigkeit. Hormonveränderungen stören die Produktion von Endorphinen, jenen körpereigenen Schmerzmitteln, die auch stimmungsaufhellend wirken. Oft fällt das Klimakterium mit entscheidenden Lebensphasen zusammen; manche Frauen haben Identitätsprobleme, wenn die Kinder ausziehen. Frauen, die ihr Alter akzeptieren und berufstätig sind, leiden anscheinend weniger, während Frauen mit Prämenstruellem Syndrom oder schmerzhaften Regelblutungen (Dysmenorrhoe) nachweislich stärker zu Wechseljahrebeschwerden neigen.

Körperbereiche *(siehe Seite 20)*

- BIOCHEMISCH – Körpersysteme, wie Verdauung
- STRUKTURELL – Muskeln, Knochen, Gelenke und Nerven
- PSYCHOSOZIAL – Gedanken, Gefühle und Beziehungen

Zeichenerklärung: Wirksamkeitsnachweis *(siehe Seite 182)*

am wenigsten wirksam ❶ ❷ ❸ ❹ ❺ am wirksamsten

Biochemische Therapieformen

Konventionelle Medizin

Der Östrogenmangel wird durch die Hormonersatztherapie in Form von Tabletten, Hautimplantaten, Pflastern und Salben ausgeglichen. Sie verhindert viele klimakterielle Veränderungen, erhöht jedoch bei längerer Anwendung das Brustkrebsrisiko. Biphosphonate *(siehe Arzneimittelglossar, Seite 179)* und selektive Östrogenrezeptormodulatoren (SERM) verhüten Knochenschwund.

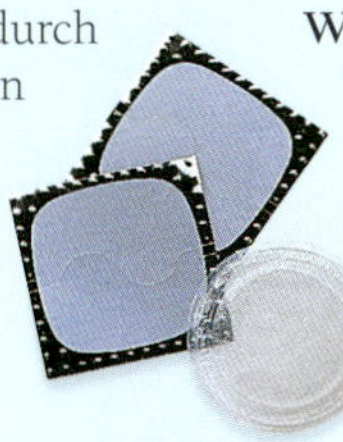

Hormonpflaster und Salbe

Komplementärtherapien

Westliche Pflanzenheilkunde ❸
(siehe Seite 127)
Mönchspfeffer, Süßholzwurzel und Hopfen helfen bei Hitzewallungen und Nachtschweiß; Johanniskraut wirkt Depression und Baldrian Schlaflosigkeit entgegen:
Achtung: Nehmen Sie keine Süßholzwurzel bei Bluthochdruck, kein Baldrian zusammen mit Schlaftabletten und kein Johanniskraut zusammen mit Antidepressiva!

Ernährungstherapien ❸
(siehe Seiten 128–129)
Vitamin-E-Präparate gegen Hitzewallungen, Nachtschweiß und vaginale Trockenheit; Nachtkerzenöl gegen trockene Haut; Calcium, Magnesium, Vitamin D und Bor für gesunde Knochen, und Vitamin B_6, B_{12} und Folsäure für Herz und Gehirn.

Selbsthilfemassnahmen

• Fettarme und faserstoffreiche Ernährung • Früchte und Gemüse mit viel Phytoöstrogen *(siehe Glossar, Seiten 177–178)* • Wenig Salz, rotes Fleisch und Alkohol • 1500 mg Calcium pro Tag (1000 mg bei Hormontherapie).

Strukturelle Therapieformen

Konventionelle Medizin

Individuelle Symptombehandlung *(siehe Kopfschmerzen, Seiten 24–25; Chronische Muskelschmerzen, Seiten 60–61; Scheidenpilz, Seiten 74–75; Blasenentzündung, Seiten 76–77).*

Komplementärtherapien

Massage ❷ *(siehe Seite 116)*
Regelmäßige fachkundige Massagen unterstützen den Abbau von Spannungen und steigern das Wohlbefinden.

Aromatherapie ❷ *(siehe Seite 117)*
Die ätherischen Öle von Kamille, Sandelholz und Rose helfen bei Hitzewallungen und bei andauernden Stimmungsschwankungen.

Yoga ❷ *(siehe Seite 123)*
In Yogakursen lernen Sie hilfreiche Positionen. Durch die Konzentration auf den Atem, Bewegungsvorgänge und spezifische Haltungen baut Yoga Spannungen ab und verbessert das Bild vom eigenen Körper.

Akupunktur ❹ *(siehe Seite 125)*
Die fachkundige Stimulierung von Akupunkturpunkten reguliert das Hormonsystem und wirkt gegen Hitzewallungen.

Selbsthilfemassnahmen

• Übungen zur Erleichterung der Hitzewallungen • Unterstützen Sie vom 20. Lebensjahr an das Skelett durch Bewegung, z. B. Walking, um die Knochendichte zu erhalten • Gleitmittel lindern bei trockener Vagina.

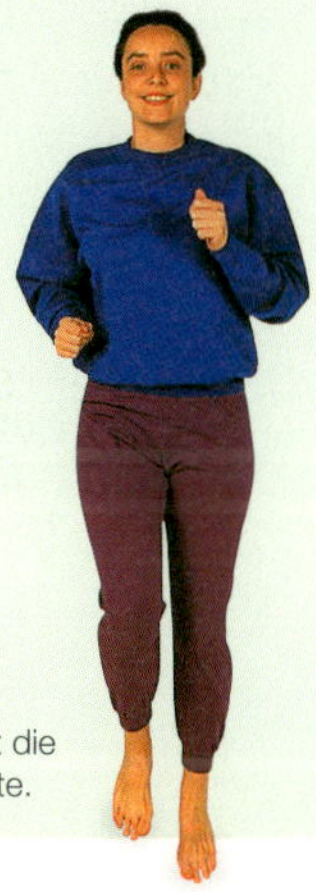

Joggen erhält die Knochendichte.

Psychosoziale Therapieformen

Konventionelle Medizin

Bei schwerer Depression werden Antidepressiva verordnet, ebenso Stressbewältigungstechniken *(siehe Seiten 168–169).*

Komplementärtherapien

Psychotherapie und Beratung ❷
(siehe Seiten 132–133)
Bei mangelndem Selbstwertgefühl nach dem Verlust der Fruchtbarkeit kann es hilfreich sein, über die eigenen Gefühle zu sprechen. Eine kognitive Verhaltenstherapie kann die Einstellung zum Alter positiv verändern. Die Übergangsphase der Wechseljahre kann Ängste hervorrufen.

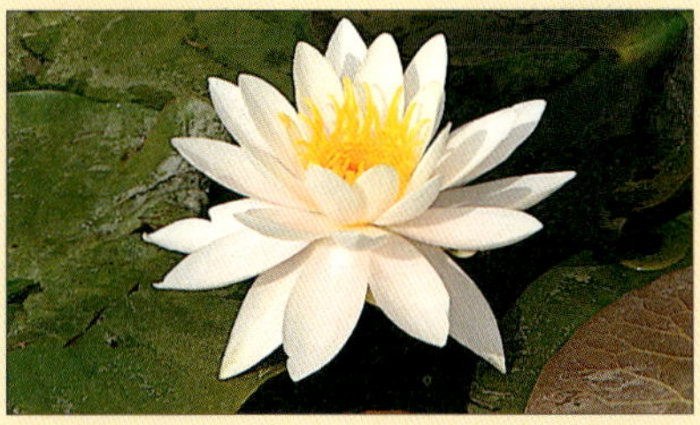

Durch die Konzentration auf ruhige Bilder werden Ängste abgebaut.

Selbsthilfemassnahmen

• Stress verschlimmert die Beschwerden: Entspannungs-, Visualisierungs- und Atemübungen *(siehe Seiten 170–171)* bauen Verspannungen ab, fördern die Entspannung und die Fähigkeit, Veränderungen anzunehmen • Ein Stresstagebuch *(siehe Seite 175)* hilft bei der Einkreisung der Probleme • Treffen Sie sich mit Freundinnen; gönnen Sie sich Zeit für sich und schöne Dinge • Denken Sie möglichst positiv: Optimismus macht es leichter, sich auf Veränderungen einzustellen.

SCHEIDENPILZ

Bei dieser auch Candidiasis genannten Infektion ist der Schambereich entzündet und juckt. Typisch ist ein quarkartiger weißlicher Ausfluss. Scheidenpilz tritt vor allem während der Schwangerschaft und nach Antibiotikagaben auf und kann sehr hartnäckig sein. Die konventionelle Therapie bringt meistens nur eine vorübergehende Besserung. Eine umfassende Ermittlung aller auslösenden Faktoren ist vor allem bei wiederkehrenden Beschwerden wichtig. Da vaginale Entzündungen auch durch andere Krankheiten hervorgerufen werden, kann die sichere Diagnose nur über umfangreiche Labortests erfolgen.

FALLBEISPIEL

Cathy, Krankenschwester, Mitte 30, litt in Abständen an Scheideninfektionen. Ein Abstrich bestätigte den Verdacht auf Soor. Mit Hilfe eines Antimykotikums wurden die Beschwerden verringert, kehrten aber wieder. Cathy ging zu Maria, einer Phytotherapeutin, die ihr zu einer einwöchigen, allabendlichen Anwendung von Vaginalzäpfchen mit Teebaum-, Ringelblumen- und Thymianextrakt riet. Für tagsüber erhielt Cathy eine Salbe mit identischen Inhaltsstoffen, die ihr Partner mitbenutzen sollte. Juckreiz und Ausfluss verschwanden rasch. Cathy befolgte Marias Rat, sich auf eine zuckerarme und faserstoffreiche Ernährung umzustellen. Zudem aß sie nun mehr rohe Früchte und Gemüse, die entzündungshemmende Antioxidantien enthalten.

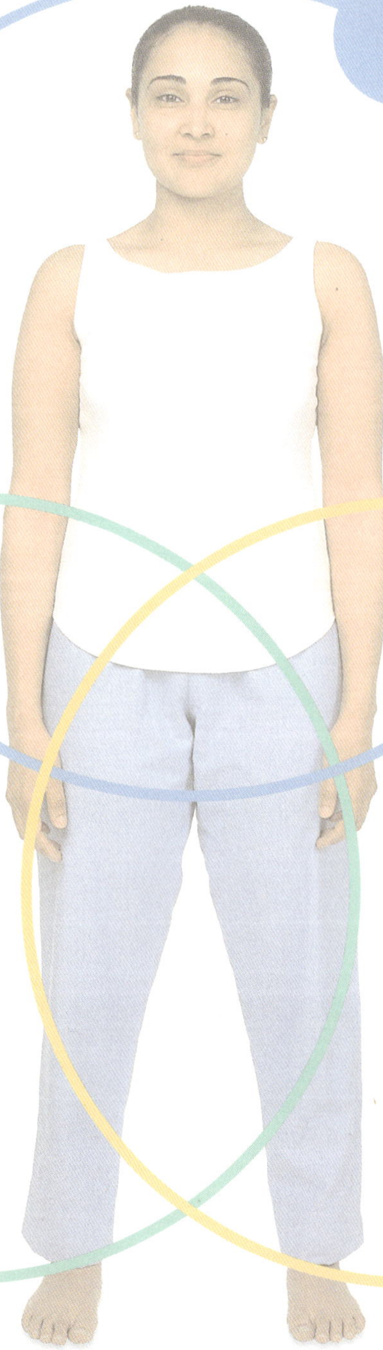

BIOCHEMISCHE FAKTOREN

»Nützliche« Bakterien in Vagina, Darm und Mund verwandeln Glucose in Milchsäure zur Abwehr schädlicher Mikroorganismen. Unter bestimmten Bedingungen kann sich *Candida albicans* jedoch vermehren, so dass Soor entsteht. Breitbandantibiotika *(siehe Glossar, Seiten 177–178)* schädigen auch die guten Bakterien, so dass Scheidenpilz oft als Nebenwirkung einer Antibiotikatherapie auftritt.

BIOCHEMISCHE AUSLÖSER

• Schwache Immunabwehr • Ernährungsbedingte Defizite • Antibiotika, Steroide und Immunsuppressiva • Hormonveränderungen infolge Schwangerschaft oder oraler Verhütung • Erhöhte Blutzuckerwerte (Diabetes mellitus) • Allergien

STRUKTURELLE FAKTOREN

Unkontrolliertes Wachstum von *Candida albicans*, einem verbreiteten Hefepilz, der Mund, Darm und Vagina befällt. Viele Mediziner schreiben dieser »Candida-Überwucherung« im Darm eine Mitschuld an diversen Problemen zu, von chronischem Müdigkeitssyndrom, Reizbarkeit bis hin zu unregelmäßigen Monatsblutungen und entzündlichen Darmkrankheiten. Zudem soll der Pilz die Darmwände beschädigen, so dass Toxine in die Blutbahn gelangen *(siehe Seite 159)*. Eine trockene Vagina kann zu Schleimhautverletzungen beim Sex führen und macht sie anfälliger für Soor.

STRUKTURELLE AUSLÖSER

• Sex mit infiziertem Partner • Zu viel Duschen, Spermizide und Badezusätze, die ein Säure-Basen-Ungleichgewicht in der Vagina verursachen

PSYCHOSOZIALE FAKTOREN

Wiederkehrender Soorbefall ist möglicherweise Ausdruck von Immunschwäche. Stress erhöht nachweislich die allgemeine Infektionsanfälligkeit.

PSYCHOSOZIALE AUSLÖSER

• Überarbeitung und Schlafmangel • Angst • Depression • Traumatische Erlebnisse

Körperbereiche *(siehe Seite 20)*

- **BIOCHEMISCH** Körpersysteme, wie Verdauung
- **STRUKTURELL** Muskeln, Knochen, Gelenke und Nerven
- **PSYCHOSOZIAL** Gedanken, Gefühle und Beziehungen

Zeichenerklärung: Wirksamkeitsnachweis *(siehe Seite 182)*

am wenigsten wirksam ❶ ❷ ❸ ❹ ❺ am wirksamsten

BIOCHEMISCHE THERAPIEFORMEN

KONVENTIONELLE MEDIZIN

Bei wiederkehrendem Soorbefall wird geraten, orale Verhütungsmittel durch mechanische Mittel zu ersetzen.

KOMPLEMENTÄRTHERAPIEN

Naturheilverfahren ❸ *(siehe Seite 126)*
Meist geht eine Scheidenpilzinfektion mit einem Pilzbefall des Darms einher. Spülungen mit Apfelessig und Joghurt mit *Lactobacillus* zur Wiederherstellung »nützlicher« Bakterien und des Säuremilieus.

Ernährungstherapien ❸
(siehe Seiten 128–129)
Empfohlen wird der Verzicht auf Hefe, Schimmel- und Pilzprodukte (z. B. hefehaltiges Brot, Blauschimmelkäse oder Speisepilze), Stärke sowie Industriezucker, der die Pilze nährt. Bioaktiver Joghurt unterstützt die Wiederherstellung nützlicher Bakterien im Darm, ebenso natürliche Antipilzmittel wie Knoblauch, Zwiebeln, Aloe-vera-Saft und Caprylsäure, ein Extrakt der Kokosnuss. Zusatzpräparate wie Vitamin-B-Komplexe, Betacarotin, Vitamin C und Vitamin E sowie Zink, Selen, Magnesium, essentielle Fettsäuren und Folsäure zur Stärkung des Immunsystems.

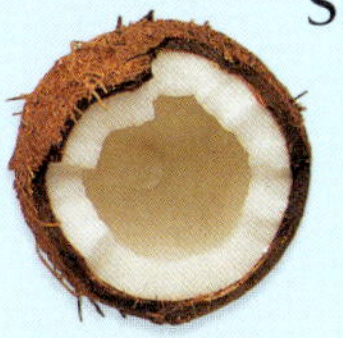
Kokosnussextrakt ist gut gegen Pilze.

SELBSTHILFEMASSNAHMEN

• Essen Sie gesund *(siehe Seiten 158–159)* • Verzicht auf minderwertige Nahrung und Industriezucker.

STRUKTURELLE THERAPIEFORMEN

KONVENTIONELLE MEDIZIN

Bestätigung der Diagnose durch Analyse des Vaginalausflusses. Verordnung antimykotischer Vaginaltabletten, Nystatin oder Clotrimazol *(siehe Arzneimittelglossar, Seite 179)* bzw. orale Mittel wie Fluconazol. Test auf andere entzündliche oder Ausfluss verursachende Erreger, z. B. Gardnerella oder Trichomonas. Partner sind mitzubehandeln. Nach schulmedizinischer Auffassung betrifft Candidiasis nur Personen mit Immunschwäche, wie AIDS-Kranke.

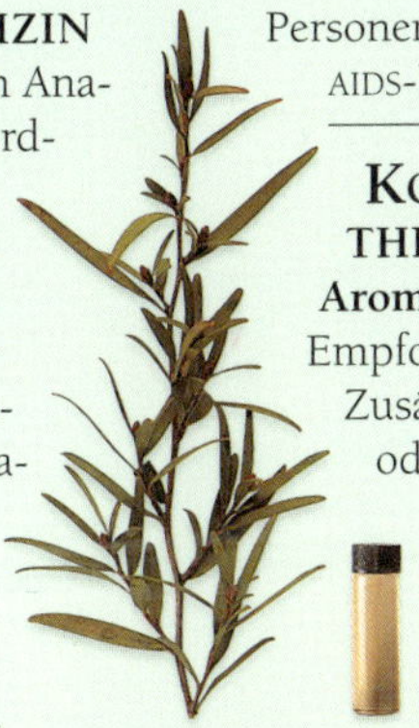
Teebaumpflanze und Teebaumöl

KOMPLEMENTÄRTHERAPIEN

Aromatherapie ❸ *(siehe Seite 117)*
Empfohlen werden Bäder mit Zusätzen von antimykotischen oder antiseptischen ätherischen Ölen (z. B. Teebaumöl).

Akupunktur ❷
(siehe Seite 125)
Bei wiederkehrenden Infektionen wird das geschwächte Immunsystem durch Akupunktur gestärkt.

SELBSTHILFEMASSNAHMEN

• Tragen Sie Baumwollunterhosen, keine engen Strumpfhosen oder Kleidungsstücke aus Synthetikfasern, die feuchte Wärme erzeugen • Vermeiden Sie Produkte wie Vaginaldeodorants, parfümierte Seifen, Schaumbäder • Stärken Sie Ihr Immunsystem durch regelmäßige Bewegung.

PSYCHOSOZIALE THERAPIEFORMEN

KONVENTIONELLE MEDIZIN

Gegen wiederkehrenden Soor werden Stressbewältigungstechniken empfohlen *(siehe Seiten 168–169)*.

KOMPLEMENTÄRTHERAPIEN

Psychotherapie und Beratung ❷
(siehe Seiten 132–133)
Wiederkehrender Soor kann latente sexuelle Störungen anzeigen, sexuelle Probleme verursachen und die Partnerschaft gefährden. Es ist hilfreich, das Problem anzusprechen.

Visualisierung ❷ *(siehe Seite 136)*
Durch Konzentration auf beruhigende Bilder oder angeleitete Visualisierung lernen Sie, bewusst zu entspannen.

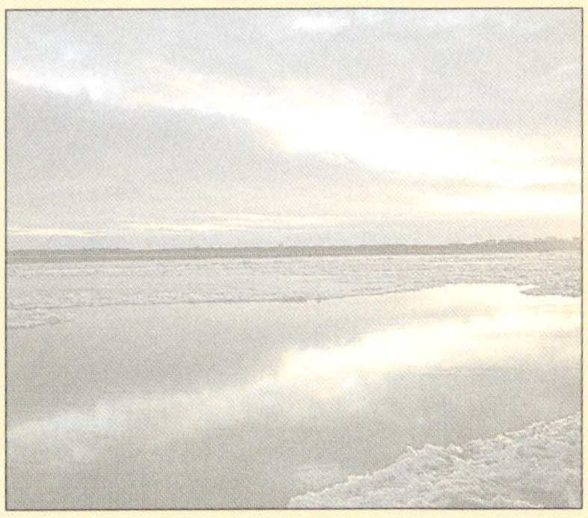
Das Visualisieren angenehmer Bilder macht ruhig und entspannt.

SELBSTHILFEMASSNAHMEN

• Führen Sie Buch über die Symptome und Auslöser von Stress *(siehe Seiten 147 und 175)* • Versuchen Sie viel zu schlafen • Praktizieren Sie Stressbewältigung *(siehe Seiten 168–169)* • Durch Entspannungs- und Atemübungen *(siehe Seiten 170–171)* sind Stresssituationen besser zu bewältigen.

BLASENENTZÜNDUNG

Über 20 Prozent der Frauen haben jährlich eine Blasenentzündung, die oft mit Nierenentzündung einhergeht. Die Ursache ist meist eine bakterielle Infektion mit entzündeten Schleimhäuten in Blase und Harnröhre. Die Beschwerden reichen von schmerzhaftem Brennen oder Stechen beim Wasserlassen, erhöhtem Harndrang, Unterleibsschmerzen und übel riechendem Urin bis hin zu Blut im Urin, Schüttelfrost und Fieber. Wiederkehrende Blaseninfektionen zeugen von schwacher Resistenz infolge von Stress, oralen Verhütungsmitteln oder falscher Ernährung. Bei anhaltender Entzündung wird eine Gynäkologin herangezogen.

FALLBEISPIEL

Gillian, Homöopathin, behandelte Jill, 24, wegen wiederkehrender Blasenentzündung. Jill nahm gering dosierte Antibiotika, die auf Dauer Verdauungsbeschwerden verursachten. Sie war deprimiert und verspürte keine Lust auf Sex. Arbeiten half ihr, aber ihr war kalt, und sie hatte Heißhunger auf Saures – typische Merkmale für das Konstitutionsmittel *Sepia*. Gillian: »Über die Selbsthilfemaßnahmen war Jill gut informiert. Ich musste ihr nur ein Mittel verschreiben.« Nach Rücksprache mit ihrer Ärztin setzte Jill die Antibiotika zwei Wochen später ab und erhielt eine Einzelgabe *Sepia C200*. Schon nach einem Monat ging es ihr besser, und in den folgenden sechs Monaten kam es nur zweimal zu leichten Rückfällen, die mit *Nux vomica C6* und *Cantharis C6* behandelt wurden.

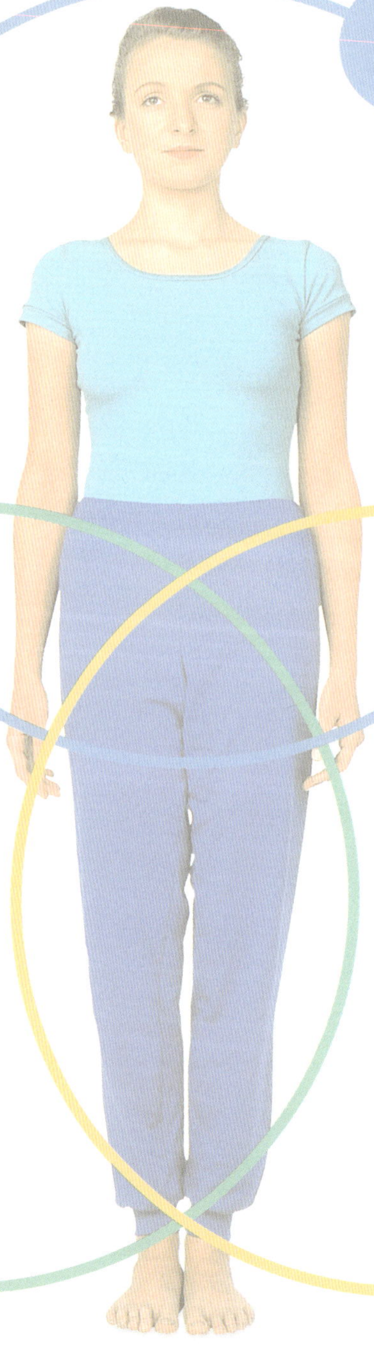

BIOCHEMISCHE FAKTOREN

Wiederkehrende Blaseninfektionen sind Ausdruck einer geschwächten Immunabwehr und Infektionsresistenz infolge falscher Ernährung sowie prä- oder postklimakterieller Hormondefizite. Auch chemische Substanzen in Badezusätzen, Kondomen und Spermiziden reizen die Harnröhre.

BIOCHEMISCHE AUSLÖSER

• Spermizidgels und die Spirale • Orale Verhütungmittel • Zucker im Urin (Diabetes mellitus) begünstigt die Infektion • Hormonmangel während des Klimakteriums und danach • Falsche Ernährung und Nahrungsmittelintoleranzen

STRUKTURELLE FAKTOREN

Wegen der kürzeren und näher am Anus liegenden Harnröhre sind Frauen besonders anfällig für Blasenentzündungen. Sobald sich die Blase nicht restlos entleeren kann (z. B. durch die vergrößerte Gebärmutter bei Schwangeren), bilden sich Bakterien im aufgestauten Urin. Auch die Spirale löst durch den Druck auf Blase und Gebärmutter Entzündungen aus.

STRUKTURELLE AUSLÖSER

• Gebärmuttervorfall, Bindegewebswucherungen
• Blockierung durch Harnsteine oder Tumore
• Scheidendiaphragmen • Blutergüsse nach Geschlechtsverkehr (»Honeymoon-Cystitis«)
• Prostatavergrößerung (beim Mann)

PSYCHOSOZIALE FAKTOREN

Stress belastet das Immunsystem und senkt die Infektionsresistenz.

PSYCHOSOZIALE AUSLÖSER

• Stress am Arbeitsplatz • Beziehungsprobleme • Angst und Depression • Traumatische Erlebnisse

Körperbereiche *(siehe Seite 20)*

- **BIOCHEMISCH** Körpersysteme, wie Verdauung
- **STRUKTURELL** Muskeln, Knochen, Gelenke und Nerven
- **PSYCHOSOZIAL** Gedanken, Gefühle und Beziehungen

Zeichenerklärung: Wirksamkeitsnachweis *(siehe Seite 182)*

am wenigsten wirksam ❶ ❷ ❸ ❹ ❺ am wirksamsten

BIOCHEMISCHE THERAPIEFORMEN

KONVENTIONELLE MEDIZIN

Gegen bakterielle Infektionen werden Antibiotika verordnet, die ihrerseits den Befall mit Soor begünstigen *(siehe Seiten 74–75)*. Empfohlen wird, viel zu trinken, um die Harnblase durchzuspülen.

KOMPLEMENTÄRTHERAPIEN

Westliche Pflanzenheilkunde ❸
(siehe Seite 127)
Ungesüßter Preiselbeersaft verhindert, dass sich die Bakterien an den Wänden der Harnwege festsetzen. Löwenzahn und Kamille haben lindernde Wirkung, Echinacea unterstützt die Immunabwehr.

Ernährungstherapien ❷
(siehe Seiten 128–129)
Patienten mit wiederkehrenden Attacken werden auf Nahrungsmittelintoleranzen, Allergien oder *Candida albicans* getestet. Präparate mit Vitamin C, Zink, Bioflavonoiden und Betacarotin unterstützen das Immunsystem.

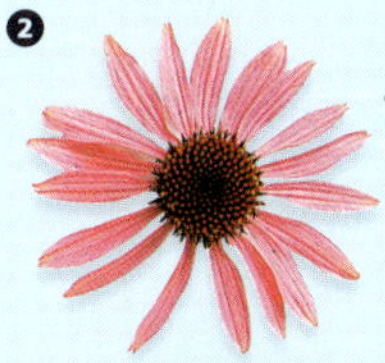

Echinacea stärkt das Immunsystem.

Homöopathie ❷ *(siehe Seite 130)*
Cantharis C6 bei schmerzhaftem Wasserlassen; *Sarsaparilla C6* bei Brennen nach dem Wasserlassen; *Staphysagria C6* gegen »Honeymoon-Cystitis« *(siehe gegenüber)*.

SELBSTHILFEMASSNAHMEN

• Nehmen Sie stündlich 1 TL Natriumbikarbonat in 300 ml Wasser während der ersten drei Stunden der Attacke • Ernähren Sie sich vollwertig mit Knoblauch und Zwiebeln • Meiden Sie Tee, Kaffee, Alkohol, Zucker, Gewürze und Saures (z. B. Tomaten, Zitrusfrüchte, Spinat).

STRUKTURELLE THERAPIEFORMEN

KONVENTIONELLE MEDIZIN

Ergibt der Befund der Harnanalyse keine bakterielle Infektion, liegt möglicherweise eine Entzündung der Vagina oder der Harnröhre (Blasenausgang), eine so genannte Urethritis vor. Auch der Druck auf die Harnröhre beim Sex kann Harnblasenentzündungen hervorrufen. Manchmal erfordert die genaue Diagnosestellung eine gynäkologische Untersuchung, eine Röntgenaufnahme der Nieren oder eine Blasenspiegelung.

KOMPLEMENTÄRTHERAPIEN

Akupunktur ❸ *(siehe Seite 125)*
Stimulierung der Akupunkturpunkte von Blase, Nieren, Milz, Leber und Konzeptionsgefäß. Nach einer norwegischen Studie waren 85 Prozent der Probandinnen, bei denen diese Punkte zweimal pro Woche stimuliert wurden, nach vier Wochen beschwerdenfrei.

SELBSTHILFEMASSNAHMEN

• Vorbeugend viel Wasser trinken und häufig Harn lassen • Verwenden Sie Gleitmittel beim Sex, um Blutergüsse zu vermeiden, und gehen Sie danach auf die Toilette • Meiden Sie Schaumbäder, parfümierte Seifen und Vaginaldeodorants • Sorgen Sie für Sauberkeit im Genitalbereich • Meiden Sie enge Unterwäsche aus Kunststoff • Gegen den Schmerz bei Blaseninfektionen hilft eine Wärmflasche am unteren Rücken oder zwischen den Beinen.

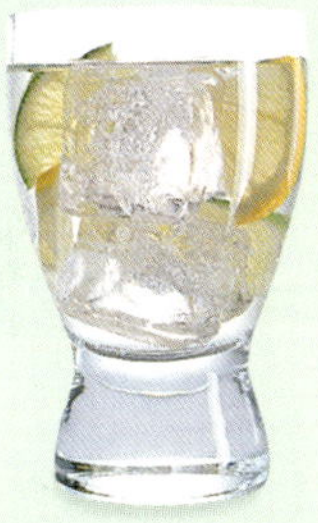

Wasser spült die Bakterien aus der Blase.

PSYCHOSOZIALE THERAPIEFORMEN

KONVENTIONELLE MEDIZIN

Stressbewältigungstechniken *(siehe Seiten 168–169)*.

KOMPLEMENTÄRTHERAPIEN

Psychotherapie und Beratung ❷
(siehe Seiten 132–133)
Da wiederkehrende Blaseninfektionen sexuelle Ursachen und Folgen haben können, sollten Beziehungsprobleme angesprochen werden.

Entspannung und Atmung ❶
(siehe Seiten 170–171)
Durch Entspannungs- und Atemtechniken lernen Sie die Verspannungen erkennen, innerlich zur Ruhe zu kommen und die untere Beckenmuskulatur zu entspannen.

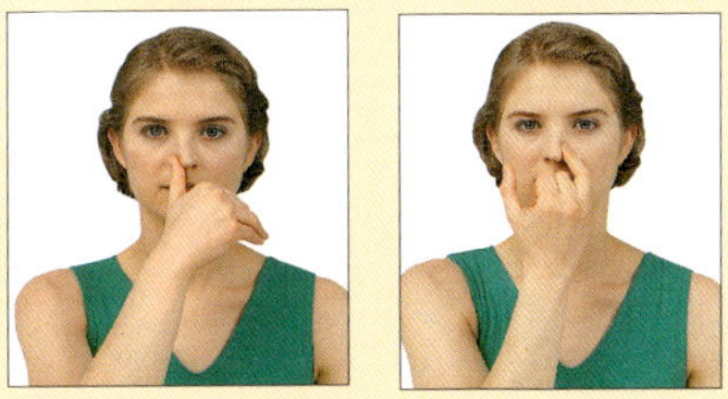

Die Yoga-Technik der wechselseitigen Nasenlochatmung ist gut gegen Stress *(siehe Seite 123)*.

SELBSTHILFEMASSNAHMEN

• Führen Sie Buch über die Anfälle *(siehe Seite 147)*, notieren Sie sich die Auslöser, um sie vermeiden zu können • Führen Sie ein Stresstagebuch *(siehe Seite 175)* • Suchen Sie nach den Gründen für Dauerstress und nach den Möglichkeiten, dies zu ändern • Praktizieren Sie Meditation *(siehe Seite 135)* oder Stressbewältigung *(siehe Seiten 168–169)* • Eine Schulung von Körper und Geist wie bei Yoga *(siehe Seite 123)* entspannt die Muskulatur und bringt inneren Frieden.

PROSTATAVERGRÖSSERUNG

Die kleine walnussförmige Prostatadrüse umgibt die Harnröhre unterhalb des Blasenausgangs. Sie produziert einen Teil der Samenflüssigkeit. Die gutartige Vergrößerung der Prostata (Prostatahyperplasie) ist eine häufige Alterserscheinung, die mehr als 90 Prozent der Männer über 70 betrifft. Sie verläuft so lange beschwerdenfrei, bis der Druck auf die Harnröhre das Wasserlassen beeinträchtigt. Lästige Beschwerden sind z. B. häufiges Urinieren, Harninkontinenz, Probleme beim Wasserlassen, Harnblasen- und Nierenentzündungen, Schmerzen im Rücken und im Schritt. Prostatakrebs, der dritthäufigste Krebs beim Mann, zeigt ähnliche Symptome wie eine Vergrößerung.

FALLBEISPIEL

Carl, 66 Jahre, kam mit Prostatabeschwerden zu der Phytotherapeutin Jean. Er litt an verstärktem, häufigem Harndrang und konnte deshalb nachts nicht mehr durchschlafen. Der Urologe hatte eine Prostatavergrößerung diagnostiziert und ihm zur operativen Entfernung geraten. Nach Rücksprache mit dem Arzt wollte Carl jedoch vorher noch alternative Methoden ausprobieren. Jean gab Carl Sägepalmextrakt und Brennesselwurzel gegen die weitere Vergrößerung der Prostata, Quecke und Zinnkraut für die entzündeten Schleimhäute im Harntrakt. Sie riet Carl zur zusätzlichen Einnahme von 15 mg Zink pro Tag. Nach sechs Monaten hatte Carl keine Probleme mehr beim Wasserlassen; der Harndrang ließ nach, so dass er nachts durchschlafen konnte. Eine Operation war nicht mehr notwendig.

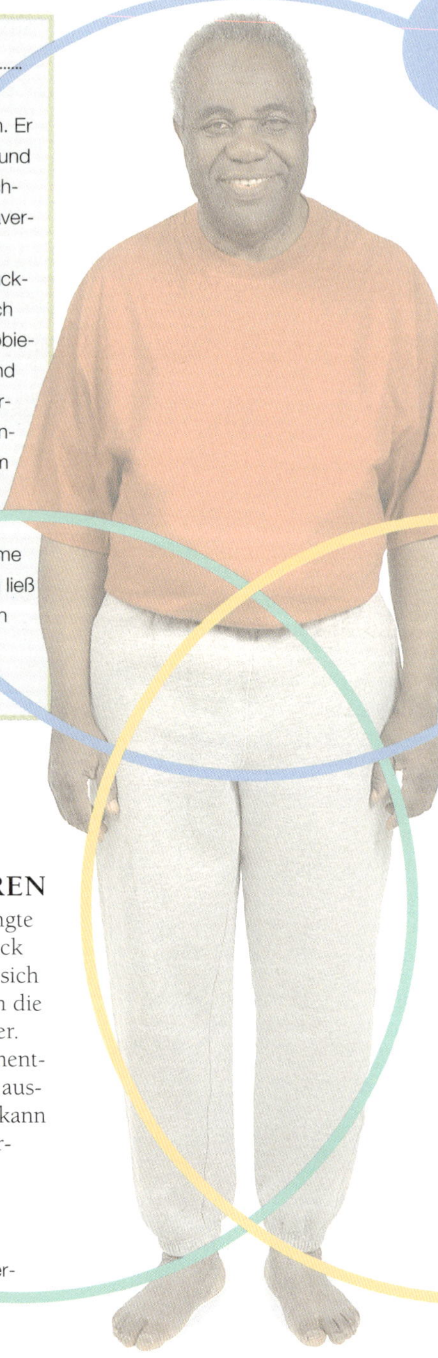

BIOCHEMISCHE FAKTOREN

Die Ursachen für die Prostatavergrößerung sind unklar, es könnten jedoch altersbedingte hormonelle Veränderungen mitspielen. Der Rückgang des männlichen Hormons Testosteron bei gleichzeitig erhöhten Mengen des Hormons Prolaktin führt zur Umwandlung von Testosteron in Dihydrotestosteron (DHT), das die Prostata vergrößert.

BIOCHEMISCHE AUSLÖSER

• Mangel an Zink und essentiellen Fettsäuren fördert die Umwandlung von Testosteron zu Dihydrotestosteron • Alkoholgenuss (mehr als 4 Einheiten täglich) • Übermaß an gesättigten Fettsäuren • Umweltgifte regen beim Mann die Östrogenproduktion an

PSYCHOSOZIALE FAKTOREN

Schamgefühle führen dazu, dass die Untersuchung zu spät für eine erfolgreiche Behandlung erfolgt. Da die Prostatavergrößerung von peinlichen Beschwerden begleitet wird, kann sie berufliche, persönliche und sexuelle Probleme nach sich ziehen. Stress führt zu erhöhter Prolaktinproduktion und somit zu DHT (siehe oben).

PSYCHOSOZIALE AUSLÖSER

• Überarbeitung und Angst • Schlafmangel infolge häufigem Harndrang • Scham und mangelnde Selbstachtung • Sexuelle Probleme • Stress

STRUKTURELLE FAKTOREN

Das Pressen des Harns durch die verengte Harnröhre verstärkt zunächst den Druck auf den Blasenmuskel. Kann die Blase sich nicht vollständig entleeren, weiten sich die mit den Nieren verbundenen Harnleiter. Der aufgestaute Harn kann eine Nierenentzündung auslösen und bei Überdruck auslaufen (Harninkontinenz). Außerdem kann die Blase überaktiv werden, was zu verstärktem Harndrang führt.

STRUKTURELLE AUSLÖSER

• Alter • Bewegungsmangel • Schlechte Beckendurchblutung infolge falscher Körperhaltung oder Verstopfung

VORSICHTSMASSNAHMEN

Prostatavergrößerung und Prostatakrebs äußern sich bei Männern über 50 mit den gleichen Symptomen. Bei erblicher Veranlagung sind jedes Jahr Vorsorgeuntersuchungen und Tests auf prostataspezifische Antigene notwendig.

Körperbereiche *(siehe Seite 20)*

- **BIOCHEMISCH** Körpersysteme, wie Verdauung
- **STRUKTURELL** Muskeln, Knochen, Gelenke und Nerven
- **PSYCHOSOZIAL** Gedanken, Gefühle und Beziehungen

Zeichenerklärung: Wirksamkeitsnachweis *(siehe Seite 182)*

❶ ❷ ❸ ❹ ❺

am wenigsten wirksam ← → am wirksamsten

Biochemische Therapieformen

Konventionelle Medizin

Test auf prostataspezifische Antigene. Hohe Werte verweisen auf Prostatakrebs, leicht erhöhte Werte sind harmlos. Alphablocker *(siehe Arzneimittelglossar, Seite 179)* gegen Probleme beim Wasserlassen; Finasterid zur Abschwellung der Prostata kann gelegentlich Impotenz und Libidoverlust zur Folge haben.

Komplementärtherapien

Westliche Pflanzenheilkunde ❺
(siehe Seite 127)
In Europa verordnen Schulmediziner häufig pflanzliche Mittel. Studien belegen, dass Sägepalmextrakt genauso wirksam ist wie Finasterid, aber weniger Nebenwirkungen hat. Der Erfolg kann jedoch sechs bis acht Wochen auf sich warten lassen. Andere wirksame pflanzliche Heilmittel sind Roggenpollen, Blütenpollenextrakte, Pygeumrindenextrakt und Brennnesseln.

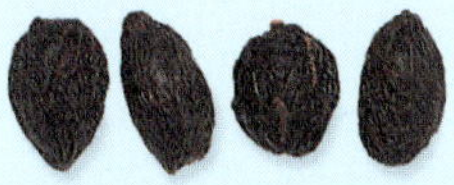
Sägepalmfrüchte bewirken das Abschwellen der Prostata.

Ernährungstherapien ❸
(siehe Seiten 128–129)
Zinkpräparate scheinen die Prostata abschwellen zu lassen. (Erhöhter Östrogenspiegel bei älteren Männern kann die Zinkaufnahme hemmen.) Zusätzlich verabreicht werden essentielle Fettsäuren, Selen und Vitamin A.

Selbsthilfemassnahmen

• Zinkreiche Ernährung, essentielle Fettsäuren und Soja mit natürlichem Phytoöstrogen gegen die Prostataschwellung • Verzichten Sie auf gesättigte Fette und Cholesterin • Schränken Sie den Alkoholgenuss ein, vor allem Bier.

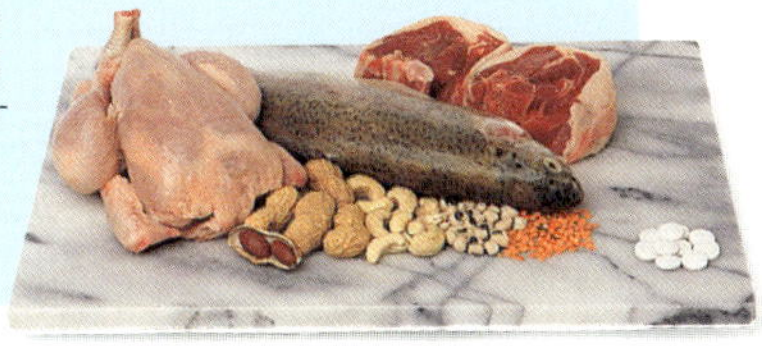
Essen Sie zinkreiche Nahrungsmittel.

Strukturelle Therapieformen

Konventionelle Medizin

Eine rektale Untersuchung zeigt, ob die Prostata vergrößert ist. Ein Harntest bestätigt Infektionen, und eine Blutuntersuchung informiert über die Nierenfunktion. Allgemeine Diagnosetechniken sind Ultraschall, Urografie und Messungen des Harnflusses. Bei schwächeren Symptomen ist keine Behandlung notwendig. Bei der transurethralen Resektion (TURP) wird die Prostataschwellung unter Hitzeeinwirkung beseitigt, und im schlimmsten Fall ist eine operative Entfernung der Drüse angesagt (Prostatektomie). Beides hat Auswirkungen auf die Sexualfunktion. Alternativ kommen die Mikrowellen-Thermotherapie, Laserbehandlung und eine neue hochfrequente Radiotherapie zur Anwendung.

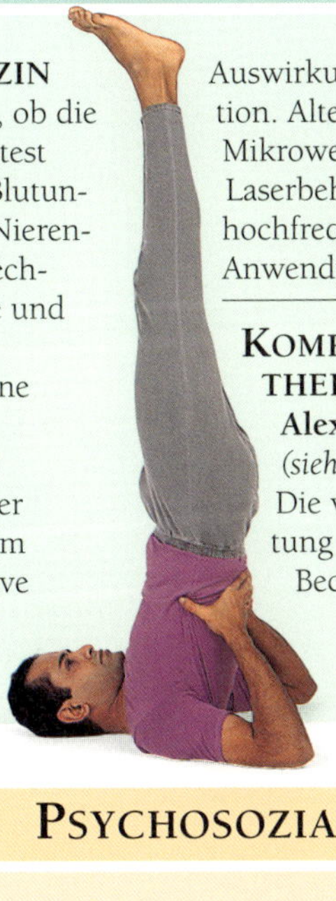
Der Schulterstand

Komplementärtherapien

Alexander-Technik ❷
(siehe Seite 121)
Die verbesserte Körperhaltung führt zu einer besseren Beckendurchblutung.

Yoga ❷ *(siehe Seite 123)*
Dreieck und Schulterstand werden zum Abbau der Prostataschwellung empfohlen. Der halbe Schulterstand und der Wandschmetterling sorgen für die verbesserte Beckendurchblutung.

Selbsthilfemassnahmen

• Warten Sie nicht zu lange, sondern suchen Sie rechtzeitig ärztliche Hilfe
• Tun Sie etwas für die allgemeine Fitness.

Psychosoziale Therapieformen

Konventionelle Medizin

Angesichts der Peinlichkeit der Symptome und sexuellen Probleme wird zu psychologischer Hilfe geraten.

Komplementärtherapien

Psychotherapie und Beratung ❷
(siehe Seiten 132–133)
In Gespräche können die symptombezogenen Probleme aufgearbeitet werden.

Selbsthilfemassnahmen

• Lernen Sie Entspannungs- und Atemtechniken *(siehe Seiten 170–171)* und Stressbewältigungsmethoden *(siehe Seiten 168–169)* • Suchen Sie Hilfe, sobald die ersten Beschwerden auftreten. Eine Diagnose beruhigt, und natürliche Therapien sollten im Frühstadium ansetzen • Peinliche Situationen werden vermieden, wenn Sie sich z. B. rechtzeitig über den Standort öffentlicher Toiletten informieren
• Verstecken Sie sich nicht – die Mitmenschen sind oft verständnisvoller als Sie denken.

UNFRUCHTBARKEIT BEI MÄNNERN

Etwa 15 Prozent aller Paare sind von Kinderlosigkeit betroffen, die in 40 Prozent der Fälle durch den Mann verursacht wird. In der Regel kommt es bei einer Ejakulation zum Ausstoß von drei bis fünf Milliliter Samenflüssigkeit (ein knapper Teelöffel) mit etwa 250 Millionen Spermien. Die Fruchtbarkeit ist gestört, wenn die Spermienzahl in einem Milliliter Ejakulat unter 20 Millionen liegt. Ebenso können zu langsame, zu kurzlebige oder fehlgebildete Spermien Unfruchtbarkeit verursachen. Eine Vaterschaft ist aber trotzdem möglich, wenn sie mit adäquater Hilfe und unter optimalen Bedingungen erfolgt.

FALLBEISPIEL

Adam, 39, kam zu Monica, Akupunkteurin, nachdem ein Spermatest eine ungenügende Spermienzahl und -motilität ergeben hatte. Der Arzt hatte ihm zu einer Diät und zu Stressbewältigungsübungen geraten. Monica: »Ich stellte fest, dass Adams Nieren-*Yin*, seine Lebensenergie, stark verringert war. Adam arbeitete 60 Wochenstunden als Verkaufsleiter und war sehr erschöpft.« Monica behandelte Punkte auf dem Nierenmeridian und dem Lenkergefäß (*siehe Seite 124*), um die Nieren zu erwärmen, und empfahl Adam viel Ruhe, nicht mehr zu rauchen und »wärmende« Speisen. Adams Spermienmotilität besserte sich, und zwei Jahre, nachdem er einen weniger stressreichen Arbeitsplatz angetreten hatte, zeugte er seinen Sohn.

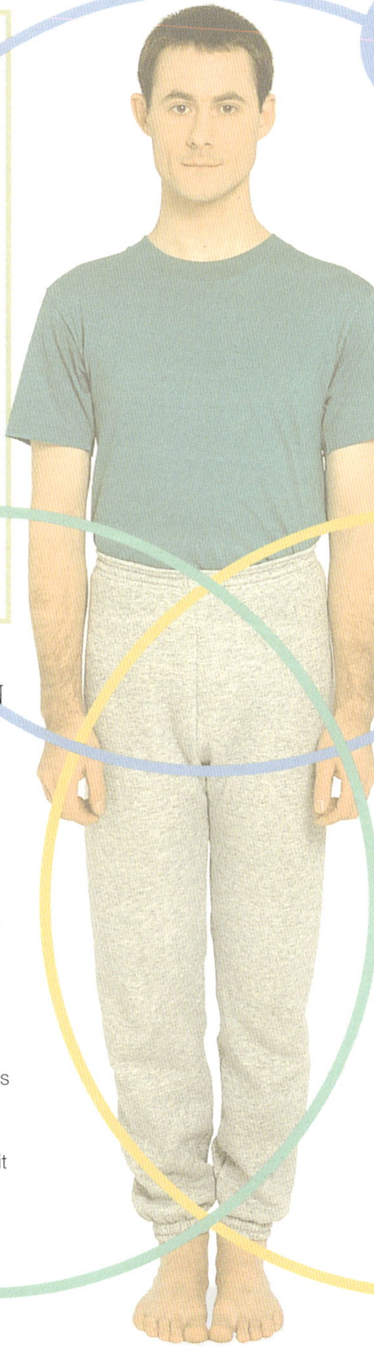

BIOCHEMISCHE FAKTOREN

Aus vielen Ländern werden sinkende Spermienzahlen gemeldet, und männliche Kinder kommen zunehmend mit missgebildeten Genitalien auf die Welt. Es besteht vermutlich eine Verbindung zwischen der Lebensweise und Umweltverschmutzung der Industrienationen und der abnehmenden Produktion des männlichen Hormons Testosteron.

BIOCHEMISCHE AUSLÖSER

• Rauchen • Röntgenstrahlen • Medikamente, z. B. Steroide • Alkohol • Koffein • Trinkwasser mit Rückständen wie Pestiziden oder Waschmitteln, die Varianten des weiblichen Östrogens enthalten und dadurch die Spermienzahl verringern können

STRUKTURELLE FAKTOREN

Die komplizierten männlichen Genitalien sind infolge ihrer Verlagerung nach außen umso anfälliger für Probleme, die zu Unfruchtbarkeit führen. Auch bei Störungen der Hoden, Blockierung der Harnröhre, Problemen bei der Erektion oder Ejakulation und einer insgesamt angeschlagenen Gesundheit geht die Spermienproduktion zurück.

STRUKTURELLE AUSLÖSER

• Fehllage oder Hochstand der Hoden • Krampfaderbruch (Krampfader im Hodensack)
• Entzündliche Infektionen, z. B. Mumps • Hohes Fieber • Über- oder Untergewicht • Zu viel oder zu wenig Samenflüssigkeit • Blockierte Samenleiter nach Verletzung oder Geschlechtskrankheit
• Probleme, z. B. retrograde Ejakulation, wobei der Samen in die Harnblase zurückfließt
• Erektionsstörungen *(siehe Seiten 82–83)*
• Vasektomie

PSYCHOSOZIALE FAKTOREN

Auf Dauer wirkt sich die konstante Produktion von Stresshormonen auch auf die für die Spermienproduktion zuständigen Hormone aus. Angst und Depression verstärken das Problem, eine Erektion zu erlangen und sie aufrechtzuerhalten (was nichts mit der niedrigen Spermienzahl zu tun hat). Die Angst vor Unfruchtbarkeit beeinflusst die Libido und vermindert die Lust auf Sexualität.

PSYCHOSOZIALE AUSLÖSER

• Stress in Beruf oder Partnerschaft • Verlust von Selbstvertrauen und Selbstachtung
• Depression

Körperbereiche *(siehe Seite 20)*

Zeichenerklärung: Wirksamkeitsnachweis *(siehe Seite 182)*

BIOCHEMISCH Körpersysteme, wie Verdauung

STRUKTURELL Muskeln, Knochen, Gelenke und Nerven

PSYCHOSOZIAL Gedanken, Gefühle und Beziehungen

am wenigsten wirksam ❶ ❷ ❸ ❹ ❺ am wirksamsten

Biochemische Therapieformen

Konventionelle Medizin

Die Schulmedizin fragt nach den zu Grunde liegenden hormonellen Problemen, die eine gelegentliche Unfruchtbarkeit beim Mann verursachen. Liegt die verringerte Spermienzahl an einem hormonellen Ungleichgewicht, wird Testosteron in Form von Injektionen oder Medikamenten (Clomiphen oder Gonadotropin) verordnet *(siehe Arzneimittelglossar, Seite 179)*.

Komplementärtherapien

Traditionelle Chinesische Medizin ❶
(siehe Seiten 124–125)
Bei Unfruchtbarkeit werden Akupunktur und pflanzliche Heilmittel empfohlen, die Wirksamkeit ist aber kaum durch klinische Studien belegt.

Westliche Pflanzenheilkunde ❷
(siehe Seite 127)
Ginseng und Sägepalme sind klassische Mittel zur Unterstützung der männlichen Fortpflanzungsfunktionen. **Achtung:** Ginseng nicht bei Bluthochdruck nehmen!

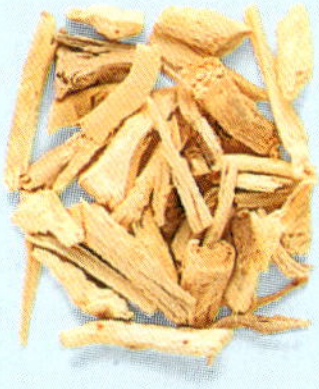
Getrockneter Ginseng

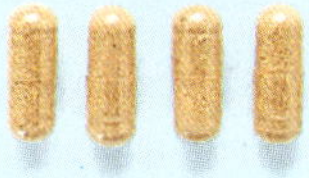
Ginsengkapseln

Ernährungstherapien ❸
(siehe Seiten 128–129)
Folgende Inhaltsstoffe sind potenziell günstig für eine gesunde Spermienfunktion: Zink, Folat, Selen, Vitamin C und E, Arginin und essentielle Fettsäuren. Nach einer Studie (1993) wurde das idiopathische Rundzellensyndrom, ein Typ von männlicher Unfruchtbarkeit, erfolgreich mit Folinsäure behandelt. Eine Studie der britischen Sheffield University (1995) belegt, dass eine dreimonatige Kur mit Vitamin E die Befruchtungsfähigkeit der Spermien steigert.

Selbsthilfemassnahmen

• Achten Sie auf eine ausgewogene, vollwertige Ernährung mit biologisch kontrollierten Produkten • Nicht rauchen, kein Kaffee oder Alkohol • Erhalten Sie Ihr normales Körpergewicht.

Strukturelle Therapieformen

Konventionelle Medizin

Um die Gründe für die Unfruchtbarkeit eines Paares festzustellen, wird zunächst ein Spermientest durchgeführt. Bei niedriger Spermienzahl und Fruchtbarkeit der Frau kann eine künstliche Befruchtung Abhilfe schaffen. Ein operativer Eingriff kann einen Krampfaderbruch (im Hodensack) beheben und manchmal eine Vasektomie rückgängig machen.

Komplementärtherapien

Massage ❷ *(siehe Seite 116)*
Partnermassage fördert den Stressabbau und kann eine positive Wirkung auf Libido und Sexualität ausüben.

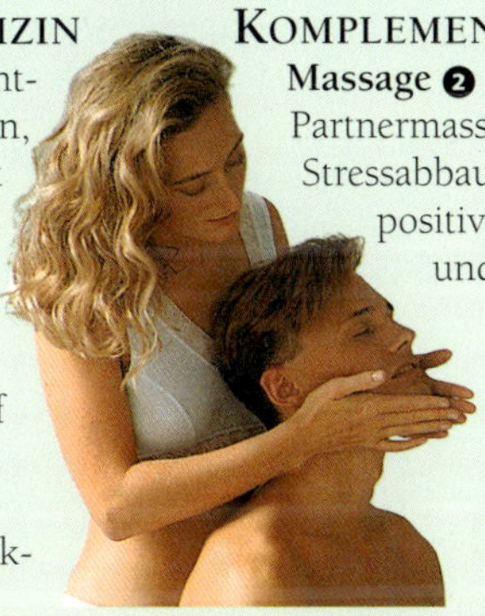
Gegenseitige Massagen führen zu einer entspannten, sinnlichen Erotik.

Selbsthilfemassnahmen

• Meiden Sie eng anliegende Kleidung, heiße Bäder und Sauna, da bei Überhitzung der Hoden weniger Spermien produziert werden • Benutzen Sie nur natürliche Gleitmittel (Kakaobutter), um die Spermienqualität nicht zu verändern • Vermeiden Sie Kraftakte • Tauchen Sie die Hoden dreimal pro Tag 10 Minuten in kaltes Wasser, um die Durchblutung und somit die Spermienproduktion zu steigern.

Psychosoziale Therapieformen

Konventionelle Medizin

Ist die Spermienzahl noch nicht allzu niedrig, bringt eine ganzheitliche Therapie aus schulmedizinischen und alternativen Elementen eine kleine, aber spürbare Besserung. Liegen weder strukturelle noch biochemische Ursachen vor, wird eine Veränderung der Lebensweise mit Entspannungs- und Stressbewältigungstechniken für das allgemeine Wohlbefinden empfohlen *(siehe Seiten 168–169)*.

Komplementärtherapien

Psychotherapie und Beratung ❷
(siehe Seiten 132–133)
Wenn die mangelhafte Spermienproduktion nicht zu behandeln ist, kann psychologische Beratung Sie bei der Problembewältigung unterstützen.

Autogenes Training und **Biofeedback** ❸ *(siehe Seite 136)*
Kognitive verhaltenstherapeutische Ansätze samt Autogenem Training und Biofeedback können bei zu geringer Spermienproduktion wirkungsvoll sein.

Selbsthilfemassnahmen

• Über Entspannungs- und Atemübungen *(siehe Seiten 170–171)* sowie Stressbewältigung werden Sie locker und bauen Stress ab • Wechseln Sie den Arbeitsplatz, wenn die Konzentrationen an Blei, Strahlung, Pestiziden, Lösungsmitteln und Hitze zu hoch sind.

SEXUELLE STÖRUNGEN BEIM MANN

Vor allem ältere Männer können Probleme haben, eine Erektion zu erlangen und sie über längere Zeit zu halten. Tritt die Störung nur vorübergehend oder gelegentlich auf, hat sie wahrscheinlich psychische Gründe. Dennoch leidet jeder zehnte Mann an einer *dauerhaften Erektionsstörung* – fälschlicherweise auch Impotenz genannt –, die meist strukturell oder biochemisch und häufig auch psychisch bedingt ist. Obwohl sich das Problem bei 90 Prozent der Fälle erfolgreich behandeln ließe, sind viele Männer nicht dazu bereit. Jede Dauerstörung kann jedoch das Symptom für eine Krankheit sein und sollte deshalb rechtzeitig untersucht werden.

BIOCHEMISCHE FAKTOREN

Oft ist die Ursache für das Unvermögen, eine Erektion zu erlangen und zu halten, durch verordnete und andere Arzneimittel verursacht. Seltener liegt ein hormonelles Ungleichgewicht vor.

BIOCHEMISCHE AUSLÖSER

• Alkohol und Medikamente, wie Antidepressiva, blutdrucksenkende und harntreibende Mittel *(siehe Arzneimittelglossar, Seite 179)* • Mangel an männlichem Hormon Testosteron • Übermaß an weiblichem Hormon Prolaktin (jeder Mann produziert auch weibliche Hormone) • Hoher Cholesterinspiegel, der Atherosklerose verursacht *(siehe Seiten 48–51)*

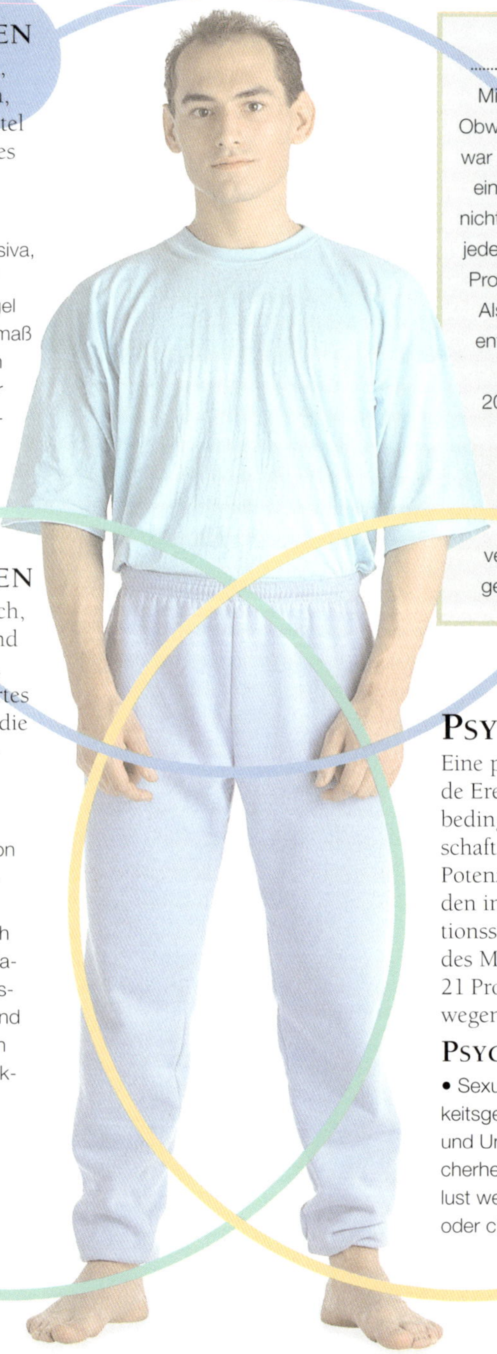

STRUKTURELLE FAKTOREN

Liegen die Gründe im physischen Bereich, beginnt das Problem ganz allmählich und zeigt sich in allen sexuellen Situationen. Strukturelle Gründe sind z. B. ein gestörtes Nervensystem oder Kreislaufprobleme, die eine Mangeldurchblutung des Penis bewirken.

STRUKTURELLE AUSLÖSER

• Schlechte Penisdurchblutung auf Grund von Atherosklerose *(siehe Seiten 48–51)* • Übermäßiger Blutabfluss vom Penis (»blutende Venen«) • Schädigung der Penisnerven durch Verletzungen, Operationen, Krankheiten • Diabetes, Alkohol, Rauchen, Medikamentenmissbrauch beeinträchtigen das Nervensystem und den Blutkreislauf • Schädigung des zentralen Nervensystems durch Schlaganfall oder Rückgratverletzungen • Beckenoperation, z. B. Entfernung der Prostata

FALLBEISPIEL

Mick, 32, kam zu der Psychologin Asha. Obwohl er den Sex stets lustvoll erlebt hatte, war er bei seiner aktuellen Partnerin unfähig, eine Erektion zu halten. »Ich verstehe das nicht«, sagte er. »Dabei liebe ich sie mehr als jede andere.« Asha fragte sich, warum Mick Probleme mit der emotionalen Nähe hatte. Als Mick nach einigen Sitzungen endlich entspannen konnte, erzählte er Asha von einer unglücklichen Liebe, die ihn als 20-Jährigen sehr verletzt hatte. Mit Ashas Hilfe erkannte Mick, dass er Nähe unbewusst mit Verletztwerden assoziierte. Sie riet dem Paar, einen Monat lang die körperliche Nähe ohne Geschlechtsverkehr zu üben. Sechs Monate später genoss Mick seine Sexualität wie zuvor.

PSYCHOSOZIALE FAKTOREN

Eine plötzlich und nur zeitweise auftretende Erektionsstörung ist meistens psychisch bedingt. In den Macho-Leistungsgesellschaften spielen Penisgröße und sexuelle Potenz eine übertriebene Rolle. Beschwerden im Genital- und Harntrakt, z. B. Erektionsstörung beeinträchtigen die Sexualität des Mannes. Eine Studie belegt, dass bei 21 Prozent der Patienten die Partnerschaft wegen Erektionsstörung auseinander ging.

PSYCHOSOZIALE AUSLÖSER

• Sexuelle Versagensangst und Minderwertigkeitsgefühl • Stress und Angst • Eheprobleme und Unzufriedenheit • Sexuelle Unlust • Unsicherheit über sexuelle Orientierung • Libidoverlust wegen Prostataproblemen, Depression oder chronischer Krankheit

Körperbereiche *(siehe Seite 20)*

BIOCHEMISCH Körpersysteme, wie Verdauung
STRUKTURELL Muskeln, Knochen, Gelenke und Nerven
PSYCHOSOZIAL Gedanken, Gefühle und Beziehungen

Zeichenerklärung: Wirksamkeitsnachweis *(siehe Seite 182)*

am wenigsten wirksam ❶ ❷ ❸ ❹ ❺ am wirksamsten

Biochemische Therapieformen

Konventionelle Medizin

Sildenafil *(Viagra – siehe Arzneimittelglossar, Seite 179)* führt zur Deblockierung der Blutgefäße im Penis und ermöglicht dadurch die Erektion. Es wird eine Stunde vor dem Geschlechtsverkehr eingenommen und wirkt nur bei Lust auf Sex und nach vorheriger Stimulation. Bei Herz- oder Leberfunktionsstörungen darf es wegen seiner Nebenwirkungen nicht genommen werden. Bei nachgewiesenem Testosteronmangel wird eine Ersatztherapie verordnet.

Komplementärtherapien

Traditionelle Chinesische Medizin ❶
(siehe Seiten 124–125)
Erektionsprobleme werden einer Nierenschwäche und Leber-*Qi*-Stagnation zugeordnet. Ginseng hilft bei Potenzschwäche. Die Reizung der Akupunkturpunkte auf dem Konzeptionsgefäß-Meridian und bestimmter Milz- und Blasen-Punkte verbessert den *Qi*-Fluss zu den Geschlechtsorganen verbessert. **Achtung:** Ginseng nicht bei Bluthochdruck anwenden!

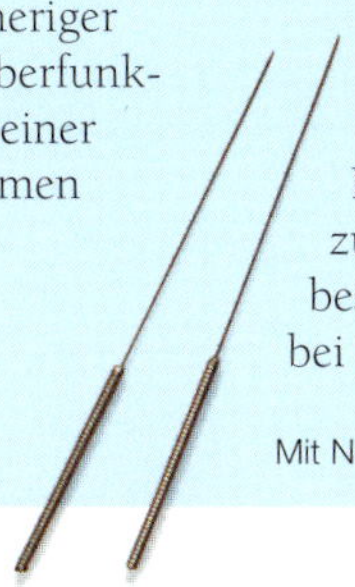
Mit Nadeln werden Akupunkturpunkte stimuliert.

Westliche Pflanzenheilkunde ❸
(siehe Seite 127)
Sägepalmextrakt ist ein herkömmliches Tonikum für das männliche Fortpflanzungssystem, ebenso Ginkgo. Eine Studie zeigt, dass 50 Prozent der Männer, die infolge schlecht durchbluteter Arterien keine Erektion hatten, durch Ginkgo geholfen werden konnte.

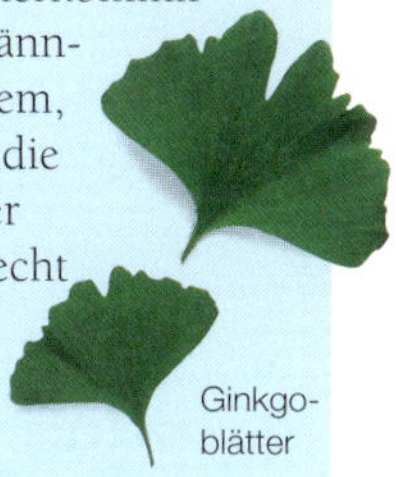
Ginkgoblätter

Selbsthilfemassnahmen

- Auf eine Kost mit biologischen Vollwertprodukten umstellen.

Strukturelle Therapieformen

Konventionelle Medizin

Bei leichten Gefäßproblemen werden Erektionshilfen verschrieben: Mit einer Pumpe wird ein Vakuum um das Glied erzeugt, damit Blut angezogen wird. Auch Implantate zur Versteifung werden in den Penis eingesetzt. Medikamente wie Alprostadil *(siehe Arzneimitteltelglossar, Seite 179)* werden vom Mann selbst in den Penis injiziert oder als Zäpfchen in die Harnröhre eingeführt, um eine Erektion zu erzeugen.

Komplementärtherapien

Massage ❷ *(siehe Seite 116)*
Die Partner massieren sich gegenseitig, um die erogenen Zonen am Körper der Partnerin oder des Partners zu erkunden.

Selbsthilfemassnahmen

- Bei Erektionsstörungen infolge »blutender« Venen kann die Kegel-Gymnastik (Beckenbodenübungen) die Operation ersetzen. Stoppen Sie mitten beim Wasserlassen und erspüren Sie, welcher Muskel angesprochen ist. Nach vier Sekunden loslassen. Denselben Muskel wieder vier Sekunden lang anspannen, loslassen und das Ganze viermal und mindestens zweimal am Tag wiederholen. Nach einer Woche die Anspannung auf acht Sekunden verlängern, dann auf zehn. Nach vier bis zwölf Wochen sollte sich eine Besserung einstellen
- Bewegen Sie sich regelmäßig, um den Kreislauf anzuregen
- Reduzieren Sie den Alkoholkonsum.

Psychosoziale Therapieformen

Konventionelle Medizin

Depression gehört zu den Hauptursachen bei Sexualproblemen. Erektionsstörungen sprechen oft gut auf die Placebobehandlung an. Hinzu kommen Stressbewältigungsmaßnahmen *(siehe Seiten 168–169)*, Psychotherapie, Hypnotherapie, Eheberatung und Sexualtherapie.

Komplementärtherapien

Psychotherapie und Beratung ❸
(siehe Seiten 132–133)
Die Psychotherapie forscht nach den unbewussten Ursachen, da sexuelle Störungen oft die Folge verdrängter Beziehungsprobleme sind. Sexualberater empfehlen die gegenseitige körperliche Kontaktaufnahme über zärtliches Streicheln und Umarmungen, wobei sich der Mann auf das Miteinander durch sinnliche Erotik anstatt auf die Penetration konzentriert, und der Geschlechtsakt im gegenseitigen Einvernehmen eine Zeit lang nicht vollzogen wird. Oft kommt es dann spontan zu einer Erektion, wenn man nichts mehr »bringen« muss.

Selbsthilfemassnahmen

- Durch Entspannungs- und Atemübungen *(siehe Seiten 170–171)* sowie Stressbewältigung werden Ängste und Spannungen abgebaut.

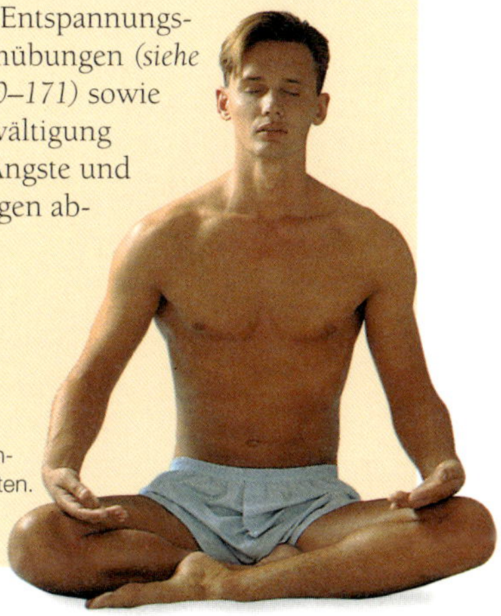
Meditation befreit von latent vorhandenen Ängsten.

STRESS

In Situationen, die uns überfordern oder in Gefahr bringen, stehen wir psychisch und physisch unter Stress. Andererseits führen fehlende Anregungen zu Langeweile und Inaktivität, so dass ein gewisses Maß an Stress notwendig ist, weil es uns zum Handeln veranlasst. Problematisch wird Stress, wenn Körper und Geist durch äußere oder innere Vorgänge ständig im »Ausnahmezustand« sind. Dauerstress gefährdet die betroffene Person ebenso wie ihre Beziehungen. Das Stressverhalten variiert je nach dem individuellen Reaktionsvermögen, das unter psychischen, physischen und biologischen Aspekten gestärkt werden kann.

Fallbeispiel

Die Ernährungstherapeutin Claudia beriet Steve, Mitte 30, Manager, wie er lernt mit Stress umzugehen. Steves Reserven waren aufgebraucht; er war launisch, und der Termindruck hinderte ihn am Schlafen. Zum »Aufputschen« trank er 10 bis 12 Tassen Kaffee pro Tag. »Koffein im Kaffee ist ein Stimulans«, erklärte Claudia. »In Kombination mit anderen sich wiederholenden Stressfaktoren kommt es langfristig zur Überstrapazierung der Nebennieren und dadurch zu Erschöpfungszuständen.« Steve, der den Kaffee absetzte, litt vier Tage an Entzugskopfschmerzen. Er trank Kräutertees, bewegte sich regelmäßig und machte Autogenes Training nach der Kassette. »Mit Ihrer Hilfe habe ich meine Lebens- und Arbeitsweisen umgestellt«, sagte er Monate später. »Mein Energieniveau ist besser, und ich bin nicht mehr so missmutig.«

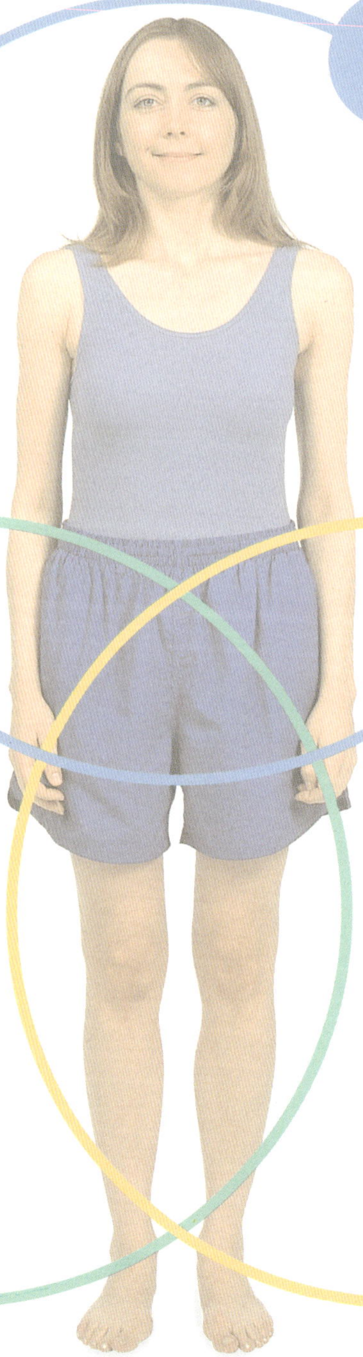

Biochemische Faktoren

Bei der so genannten »Flucht-oder-Angriff«-Reaktion *(siehe Seiten 168–169)* gelangen die Stresshormone Adrenalin, Noradrenalin und Cortisol in das Organsystem. Die Verdauung verlangsamt sich, da das Blut verstärkt in die Muskeln fließt, die Leber setzt Zucker und Fett für den Energiebedarf frei, der Speichel trocknet aus, die Atmung wird schneller. Dauerstress schwächt das Immunsystem und verursacht wiederkehrende Infektionen.

Biochemische Auslöser

• Fehlernährung • Alkohol • Koffein • Nikotin • Zusatzstoffe • Freizeitdrogen • Umwelt- und Luftschadstoffe

Strukturelle Faktoren

Die »Flucht-oder-Angriff«-Reaktion *(siehe Seiten 168–169)* erhöht die Herzfrequenz und den Blutdruck; die Muskeln ziehen sich zusammen. Verharrt der Körper in dieser Spannung, kommt es zu Beschwerden. Dauerstress verursacht Muskelverspannungen in Rücken, Nacken und Schultern. Spannungen in Darm, Herz und Zwerchfell führen zu schlechter Verdauung, Reizkolon, Verstopfung, Durchfall, Übelkeit, Hyperventilation und Herzrasen. Hautreizungen, Müdigkeit und Benommenheit infolge gestörter Nervenfunktionen können hinzukommen.

Strukturelle Auslöser

• Verletzung • Haltungsfehler • Lärm • Mangel an Bewegung und Entspannung

Psychosoziale Faktoren

Moderner Alltagsstress ist eher seelisch als körperlich bedingt. Besonders anfällig sind die zwanghaften, stillen und die ungeduldigen, »misstrauischen« Typ-A-Menschen *(siehe Seite 49)*. Psychische Dauerstresssymptome sind z. B. Konzentrationsmangel, Reizbarkeit, Weinerlichkeit, Angst- und Panikattacken, sexuelle Störungen, Schlaflosigkeit, zwanghaftes Essverhalten, Zwangsvorstellungen, Süchte und Depression.

Psychosoziale Auslöser

• Stressanfälligkeit • Unterdrückung von Angst, Zorn oder Kummer • Ungelöste Konflikte • Einsamkeit, Trauer, Verluste • Traumatische Erlebnisse, Schock • Unvermögen zu Entspannung und innerer Ruhe • Prüfungs- oder Versagensangst • Zeitdruck wegen langer oder unregelmäßiger Arbeitszeiten • Monotonie, Langeweile • Hoffnungs- und Hilflosigkeit

Körperbereiche *(siehe Seite 20)*

BIOCHEMISCH Körpersysteme, wie Verdauung
STRUKTURELL Muskeln, Knochen, Gelenke und Nerven
PSYCHOSOZIAL Gedanken, Gefühle und Beziehungen

Zeichenerklärung: Wirksamkeitsnachweis *(siehe Seite 182)*

am wenigsten wirksam ❶ ❷ ❸ ❹ ❺ am wirksamsten

Biochemische Therapieformen

Konventionelle Medizin

Tranquilizer *(siehe Arzneimittelglossar, Seite 179)* und Sedativa werden nur noch in schweren Fällen verschrieben.

Komplementärtherapien

Westliche Pflanzenheilkunde ❸ *(siehe Seite 127)*
Traditionelle Heilmittel wie Sibirischer Ginseng erhöhen die Widerstandskraft gegen Stress; Baldrian wirkt beruhigend und schlaffördernd; Kava-Kava hilft bei Angst und Muskelverspannungen. Wirksam sind Kräuterkombinationen, die auf die jeweiligen Beschwerden abgestimmt werden.
Achtung: Kein Ginseng bei Bluthochdruck oder Schwangerschaft; Baldrian nicht mit Schlafmitteln einnehmen!

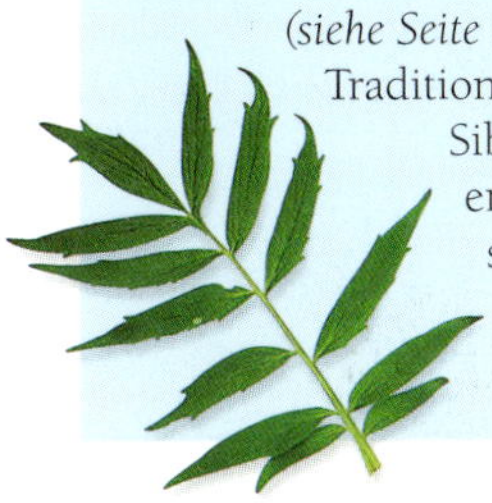
Baldrian beruhigt.

Ernährungstherapien ❷ *(siehe Seiten 128–129)*
Manche Nährstoffe werden durch Stress schneller verbraucht. Zusatzpräparate mit Vitamin-B-Komplex und entsprechende Nahrungsmittel unterstützen das Nervensystem; Vitamin C und Zink erhöhen die Infektionsabwehr.

Selbsthilfemassnahmen

- Essen Sie vollwertig mit viel Gemüse und Früchten, die reich an Antioxidantien sind *(siehe Seiten 158–159)*
- Reduzieren Sie den Konsum von Koffein, Alkohol und Tabak, und meiden Sie weitere unnötige Stimulantien.

Strukturelle Therapieformen

Konventionelle Medizin

Durch regelmäßige körperliche Bewegung werden Spannungen abgebaut und Endorphine (stimmungsaufhellende Substanzen) in die Blutbahn abgegeben.

Komplementärtherapien

Massage ❸ *(siehe Seite 116)*
Jede Form von Berührung setzt Endorphine frei (*siehe oben*). Massagen lockern die Muskulatur und führen zu Entspannung *(siehe Seite 170)*.
Aromatherapie ❸ *(siehe Seite 117)*
Ätherische Öle von Lavendel, Rose, Ylang-Ylang, Neroli oder Geranium lockern die Muskulatur und führen zu Entspannung.
Yoga ❸ *(siehe Seite 123)*
Streck- und Atemübungen unterstützen die Entspannung, lockern Verspannungen und wirken beruhigend. Besonders nützlich sind die Totenstellung und die wechselseitige Nasenlochatmung.
Traditionelle Chinesische Medizin ❸ *(siehe Seiten 124–125)*
Akupunktur fördert die tiefe innere Ruhe und geistige Konzentration, Tai Chi und Qigong unterstützen die Entspannung. Studien belegen, dass Tai Chi Stresshormone abbaut.

Selbsthilfemassnahmen

- Regelmäßige körperliche Bewegung setzt Endorphine frei, baut stressbedingte Blockaden ab und löst Verspannungen.

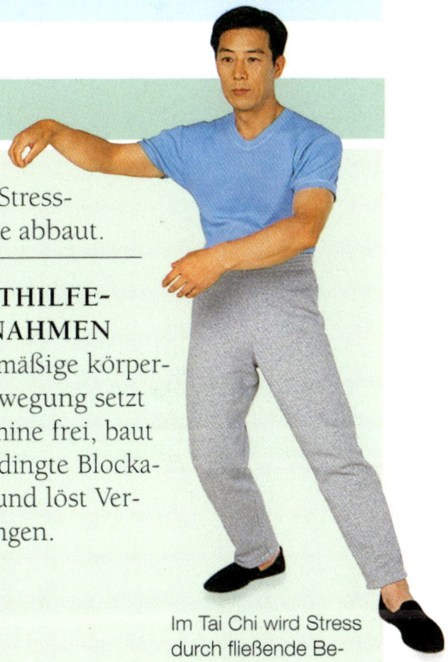
Im Tai Chi wird Stress durch fließende Bewegungen abgebaut.

Psychosoziale Therapieformen

Konventionelle Medizin

In 80 Prozent der Fälle wird der Hausarzt wegen stressbedingter Leiden aufgesucht. Unter ärztlicher Aufsicht werden die Ursachen des Dauerstresses ermittelt und nach Möglichkeiten gesucht, mit Stress umzugehen.

Komplementärtherapien

Psychotherapie und Beratung ❹ *(siehe Seiten 132–133)*
Die kognitive Verhaltenstherapie kann infolge veränderter Sichtweisen die Fähigkeit mit Stress umzugehen verbessern.
Visualisierung ❸ *(siehe Seite 134)*
Dies ist eine der etablierten Methoden, um in den Entspannungszustand zu gelangen.
Meditation ❹ *(siehe Seite 135)*
Nach US-Studien kann die »Flucht- oder-Angriff«-Reaktion durch regelmäßige Meditation rückgängig gemacht werden. Sie führt in einen Zustand tiefer körperlicher Entspannung und geistiger Wachheit.
Autogenes Training ❸ *(siehe Seite 136)*
Das Training besteht aus einer Reihe von Übungen zur Entspannung, Selbsthypnose und Meditation. Später werden die Übungen allein durchgeführt.

Selbsthilfemassnahmen

- Machen Sie Entspannungs- und Atemübungen *(siehe Seiten 170–171)*
- Führen Sie ein Stresstagebuch *(siehe Seite 175)*
- Entdecken Sie Ihre eigenen Bewältigungsstrategien.

ANGSTZUSTÄNDE UND PANIKATTACKEN

Angst ist die normale Reaktion auf Gefahr. Sie ist Bestandteil der »Flucht-oder-Angriff«-Reaktion (*siehe Seiten 168–169*), die Körper und Geist in Alarmbereitschaft versetzt. Bei Dauerstress treten körperliche Beschwerden auf, z. B. Kopfschmerzen, Bluthochdruck und Herzklopfen. Panikattacken sind Ausbrüche intensiver Angst, die meist von unangenehmen körperlichen Wahrnehmungen begleitet werden und durch ihre Intensität den normalen Alltag behindern. Etwa jeder Zehnte hat einmal im Leben Angstzustände, irrationale Ängste, Phobien oder Zwangsstörungen.

FALLBEISPIEL

Andrew, Psychologe, behandelte Jenny, 21, wegen ihrer Panikattacken. »Ich habe Angst, mein Herz klopft, ich werde atemlos, habe Schweißhände, die Lippen und Finger kribbeln. Ich dachte, ich hätte eine Herzkrankheit, aber der Befund war negativ.« Es stellte sich heraus, dass die Großmutter einen Schlaganfall erlitt, als Jenny gerade ihre Prüfungen ablegte und nicht zu ihr konnte. Die Großmutter starb. »Damals musste Jenny ihre Gefühle unterdrücken«, erklärte Andrew. »Das kribbelnde, taube Gefühl war nur das Symptom einer Hyperventilation, aber sie glaubte an einen Schlaganfall.« Andrew brachte Jenny die Zwerchfellatmung bei und überwies sie an eine Trauerberatung. Als sie den Zusammenhang zwischen ihren Panikattacken und ihren Schuldgefühlen erkannte, begann sich ihr Zustand zu bessern.

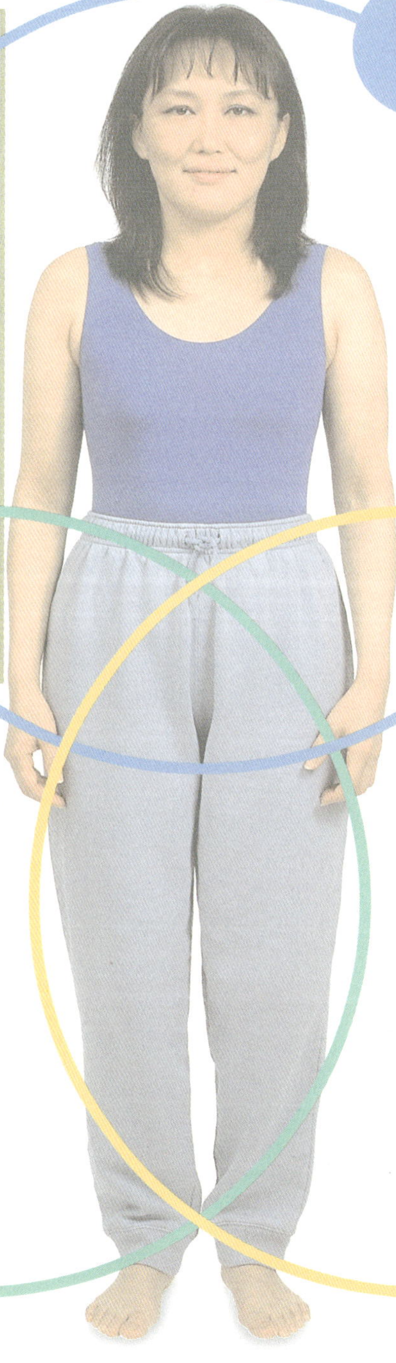

BIOCHEMISCHE FAKTOREN

Bei der »Flucht-oder-Angriff«-Reaktion durch Stress kommt es zu einer erhöhten Freisetzung von Hormonen, zu Herzklopfen und Muskelanspannung. Die Atmung wird zur Brustatmung, wird rasch, flach, unregelmäßig. Dies führt zur Hyperventilation, durch das gestörte CO_2/O_2-Verhältnis im Blut verändert sich dessen pH-Wert, Kreislauf und Nervensystem werden beeinträchtigt. Symptome sind Atemnot, Ohnmachtsgefühle, Kribbeln und Taubheit in den Lippen und Händen, schmerzhafte Muskelkrämpfe. Todesangst verschlimmert das Ganze.

BIOCHEMISCHE AUSLÖSER

• Niedriger Blutzucker (Hypoglykämie) • Stimulantien wie Koffein oder Alkohol • Reizstoffe in der Nahrung • Nahrungsmittelintoleranzen • Veränderung der Körperchemie durch Hyperventilation • Anhaltend hoher Adrenalinspiegel

STRUKTURELLE FAKTOREN

Wenn die körperlichen Belastungen durch den permanenten Alarmzustand als bedrohlich empfunden werden, verschlimmert sich die Angst. Längerfristig schwächt Angst das Immunsystem und trägt zu Krankheiten wie Bluthochdruck und Reizkolon bei. Körperliche Beschwerden sind z. B. Schweißausbrüche, Brustschmerz, Herzklopfen, Verdauungsstörungen, Kopf- und Rückenschmerzen.

STRUKTURELLE AUSLÖSER

• Muskelanspannung • Bewegungsmangel • Zu schnelles Atmen (Hyperventilation)

PSYCHOSOZIALE FAKTOREN

Die Ursachen der Angst sind nicht immer klar. Sie kann erblich oder durch frühe Erlebnisse bedingt sein. Pessimistische, perfektionistische, nervöse oder neurotische Menschen sind besonders stressanfällig. Ängstliche Menschen neigen zu Hyperventilation; die körperlichen Begleitsymptome verstärken die Angst.

PSYCHOSOZIALE AUSLÖSER

• Überreaktion auf die geringsten körperlichen Veränderungen (Schmerzen, Herzfrequenz, Darm) • Die Überzeugung, dass die Beschwerden bedrohlich sind • Erbliche Verhaltensmuster • Überbelastung durch zu viel Stress • Negative Erfahrungen

Körperbereiche *(siehe Seite 20)*

- **BIOCHEMISCH** Körpersysteme, wie Verdauung
- **STRUKTURELL** Muskeln, Knochen, Gelenke und Nerven
- **PSYCHOSOZIAL** Gedanken, Gefühle und Beziehungen

Zeichenerklärung: Wirksamkeitsnachweis *(siehe Seite 182)*

am wenigsten wirksam ❶ ❷ ❸ ❹ ❺ am wirksamsten

BIOCHEMISCHE THERAPIEFORMEN

KONVENTIONELLE MEDIZIN

Die kurzfristige Einnahme leichter Tranquilizer oder Betablocker *(siehe Arzneimittelglossar, Seite 179)* lindert akute Ängste. Bei Panikattacken werden Antidepressiva verordnet.

KOMPLEMENTÄRTHERAPIEN

Westliche Pflanzenheilkunde ❸ *(siehe Seite 127)*
Mindestens eine klinische Studie belegt die Wirksamkeit des Extrakts der polynesischen Heilpflanze Kava-Kava gegen Ängste. Baldrian stoppt die sich überschlagenden Gedanken; Passionsblume hilft gegen andauernde Angstzustände und Johanniskraut gegen Depression.

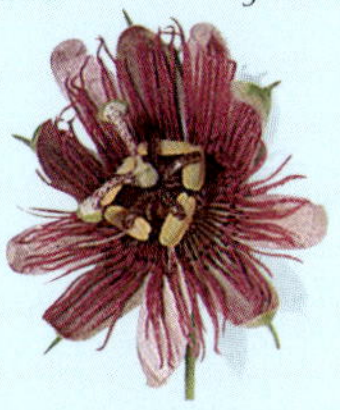
Passionsblume

Achtung: Johanniskraut nicht mit Antidepressiva, Baldrian nicht mit Schlaftabletten zusammen nehmen!

Ernährungstherapien ❸
(siehe Seiten 128–129)
Eine Eliminationsdiät hilft bei der Ermittlung eventueller Reizstoffe in der Nahrung, die Verstimmungen auslösen. Angstzustände infolge von Magnesium- und Calciummangel werden durch entsprechende Zusatzpräparate behandelt; Vitamin-B-Komplex-Zusatzstoffe unterstützen das Nervensystem.

SELBSTHILFEMASSNAHMEN

• Achten Sie auf regelmäßige Mahlzeiten mit reichlich Protein und komplexen Kohlenhydraten • Vermeiden Sie Koffein und Alkohol • Bei akutem Anfall in eine Tüte atmen, so wird der Kohlendioxidverlust im Blut ausgeglichen.

STRUKTURELLE THERAPIEFORMEN

KONVENTIONELLE MEDIZIN

Empfohlen werden die nachstehend aufgeführten Komplementärtherapien.

KOMPLEMENTÄRTHERAPIEN

Massage ❸ *(siehe Seite 116)*
Regelmäßige Massagen lösen Verspannungen und bauen Stress und Ängste ab.

Aromatherapie ❸ *(siehe Seite 117)*
Eine beruhigende Massage mit ätherischen Ölen wie Lavendel, Neroli oder Muskatellersalbei kann hilfreich sein. Wie klinische Versuche zeigten, ging die Angst bei den Patienten nach Massagen mit Römischem Kamillen- und Neroliöl zurück.
Achtung: Das ätherische Öl der Kamille nicht während der ersten 16 Schwangerschaftswochen verwenden!

Heilende Hände ❸
(siehe Seite 122)
Ziel ist ein harmonischer Energiefluss. Durch Handauflegen wird bei stationären Patienten Angst besser gelindert als durch flüchtige Berührungen oder Gespräche.

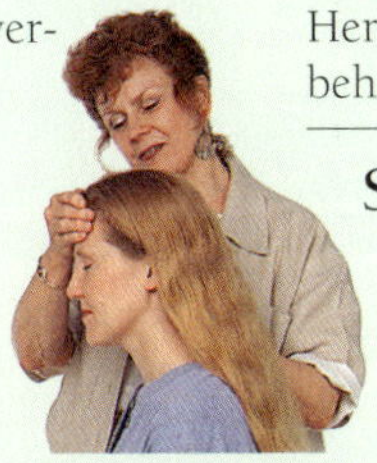
Durch Handauflegen werden Ängste abgebaut.

Akupressur ❷ *(siehe Seite 125)*
Angst wird über die Stimulation der Akupressurpunkte Leber 3, Lunge 14, Herz 7, Pericardium 6 und Yintang behandelt.

SELBSTHILFEMASSNAHMEN

• Yoga und Tai Chi *(siehe Seiten 123 und 125)* lockern körperliche Verspannungen • Regelmäßiges Aerobic erhöht den Ausstoß stimmungshebender Hormone und entspannt.

PSYCHOSOZIALE THERAPIEFORMEN

KONVENTIONELLE MEDIZIN

Patienten mit schweren Symptomen werden an die Psychiatrie überwiesen. Psychologische Beratung ist wichtig, wenn die Angst infolge einer traumatischen Erfahrung auftritt (posttraumatische Stressreaktion). Bei Zwangsstörungen und Phobien, die das normale Alltagsleben beeinträchtigen, sind Spezialisten hinzuziehen.

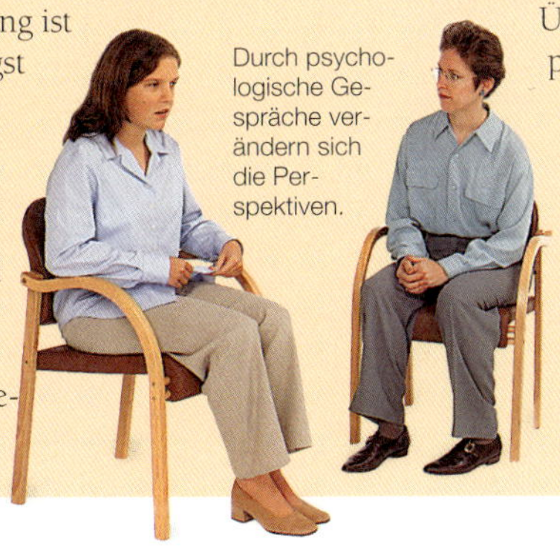
Durch psychologische Gespräche verändern sich die Perspektiven.

KOMPLEMENTÄRTHERAPIEN

Psychotherapie und Beratung ❹
(siehe Seiten 132–133)
Über die Psychotherapie können die Patienten die Ursachen ihrer Ängste erkennen, begreifen und verarbeiten. Die kognitive Verhaltenstherapie verändert Angst verstärkende Denk- und Verhaltensmuster.

Hypnotherapie ❸ *(siehe Seite 134)*
Die Patienten lernen Techniken, wie sie unwillkürliche Stressreaktionen, wie Prüfungsangst, auflösen können.

Meditation ❹ *(siehe Seite 135)*
Über »Bewusstwerdung« können Angstreaktionen nachweislich gebessert werden.

SELBSTHILFEMASSNAHMEN

• Entspannungs- und Atemtechniken *(siehe Seiten 170–171)* helfen • Bedenken Sie, dass die Symptome harmlos und vorübergehend sind.

DEPRESSION

Depression steht für ein negatives Gefühlsspektrum, das von gelegentlicher Traurigkeit und Trübsal über tiefste Verzweiflung bis hin zu Lebensüberdruss reicht. Die Häufigkeit klinischer Depressionen nimmt zu. Ein Drittel aller Menschen leidet irgendwann einmal an Depression, davon fünf Prozent dauerhaft. Zwei Drittel der diagnostizierten Fälle betreffen Frauen. Ebenso viele Männer neigen zu erblich bedingten manisch-depressiven Störungen mit extremen Gemütsschwankungen. In leichteren Fällen helfen Komplementärtherapien; klinische oder manische Formen von Depression müssen schulmedizinisch behandelt werden.

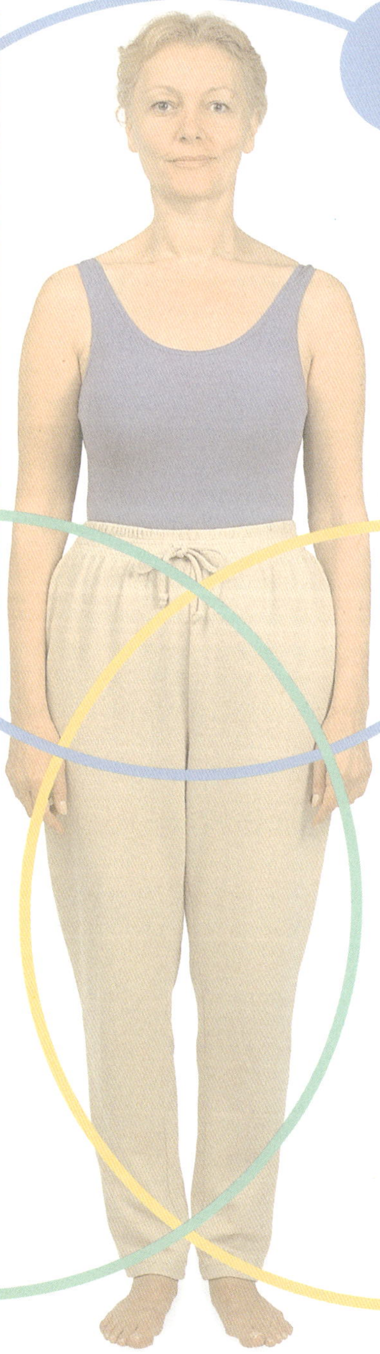

Warnsignale

Sobald vier Symptome der folgenden Liste über vier Wochen lang ohne erkennbare Gründe auftreten, ist ärztliche Hilfe angesagt:

- Interesselosigkeit und Lebensunlust
- Antriebs- und Motivationsmangel; die geringste Aufgabe kostet Überwindung
- Extreme Müdigkeit und Energieverlust
- Schmerzen unbekannter Herkunft
- Erregbarkeit, Reizbarkeit und Unruhe
- Ab-/Zunahme von Appetit und Gewicht
- Schlaflosigkeit, sehr frühes Erwachen oder übermäßiges Schlafbedürfnis
- sinkende Zuneigung für Nahestehende
- Abnehmendes Interesse an Sex
- Verlust des Selbstvertrauens
- Mangelndes Selbstwertgefühl, Schuld- und Minderwertigkeitsgefühle, Scham, Hilf- und Hoffnungslosigkeit
- Stimmungsschwankungen
- Selbstmordgedanken – Sie brauchen unbedingt Hilfe!

Biochemische Faktoren

Fehlende Neurotransmitter (chemische Substanzen im Gehirn) gelten als Krankheitsfaktor. Durch Medikation werden die Mengen an Serotonin und anderen Neurotransmittern, die die Stimmung beeinträchtigen, durch Reizung der Gehirnzellen erhöht. Auch physische Krankheiten und hormonelle Veränderungen wirken auf die Psyche ein und führen zu Depressionen. Da sie in manchen Familien gehäuft auftreten, könnte es auch erblich bedingte Fälle geben.

Biochemische Auslöser

• Erbliche Veranlagung • Hormonelle Veränderungen durch Schwangerschaft (postnatale Depression), Prämenstruelles Syndrom, orale Verhütung und Klimakterium • Alkohol • Medikamente • Viruskrankheiten wie Grippe, Hepatitis oder Pfeiffer-Drüsenfieber • Krebs sowie endokrine, neurologische und Immunkrankheiten • Nahrungsmittelintoleranzen

Strukturelle Faktoren

Depressive lassen sich zunächst wegen permanenter Müdigkeit oder Schmerzen behandeln. Die Depression an sich äußert sich körperlich in anderen Formen: Depressive neigen eher zu Herzkrankheiten und Osteoporose. Als erwiesen gilt, dass durch wiederkehrende Depressionen die Verbindung zwischen den für positive Gefühle zuständigen Nervenzellen unterbrochen wird. Zudem verursacht Lichtmangel während der Wintermonate saisonbedingte so genannte Winterdepression.

Strukturelle Auslöser

• Körperliche Krankheit • Chronischer Schmerz • Infektionen • Schlafmangel • Mangel an Sonnenlicht

Psychosoziale Faktoren

Wahrscheinlich sind 50 Prozent der Depressionen auf Stress zurückzuführen. Durch Stresserfahrungen in der frühen Kindheit können die späteren Depressionen angelegt werden. Besonders depressionsgefährdet ist der pessimistische, introvertierte und ängstliche Persönlichkeitstyp.

Psychosoziale Auslöser

Stresserfahrungen in Kindheit und Jugend • Vererbung • Ängstliche, pessimistische, perfektionistische oder introvertierte Persönlichkeiten • Verlust oder Trauer • Angst • Arbeitslosigkeit • Überarbeitung • Einsamkeit • Beziehungsprobleme

Körperbereiche *(siehe Seite 20)*

- BIOCHEMISCH Körpersysteme, wie Verdauung
- STRUKTURELL Muskeln, Knochen, Gelenke und Nerven
- PSYCHOSOZIAL Gedanken, Gefühle und Beziehungen

Zeichenerklärung: Wirksamkeitsnachweis *(siehe Seite 182)*

am wenigsten wirksam ❶ ❷ ❸ ❹ ❺ am wirksamsten

Biochemische Therapieformen

Konventionelle Medizin

Antidepressiva *(siehe Arzneimittelglossar, Seite 179)* können bei Depression die letzte Rettung sein. Es gibt drei große Gruppen: Selektive Serotonin-Reuptake-Hemmer wie Paroxelin; trizyklische Antidepressiva und Monoaminooxidase-Hemmer. Hinzu kommen die relativ neuen Noradrenalin-Reuptake-Hemmer. Lithium hilft bei wiederkehrender Depression und manisch-depressiven Erkrankungen.

Komplementärtherapien

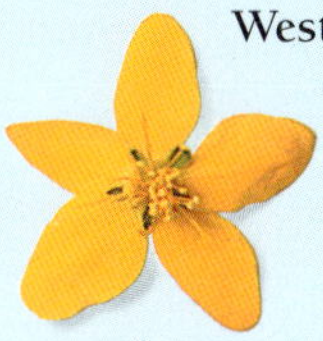

Johanniskraut

Westliche Pflanzenheilkunde ❹ *(siehe Seite 127)* Johanniskraut hat bei leichteren Formen der Depression die gleiche Wirkung wie Antidepressiva, aber weit weniger Nebenwirkungen. **Achtung:** Johanniskraut darf nicht mit herkömmlichen Antidepressiva zusammen eingenommen werden!

Ernährungstherapien ❸ *(siehe Seiten 128–129)*

Vitamin B_6 und Magnesium helfen bei prämenstrueller Depression. Möglicherweise besteht eine Störung des chemischen Gesamtgleichgewichts im Gehirn, z. B. durch Folsäure- und Vitamin-B-Mangel, oder Nahrungsmittelintoleranz. Für die Zusatzstoffe 5-HTP und SAM-E fehlen ausreichende Studien.

Selbsthilfemassnahmen

- Essen Sie gesund und ausgewogen
- Meiden Sie Alkohol und Freizeitdrogen.

Strukturelle Therapieformen

Konventionelle Medizin

Regelmäßiges Körpertraining hilft bei leichter Depression, da sie natürliche Stimmungsaufheller freisetzt. Aerobic-Übungen sind bei leichter Depression so wirksam wie Psychotherapie und Entspannungsübungen. Studien zeigen, dass sie Depression vorbeugen können und dass die Arbeit an der körperlichen Inaktivität und negativen Wahrnehmung des eigenen Körpers erfolgreich ist. Die Therapie der Zukunft, die bei einer Versuchsgruppe mit schwerer Depression vorübergehend Besserung brachte, besteht in der Sendung starker magnetischer Impulse an spezifische Bereiche des Gehirns.

Komplementärtherapien

Massage ❷ *(siehe Seite 116)* Massage hilft entspannen, hebt die Stimmung und ist gut gegen Depression.

Aromatherapie ❷ *(siehe Seite 117)* Es gibt verschiedene ätherische Öle, die eine Entspannung und Verbesserung der Stimmung herbeiführen, z. B. Bergamotte, Rose, Neroli, Ylang-Ylang und Lavendel.

Akupunktur ❸ *(siehe Seite 125)* Vor allem die Elektroakupunktur ist erfolgreich.

Selbsthilfemassnahmen

- Yoga *(siehe Seite 123)* verbessert die Haltung und bietet ein unterstützendes Umfeld.

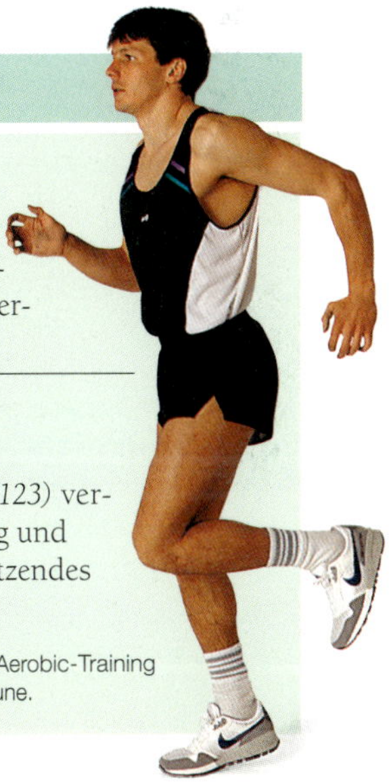

Regelmäßiges Aerobic-Training macht gute Laune.

Psychosoziale Therapieformen

Konventionelle Medizin

Depression steht für unterdrückte Gefühle, wie Zorn und Verlust. Bei leichten Depressionen kann die Medikation durch Gespräche und praktische Hilfeleistungen ersetzt werden. Eventuell wird eine kognitive Verhaltenstherapie empfohlen, die bei gemäßigten Depressionen nachweislich so wirksam wie Antidepressiva ist. Erfolgreich ist auch die Medikation in Verbindung mit psychosozialen Maßnahmen

Komplementärtherapien

Psychotherapie und Beratung ❹ *(siehe Seiten 132–133)*
Die kognitive Verhaltenstherapie rät dazu, mehr angenehme Dinge zu machen, negative Verhaltens- und Denkmuster zu erkennen und soziale Fähigkeiten zu entwickeln, um leichter Kontakte zu knüpfen.

Selbsthilfemassnahmen

- Praktizieren Sie jede beliebige Methode zum Stressabbau *(siehe Seiten 168–169)* • Über Atem- und Entspannungstechniken *(siehe Seiten 170–171)* lernen Sie Spannungen und Ängste abzubauen • Hören Sie Ihre Lieblingsmusik • Unterdrücken Sie nichts, sondern lernen Sie, Probleme mit anderen Menschen zu besprechen • Teilen Sie große Probleme in mehrere kleinere auf und nehmen Sie sich vor, jeden Tag ein Stück davon zu lösen • Brüten Sie nicht • Wenn Sie auf ihr Äußeres achten, heben Sie Ihr Selbstwertgefühl
- Sagen Sie sich, dass die negativen Gefühle irgendwann vorbei sind.

SCHLAFSTÖRUNGEN

Genügend Schlaf ist wichtig für den Wiederaufbau und die Regeneration des Körpergewebes, die Knochen- und Muskelbildung und das Immunsystem. Schlafmangel macht müde und reizbar. Unter Schlafstörungen leiden vor allem überarbeitete, gestresste und ältere Menschen. Es gibt drei Kategorien: Einschlafstörungen, die durch Sorgen verursacht werden; Durchschlafstörungen; verkürzter Schlaf durch zu frühes Aufwachen. Durchschlafstörungen sind Anzeichen von Depressionen, Krankheiten, Dauerschmerz oder Unregelmäßigkeiten der biologischen (»inneren«) Uhr.

FALLBEISPIEL

Jane, Phytotherapeutin, behandelte Joe, der längere Zeit an Schlaflosigkeit litt. Nachdem er jahrelang Schicht gearbeitet hatte, schlief er schlecht ein und wurde häufig durch Träume geweckt. In manchen Nächten schlief er nur fünf Stunden. Jane gab ihm eine Kräutermischung, die er abends trinken sollte: Baldrian und Passionsblume für Ruhe und festen Schlaf, Kava-Kava zur körperlichen Entspannung und gegen die Ängste infolge unruhiger Träume. Jane empfahl ihm auch eine Kassette mit Entspannungsübungen, die er jeden Tag eine halbe Stunde machen sollte. Joe schlief nach und nach rascher ein und wachte erfrischt auf – ohne den für Schlaftabletten typischen »Kater«.

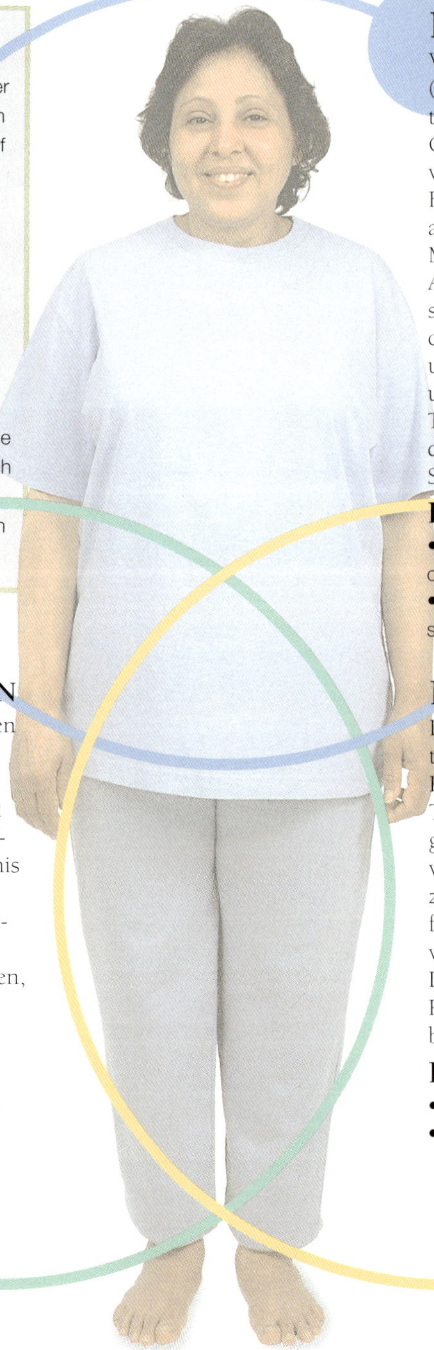

BIOCHEMISCHE FAKTOREN

Während der traumfreien Tiefschlafphase (NREM) wird das Wachstumshormon Somatotropin (STH) ausgeschüttet. Es regeneriert Gewebe und Leber, erhält die Immunabwehr und unterstützt die Umwandlung von Fett in Muskeln. Die Zirbeldrüse reagiert auf Dunkelheit und produziert die Substanz Melatonin, die Müdigkeitsgefühle auslöst. Andere Substanzen steuern den Wachzustand und das Gesamtgleichgewicht der chemischen Einflüsse im Gehirn, wenn wir uns müde oder wach fühlen. Aus noch ungeklärten Gründen verkürzt sich die Tiefschlafphase im Alter, so dass die Hälfte der 40- bis 55-Jährigen gelegentliche Schlafstörungen haben.

BIOCHEMISCHE AUSLÖSER

• Veränderungen der »inneren« Uhr infolge Jetlag oder Schichtarbeit • Koffein • Alkohol • Nikotin • Medikamente wie Betablocker oder Schilddrüsenpräparate

STRUKTURELLE FAKTOREN

Der Schlaf wechselt zwischen traumreichen REM-Phasen (rapid eye movement) und traumlosen SEM-Phasen (slow eye movement), auch NREM-Phasen genannt. Damit wir uns erholen können, muss die Schlafphase lang genug sein. Das Schlafbedürfnis ist unterschiedlich; das Optimum für Erwachsene liegt bei sieben bis acht Stunden Schlaf, aber die meisten Menschen scheinen mit sechs Stunden auszukommen, ohne müde zu sein.

STRUKTURELLE AUSLÖSER

• Bewegungsmangel • Krankheit oder chronische Schmerzen • Ungeeignete Schlafumgebung: zu warm, zu kalt, zu laut oder unbequem

PSYCHOSOZIALE FAKTOREN

Die REM-Traumphase ist für die Verarbeitung der Tagesereignisse und seelischer Probleme sehr wichtig. Stress und Angst, Termindruck, familiäre Angelegenheiten, gesundheitliche und persönliche Krisen verursachen angeblich mindestens 50 Prozent der Schlafstörungen und sind meist für plötzlich auftretende Schlaflosigkeit verantwortlich. Anderenfalls können Depression oder Angst die Ursachen sein. Psychologische Maßnahmen erweisen sich bei Schlafstörungen als sehr erfolgreich.

PSYCHOSOZIALE AUSLÖSER

• Sorgen (auch die Sorge, nicht einzuschlafen)
• Depressionen (infolge von Durchschlafstörungen)

Körperbereiche *(siehe Seite 20)*

BIOCHEMISCH Körpersysteme, wie Verdauung
STRUKTURELL Muskeln, Knochen, Gelenke und Nerven
PSYCHOSOZIAL Gedanken, Gefühle und Beziehungen

Zeichenerklärung: Wirksamkeitsnachweis *(siehe Seite 182)*

am wenigsten wirksam ❶ ❷ ❸ ❹ ❺ am wirksamsten

Biochemische Therapieformen

Konventionelle Medizin
Schlaftabletten oder Tranquilizer *(siehe Arzneimittelglossar, Seite 179)* sind nur eine kurzfristige Lösung bzw. für den Notfall. Wird das frühe Aufwachen durch Depression verursacht, helfen Antidepressiva.

Komplementärtherapien
Westliche Pflanzenheilkunde ❹ *(siehe Seite 127)*
Johanniskraut hilft vor allem dann, wenn die Schlafstörung durch eine leichte Depression verursacht wird. Baldrian, Passionsblume und Hopfen gelten traditionsgemäß als schlaffördernd; die Wirksamkeit von Baldrian ist bewiesen.
Achtung: Baldrian nicht zusammen mit anderen Schlafmitteln nehmen, Johanniskraut nicht zusammen mit pharmazeutischen Antidepressiva!
Ernährungstherapien ❸ *(siehe Seiten 128–129)*
Verordnet werden Zusatzpräparate mit dem Hormon Melatonin, um die infolge von Zeitverschiebungen oder Schichtarbeit gestörte »innere« Uhr wiederherzustellen.

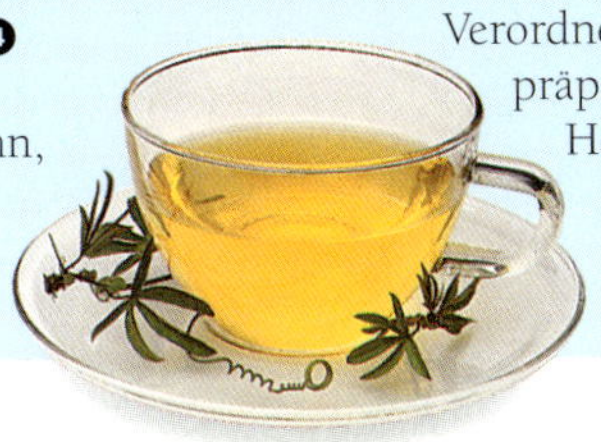
Passionsblumen-Tee

Selbsthilfemassnahmen
• Kein Koffein, Alkohol oder Nikotin vor dem Schlafengehen • Zwei Stunden vor dem Zubettgehen nicht mehr essen, weil die Verdauungsvorgänge den Schlaf stören • Bananen, Milch oder Vollkornkekse sind gute Snacks – Kohlenhydrate mit viel natürlichem Tryptophan, aus dem Melatonin entsteht • Gehen Sie rechtzeitig zu Bett: Langes Wachbleiben verstellt die »innere« Uhr.

Strukturelle Therapieformen

Konventionelle Medizin
Lichttherapie unterstützt die Einstellung der »inneren« Uhr: Helles Licht am Morgen ist gut für Menschen, die immer später ins Bett gehen und morgens nicht aufwachen; Licht am Abend hilft denen, die immer früher ins Bett gehen.

Komplementärtherapien
Massage ❷ *(siehe Seite 116)*
Massagen lösen Muskelverspannungen, verringern Ängste und regen die Freisetzung schlaffördernder Substanzen im Gehirn an.
Aromatherapie ❸ *(siehe Seite 117)*
Inhaliert, als Badezusatz oder Massageöl, wirkt ätherisches Lavendelöl einschläfernd. Ein Versuch hat bewiesen, dass der permanente Duft des Neroliöls beruhigend wirkt und selbst bei seelischem Stress das Schlafverhalten verbessert.
Hydrotherapie ❷ *(siehe Seite 126)*
Ein warmes Bad durchblutet, entspannt die Muskulatur und bewirkt einen tiefen Schlaf – wie auch körperliche Bewegung.

Selbsthilfemassnahmen
• Regelmäßige Bewegung baut Stresshormone ab und steigert die Ausschüttung von STH *(siehe gegenüber)* • Meiden Sie größere Aktivitäten (außer Sex) drei Stunden vor dem Schlafengehen • Lüften Sie das Schlafzimmer: 24 °C ist die optimale Temperatur • Schlafen Sie auf einer festen Matratze • Trinken Sie nicht vor dem Schlafengehen • Gegen zu helles Morgenlicht hilft eine Augenmaske oder ein dicker Vorhang am Fenster.

Psychosoziale Therapieformen

Konventionelle Medizin
Empfohlen werden eine »Schlafpflege« (Regeln für schlafförderndes Verhalten) und eine Schlafeinschränkung mit einer Bettliegezeit von höchstens sechs Stunden. Die Reizkontrolltherapie betont die Rolle des Bettes als Stimulus für Schlaf oder Sex, um die Assoziation von Bett und Schlaflosigkeit aufzuheben.

Komplementärtherapien
Hypnotherapie ❹ *(siehe Seite 134)*
Selbsthypnose zum Einschlafen und für besseren Schlaf. Innere Ruhe durch Atem- und Entspannungsübungen.
Meditation ❸ *(siehe Seite 135)*
Meditation, allein oder zusammen mit anderen Entspannungsmethoden verbessert den Schlaf, weil sie Verspannungen löst und in einen Entspannungszustand führt.
Biofeedback ❸ *(siehe Seite 136)*
Bei dieser Technik werden körperliche Anspannungen über Messinstrumente angezeigt und dann bewusst aufgelöst.

Selbsthilfemassnahmen
• Eine Stunde vor dem Schlafen nicht mehr arbeiten, um den Geist zu leeren; keine Arbeitsunterlagen im Schlafzimmer lassen • Machen Sie Entspannungs- und Atemübungen *(siehe Seiten 170–171)* im Bett.

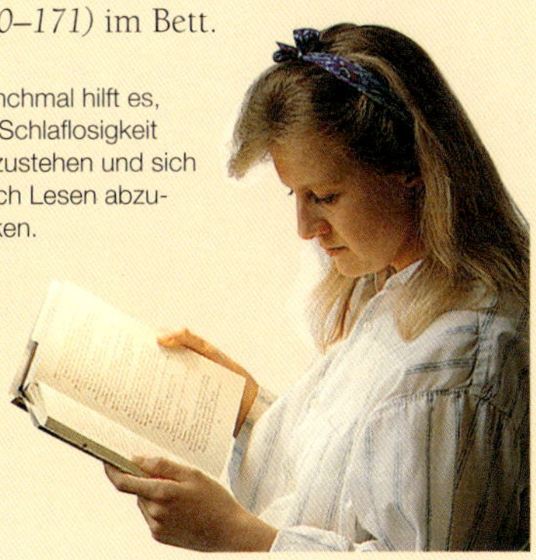
Manchmal hilft es, bei Schlaflosigkeit aufzustehen und sich durch Lesen abzulenken.

NAHRUNGSMITTELUNVERTRÄGLICHKEIT

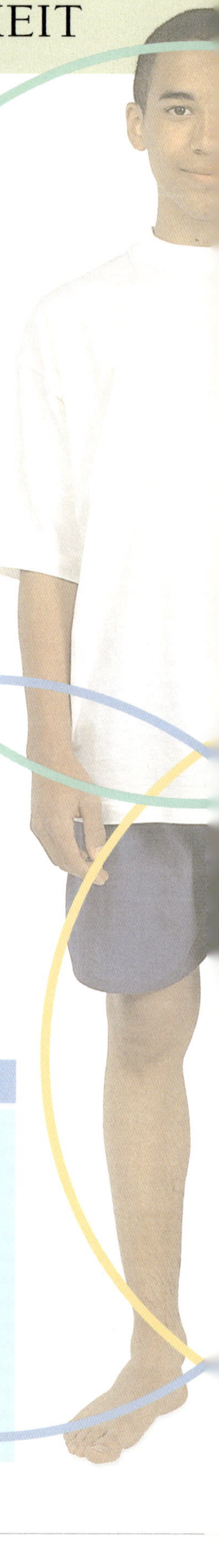

Jede übersteigerte Reaktion auf ein Nahrungsmittel oder einen Zusatzstoff wird als *Nahrungsmittelunverträglichkeit* bezeichnet. Eine akute *Nahrungsmittelallergie* ist relativ selten, kann aber lebensgefährlich sein: Das Immunsystem reagiert auf ein Protein oder Kohlenhydrat wie auf ein Gift und schüttet unmittelbar IgE-Antikörper (Immunglobulin E) aus, die akute Ausschläge auf Haut und Schleimhäuten, Blutdruckabfall und allergischen Schock (Anaphylaxe) verursachen. In sehr schweren Fällen kann eine solche akute Nahrungsmittelallergie zum Tod führen.

Die Symptome der weitaus häufigeren *Nahrungsmittelintoleranz* treten nach dem Verzehr bestimmter Nahrungsmittel auf, aber nicht in der akuten, gefährlichen Form. Meist zeigen sie sich innerhalb von zwei Tagen nach der Aufnahme des Reizstoffs oder entwickeln sich langsam bei regelmäßigem Verzehr. Hier reagiert das Immunsystem anders als bei der akuten Allergie. Unter den nachgewiesenen Antikörpern befinden sich keine Spuren von IgE. Möglicherweise bleibt diese Überempfindlichkeit jahrelang unerkannt, da die kontinuierliche Aufnahme des Reizstoffs anscheinend toleriert wird. Langsam entwickeln sich aber Probleme, die auf Nahrungsunverträglichkeiten hinweisen. Wird die Reiznahrung daraufhin für mindestens sechs Monate gemieden, wird sie später in geringen Mengen oft wieder toleriert.

Entgegen einer gewissen schulmedizinischen Skepsis können solche Unverträglichkeiten auch dauerhafte Krankheiten verursachen: Chronisches Müdigkeitssyndrom, Unterzucker, Herzrhythmusstörungen, Drüsenschwellungen, Hautausschlag, entzündliche Darmkrankheiten, Harnwegserkrankungen, Infektionsanfälligkeit, Muskel-Knochen-Probleme wie Muskelschmerz, Migräne, Arthritis, Rückenschmerzen sowie Depressionen, Hyperaktivität und Ängste.

BIOCHEMISCHE FAKTOREN

Bei der Nahrungsmittelallergie führt die Ausschüttung von IgE-Antikörpern *(siehe oben)* zu einer akuten allergischen Reaktion. Durch das freigesetzte Hormon Histamin entzündet sich das Gewebe in verschiedenen Körperbereichen. Personen mit anderen allergischen Beschwerden wie Ekzemen oder Heuschnupfen leiden oft auch an Nahrungsmittelallergien. Neueste Studien belegen, dass bei Nahrungsmittelintoleranz durch IgA- und IgG-Antikörper unverdaute Nahrungsmoleküle durch die Darmwand in die Blutbahn gelangen.

BIOCHEMISCHE AUSLÖSER

Nahrungsmittelallergien: Bereits von Kindheit an Aufnahme unverträglicher Proteine wie Kuhmilch • Erblich bedingte Allergien • Nüsse und Erdnüsse • Schalentiere und Eier • Erdbeeren

Nahrungsmittelintoleranzen: Fehlende spezifische Verdauungsenzyme (z. B. Lactase für Kuhmilch) • Milchprodukte • das Weizenprotein Gluten (Zöliakie) • Konservierungsstoffe (v. a. Benzoesäure) • Farbstoffe (z. B. Tartrazin) und andere Zusatzstoffe • Pestizide • Pharmaka, z. B. Antibiotika

Biochemische Therapieformen: siehe Seite 94

Körperbereiche *(siehe Seite 20)*

- **BIOCHEMISCH** Körpersysteme, wie Verdauung
- **STRUKTURELL** Muskeln, Knochen, Gelenke und Nerven
- **PSYCHOSOZIAL** Gedanken, Gefühle und Beziehungen

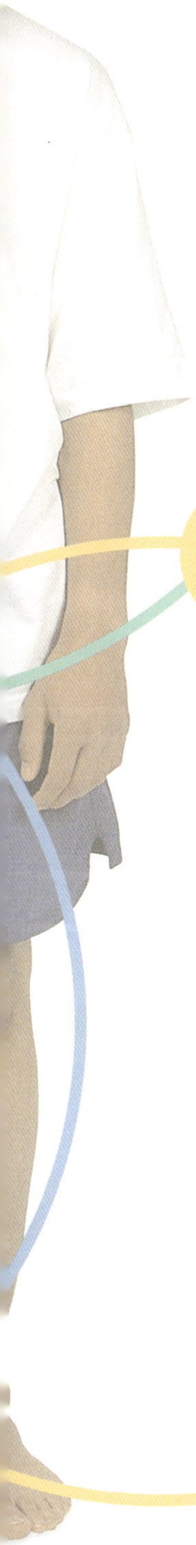

Strukturelle Faktoren

Bei akuter Nahrungsmittelallergie (siehe links) bewirkt die Ausschüttung von Histamin und anderen Substanzen eine Blutgefäßerweiterung und eine drastische Blutdrucksenkung, ebenso juckende Ausschläge, die Verengung der Luftwege in der Lunge, was zu Atemnot führt, Schwellungen von Zunge und Rachenraum, Bauchschmerzen und Durchfall. Ernährungstherapeuten erklären hartnäckige Nahrungsmittelintoleranzen mit einer Dysbiose (unkontrolliertes Wachstum »schädlicher« Bakterien) sowie mit einem »durchlässigen« Darm), bei dem unverdaute Nahrungssubstanzen in die Blutbahn gelangen und die anderen Körpersysteme *(siehe Seite 159)* in Mitleidenschaft ziehen. Auch ein Zuviel an bestimmten Nahrungsmitteln, z. B. Weizen, Milchprodukte und Industriezucker (schwer verdaulich), wird verantwortlich gemacht.

Strukturelle Auslöser

Nahrungsmittelintoleranz: • Schlechte Darmdurchblutung • Gereizte Darmschleimhäute • »Durchlässige« Darmschleimhäute, die nur teilweise verdaute Nahrungsproteine in die Blutbahn gelangen lassen *(siehe unten)*

Strukturelle Therapieformen: siehe Seite 95

Psychosoziale Faktoren

Stress stört die Verdauung und spielt eine wichtige Rolle bei Intoleranzen *(siehe unten)*. Anfällige Personen haben auch Stressbewältigungprobleme, da sie sich in schlechter Form fühlen. Auch bei Allergikern auf andere Stoffe verschlimmert sich der Zustand durch Stress.

Psychosoziale Auslöser

• Stress • Schlechte Gesundheit • Mangelnde Problembewältigung • Angst • Depression • Überarbeitung, Schlafmangel • Traumatische Erlebnisse

Psychosoziale Therapieformen: siehe Seite 95

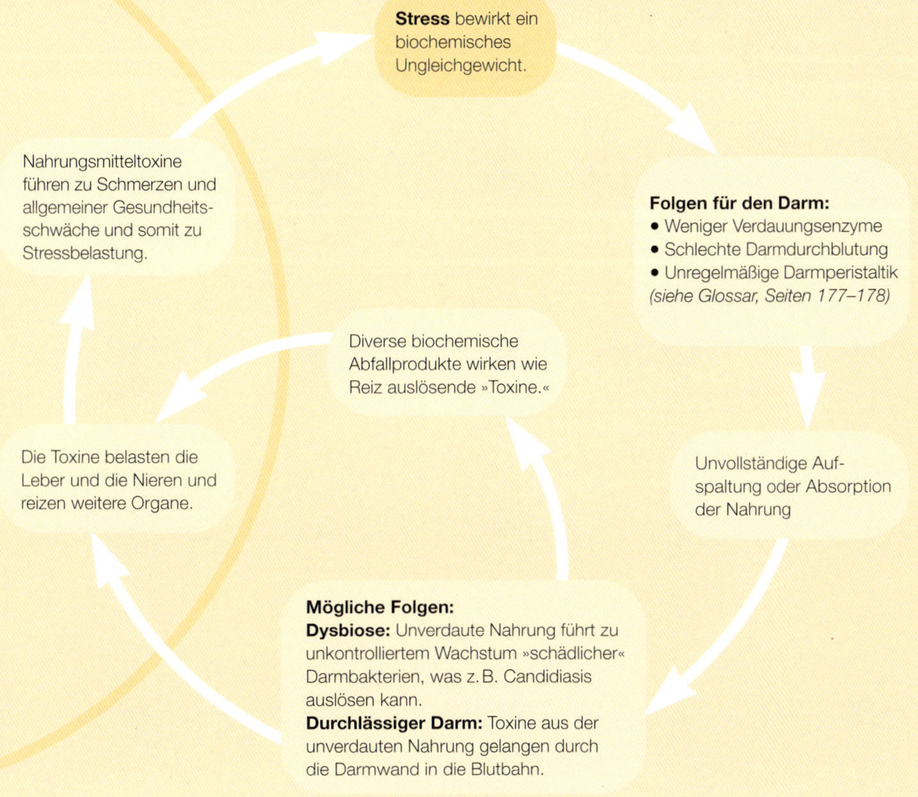

NAHRUNGSMITTEL-UNVERTRÄGLICHKEIT

Zeichenerklärung: Wirksamkeitsnachweis *(siehe Seite 182)*

am wenigsten wirksam ❶ ❷ ❸ ❹ ❺ am wirksamsten

BIOCHEMISCHE THERAPIEFORMEN

KONVENTIONELLE MEDIZIN

Bei akuter Allergie wird der Reizstoff durch einen Radio-Allergo-Sorbent-Test (RAST) zuverlässig ermittelt. Die einer Blutprobe entnommenen Antikörper werden dem verdächtigen Allergen zugefügt. Radioaktive oder farbige Marker zeigen allergische Reaktionen an. Nahrungsmittelallergien dauern lebenslang, so dass die Reiznahrung permanent vermieden werden muss. Erste-Hilfe-Maßnahmen bei akuter Nahrungsmittelallergie sind Injektionen mit Adrenalin sowie Antihistaminika und Corticosteroide *(siehe Arzneimittelglossar, Seite 179)*.

KOMPLEMENTÄRTHERAPIEN

Ernährungstherapien ❹
(siehe Seite 128–129)
Nur bei Verdacht auf eine echte Nah-

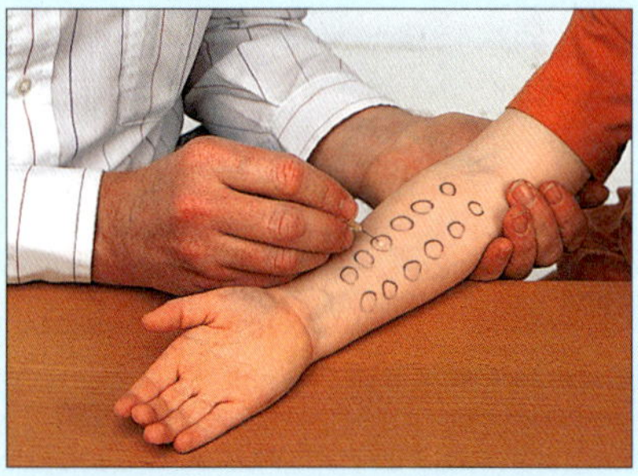

Die Haut reagiert auf Nahrungsreizstoffe.

rungsmittelallergie kommen Diagnoseverfahren wie Prick-Test *(siehe Seite 131)* oder RAST *(siehe oben)* zur Anwendung. Bei Intoleranz werden die verantwortlichen Nahrungsmittel durch die Eliminationsdiät *(siehe Seite 128)* ermittelt. Anders als eine Vollwertkost mit viel rohen und pflanzlichen Bestandteilen, die der menschliche Körper benötigt, ist die moderne Ernährungsweise in den Industrieländern mit ihrem Übermaß an Proteinen, Industriezucker und -weizen, Fetten und Zusatzstoffen für viele Menschen ungeeignet. Kurze Fasten- und Entgiftungskuren gönnen dem überreizten Körper eine Ruhezeit, um die Verdauungs- und Entschlackungsorgane zu regenerieren. Gegen einen eventuellen Vitamin- und Mineralstoffmangel werden fallweise Zusatzpräparate empfohlen. Bei Verdacht auf *Dysbiose (siehe Seite 159)* unterstützen Zusatzpräparate mit *Lactobacillus* und bioaktiver Joghurt die Wiederherstellung der Darmflora.

Umweltmedizin ❸ *(siehe Seite 131)*
Umweltmediziner glauben, dass die westliche Ernährungsweise in Verbindung mit Umweltschadstoffen Nahrungsmittelintoleranzen fördert. Sie sehen darin die Ursache chronischer Krankheiten. Die Genauigkeit diagnostischer Methoden wie zytotoxische Tests, Pulstests, Haaranalysen, Vega-Test und angewandte Kinesiologie *(siehe Glossar, Seiten 177–178)* wird von den meisten Schulmedizinern angezweifelt. Ein relativ neues Verfahren besteht in der Untersuchung des Immunglobulins G (IgG) auf Abnormitäten. Bei der enzympotenzierten Desensibilisierung (EPD) werden häufige Allergene in allmählich steigenden Dosen in die Haut injiziert.

Bei Komplementärtherapien werden stark verdünnte »Desensibilisierungstropfen« zum

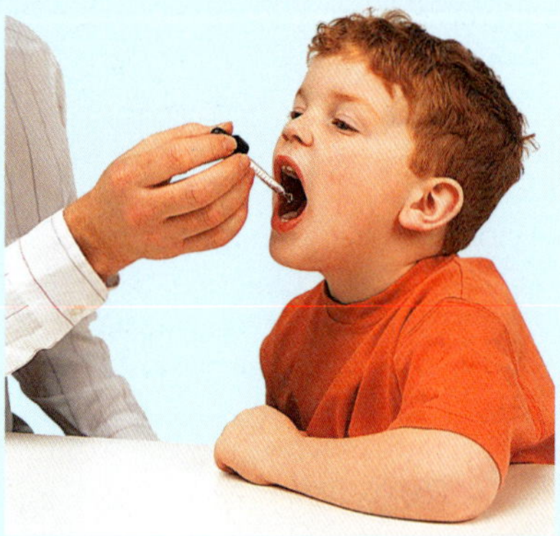

Desensibilisierungstropfen werden unter die Zunge gegeben.

»Abstellen« der Intoleranz oral verabreicht. Eine umstrittene Behandlungsform.

SELBSTHILFEMASSNAHMEN

• Führen Sie täglich Buch *(siehe Seite 147)* über Ihre Nahrungsmittelunverträglichkeit, um die Auslöser zu ermitteln • Bei chronischen Leiden hilft die »Steinzeit«-Diät *(siehe Seite 129)* • Denken Sie daran, dass die Meidung von Reizstoffen Ihre Beschwerden vorübergehend verschlimmern kann, ebenso wie die Wiedereinführung unverträglicher Nahrung.

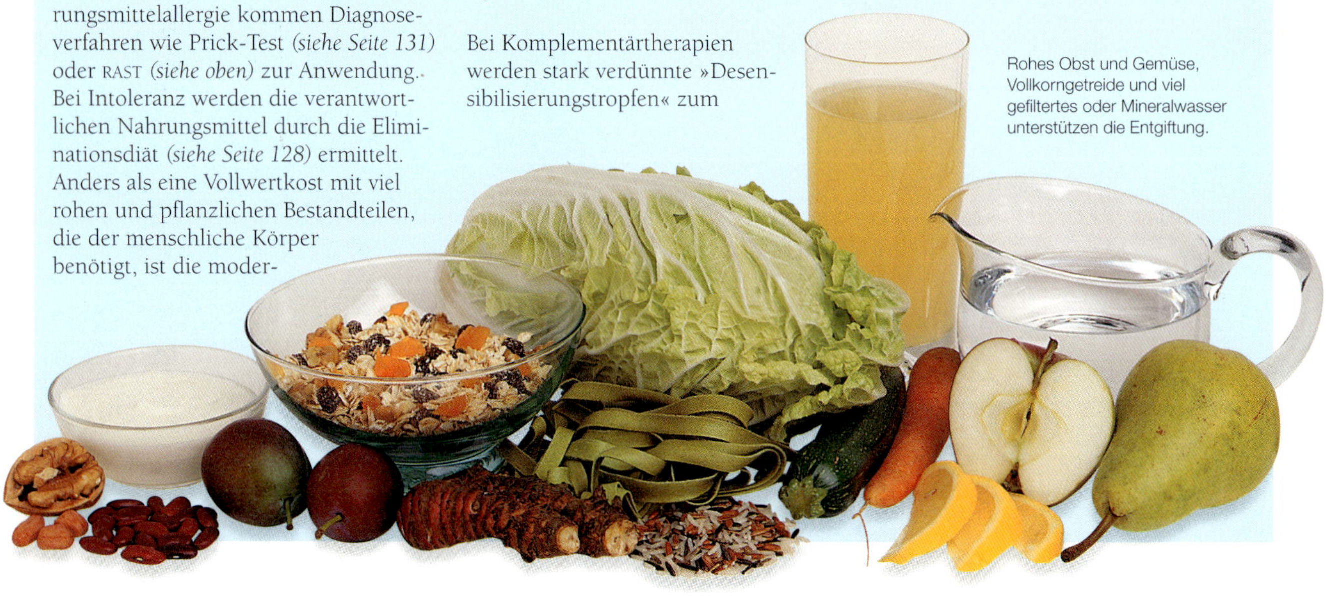

Rohes Obst und Gemüse, Vollkorngetreide und viel gefiltertes oder Mineralwasser unterstützen die Entgiftung.

Fallbeispiel

Sarah, 34, die seit ihrer Kindheit an leichtem Asthma litt, kam zu der Ernährungstherapeutin Maria, als sich ihr Leiden ohne erkennbare medizinische Ursache verschlimmerte. Maria: »Sarahs Problem war eigentlich der Staub. Oft werden Allergien der Atemwege jedoch durch die Vermeidung Reiz auslösender Nahrungsmittel gelindert, weil der Körper entlastet wird.«

»Sarah aß viel Weizen«, fuhr Maria fort. »Morgens Müsli, mittags Vollkornbrot, oft auch Pizza oder Nudeln, und zwischendurch Vollkornkekse und Weizencracker.« Da Weizen ein bekannter Reizstoff ist, riet sie Sarah, einen Monat lang weizenfrei zu essen. Die Anfälle gingen zurück. Als Sarah erneut Weizen aß, kamen sie wieder. Auf Marias Rat aß sie nun anstatt Weizen nur noch Roggenbrot, Buchweizennudeln und Müsli aus Reis-, Hirse-, Roggen-, Gerste- und Haferflocken. »Ich dachte immer, dass ich mich vielfältig ernähre«, meinte Sarah. »Aber die Basis war immer dieselbe. Jetzt esse ich mehr Obst und Gemüse und habe meine Beschwerden im Griff.«

Strukturelle Therapieformen

Konventionelle Medizin

Allergien gelten als biochemische Reaktionen ohne strukturelle Ursachen. Manche Ärzte sehen jedoch einen Zusammenhang von Nahrungsmittelintoleranz und bestimmten dauerhaften Krankheiten.

Komplementärtherapien

Yoga ❷ *(siehe Seite 123)*
Wie andere Bewegungstherapien kann auch Yoga leichte Nahrungsmittelintoleranzen bessern. Geeignet sind alle Übungen zur Unterstützung der Darm-, Lungen- und Nierenfunktionen über die bessere Durchblutung. Zur Verbesserung der Verdauungs- und Ausscheidungsvorgänge sind Stellungen wie der halbe Schulterstand und die Entspannungshaltung geeignet sowie Atemübungen *(Pranayama)*.

Selbsthilfemaßnahmen

- Regelmäßiges Üben regt die Blutzirkulation, die Verdauung und den Abbau von Spannungen an *(siehe Seite 152)*.

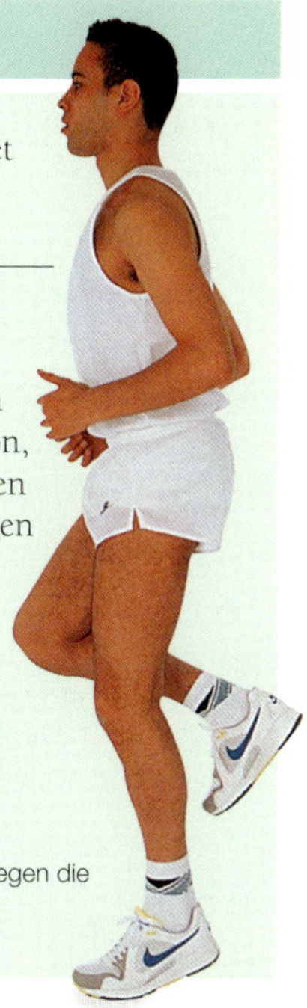

Aerobic und Joggen regen die Körperfunktionen an.

Psychosoziale Therapieformen

Konventionelle Medizin

Nach schulmedizinischer Auffassung sollten gefährliche Leiden wie akute Nahrungsmittelallergien nicht psychologisch therapiert werden. Bei schon länger bestehenden Nahrungsmittelintoleranzen variiert die Schwere der Symptome jedoch häufig mit der aktuellen Stressbelastung. Durch Psychotherapie können die Patienten lernen, mit Stress umzugehen, und erkennen, wann sie besonders empfindlich reagieren werden.

Komplementärtherapien

Psychotherapie und Beratung ❷
(siehe Seiten 132–133)
Es kommt vor, dass Intoleranzen gegen Nahrungsmittel grundlos für psychische und physische Leiden herhalten müssen. So neigen manche Menschen zu übertriebener Vorsicht und konditionieren sich in Erwartung bestimmter Symptome. Hier kann die Hilfe einer ausgebildeten Psychologin sinnvoll sein, um die unterdrückten seelischen Probleme zu erkennen.

Entspannung und Atmung ❷
(siehe Seiten 170–171)
Hyperventilation (sehr schnelle Atmung) erhöht die Ausschüttung allergieauslösender Histamine. In der Therapie lernen die Patienten durch die Steuerung ihres Atems die Stärke der Stressreaktion abzumildern. Entspannungstechniken helfen zudem beim Abbau von Muskelverspannungen und Stress.

Selbsthilfemaßnahmen

- Führen Sie ein Stresstagebuch *(siehe Seite 175)* und machen Sie Stressbewältigung *(siehe Seiten 168–169)*.

Nahrungsmittelintoleranz ist oft das Symptom von verringerter Resistenz gegen eine Reiznahrung, und Depressivität kann die normale Immunreaktion erheblich schwächen.

Vorsichtsmaßnahmen

Rufen Sie sofort den Notarzt, wenn Verdacht auf eine akute Nahrungsmittelallergie besteht. Anfällige Personen müssen Nahrungsmittel, die solche Sofortreaktionen auslösen, vermeiden, stets eine Adrenalinspritze in Reichweite haben und einen Ausweis mit entsprechendem Warnhinweis tragen. Nachstehend sind die Symptome akuter Nahrungsmittelallergie aufgelistet. Falls bei Ihnen eines davon ein bis zwei Stunden nach dem Essen auftritt, ist ärztliche Hilfe nötig: Juckreiz oder Schwellungen im Mund, auf der Haut oder an anderen Körperstellen, Atemnot, starke Durchfälle und Bauchkrämpfe.

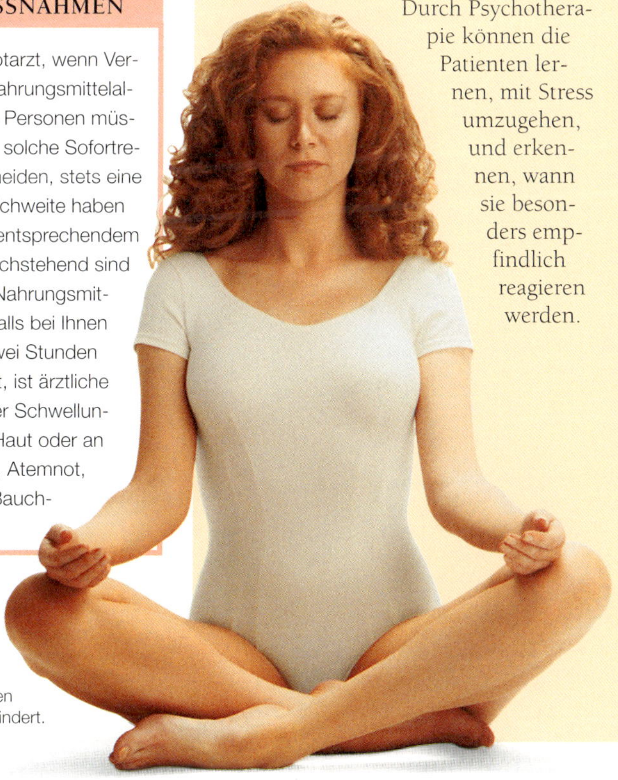

Durch Yoga und Atemübungen werden die Beschwerden gelindert.

HEUSCHNUPFEN UND RHINITIS

An sich harmlose Substanzen aus der Luft lösen mitunter Allergien aus. Die Schleimhäute von Nase, Rachen, Nasennebenhöhlen und Augen werden gereizt und bilden mehr Schleim (Rhinitis). Symptome sind Juckreiz, Tränenfluss, verstopfte oder laufende Nase, Niesen, Benommenheit, Müdigkeit oder Halsentzündung. Allergene, z. B. Blütenpollen, lösen die *saisonbedingte Rhinitis* (Heuschnupfen) aus, die jeden Fünften betrifft, wobei die Hälfte davon auch an Asthma oder Ekzemen leidet. Nicht saisongebundene Allergene, z. B. Staubpartikel, führen zur *ganzjährigen Rhinitis*, bei der auch Nahrungsmittelintoleranzen mitspielen *(siehe Seiten 92–95)*. Im Alter klingen die Allergien häufig ab.

FALLBEISPIEL

Jeden Sommer setzte Guy, 36, Heuschnupfen mit verstopfter Nase, starkem Juckreiz und entzündeten, geschwollenen Augen zu. Antihistamine halfen ihm, aber davon war er benommen. Seine Phytotherapeutin, Jill, gab ihm ein pflanzliches Mittel mit Meerträubel gegen die allergische Reaktion sowie Augentrost, Holunderblüte, Kanadische Gelbwurzel und Wegerich gegen Verschleimung und Schwellungen der Bindehäute und Nasenschleimhaut. Wenige Stunden nach der ersten Einnahme fühlte sich Guy erheblich besser und konnte draußen das schöne Wetter genießen. Er nimmt seine pflanzlichen Heilmittel weiterhin bei starkem Pollenflug. Nach einigen Sommern merkte er, dass er nicht mehr so stark auf Pollen reagiert. **Achtung:** Meerträubel darf nur unter fachkundiger Aufsicht genommen werden!

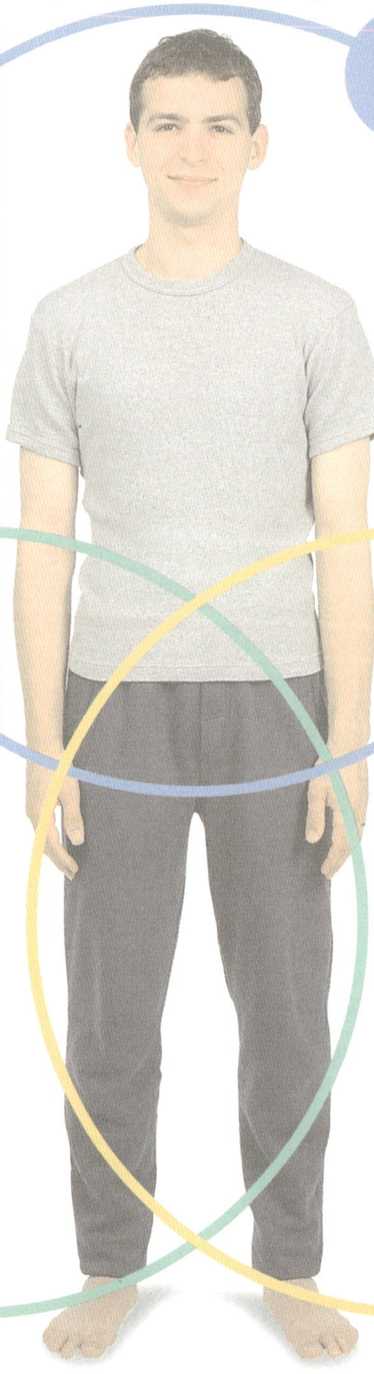

BIOCHEMISCHE FAKTOREN

Heuschnupfen und Nasenschleimhautentzündung (Rhinitis) treten oft bei »Atopikern« auf, bei denen Asthma, Ekzeme und Heuschnupfen erblich bedingt sind. Ihr Immunsystem überreagiert aus ungeklärter Ursache auf das Eiweiß von Pollen und Staub durch die Ausschüttung von IgE-Antikörpern (Immunglobulin E), die eine übermäßige Histaminproduktion bewirken. (Das Hormon dient normal der Infektionsbekämpfung. Es erweitert die Blutgefäße und macht sie dadurch durchlässig für die Fremdkörper abwehrenden weißen Blutkörperchen.) Das Resultat ist eine Entzündung mit schmerzhafter Schwellung.

BIOCHEMISCHE AUSLÖSER

• Erbliche Neigung zu Allergien • Gras- und Baumblütenpollen • Pilzsporen • Hausstaubmilben • Tierschuppen (Partikel von Haut, Fell und Federn) • Nahrungsmittelintoleranzen

STRUKTURELLE FAKTOREN

Da die entzündeten Schleimhäute von Nase, Rachen und Nasennebenhöhlen ständig empfindlicher werden, braucht es zur Allergieauslösung immer weniger Allergene, und die Beschwerden können sich durch ganzjährig vorhandene Reizstoffe wie Parfüm, Umweltgifte, Staub oder Tabakrauch verschlimmern. Angeschwollene Schleimhäute sind die Ursachen von Nebenhöhlenblockaden, Sinusitis und Kopfschmerzen.

STRUKTURELLE AUSLÖSER

• Tabakrauch • Umweltgifte (z. B. Pestizide) • Parfüms • Umweltschadstoffe (Abgase)

PSYCHOSOZIALE FAKTOREN

Allergiebeschwerden sind an sich belastend, aber in der Komplementärmedizin glaubt man, dass sich die Immunüberreaktion durch weitere Stressfaktoren verschlimmert. Andere Allergien wie Ekzeme oder Asthma verstärken sich bekanntlich durch seelischen Stress. Nach einer Studie mit 128 Probanden, die an ganzjähriger Rhinitis oder Heuschnupfen litten, sind seelische Stressfaktoren bei der ganzjährigen Rhinitis wichtiger als bei Heuschnupfen.

PSYCHOSOZIALE AUSLÖSER

• Angst • Überarbeitung • Schlafmangel • Traumatische Erlebnisse

Körperbereiche *(siehe Seite 20)*

BIOCHEMISCH Körpersysteme, wie Verdauung
STRUKTURELL Muskeln, Knochen, Gelenke und Nerven
PSYCHOSOZIAL Gedanken, Gefühle und Beziehungen

Zeichenerklärung: Wirksamkeitsnachweis *(siehe Seite 182)*

am wenigsten wirksam ❶ ❷ ❸ ❹ ❺ am wirksamsten

Biochemische Therapieformen

Konventionelle Medizin

Verordnet werden entzündungshemmende Histamintabletten, Augentropfen, Naseninhalatoren und Sprays *(siehe Arzneimittelglossar, Seite 179)*. Schleimlösende Tropfen und Sprays sind wirksam, schädigen aber bei übermäßiger Anwendung die Nasenschleimhäute. Natriumcromoglykat-Augentropfen, Salben, Inhalatoren und Nasensprays hemmen die Allergie. In schweren Fällen kommen Corticosteroide zur Anwendung. Bei einer Immuntherapie werden allmonatlich über zwei Jahre hinweg stetig höhere Mengen von Allergenen in die Haut injiziert. **Achtung:** Manche Mittel vertragen sich nicht. Informieren Sie sich vorher in der Apotheke!

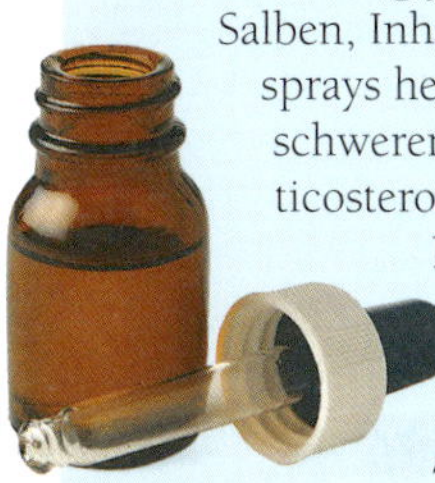

Augentropfen zur Linderung

Komplementärtherapien

Westliche Pflanzenheilkunde ❸ *(siehe Seite 127)*
Phytotherapeuten raten zu Kuren mit Echinacea oder Süßholzwurzel zur Stärkung der Immunabwehr vor Beginn des Pollenflugs. **Achtung:** Keine Süßholzwurzel für Schwangere!

Ernährungstherapien ❷ *(siehe Seiten 128–129)*
Sinnvoll ist ein 48-stündiges Fasten zum Entgiften, gefolgt von einer Reinigungsdiät mit Rohkost, um die Giftstoffe auszuscheiden. Vitamin C wird für die Schleimhäute empfohlen. Auf Weizen, Milchprodukte und Nahrungsmittelzusätze sollte verzichtet werden.

Homöopathie ❹ *(siehe Seite 130)*
Homöopathisch potenzierte Pollengaben *(siehe Seite 130)* vor Beginn des Pollenflugs können vorbeugend wirken. Die Wirksamkeit von *Galphimia* glauca ist erwiesen. Heuschnupfen-Mittel verschiedener Hersteller sind in Apotheken oder Reformhäusern erhältlich.

Selbsthilfemassnahmen

- Der Verzehr von Knoblauch und Zwiebeln stärkt die Immunabwehr.

Strukturelle Therapieformen

Konventionelle Medizin

Eine Maske über Nase und Mund filtert die unverträglichen Reizstoffe aus der Luft.

Komplementärtherapien

Aromatherapie ❷ *(siehe Seite 117)*
Blockierte Atemwege werden durch Dampfinhalationen gelöst. 3–4 Tropfen Menthol- oder Eukalyptusöl verstärken die Wirkung. **Achtung:** Bei Asthma darf nur sehr behutsam inhaliert werden!

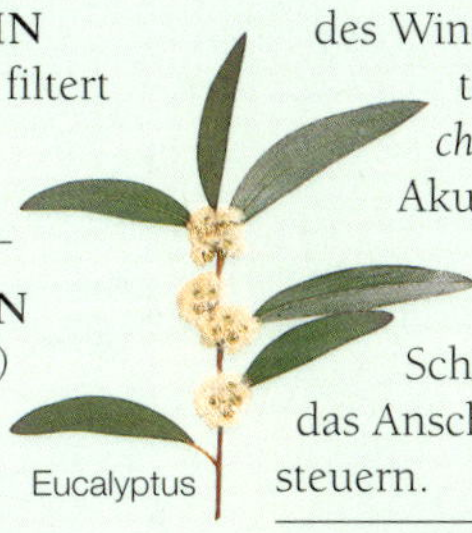

Eucalyptus

Akupunktur ❸ *(siehe Seite 125)*
Die Traditionelle Chinesische Medizin betrachtet Heuschnupfen als »Invasion des Windes« infolge geschwächter Abwehrkräfte *(wei-chi)*. In der westlichen Akupunktur wird versucht, auf die Nerven einzuwirken, die die Schleimproduktion und das Anschwellen der Blutgefäße steuern.

Selbsthilfemassnahmen

- Möglichst im Haus bleiben und Fenster schließen – vormittags und am frühen Abend ist die Pollendichte am größten
- Vaseline in die Nasenlöcher tupfen
- Räume regelmäßig lüften und Oberflächen mit feuchten Tüchern abstauben
- Schlafzimmerverbot für Haustiere
- Gesicht mit kaltem Wasser bespritzen, um Pollen und Staub zu entfernen
- Abends duschen und Haare waschen, um Pollen zu entfernen • Bett tagsüber abdecken
- Betttücher und Kissen bei mindestens 60 °C waschen, um Staubmilben abzutöten.

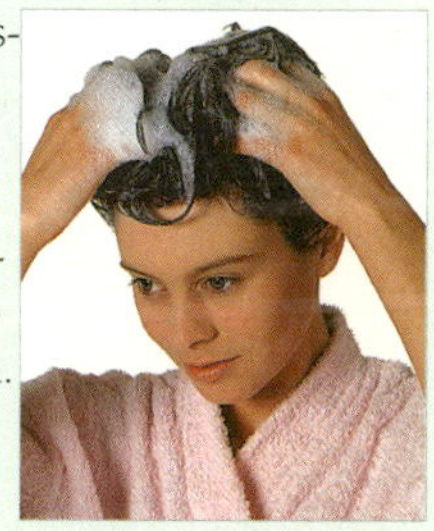

Haarewaschen entfernt die Allergene.

Psychosoziale Therapieformen

Konventionelle Medizin

Mit einer der nachstehend aufgeführten Therapien kann die Stressbelastung abgebaut werden.

Komplementärtherapien

Hypnotherapie ❷ *(siehe Seite 134)*
Sie lernen Atemtechniken, um die Beschwerden zum Abklingen zu bringen.

Visualisierung ❷ *(siehe Seite 134)*
Physischer und psychischer Stress kann mit Hilfe bestimmter Techniken abgebaut werden.

Biofeedback ❷ *(siehe Seite 136)*
Bei diesem Verfahren überwachen Sie Ihre Stressreaktionen. In Verbindung mit Entspannung und Meditation lässt sich damit die Schwellung bei ganzjähriger Rhinitis regulieren.

Selbsthilfemassnahmen

- Führen Sie täglich Buch über Ihre Beschwerden *(siehe Seite 147)*, um mögliche Allergieauslöser zu erkennen, z. B. Nahrungsmittel • Üben Sie Stressbewältigungstechniken *(siehe Seiten 168–169)*.

ASTHMA

Wenn sich die Muskulatur der Bronchiolen (kleine Luftwege der Lunge) zusammenzieht, entzündet und den Luftstrom behindert, kommt es zu den für Asthma typischen Anfällen mit Atemnot und pfeifendem Keuchen. Die Schleimbildung erhöht sich und verschlimmert die Verlegung noch mehr. Asthma ist ein Spezifikum der Industrieländer, wo es zunehmend häufiger auftritt. Von den weltweit mehr als 200 Millionen betroffenen Menschen leidet jedes siebte Kind darunter. Schwere Attacken erleiden etwa ein Viertel der Betroffenen mit Schweißausbrüchen und rasendem Puls, eine erschreckende und gefährliche Situation, der nur mit konventionellen Medikamenten begegnet werden kann.

FALLBEISPIEL

Die 10-jährige Rebecca, deren Asthmaanfälle sich verschlimmerten, wurde von Louise, einer Homöopathieärztin, behandelt. Louise ließ die Steroidinhalationen fortsetzen und führte zur Identifizierung der Allergene Hauttests durch. Sie ordnete Rebecca dem Konstitutionstyp *Phosphorus* zu und verschrieb für die Dauer einer Woche täglich *Phosphorus C30*. Nach zehn Tagen folgte die tägliche Anwendung des Allergens Hausstaubmilbe, auf das Rebecca am stärksten reagiert hatte, in homöopathischer Potenzierung. Louise: »Die Steroidgaben wurden allmählich reduziert, und Rebecca hatte keine schweren Attacken mehr.«

VORSICHTSMASSNAHMEN

Halten Sie immer Notfallmedikamente bereit. Sollten die bronchienerweiternden Arzneien bei einem Anfall nicht sofort ansprechen, müssen umgehend der Notarzt verständigt oder eine Klinik aufgesucht werden.

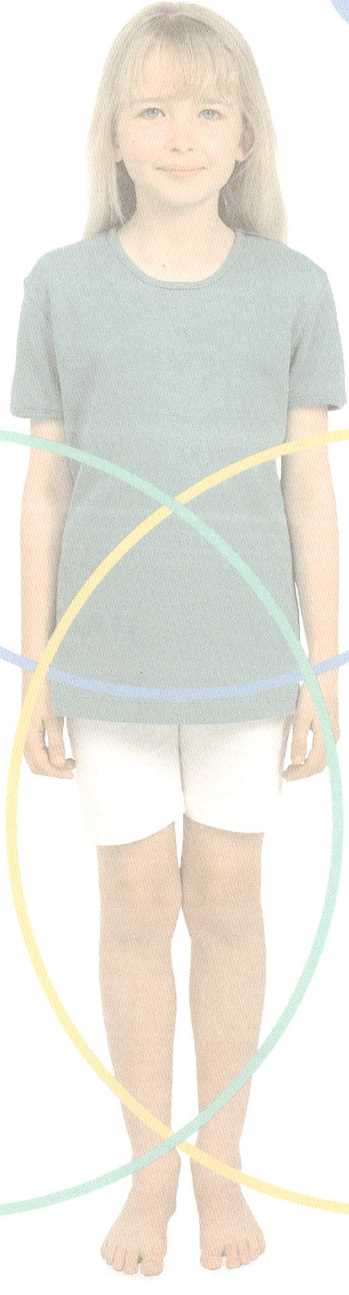

BIOCHEMISCHE FAKTOREN

Atmen Asthmatiker Allergene oder Reizstoffe ein, reagiert das Immunsystem überschießend und produziert den Antikörper Immunglobulin-E (IgE). Dieser löst die Ausschüttung von Histamin in den Bronchialschleimhäuten aus, was eine Entzündung verursacht. Auch diätetische Faktoren oder Virusinfektionen können eine Immunantwort provozieren.

BIOCHEMISCHE AUSLÖSER

• Hausstaubmilben, Schaben, Schimmel oder Pollen • Tierschuppen (Partikel von Fell, Haut und Federn) • Umweltschadstoffe wie Tabakrauch, Auspuffgase und Industrieabgase • Milchprodukte, Meeresfrüchte, Hefe, Nüsse, Weizen, Nahrungszusätze, Alkohol *(siehe Seite 92)* • Nahrungsmittelintoleranzen sensibilisieren für eingeatmete Allergene • Glutamat, Konservierungsstoffe • Mangel an Nährstoffen wie Vitamin C, Magnesium oder essentielle Fettsäuren • Virusinfektionen

STRUKTURELLE FAKTOREN

Verkrampfte Bronchialmuskeln mit entzündeten und geschwollenen Membranen verengen die Luftwege; der Luftstrom ist behindert. Mehr weißer, zäher Schleim wird gebildet, der die Blockade vergrößert. Das Atmen wird zum Kampf. Die Brust fühlt sich beengt und der Versuch, die Atemwege frei zu machen, führt – insbesondere nachts – zu einem trockenen Husten.

STRUKTURELLE AUSLÖSER

• Körperliche Überanstrengung, vor allem in kalter, trockener Luft • Kaltes, feuchtes, trockenes oder stürmisches Wetter • Schwankender Körperrhythmus führt speziell zwischen Mitternacht und drei Uhr morgens zu Attacken

PSYCHOSOZIALE FAKTOREN

Jede Art von psychischem Stress kann Auslöser von Asthmaattacken sein – z. B. Angst, Überarbeitung, Beziehungs- und Familienprobleme, Depressionen oder die Sorge um die nächste Attacke. Angst verengt die Bronchien, und die Schwere eines Anfalls steht oft in Beziehung zum Ausmaß der empfundenen Angst.

PSYCHOSOZIALE AUSLÖSER

• Stress und Angst • Starke Emotionen • Angst vor der nächsten Asthmaattacke • Unterdrückte Gefühle

Körperbereiche *(siehe Seite 20)*

- **BIOCHEMISCH** Körpersysteme, wie Verdauung
- **STRUKTURELL** Muskeln, Knochen, Gelenke und Nerven
- **PSYCHOSOZIAL** Gedanken, Gefühle und Beziehungen

Zeichenerklärung: Wirksamkeitsnachweis *(siehe Seite 182)*

am wenigsten wirksam ❶ ❷ ❸ ❹ ❺ am wirksamsten

BIOCHEMISCHE THERAPIEFORMEN

KONVENTIONELLE MEDIZIN

Nach Besprechung des Behandlungsplans werden die Allergene anhand von Haut- oder Bluttests bestimmt. Natriumcromoglikat oder Corticosteroid-Sprays vermindern die Entzündung und Schleimbildung und müssen zur Prophylaxe täglich verwendet werden *(siehe Arzneimittelglossar, Seite 179)*.

KOMPLEMENTÄRTHERAPIEN

Westliche Pflanzenheilkunde ❸ *(siehe Seite 127)*
Verordnet werden Buntnessel, die laut deutscher Studien die Bronchien ebenso gut weiten wie konventionelle Mittel, sowie Ginko, um Bronchialverengung zu verhindern.

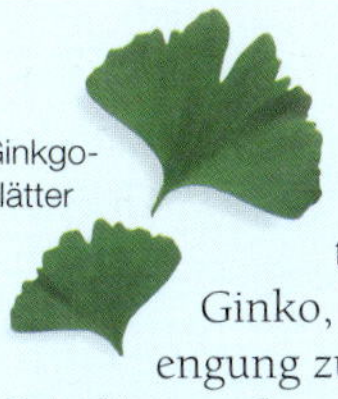

Ginkgoblätter

Ernährungstherapien ❹ *(siehe Seiten 128–129)*
Ausschluss- oder Rotationsdiät identifizieren Nahrungsmittelintoleranzen. Häufig verordnet werden die Vitamine C und B_6.

Homöopathie ❹ *(siehe Seite 130)*
Eine 1994 (in *The Lancet*) veröffentlichte Studie belegt, dass Homöopathika bei Asthmatikern erfolgreich wirkten.

SELBSTHILFEMASSNAHMEN

• Essen Sie fettreichen Fisch und Vollkorngetreide; diese sind reich an Omega-3-Fettsäuren und Magnesium *(siehe Seite 158)* • Wenig Salz • Schutz vor Hausstaubmilben: synthetisches Bettzeug, Entfernen der Teppiche sowie Staubsauger für Allergiker • Meiden Sie Tiere, Tabakrauch und verschmutzte Luft • Wechseln Sie die Arbeitstelle, wenn Sie Allergenen ausgesetzt sind.

STRUKTURELLE THERAPIEFORMEN

KONVENTIONELLE MEDIZIN

Verschrieben werden Bronchodilatatoren, z. B. Salbutamol *(siehe Arzneimittelglossar, Seite 179)* zur Öffnung der Luftwege während eines Anfalls mittels Zerstäuber oder Inhalator.

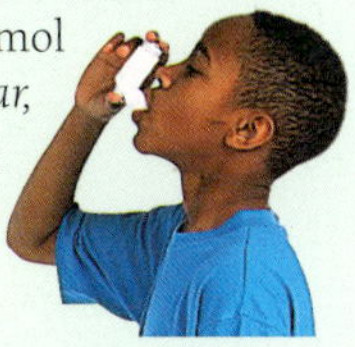

Asthmainhalator

KOMPLEMENTÄRTHERAPIEN

Osteopathie ❸ *(siehe Seite 118)* und **Chiropraktik** ❸ *(siehe Seite 119)*
Mit bestimmten Handgriffen werden die Brustmuskulatur und das Zwerchfell entspannt und gedehnt und damit die Atmung erleichtert.

Yoga ❹ *(siehe Seite 123)*
Übungen zur Atmung und Dehnung lassen die Brustmuskulatur besser arbeiten. Sie weiten die Lungen, beruhigen den Geist und den Körper.

Akupunktur ❸ *(siehe Seite 125)*
Studien bestätigen, dass stimulierte Akupunkturpunkte Erleichterung bringen.

SELBSTHILFEMASSNAHMEN

• Regelmäßige Gymnastik vergrößert die Lungenkapazität und stärkt das Herz *(siehe Seite 152-153)* • Benutzen Sie den Inhalator im Voraus, wenn beim Training mit Asthmaanfällen zu rechnen ist • Hilfreich sind Zwerchfellatmung und progressive Muskelentspannung *(siehe Seiten 170–171)* • Die umstrittene Buteyko-Atmungsmethode ordnet Asthma der Hyperventilation zu (sehr schnelle Atmung). Sie lernen flach zu atmen und dabei den Atem anzuhalten. Für einen Wirksamkeitkeitsnachweis fehlen jedoch ausreichende Ergebnisse.

PSYCHOSOZIALE THERAPIEFORMEN

KONVENTIONELLE MEDIZIN

Besprechen Sie alle familiären, sozialen oder seelischen Probleme mit der Ärztin Ihres Vertrauens. Sie mag eine psychologische Beratung empfehlen *(siehe unten)*. Allem Anschein nach machen unterdrückte Gefühle anfälliger für Asthmaattacken.

KOMPLEMENTÄRTHERAPIEN

Psychotherapie und Beratung ❹ *(siehe Seiten 132–133)*
Die kognitive Verhaltenstherapie vermindert die Panikerwartung und damit die Anfallhäufigkeit; es entsteht das Gefühl, die Sache besser im Griff zu haben.

Hypnotherapie ❸ *(siehe Seite 134)*
Hypnose erleichtert die Beschwerden und macht von Medikamenten unabhängig. Sie entspannen und lernen, mit unangenehmen Gefühlen umzugehen.

SELBSTHILFEMASSNAHMEN

• Die Unvorhersehbarkeit der Anfälle ist zermürbend. Führen Sie Buch *(siehe Seite 147)* über Auslöser wie Stress, Umweltfaktoren, Ernährung und Gefühle • Schließen Sie sich einer Selbsthilfegruppe an • Lernen Sie Bewältigungsmethoden *(siehe Seiten 172–173)*.

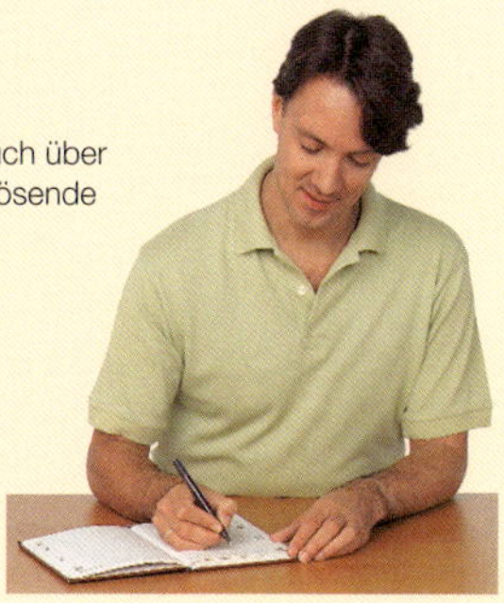

Führen Sie Buch über Attacken auslösende Faktoren.

KREBS

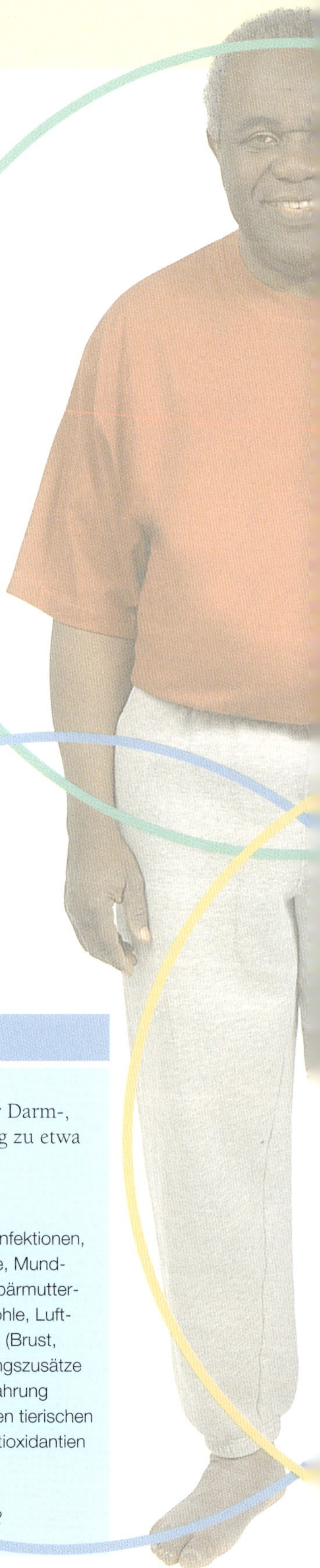

Nach den Herzkrankheiten ist Krebs die Todesursache Nummer zwei. Etwa ein Drittel der Bevölkerung in den entwickelten Ländern ist davon betroffen. Unkontrolliertes Zellwachstum löst die Krankheit aus und erfasst bevorzugt Organe wie Brust, Lunge, Darm, Haut, Magen, Eierstöcke, Pankreas, Prostata, Blase und Lymphdrüsen. Krebs ist keine Einzelerkrankung; Schwere und Verlauf hängen unter anderem von der betreffenden Gewebeart ab. Manche Krebsarten sind von relativ einfacher Art und haben, wenn rechtzeitig erkannt, eine Heilungschance von 100 Prozent. Da Ernährung und Lebensweise sehr bedeutsam sind, variiert das Vorkommen bestimmter Krebsarten von Land zu Land. Etwa 70 Prozent aller Krebsfälle könnten jedoch vermieden werden, wären nicht die bekannten Auslöser Nikotin, Umweltgifte, UV-Licht und gewisse Nahrungsmittel.

Früher wurden aus dem Umfeld der Komplementärmedizin »Wunderheilungen« bekannt, die sich später als unrichtig oder gar als betrügerisch erwiesen. Die Kombination konventioneller und komplementärer Medizin verspricht heute jedoch Fortschritte. Viele führende Krebszentren, Hospize und Selbsthilfegruppen arbeiten ganzheitlich und verwenden sanfte Therapien wie Massage, Entspannung und entsprechende Heilmethoden. Die Komplementärmedizin lindert Ängste, Schmerzen und schwächt die Nebenwirkungen der Schulmedizin ab. Sie unterstützt die Patienten bei der Bewältigung ihrer Situation und hilft bei ungünstiger Prognose, die verbleibende Zeit möglichst zu genießen. Verbessertes emotionales und spirituelles Wohlbefinden wirken nachweislich lebensverlängernd.

Biochemische Faktoren

Den mehr als 200 Krebsarten ist das enthemmte Wachstum abnormer Zellen gemeinsam. Die normalen Zellen vermehren sich durch Zellteilung – eine Mutterzelle bildet zwei Tochterzellen. Gene regulieren diesen Vorgang: Onkogene regen ihn an, Tumor-Suppressoren verlangsamen ihn. Durch Genmutationen kann dieser Prozess entgleisen, die Zellen teilen sich in rasender, von den Tumor-Suppressoren nicht mehr zu bändigender Geschwindigkeit. Der Tumor wächst in die Nachbargewebe hinein, und Tumorzellen können über die Blut- und Lymphwege an weiter entfernte Körperstellen gelangen, wo sie Tochtergeschwülste (Metastasen) bilden. Die Neigung zu Zellmutationen kann erblich sein, so dass gewisse Krebsarten – z. B. Dickdarm- und Brustkrebs – in manchen Familien gehäuft auftreten. Andere Krebsarten werden durch Virusinfektionen ausgelöst oder durch ungünstige Lebensweisen. Für Darm-, Brust- und Prostatakrebs ist die Ernährung zu etwa 80 Prozent verantwortlich.

Biochemische Auslöser

• Veranlagung • Hepatitis-B- und Hepatitis-C-Infektionen, HIV-Viren, *Helicobacter pylori* • Rauchen (Lunge, Mundhöhle, Rachen, Luftröhre, Pankreas, Blase, Gebärmutterhals (Zervix) • Schwerer Alkoholismus (Mundhöhle, Luftröhre, Rachen, Kehlkopf, Leber) • Fettleibigkeit (Brust, Uterus, Gallenblase) • Chemikalien und Nahrungszusätze • Verarbeitete, geräucherte oder verbrannte Nahrung • Konsum von viel rotem Fleisch und gesättigten tierischen Fettsäuren • Mangel an Selen und anderen Antioxidantien in der Ernährung

Biochemische Therapieformen: siehe Seite 102

Körperbereiche *(siehe Seite 20)*

BIOCHEMISCH Körpersysteme, wie Verdauung

STRUKTURELL Muskeln, Knochen, Gelenke und Nerven

PSYCHOSOZIAL Gedanken, Gefühle und Beziehungen

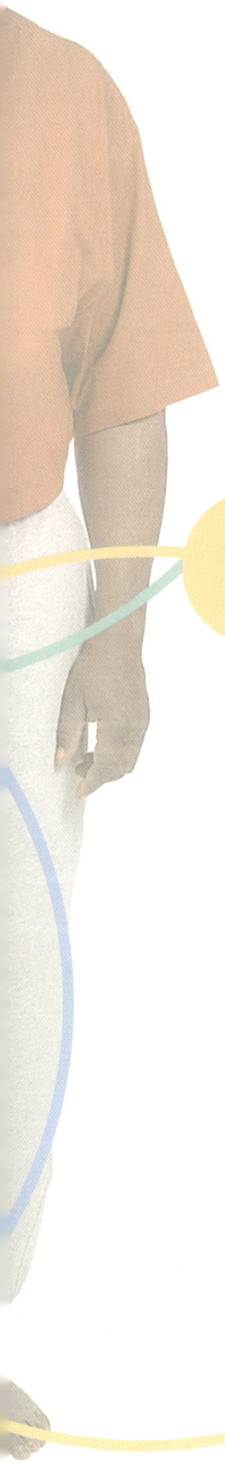

Strukturelle Faktoren

Zellmutationen können durch äußere Faktoren wie Luftverschmutzung, Chemikalien und Strahlung ausgelöst werden und zu abnormem Zellwachstum führen. Kulturelle Unterschiede scheinen für gewisse Krebsarten in bestimmten Ländern verantwortlich zu sein. In den reichen USA (wo die Menstruation meist früh einsetzt und das Schwangerwerden eher später stattfindet) ist z. B. die Brustkrebsrate höher als in ärmeren Ländern wie Polen, wo eine langsamere Entwicklung die Menstruation verzögert. In Japan gibt es mehr Fälle von Magenkrebs als woanders, vermutlich infolge des hohen Salzkonsums und einer höheren Infektionsrate mit dem Bakterium *Helicobacter pylori*, das Experten für einen Auslöser von Magenkrebs halten.

Strukturelle Auslöser

• UV-Strahlung (Hautkrebs) • Umweltgifte, chemische Reizstoffe • Pestizide, Auspuffgase • Ionisierende Strahlung (zu häufiges Röntgen) • Untätigkeit (Studien belegen: inaktive Männer erkranken doppelt so häufig an Krebs wie aktive) • Ungeschützte Sexualpraktiken (Zervix- und Analkrebs stehen in Zusammenhang mit sexuell übertragenen Viren)

Strukturelle Therapieformen: siehe Seite 103

Psychosoziale Faktoren

Manchmal wird Krebsanfälligkeit Stress, der Persönlichkeitsstruktur und emotionalem Erleben zugeschrieben. Es existieren auch Hinweise darauf, dass unterdrückte Gefühle und Mangel an spiritueller Entwicklung für Krebs verantwortlich seien. Diese Theorien und ihre Vorstellung, Genesung hänge vom Umfang des seelisch-geistigen Bemühens ab, ist kritisch zu sehen. Es gibt keinen verbindlichen Nachweis dafür, dass Stress, Persönlichkeitsstruktur, emotionale Zustände, Gedanken oder Gefühle Krebs *verursachen* oder dass negative Gefühle Krebs schneller wachsen lassen.

Andererseits wissen die meisten Experten, dass Krankheit ein komplexes Geschehen ist. Eine Reihe von Faktoren, die für eine Krankheit empfänglich machen – von den Genen bis zur Lebensweise –, spielen zunächst zusammen, bis einer dann als Auslöser fungiert. Eine Stresssituation (Trauerfall, Einsamkeit) kann die normalen Immunvorgänge unterlaufen, führt aber nur dann zur Tumorbildung, wenn der oder die Betroffene an den Folgen von Fehlernährung, schädlichen Umweltfaktoren oder einer Neigung zu Krebs bereits leidet.

Positive Haltung

Entscheidend ist, wie wir mit Krebs umgehen. Eine Studie über Frauen im Brustkrebsfrühstadium belegt, dass es Frauen mit positivem »kämpferischem« Geist besser erging als jenen, die negativ oder entmutigt waren. Die Unterstützung durch die Umwelt wie auch psychische Faktoren erhöhen die Heilungschancen oder Überlebensrate.

Psychosoziale Therapieformen: siehe Seite 103

Warnsignale

Gehen Sie zum Arzt, wenn Sie eines der folgenden Warnsignale für Krebs an sich feststellen:

- Unerklärlicher anhaltender Gewichtsverlust
- Ein Leberfleck, der sich vergrößert, juckt oder blutet
- Nicht heilende Entzündungen, Verschorfungen oder Geschwüre der Haut
- Ein Brustknoten; Absonderung oder Blutung aus der Brustwarze oder deren Abflachung; Veränderung der Brustform oder -größe; Einziehung oder Kräuselung der Haut
- Veränderte Form oder Größe der Hoden
- Unerklärlich starke Kopfschmerzen
- Ständige Heiserkeit; hartnäckige Halsschmerzen; quälender Husten; Schluckprobleme; wiederholtes Bluthusten
- Ständige Bauchschmerzen oder Verdauungsstörungen
- Rotes oder schwarzes Blut in Stuhl oder Urin
- Verändertes Darmverhalten (z. B. Verstopfung ohne ersichtlichen Grund, speziell bei über 40-Jährigen)
- Vaginale Zwischenblutungen, Blutungen nach Sex oder nach dem Klimakterium

KREBS

Zeichenerklärung: Wirksamkeitsnachweis *(siehe Seite 182)*

am wenigsten wirksam ❶ ❷ ❸ ❹ ❺ am wirksamsten

BIOCHEMISCHE THERAPIEFORMEN

KONVENTIONELLE MEDIZIN

Strahlentherapie (*siehe Glossar, Seiten 177–178*) dient der Eliminierung nach der Operation verbliebener Krebszellen und Chemotherapie der Zerstörung von Metastasen. Der Erfolg dieser Methoden variiert je nach Krebsart. Retinoide, Carotinoide, Aspirin und Hormone (z. B. Tamoxifen) werden als Krebsbehandlungsmittel geprüft. Neue Ansätze schließen biologische Therapien und Gentherapie ein. Impfungen unterstützen das Immunsystem im Kampf gegen spezielle Krebsarten, besonders der Haut und Prostata.

KOMPLEMENTÄRTHERAPIEN

Traditionelle Chinesische Medizin ❸
(*siehe Seiten 124–125*)
Verordnet werden Heilmittel zur Linderung der Nebeneffekte der Strahlen- und Chemotherapie. Die ganz auf Ingwer und Tragant abgestellte Kräuterrezeptur der *Fu-zheng-Therapie* gilt als lebensverlängernd. Eine Reihe wissenschaftlicher Analysen bewies die schützenden Eigenschaften von Ginseng.

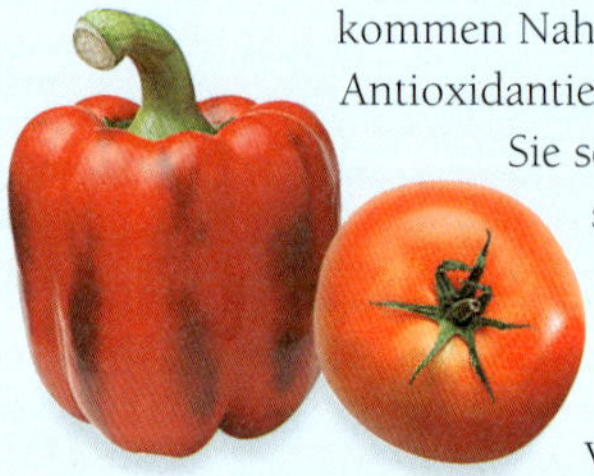

Lycopin in Tomaten und Paprika schützt vor Krebs.

Westliche Pflanzenheilkunde ❷
(*siehe Seite 127*)
Ziel ist es, die körpereigenen Abwehrkräfte zu stärken. Auf die innere Reinigung mit Pflanzen wie der Klette folgen stärkende Heilmittel für Leber, Verdauung, Kreislauf und Nervensystem. Kanadische Phytotherapeuten haben das so genannte Essiac entwickelt, ein Heilmittel auf der Basis einer indianischen Rezeptur, für dessen Wirksamkeit jedoch ausreichende Studien noch fehlen.

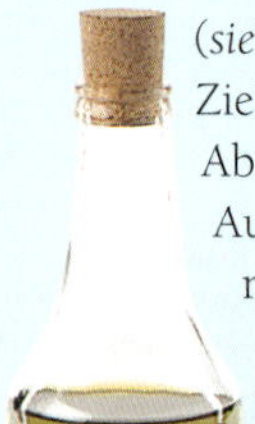

Achtung: Nehmen Sie Pflanzenheilmittel nur unter professioneller Aufsicht ein!

Ernährungstherapien ❸
(*siehe Seiten 128–129*)
Manche Nahrungsmittel haben Schutzfunktionen und sind in ihrer natürlichen Kombination (besonders Früchte und Gemüse) Zusatzpräparaten vorzuziehen. Viele Ernährungstherapeuten und Schulmediziner empfehlen Faserstoffe zur Ausleitung und Beseitigung potenzieller karzinogener Substanzen. Hinzu kommen Nahrungsmittel, die reich an Antioxidantien sind (*siehe Seite 162*). Sie schützen vor Krebszellen stimulierenden freien Radikalen. Wichtige Antioxidantien sind: Vitamin A und E zur Verbesserung der Immunfunktion; Vitamin C zur Vorbeugung von karzinogenen Nitrosaminen (*siehe Glossar, Seite 177–178*); Selen zum Schutz der Zellmembranen; Bioflavonoide zur Stärkung der Kapillaren; Vitamin-B-Komplex zur Neutralisierung gewisser Karzinogene.

Heilnahrung Ernährungsexperten empfehlen Knoblauch und Zwiebeln, deren Wirkstoff Allicin Magen-, Darm- und Blasenkrebs vorbeugt. Tomaten und rote Paprika sind reich an Lycopin, das Prostata- und Gebärmutterhalskrebs vermindert. Fettreicher Fisch scheint Antitumoreffekte zu besitzen. Kohl, Brokkoli und Soja schützen vor Prostata-, Eierstock- und Brustkrebs. Shiitake- und Maitakepilze können die Krebszellenentwicklung hemmen.

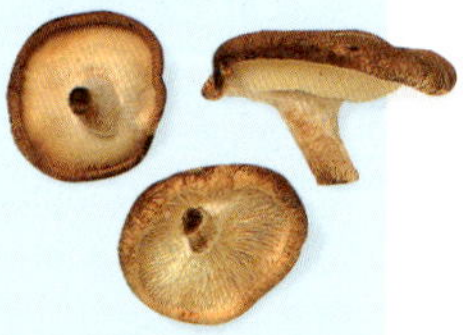

Auch Shiitakepilze können ein Krebsschutz sein.

Diät bei Krebs Eine Reihe diätetischer Therapien (z. B. die Gerson-Rohkostdiät, die Hippokrates-Weizengrasdiät, das Kelley-Gonzalez- und das Livingston-Wheeler-Programm), behaupten von sich, Krebs zu *behandeln*. Allerdings steht für jedes der Programme der wissenschaftliche Nachweis aus, dass sie Krebs heilen oder seine Ausbreitung verhindern. Zudem können solche extremen Methoden Gewichtsverluste und psychischen Stress bei Menschen verursachen, die bereits gestresst und untergewichtig sind. Die in den späten 1980er-Jahren am Cancer Help Centre in Bristol/England entwickelte Bristol-Diät ist weniger extrem, mit Schwerpunkt auf natürlichen, unbearbeiteten Nahrungsmitteln.

Homöopathie ❸ (*siehe Seite 130*)
Empfohlen wird *Iscador*, ein Mistelpräparat. Wie Tests zeigen, kann es die Aktivitäten der weißen Blutkörperchen erhöhen, ein schlüssiger Wirksamkeitsnachweis fehlt jedoch noch.

SELBSTHILFEMASSNAHMEN

• Mehr biologisch kontrollierte Gemüse, Früchte und Vollkorngetreide • Fett, rotes Fleisch, Pökel- und Räucherwaren reduzieren • Alkohol nur in Maßen • Schimmelige Nahrungsmittel wegwerfen.

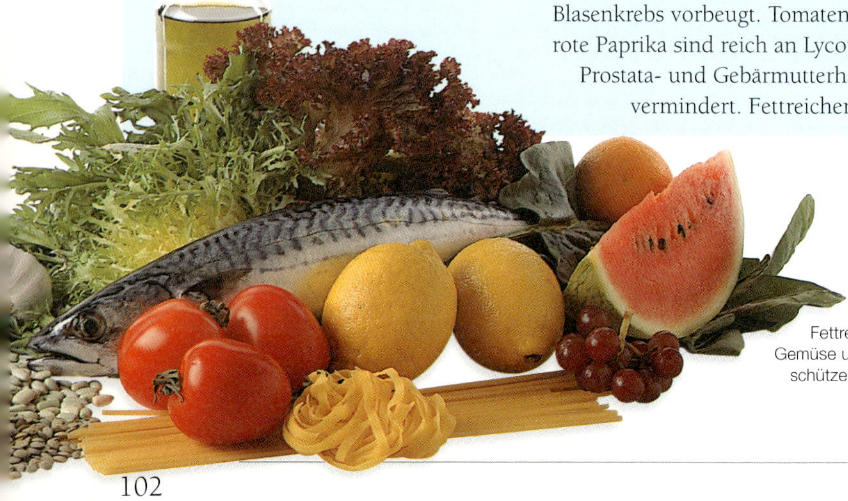

Fettreicher Fisch, Gemüse und Getreide schützen vor Krebs.

VORSICHTSMASSNAHMEN

Vor Durchführung von Komplementärtherapien sollten Sie bei Krebs eine Ärztin aufsuchen und die konventionelle Medikation nicht absetzen.

Strukturelle Therapieformen

Konventionelle Medizin

Mittels Biopsie wird festgestellt, ob ein Tumor bösartig ist (*siehe Glossar, Seiten 177–178*). Eine Computertomographie, Magnetresonanztomographie oder Kernspintomographie kann folgen. Letzteres stellt den Tumor dreidimensional dar. Ziel der Operation ist, den Krebs möglichst mit den lokalen Lymphknoten zu entfernen.

Komplementärtherapien

Massage ❹ (*siehe Seite 116*)
Heute wird in vielen Krebszentren und Hospizen therapeutische Massage angeboten, die Schmerzen und Anspannungen mildert, Ängste abbaut und Entspannung bringt. Zur Reduktion von Schwellungen nach einer Brustentfernung (Mastektomie) wird die sehr sanfte Methode der Lymphdrainage eingesetzt. Das Massieren von Krebskranken erfordert Wissen und Können; doch auch Familie und Freunde können Techniken lernen, um durch Berührung zu trösten und zu beruhigen.

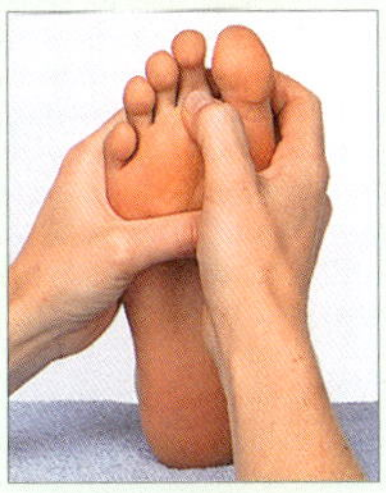

Reflexzonentherapie entspannt und lindert Krebssymptome.

Reflexzonentherapie ❷ (*siehe Seite 120*)
In vielen Krebszentren und Hospizen wird zunehmend die Reflexzonentherapie angeboten. Sie entspannt und erleichtert die Beschwerden nachweislich (z. B. Schmerzen, Verstopfung und Übelkeit).

Heilbehandlung ❷ (*siehe Seite 122*)
In manchen Krebszentren wirken Heiler. Viele Patienten und ihre Familien bestätigen, dass »Handauflegen« unterstützend wirkt, stärkt, Beschwerden lindert und spirituellen Trost vermittelt.

Heilende Hände ❸ (*siehe Seite 122*)
Besonders in den USA wenden zunehmend mehr Schwestern das Handauflegen an, das nachweislich schmerzlindernd wirkt.

Akupunktur ❺ (*siehe Seite 125*)
Sie lernen, wie die Akupunkturpunkte zu stimulieren sind, insbesondere Pericardium 6, um die chemotherapeutisch bedingte Übelkeit abzubauen. Akupunktur kann Endorphine freisetzen – schmerzstillende körpereigene Substanzen, die das Wohlbefinden steigern.

Selbsthilfemassnahmen

- Regelmäßige Gymnastik
- Haut, Brust und Hoden regelmäßig überprüfen
- Bleiben Sie möglichst fit.

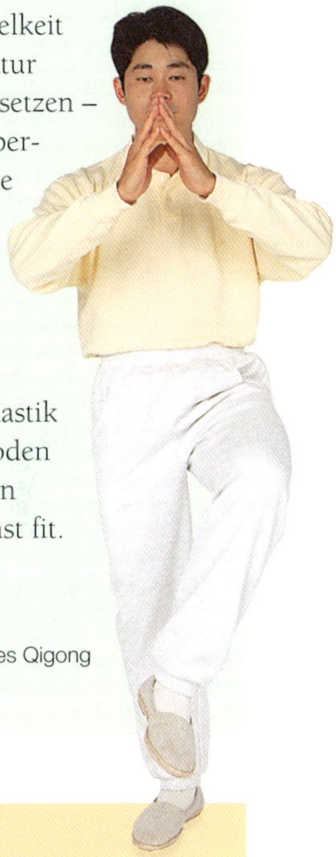

Sanftes Qigong

Psychosoziale Therapieformen

Konventionelle Medizin

Schulmediziner werden zu einer der nachfolgenden Therapien raten. Nichtkonventionelle Therapieformen sind heute für Krebskranke und ihre Familien durchaus eine Empfehlung.

Komplementärtherapien

Psychotherapie und Beratung ❹ (*siehe Seiten 132–133*)
Psychologische Therapien streben eine entspannte, optimistische Einstellung an, denn Forschungen zufolge aktiviert diese die körpereigenen Killerzellen. Nach einer US-Studie verdoppelte sich die Überlebensrate von Frauen mit fortgeschrittenem Brustkrebs, die wöchentlich eine Selbsthilfegruppe in Verbindung mit Entspannungs- und Selbsthypnoseübungen aufsuchten.

Visualisierung ❷ (*siehe Seite 134*)
Dies lindert die Beschwerden und fördert die Heilung – auch wenn dazu noch schlüssige Beweise ausstehen. Im Zustand der Entspannung werden Sie angeleitet, sich vorzustellen, wie Sie stärker werden, sich besser fühlen; oder Sie malen sich die Zerstörung der Tumorzellen aus. Bei einer vor der Chemotherapie gegen die Übelkeit eingesetzten Technik visualisieren die Betroffenen, während der einzelnen Behandlungsschritte ruhig und entspannt zu bleiben.

Hypnotherapie ❸ (*siehe Seite 134*)
Eine bessere Bewältigung der Schmerzen und chemotherapeutisch bedingten Übelkeit und Erbrechen ist mit Hilfe der Hypnose möglich.

Kunsttherapie ❷ (*siehe Seite 137*)
Heute kann in vielen Krebszentren gezeichnet, gemalt und modelliert werden, was den Kranken ermöglicht, starke Gefühle nonverbal und ihre Freude an der Kreativität auszudrücken.

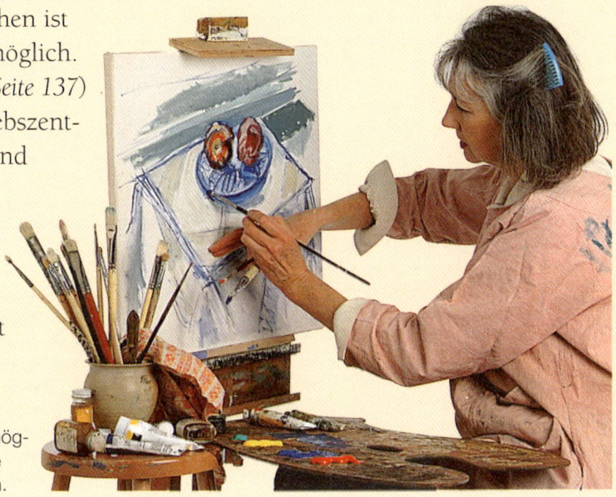

Die Kunsttherapie ermöglicht den Kranken, ihre Gefühle auszudrücken.

Selbsthilfemassnahmen

- Regelmäßiges Praktizieren von Entspannungs- und Atemübungen sowie Stressbewältigungstechniken (*siehe Seiten 170–171 und 168–169*) • Durch den Aufbau eines stützenden Freundeskreises und die Teilnahme am Gemeinschaftsleben entwickeln Sie das Gefühl des Eingebundenseins • Genießen Sie möglichst viele freudvolle, kreative Aktivitäten (*siehe Seite 143*).

CHRONISCHES MÜDIGKEITSSYNDROM

Kennzeichen ist eine extreme körperliche und geistige Erschöpfung, die jahrelang andauern kann. Die Beschwerden setzen plötzlich ein – manchmal nach einer Virusinfektion – und können weitreichend sein. Muskelschmerzen, Gelenkschmerzen, Kopfschmerzen, Depressionen, geschwollene Drüsen, Gedächtnisverlust, Konzentrationsschwäche, häufige kleine Infektionen, Verdauungsstörungen und Nahrungsmittelunverträglichkeiten gehören dazu. Heute gilt das Syndrom im Medizinbetrieb als diagnostizierbare Krankheit. Experten glauben, sie werde durch komplexe Interaktionen zwischen Faktoren wie Stress, Virusinfektionen, Gehirnchemie, psychischen Problemen und sozialen Faktoren verursacht.

FALLBEISPIEL

Georgia, 31, litt seit einer grippeartigen Virusinfektion vor drei Jahren unter dem Chronischen Müdigkeitssyndrom (CMS). Die medizinischen Befunde waren negativ; ihre Ärztin empfahl Komplementärtherapien. Adam, Heilpraktiker, verordnete einen Calcium-Magnesium-Nachttrunk vor dem Zubettgehen und Atemübungen, Massage und Autogenes Training zur Entspannung. Georgia schränkte den Milch- und Käsekonsum ein, denn die Ausschlussdiät hatte eine leichte Unverträglichkeit von Milchprodukten ergeben. Zur Regenerierung der Darmflora nahm sie Präparate mit *Lactobacillus acidophilus* und *Bifidobacterium*; ansonsten Echinacea, Kanadische Gelbwurzel und Berberitze. Adam empfahl auch eine psychologische Beratung. Georgia stellte überrascht einen tiefen Kummer über den Tod ihrer Mutter vor drei Jahren fest. Sie erholte sich allmählich und konnte nach zwölf Monaten wieder Vollzeit arbeiten.

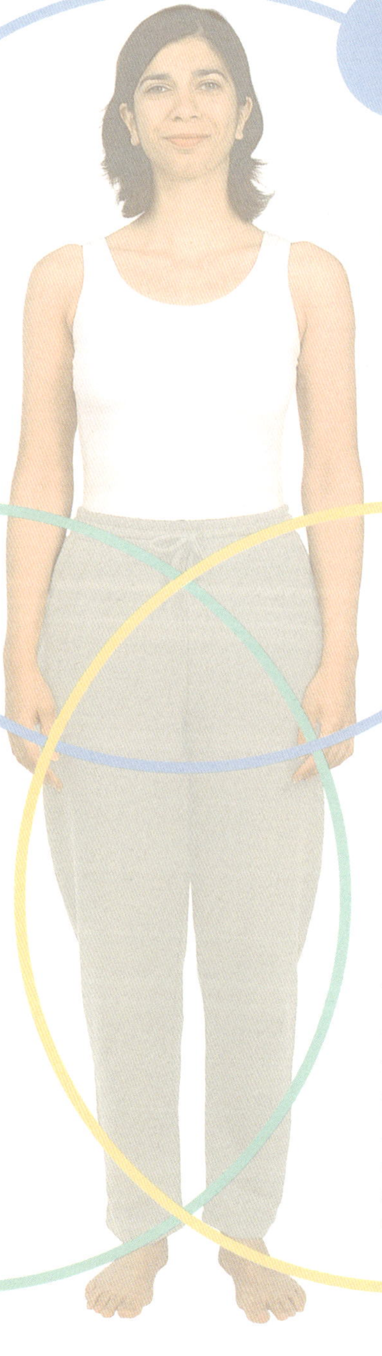

BIOCHEMISCHE FAKTOREN

Welche Rolle Virusinfektionen bei CMS spielen, ist nicht bekannt, man weiß aber, dass es durch sie ausgelöst werden kann. Bei CMS-Patienten werden manchmal hohe Spiegel spezifischer Antikörper gegen gewisse Viren nachgewiesen – z. B. das Epstein-Barr-Virus (Auslöser des infektiösen Pfeiffer-Drüsenfiebers). Diese Viren greifen in die homöostatischen Vorgänge (*siehe Glossar, Seiten 177–178*) des Körpers ein. Auch Hormonstörungen, genetische Veranlagung, Impfungen, Umweltgifte und andere Toxine sind, wenn auch nicht schlüssig, in Verdacht geraten.

BIOCHEMISCHE AUSLÖSER

• Epstein-Barr-Virus (Pfeiffer-Drüsenfieber) • Virushepatitis, Virusmeningitis • Jede virale Infektion bei angegriffenem Zustand

PSYCHOSOZIALE FAKTOREN

Die Forschung zeigt, dass CMS alle Gesellschaftsschichten in allen Kulturen betreffen kann und nicht, wie zunächst angenommen, nur die Gebildeten. Ein bestimmtes Persönlichkeitsprofil scheint besonders anfällig: perfektionistische, pflichtbewusste Menschen mit der Neigung, sich zu viel zuzumuten. Sie geraten unter Druck, können schlecht entspannen, neigen zu Depression und Introvertiertheit. Aber auch psychische Elemente scheinen als Ursache oder Folge in Frage zu kommen.

PSYCHOSOZIALE AUSLÖSER

• Stress und Überarbeitung • Angst • Depression • Perfektionismus, Unvermögen zu delegieren, extremes Pflichtbewusstsein • Pessimistische Einstellung gegenüber Krankheit

STRUKTURELLE FAKTOREN

Inaktivität kann zu Muskelzellabnormitäten führen. Es gibt kaum Hinweise dafür, dass das Syndrom die Folge eines Muskelleidens ist, aber es tritt meist zusammen mit chronischen Muskelschmerzen (*siehe Seite 60*) auf. Manche Betroffenen weisen eine Form des niedrigen Blutdrucks auf, bei dem das Nervensystem den Körper im Stehen irrtümlich zur Blutdrucksenkung veranlasst. Da CMS häufig ängstlich macht, kommt es zur Hyperventilation, die auf Dauer die Symptome verstärkt.

STRUKTURELLE FAKTOREN

• Eine Form des niedrigen Blutdrucks (neurale Hypotonie) • Übermäßige Bettruhe, Bewegungsmangel, mangelnde Fitness

Körperbereiche *(siehe Seite 20)*

BIOCHEMISCH Körpersysteme, wie Verdauung
STRUKTURELL Muskeln, Knochen, Gelenke und Nerven
PSYCHOSOZIAL Gedanken, Gefühle und Beziehungen

Zeichenerklärung: Wirksamkeitsnachweis *(siehe Seite 182)*

❶ ❷ ❸ ❹ ❺
am wenigsten wirksam ← → am wirksamsten

BIOCHEMISCHE THERAPIEFORMEN

KONVENTIONELLE MEDIZIN

Länger andauernde Erschöpfung ist ein Symptom für andere Krankheiten, wie Anämie, chronische Infektionen, Diabetes, Krebs, Autoimmun- und Schilddrüsenkrankheiten. Nur wenn diese auszuschließen sind, sollte CMS diagnostiziert werden. Dann empfehlen sich eine Heildiät sowie Vitamin- und Mineralstoffpräparate.

KOMPLEMENTÄRTHERAPIEN

Westliche Pflanzenheilkunde ❷
(siehe Seite 127)
Um das Immunsystem zu stärken, verordnen Phytotherapeuten Echinacea und Tragant; Sibirischen Ginseng als Stressschutz, Johanniskraut zur Stimmungsaufhellung und Ginkgo zur Kreislaufanregung.

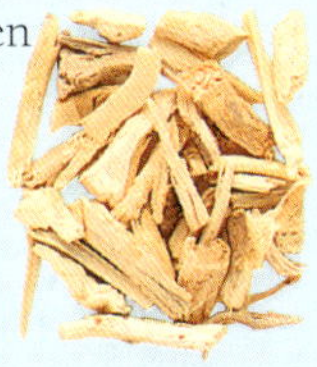

Sibirischer Ginseng hilft bei Stress.

Achtung: Vermeiden Sie Ginseng in der Schwangerschaft und bei hohem Blutdruck. Nehmen Sie Johanniskraut nicht zusammen mit konventionellen Antidepressiva!

Ernährungstherapien ❸
(siehe Seiten 128–129)
Die Therapeuten werden auf Dysbiose *(siehe Seite 93)* und Nahrungsmittelunverträglichkeiten untersuchen. Auf dem Programm stehen Ausschlussdiäten, Entgiftungsprogramme und energiereiche Diäten. Zu den empfohlenen Zusatzpräparaten zählen Nachtkerzenöl, Coenzym Q10, Vitamine A (Betacarotin), C, E und der Vitamin-B-Komplex sowie probiotische Mittel *(siehe Glossar, Seiten 177–178)*. Manchmal helfen Magnesium- oder Vitamin-B_{12}-Injektionen.

SELBSTHILFEMASSNAHMEN

• Eine gesunde, ausgewogene Kost mit Gemüsen, Früchten und Vollkorngetreide • Reduzieren Sie Koffein und Alkohol.

STRUKTURELLE THERAPIEFORMEN

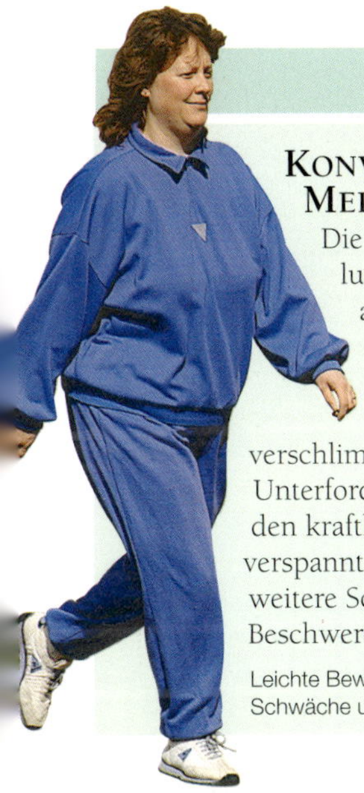

KONVENTIONELLE MEDIZIN

Die ärztliche Empfehlung lautet: leichte, aber allmählich zu steigernde Bewegung. Reiner Bewegungsmangel verschlimmert das Syndrom. Unterforderte Muskeln werden kraftlos, massig oder verspannt und verursachen weitere Schmerzen und Beschwerden.

Leichte Bewegung kann Schwäche und Schmerz lindern.

KOMPLEMENTÄRTHERAPIEN

Massage ❷ *(siehe Seite 116)*
Massage ist hilfreich. Die Muskelbeschwerden werden gemildert, die Entspannung gefördert.

Akupunktur ❷ *(siehe Seite 125)*
In der Akupunktur wird das Müdigkeitssyndrom mit Energiemangel der Nieren und Leber assoziiert; die Organe sind erschöpft und können Stress kaum bewältigen. Die Wirkung der Akupunktur wird durch Kombination mit chinesischen Pflanzenheilmitteln und der chinesischen Massagetherapie *Tuina* noch gesteigert.

Yoga, Tai Chi und Qigong ❷
(siehe Seiten 123 und 125)
Die drei Therapiearten bedienen sich sanfter Dehnungsbewegungen und Atemtechniken, die auf Geistig-Seelisches abzielen und das Energieniveau anheben.

SELBSTHILFEMASSNAHMEN

• Tägliches Körpertraining • Legen Sie Ihr Tempo fest und vermeiden Sie plötzliche Anstrengungen, die Sie zurückfallen lassen • Gönnen Sie sich Ruhe, speziell nach einer Infektion: Jede einzelne Verbesserung kann mehrere Monate dauern.

PSYCHOSOZIALE THERAPIEFORMEN

KONVENTIONELLE MEDIZIN

Antidepressiva lindern zwar nicht das CMS, aber seine Begleitsymptome Angst, Depression und Schlafstörung.

KOMPLEMENTÄRTHERAPIEN

Psychotherapie und Beratung ❹
(siehe Seiten 132–133)
Psychologische Beratung ist hilfreich. Die Betroffenen müssen einer qualifizierten Person anvertrauen können, wie sehr die Krankheit sie frustriert und ängstigt. Das hilft auch, die Lebensweise und beruflichen Ziele wieder schätzen zu lernen und den Stress besser zu bewältigen. Die kognitive Verhaltenstherapie bewährt sich, wie Forschungen zeigen. Wer die Krankheit positiver sehen lernt, erholt sich besser.

Entspannung und Atmung ❸
(siehe Seiten 170–171)
Zwerchfellatmung verbessert die Durchblutung und löst die durch Hyperventilation beengte Brust, an der manche Betroffene leiden.

SELBSTHILFEMASSNAHMEN

• Finden Sie Ihr eigenes Tempo und gönnen Sie sich Entspannung • Praktizieren Sie Stressbewältigungstechniken *(siehe Seiten 168–169)*.

DAUERSCHMERZ

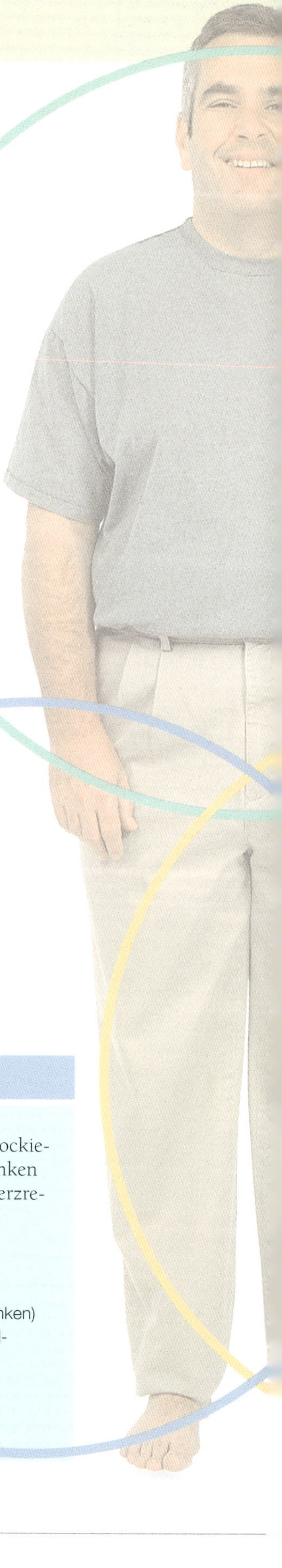

Kurzfristige akute Schmerzen (vom Schnitt im Finger bis zur akuten Entzündung des Wurmfortsatzes), die sich von quälend bis heftig unerträglich äußern können, sind körpereigene Warnsignale. Als chronisch gilt ein Schmerz, der sechs Monate oder länger andauert. Klare Ursachen wie chronische Entzündungen (Symptom mancher Arthritisarten), Nervenschädigungen durch Gürtelrose oder Tumorwachstum können zu Grunde liegen. Oft genug findet sich aber trotz intensiver Abklärung und Tests keine eindeutige Erklärung. Solche Dauerschmerzen wirken sich auf das Berufs- und Beziehungsleben aus und werden von ärztlicher Seite als eigenständige Krankheit eingestuft.

Über 75 Prozent der von Komplementärmedizinern Behandelten leiden an verschiedenen Schmerzzuständen und halten die konventionellen Behandlungsmethoden für unzureichend. Die Ursache des Schmerzes kann klar sein, und der Schmerz kann, wie bei der Migräne, kommen und gehen. Meist spielen aber physische und psychische Faktoren eine Rolle, weshalb ein ganzheitlicher Ansatz, der Lebens- und Verhaltensweisen einbezieht, den Behandlungserfolg definitiv erhöht.

Manuelle Therapien und Akupunktur können Endorphine freisetzen (körpereigene Schmerz stillende Substanzen). Therapien wie Hypnose und Entspannungstechniken bewirken die Erhöhung der Schmerzgrenze. In Schmerzkliniken werden solche Therapien zunehmend mit konventionellen Behandlungsformen kombiniert und führen, laut Therapeutenaussagen, bei Schmerzbewältigungsprogrammen meist zu guten Ergebnissen.

Biochemische Faktoren

Die Haut ist ein mit sensorischen Nervenenden oder Rezeptoren reich versehenes Organ. Bei Stimulation durch Druck, extreme Temperatur oder Prostaglandine (von verletzten Zellen ausgeschüttete Substanz) werden biochemische und elektrische Signale zum Rückenmark und ins Gehirn gesendet, wo sie als Schmerz gewertet werden. Nach der Kontrollschrankentheorie passieren die Informationen auf den zahlenmäßig begrenzten Nervenbahnen zum Gehirn so genannte Schranken. Verschiedene Faktoren schließen die Schranken oder halten sie geöffnet. Endorphine klinken sich z. B. in die Rezeptoren des Gehirns, Rückenmarks und der Nervenendigungen ein und blockieren Schmerzimpulse. Wie weit sich die Schranken öffnen und wie viele Informationen die Schmerzrezeptoren erreichen, hängt teils vom aktuellen Endorphinspiegel ab.

Biochemische Auslöser

- In entzündeten Geweben (z. B. arthritischen Gelenken) oder gestauten Geweben (z. B. chronischen Muskelverspannungen) gebildete Substanzen können die Schranken öffnen

Biochemische Therapieformen: siehe Seite 108

Körperbereiche *(siehe Seite 20)*

BIOCHEMISCH Körpersysteme, wie Verdauung

STRUKTURELL Muskeln, Knochen, Gelenke und Nerven

PSYCHOSOZIAL Gedanken, Gefühle und Beziehungen

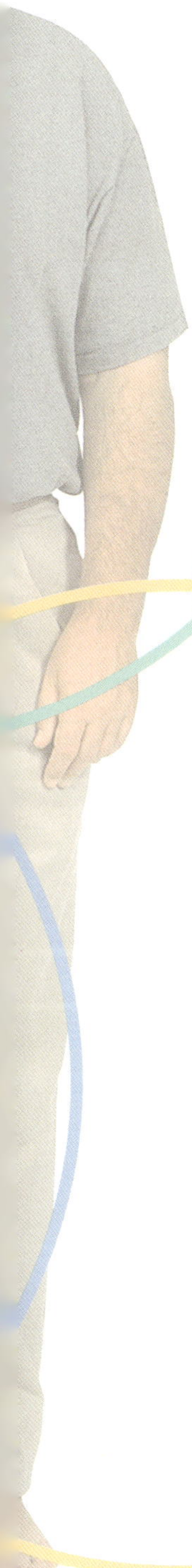

Strukturelle Faktoren

Jede Stimulierung der Schmerznervenbahn wird am Nervenende registriert. Wird z. B. am Ellbogen ein Schmerznerv des Fingers gezwickt, spürt man, wie der Schmerz zum Finger hinunterschießt. Die dort wahrgenommene Empfindung ist der so genannte übertragene Schmerz. Dauerschmerzen können Schmerz leitende Nervenbahnen derart beeinträchtigen, dass Schmerzen lange nach Heilung der eigentlichen Ursache leicht gestartet werden können. Das wird den »Schmerzschranken« zugeschrieben, die infolge veränderter Selbststrukturierung des Nervensystems in Gehirn und Rückenmark geöffnet bleiben. Menschen mit chronischen Schmerzen sind demnach in einem Teufelskreis verfangen. Da sie dazu neigen, körperliche Aktivitäten zu meiden, werden keine Endorphine ausgeschüttet, die die Schmerzschranken schließen und ihre Angstgefühle und Depressionen verringern würden. Bewegungsmangel schwächt, verkürzt und verspannt die Muskeln, verursacht also weitere Krämpfe und Schmerzen.

Strukturelle Auslöser

• Operation, Verletzung • Erkrankung, Entzündung oder Schädigung der sensorischen Nerven (Neuropathie) • Bewegungsmangel • Haltungsveränderungen • Muskelverspannungen in Erwartung von Schmerz

Strukturelle Therapieformen: siehe Seite 108

Psychosoziale Faktoren

Die Schmerzgrenze variiert von Mensch zu Mensch und je nach Stimmungslage. Bei depressiver Gestimmtheit werden Schmerzen deutlicher und schlimmer wahrgenommen als in einer erfreulichen oder glücklichen Lage. Die emotionale Befindlichkeit beeinflusst die Menge der ausgeschütteten Endorphine. Die Schmerztoleranz hängt davon ab, wie Menschen den Schmerz interpretieren, wie sie sich die Ursachen und Folgen vorstellen und welche Schmerzerfahrungen und Assoziationen sie haben. Psychische Zustände können auf schmerzgewohnte Körperbereiche auch direkt einwirken. In einem Experiment verspannten sich bereits bei dem Gedanken an Schmerzen die Rückenmuskeln der Probanden, die an chronischen Rückenschmerzen litten. Und weil sie zu Beginn der Attacke das Schlimmste befürchteten, verspannten sich die Muskeln von Migränepatientinnen, was die Durchblutung behinderte und den Anfall verschlimmerte und verlängerte. Die Neigung, bei schmerzbedingter Angst schneller zu atmen, führt zu Hyperventilation und diese wiederum zu Panikzuständen. Die Muskulatur verkrampft sich, und infolge veränderter Übermittlung der Nervenimpulse öffnen sich die Schmerzschranken.

Psychosoziale Auslöser

• Stress • Angst • Depression • Frühere Schmerzerfahrung • Schmerzverhalten • Schmerzerwartung

Psychosoziale Therapieformen: siehe Seite 109

Fallbeispiel

Die Aromatherapeutin Tania behandelte Joan, 42, die an Dauerschmerzen litt. Statt sich zu verbessern, war die schmerzhafte Schulter schwächer geworden, hatte Muskelschwund und Hautveränderungen gezeigt. Da Joan schließlich Schmerzen vom Kopf bis zu den Fingerspitzen an einer Körperseite hatte, verordnete die behandelnde Ärztin eine sehr kleine Dosis des Antidepressivums Amitriptylin und überwies Joan an eine Schmerzklinik. Hier erhielt sie neben wirkungsvoller Akupunktur den Tipp, eine Aromatherapeutin aufzusuchen. Beim Besuchstermin testete Tania verschiedene ätherische Öle, insbesondere Lavendel und Rosmarin. Für Joan war die Aromatherapie das Entscheidende. Sie suchte Tania alle drei bis vier Wochen auf und erhielt von ihr auch eine sehr hilfreiche Kassette mit Entspannungsmeditation. Heute meint sie, mit den Schmerzen leben zu können, auch wenn sie vielleicht nie ganz frei davon werden wird.

DAUERSCHMERZ

Zeichenerklärung: Wirksamkeitsnachweis *(siehe Seite 182)*

am wenigsten wirksam ❶ ❷ ❸ ❹ ❺ am wirksamsten

Biochemische Therapieformen

Konventionelle Medizin

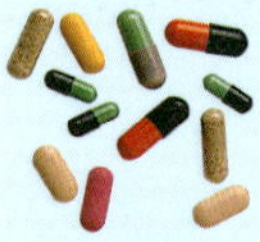

Painkillers

Schmerzmittel eignen sich zur Behandlung akuter Schmerzen, verschlimmern aber Dauerschmerzen. Fünf von sechs Dauerschmerzpatienten nehmen Schmerzmittel, doch etwa 70 Prozent von ihnen leiden weiterhin schwer. Zu den frei erhältlichen Analgetika gehören Paracetamol und nichtsteroidale Antirheumatika (NSAR) wie Aspirin, Ibuprofen, Muskelrelaxans und Opioide *(siehe Arzneimittelglossar, Seite 179)*. Letztere rangieren von leichtem Kodein bis zu Morphium und Endorphinimitationen, die direkt auf das Gehirn und Rückenmark einwirken und die Schmerzwahrnehmung verändern. Sehr schwere postoperative Schmerzen oder ernsthafte Verletzungen werden mit Injektionen von Opioiden, Morphium und Heroin behandelt und auch Krebspatienten verordnet. Geringe Dosen von Amitriptylin (Antidepressivum) scheinen das Schmerzempfinden zu verändern; und Carbamazepin (Mittel gegen Epilepsie) hilft bei neuralgischen Schmerzen. Forschungen zeigen, dass bei multipler Sklerose Cannabis die Muskelschmerzen erleichtert – die Verschreibung ist in den meisten Ländern jedoch umstritten.

Komplementärtherapien

Westliche Pflanzenheilkunde ❸ *(siehe Seite 127)*
Eine klinisch erprobte Creme mit dem Inhaltsstoff Capsaicin hat sich bei gewissen Dauerschmerzen bewährt und wird in einigen Schmerzkliniken eingesetzt. Oft verordnet werden beruhigender Baldrian und Helmkraut. Johanniskraut wirkt antidepressiv und entzündungshemmend und eignet sich auch bei Dauerschmerzen.
Achtung: Johanniskraut nicht mit Antidepressiva zusammen einnehmen!

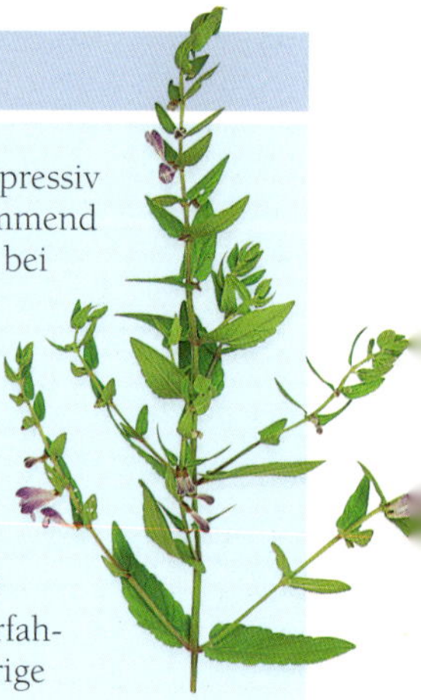

Helmkraut

Ernährungstherapien ❸ *(siehe Seiten 128–129)*
Die therapeutische Erfahrung zeigt, dass niedrige Magnesiumspiegel eine niedrige Schmerztoleranz zur Folge haben. Empfohlen werden entsprechende Präparate.

Selbsthilfemassnahmen

- Eine ausgewogene Kost mit frischen Gemüsen, Früchten und Vollkorngetreide.

Strukturelle Therapieformen

Konventionelle Medizin

Die Schmerzursache kann von schulmedizinischen Diagnosemethoden häufig nicht erfasst werden. Manchmal helfen bei Dauerschmerzen die Physiotherapie, Massage, Vibrationsmassage, Wärme- und Kälteanwendungen. Bei der transkutanen elektrischen Nervenstimulation (TENS) werden zur Blockierung der Schmerzsignale die Nervenenden stimuliert. Lokalanästhetika oder Nervenblocker wirken zeitweilig lindernd. In Extremfällen werden in der Neurochirurgie die Nervenbahnen durchtrennt, ein irreversibles Verfahren mit nachfolgendem Empfindungs- und Bewegungsverlust.

Komplementärtherapien

Achtung: Strukturelle Therapien unterstützen die konventionelle Schmerzbehandlung und dienen *nicht* als deren Ersatz.

Massage ❸ *(siehe Seite 116)*
Therapeuten zielen auf Schmerzlinderung durch lokale Muskelentspannung.

Aromatherapie ❷ *(siehe Seite 117)*
In Verbindung mit Massage fördern ätherische Öle die Entspannung und können die Freisetzung von Endorphinen anregen.

Osteopathie ❷ *(siehe Seite 118)* und **Chiropraktik** ❷ *(siehe Seite 119)*
Auch wenn chiropraktische Griffe die Dauerrückenschmerzen allein nicht heilen, werden doch Spannungserleichterung und Haltungsverbesserung erzielt *(siehe auch Seite 55)*.

Alexander-Technik ❷ *(siehe Seite 121)*
Körperhaltung und chronische Schmerzen hängen eng zusammen. Praktiker verbessern die Haltung und verringern damit die Schmerzen, insbesondere im Nacken- und Rückenbereich.

Heilende Hände ❷ *(siehe Seite 122)*
Therapeutinnen harmonisieren mit den Händen die körpereigenen Energiefelder. Eine Studie belegt, dass bei 90 Prozent der Patienten und Patientinnen durch Handauflegen sich der chronische Spannungskopfschmerz verringerte.

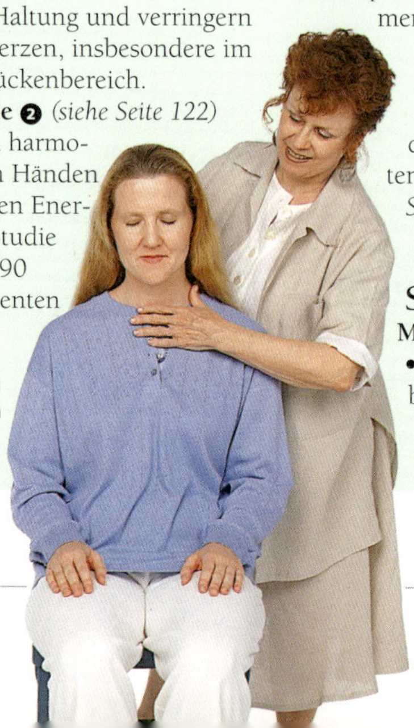

Heilenergie wird auf die Patientin gelenkt.

Hydrotherapie ❷ *(siehe Seite 126)*
Übungen im warmen Wasser lindern chronische Gelenk- und Muskelschmerzen.

Akupunktur ❹ *(siehe Seite 125)*
Das Ziel ist, den Energiefluss anzuregen. Die Schulmedizin akzeptiert meist den Aspekt der Schmerzkontrolle der Akupunktur. Man geht davon aus, dass Endorphine und Prostaglandine hemmende Corticosteroidhormone *(siehe Glossar, Seiten 177–178)* freigesetzt werden. Akupunktur lindert auch die durch die Triggerpunkte verursachten Schmerzen *(siehe Glossar, Seiten 177–178)*, die meist zu Dauerschmerzen führen.

Selbsthilfemassnahmen

- Bewegung hält die Muskeln beweglich.

Psychosoziale Therapieformen

Konventionelle Medizin

Da Schmerz nicht messbar ist, erkundigen sich die Therapeuten bei ihren Patienten, wie viel Schmerzen sie haben, wie sie diese wahrnehmen und wie ihre Aktivitäten dadurch behindert werden. Ziel ist die Erhöhung der Schmerztoleranz. Psychologen sind heute in Schmerzbehandlungsteams unentbehrlich, da allgemein anerkannt ist, dass Schmerz den gesamten Menschen mit allen Empfindungen, Gefühlen und Reaktionen erfasst.

Komplementärtherapien

Psychotherapie und Beratung ❹ *(siehe Seiten 132–133)*
Unsere Gedanken, Glaubenshaltungen, Gefühle und Stimmungen fungieren gewissermaßen als »Regler«, die das Schmerzerleben beeinflussen. Die Erwartung von und die Angst vor Schmerzen verzerrt das Denken und erhöht das empfundene Schmerzausmaß. Kognitive Verhaltenstherapie kann solche Gedanken durch eine positive Einstellung ersetzen.

Hypnotherapie ❸ *(siehe Seite 134)*
Die Hypnotherapie dient mit ihren Suggestionen dem Ziel, die Schmerzwahrnehmung zu verändern und aufzuzeigen, dass eine Schmerzkontrolle möglich ist. Forschungen bestätigen den positiven Effekt bei Fibromyalgie (Muskelschmerzen) und Krebs. Auch Selbsthypnose ist sehr wertvoll.

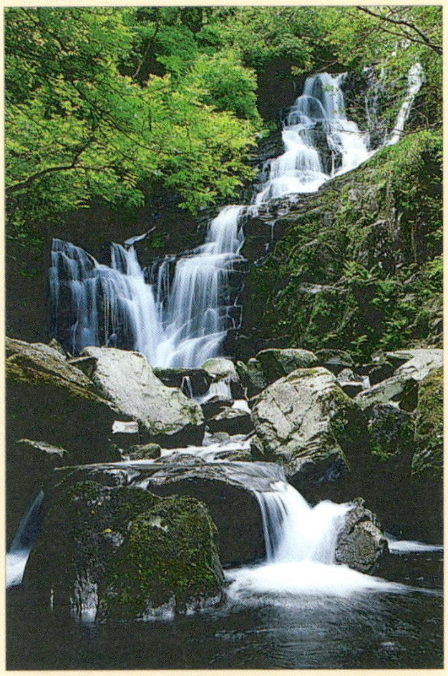

Das Visualisieren einer friedlichen Szene lenkt den Geist ab und reduziert die Schmerzempfindung.

Visualisierung ❸ *(siehe Seite 134)*
Angeleitete Visualisierungen bewähren sich am Besten in Kombination mit anderen Techniken. Sie lenken vom Schmerz ab, wenn die Aufforderung z. B. lautet, sich in einem friedlichen, schmerzfreien Umfeld wahrzunehmen oder sich den Schmerz als bestimmte Farbe oder Form vorzustellen, die von einer anderen beruhigt oder ausgeglichen wird. Beispiel: Ein rot glühender Stab verwandelt sich in Eiscreme, die wegschmilzt.

Biofeedback ❸ *(siehe Seite 136)*
Biofeedback hilft nachweislich bei 40 bis 60 Prozent der Menschen mit Kopfschmerzen oder Kieferschmerzen infolge Kiefergelenkerkrankung (Temporomandibulargelenkerkrankung). Es lindert Rückenschmerzen und Fibromyalgien.

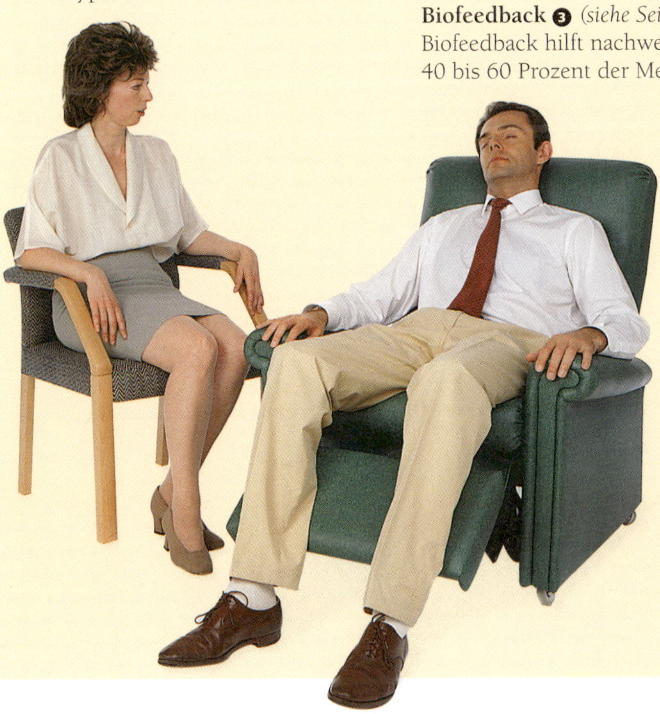

Die Therapeutin suggeriert dem in Trance gefallenen Patienten, dass er seinen Schmerz kontrollieren kann.

Meditation ❹ *(siehe Seite 135)*
Körperliche Entspannung und ein beruhigter Geist lenken von Schmerzen ab. Studien (1986) zufolge berichteten 60 Prozent der Probanden über verbesserte Dauerschmerzen nach einer dreimonatigen Zeit achtsamer Meditation.

Entspannung und Atmung ❸ *(siehe Seiten 170–171)*
Zu den effektivsten Schmerzkontrollen gehören entspannte Muskeln bei Zwerchfellatmung. Die Atmung entkrampft die Muskulatur und fördert die Regulierung der Gehirnchemikalien, des Blutflusses und sonstiger, bei der Schmerztoleranz wichtiger Körperprozesse. Angst wird gemildert und Schlaf gefördert.

Zwerchfellatmung baut Verspannungen ab.

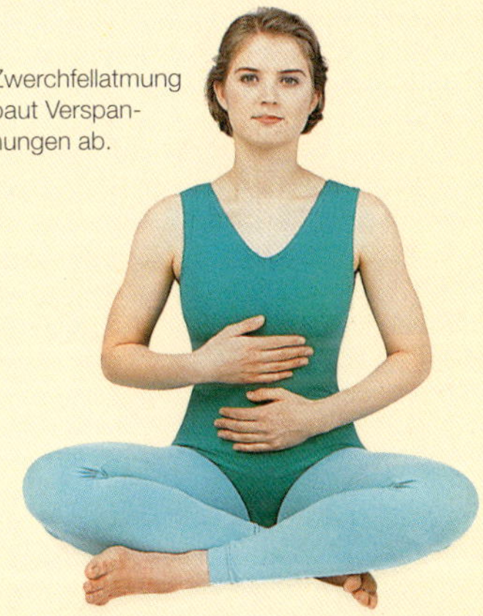

Selbsthilfemassnahmen

• Führen Sie Buch über die Triggerpunkte, die Angstanfälle und emotionale Reaktionen auslösen *(siehe Seite 147)* • Praktizieren Sie Entspannungs- und Atemübungen *(siehe Seiten 170–171)*: Stellen Sie sich ein warmes Leuchten vor, das Sie jeweils beim Einatmen langsam in das Schmerzgebiet einziehen. Beim Ausatmen geben Sie Verspannungen ab • Finden Sie ein Tempo, das Sie nicht ermüdet • Hören Sie Musik, um Ihren Geist zu beschäftigen.

HIV UND AIDS

Das erworbene Immundefektsyndrom (AIDS) führt nach der Ansteckung mit dem HI-Virus zu einer Reihe von Folgekrankheiten. Da das Virus die zur Infektionsbekämpfung unerlässlichen T-Lymphozyten zerstört, setzt es den Körper potenziell tödlich verlaufenden Krankheiten aus. Die Infektion verläuft zunächst symptomlos und kann zehn oder mehr Jahre benötigen, um sich zu AIDS zu entwickeln. Konventionelle Behandlungsmethoden sind wirksam, aber kompliziert, teuer und oft mit unangenehmen Nebenwirkungen verbunden. Da Komplementärtherapien die Gesundheitsförderung und die therapeutische Berührung befürworten, sind sie eine gute Ergänzung zur High-Tech-Medizin.

FALLBEISPIEL

Heilpraktiker Stephen behandelte den HIV-positiven Ian, 50, der trotz schulmedizinischer Behandlung häufig an Infektionen und Mundgeschwüren litt. Stephen ordnete Vollwerternährung an mit sehr vielen frischen Gemüsen und Früchten sowie Präparate mit dem gesamten Vitamin-B-Komplex und den Antioxidantien Vitamin C, Zink und Selen. Stephen: »Ich verordnete auch die Aminosäure Lysin gegen das Arginin, das seine Mundgeschwüre verursachte, und zur Stärkung seines Immunsystems eine Stoßtherapie mit Echinacea.« Zur Steigerung der Innentemperatur empfahl er Ian pro Tag ein langes heißes Bad. Wie er meinte, »brennt das die virale Belastung weg« und rege die Toxinausscheidung an. Zudem riet er Ian, tiefe Entspannungstechniken in einer angeleiteten Gruppe zu lernen. Einige Monate später hatte Ian weniger Infektionen; Tests zeigten, dass sich die Abwehrzellen vermehrt hatten.

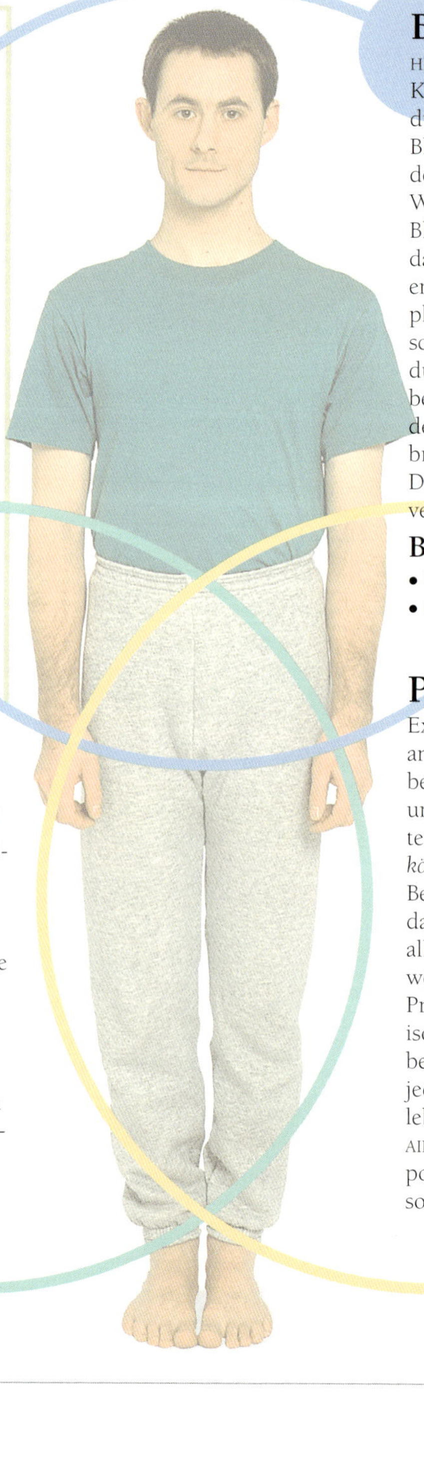

BIOCHEMISCHE FAKTOREN

HIV verbreitet sich durch den Austausch von Körperflüssigkeiten und wird meist sexuell, durch verseuchte Spritzen oder infizierte Blutkonserven übertragen. Vom Zeitpunkt der Ansteckung an dauert es etwa drei Wochen bis drei Monate, bevor es sich im Bluttest zeigt. Viele Menschen wissen nicht, dass sie HIV-positiv sind, erst wenn sich AIDS entwickelt. Das Virus dringt in die T-Lymphozyten ein und verändert deren genetischen Code. Jetzt umprogrammiert, produzieren sie HIV-Gene, statt das Virus zu bekämpfen. Bei sinkendem Spiegel gesunder T-Zellen kann sich das Virus rasch ausbreiten und das Immunsystem schwächen. Die Folge sind häufige Infektionen und eine verzögerte Genesung.

BIOCHEMISCHE FAKTOREN

• Wiederkehrende Infektionen • Fehlernährung • Drogenmissbrauch

PSYCHOSOZIALE FAKTOREN

Experten meinen, dass außer HIV noch andere Faktoren zur Entwicklung von AIDS beitragen. Stress, Isolation, Pessimismus und Depression beeinflussen das Immunsystem nachweislich negativ. Solche Faktoren *könnten* bei HIV-positiven Menschen zur Beschleunigung von AIDS beitragen. Sich damit abzufinden, HIV-positiv zu sein, ist alles andere als leicht; die Betroffenen werden geradezu veranlasst, eine negative Prognose zu erwarten. Eine weitere sozial isolierende Dimension ist die Art, wie HIV behandelt und stigmatisiert wird. Da sich jedoch bei zunehmend längerer Überlebenszeit die Haltung gegenüber HIV und AIDS ändert, wird auch der Umstand HIV-positiv zu sein keinem buchstäblichen und sozialen Todesurteil mehr gleichkommen.

STRUKTURELLE FAKTOREN

Typische Frühsymptome des voll entwickelten AIDS sind geschwollene Lymphdrüsen, Erschöpfung, Fieber, Gewichtsverlust, Nachtschweiß, Kurzatmigkeit, trockener Husten und Mundsoor. Das fortgeschrittene Stadium ist charakterisiert durch das *Kaposi-Sarkom* (schmerzhafter Hauttumor in Form rotvioletter, derbelastischer Knötchen oder Knoten), Durchfall, Lungenentzündung. Und schließlich kann das Gehirn durch eine Form der Enzephalitis mit nachfolgender Demenz mit betroffen sein.

STRUKTURELLE AUSLÖSER

• Ungeschützter Sexualverkehr • Mitbenutzen verseuchter Nadeln oder Spritzen (Drogeninjektionen) • Verseuchte Blutkonserven und Bluttransfusionen • Übertragung von der Mutter auf das Kind im Uterus oder beim Stillen

Körperbereiche *(siehe Seite 20)*

- BIOCHEMISCH – Körpersysteme, wie Verdauung
- STRUKTURELL – Muskeln, Knochen, Gelenke und Nerven
- PSYCHOSOZIAL – Gedanken, Gefühle und Beziehungen

Zeichenerklärung: Wirksamkeitsnachweis *(siehe Seite 182)*

am wenigsten wirksam ❶ ❷ ❸ ❹ ❺ am wirksamsten

Biochemische Therapieformen

Konventionelle Medizin

Die schulmedizinische Prävention und Bekämpfung von Infektionen setzt auf antivirale, antibakterielle und antifungale Medikation. Zu den starken Arzneimittelkombinationen der Chemotherapie gehören Proteasenhemmer und Zidovudin (ZDV – siehe Arzneimittelglossar, Seite 179). Die Nebeneffekte sind meist sehr unangenehm, aber bis zu 99 Prozent der feststellbaren HI-Viren können eliminiert werden.

Komplementärtherapien

Pflanzenheilkunde ❸
(siehe Seiten 125 und 127)
In der westlichen und chinesischen Phytotherapie werden eine Reihe Pflanzenheilmittel zur Stärkung des Immunsystems und Hemmung von HIV verwendet. Dazu gehören Beifuß, Tragant, Bitter Melon, Echinacea, Germanium-132 (ein Mineralstoff in Ginseng, Knoblauch und Brunnenkresse) und Prunellin, ein aus der Gemeinen Braunelle isolierter Wirkstoff.
Achtung: Heilmittel nur unter fachkundiger Aufsicht einnehmen!

Ernährungstherapien ❸
(siehe Seiten 128–129)
Die empfohlene Diät enthält viele immunstimulierende Nährstoffe und Antioxidantien unter spezieller Berücksichtigung von Selen, Zink, Bioflavonoiden und den Vitaminen A, C, E sowie des B-Komplexes.

Selbsthilfemassnahmen

• Gute Präparate mit Antioxidantien • Eine ausgewogene Kost mit viel Gemüse, Früchten und Vollkorngetreide • Kein Koffein, minderwertige Nahrung, Alkohol, Rauchen, Drogen.

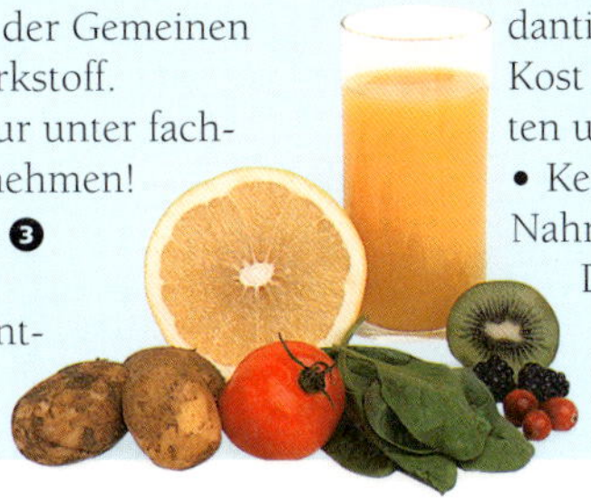

Antioxidantien stärken das Immunsystem.

Strukturelle Therapieformen

Konventionelle Medizin

Ärztliche Empfehlungen, wie Sie eine HIV-Übertragung vermeiden können.

Komplementärtherapien

Massage ❸ *(siehe Seite 116)*
Achtsame Therapeuten werden die Art fürsorglicher therapeutischer Berührung anbieten, die vielen AIDS-Patienten oft versagt ist. Sanfte Massagen lindern emotionales Leid, stärken das Bild vom eigenen Körper und die Selbstachtung. Sie verbessern die Durchblutung, den Lymphfluss und die Muskelentspannung.

Akupunktur ❷ *(siehe Seite 125)*
Ziel ist die Stärkung der Immunfunktionen bei reduziertem Stress.

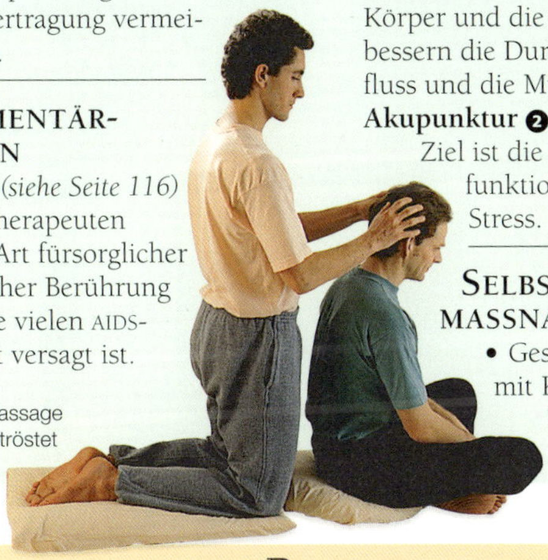

Regelmäßige Massage unterstützt und tröstet AIDS-Patienten.

Selbsthilfemassnahmen

• Geschützter Sexualverkehr mit Kondom • Nur neue Einwegspritzen für intravenös spritzende Drogenbenutzer • Niemals Nadeln oder Spritzen mit jemandem teilen • Klären Sie, ob Zahnärzte und Zahnhygienikerinnen, Akupunkteurinnen, Tätowierer und Ausführende von Körperpiercing korrekt sterilisieren bzw. Einwegnadeln benutzen • Schwangere HIV-Positive sollten die Entbindung und das Stillen mit dem Arzt oder der Hebamme besprechen • Als HIV-Positive alle Schnittwunden abdecken • Keine Bluttransfusionen in weniger entwickelten Ländern; nehmen Sie sterile Einwegspritzen mit, falls Injektionen oder Infusionen notwendig werden sollten.

Psychosoziale Therapieformen

Konventionelle Medizin

Angebot von Beratungen vor und nach dem HIV-Test, für den Fall, dass das Ergebnis positiv ist.

Komplementärtherapien

Psychotherapie und Beratung ❸
(siehe Seiten 132–133)
Psychologische Therapien spielen vor und nach der Diagnose nicht nur wegen der Basisinformationen eine wichtige Rolle, sondern auch wegen der Auseinandersetzung mit Angst, Wut, Ablehnung, Kummer und Depression. Wertvoll ist ebenfalls der Erfahrungsaustausch in einer Selbsthilfegruppe. Studien belegen, dass Unterstützung und positive Einstellung zur Krankheit die Anzahl der T-Zellen erhöhen, die Symptome reduzieren und die Lebensspanne möglicherweise verlängern können.

Selbsthilfemassnahmen

• Klären Sie Ihre physischen, psychischen und spirituellen Bedürfnisse • Suchen Sie die geeignete Stressbewältigungstechnik *(siehe Seiten 168–169)* • Wichtig sind unterstützende Beziehungen zu Menschen, die die Situation akzeptieren und verstehen • Viele Menschen mit HIV erklären, im Leben eine neue Bedeutung und einen neuen Inhalt zu finden.

DER NOTFALLKOFFER

Medizinische Notfälle bedürfen sofortiger fachkundiger Hilfe und konventioneller Therapie. Alternative Heilmittel haben in akuten lebensbedrohlichen Situationen keinen Platz – nützen aber bei der Behandlung kleiner Verletzungen. Sie spielen bei der Schmerzlinderung, Beruhigung und Hilfe zur körperlichen Selbstheilung eine Rolle. Notfallnummern sollten direkt beim Telefon liegen und ein Erste-Hilfe-Koffer (*siehe unten*) an leicht erreichbarer Stelle, zusammen mit Informationen über Notfalltherapie, korrekte Lagerung und Verhalten bei Ersticken, Ertrinken, Kopf- und Rückenverletzung, Herzinfarkt und Schlaganfall, Blutung, Stromschlag, Verbrennung, Vergiftung, Schock, Knochenbruch und Verrenkung. Hilfsorganisationen wie das Rote Kreuz oder die Johanniter-Unfall-Hilfe (*siehe Seiten 186–187*) erteilen Auskunft und halten Erste-Hilfe-Kurse ab.

ERSTE-HILFE-KOFFER

Konventionell

• Schmerzmittel: Paracetamol, Aspirin (auch bei Herzanfall) • Antiseptische Tücher und Cremes • Pflaster • Sterile Verbände (verschiedene Größen) • Bandagen: Rollbinde, Dreieckstuchverband, Röhrenverband • Sterile Augenkompresse • Einweghandschuhe • Sicherheitsnadeln • Schere • Pinzette • Thermometer

Komplementärmedizinische Empfehlung

• Pflanzenheilmittel: Aloe-vera-Gel • Arnikacreme • Echinaceatinktur oder -kapseln
• Ringelblumencreme (Calendula), Johanniskrauttinktur (Hypericum) oder -creme (mit Ringelblume), Hamamelis, Ulmenrindenpulver, Ingwer- und Rosmarintee
• Ätherische Öle: Kampfer, Lavendel, Teebaum, Rosmarin, Pfefferminze, Eukalyptus
• Homöopathische Heilmittel (getrennt von den ätherischen Ölen aufbewahren): *Arnica, Aconitum, Calendula, Hypericum* und *Urtica urens*
• Bachblüten: Rescue Remedy
• Nahrungsergänzung: Vitamin-E-Kapseln, Knoblauchkapseln

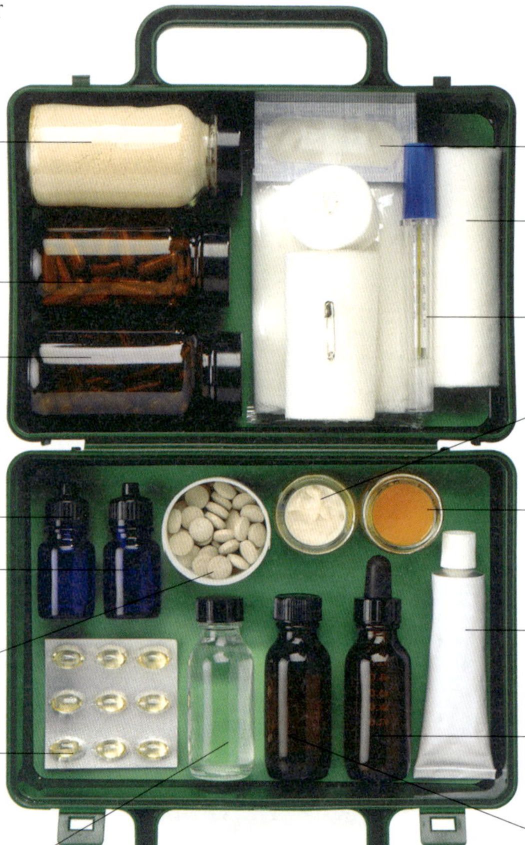

OHNMACHT

Erste Hilfe: Bei Schwächegefühl mit dem Kopf zwischen den Knien hinsetzen oder einfach hinlegen. Ohnmächtige Personen zur Seite drehen, Beengendes um den Hals lockern, Beine 30 cm hochlegen. Für freie Atemwege sorgen und den Unterkiefer nach vorn und oben ziehen. Kommt die Person wieder zu sich, Wasser in kleinen Schlucken verabreichen. Wird das Bewusstsein innerhalb von zwei Minuten nicht erlangt, den Notarzt rufen. Bei häufiger Ohnmachtsneigung oder ungewöhnlichen Begleitsymptomen (z. B. Brustschmerzen) ärztliche Behandlung.

Aromatherapie (*siehe Seite 117*)
Zur Belebung der Sinne einige Tropfen Rosmarin-, Kampfer- oder Pfefferminzöl auf ein Taschentuch geben und unter die Nase halten. (Schwangere sollten keine ätherischen Öle einatmen.)

Westliche Pflanzenheilkunde
(*siehe Seite 127*)
Nach Wiedererlangen des Bewusstseins schlückchenweise Ingwer- oder Rosmarintee trinken.

Bachblüten: Rescue Remedy
(*siehe Seite 177*)
Bei Schock 4 Tropfen auf die Zunge geben.

Kleine Schnittwunden und Prellungen

Erste Hilfe: Zum Stillen von Blutungen den betroffenen Bereich hochhalten und zehn Minuten Druck darauf ausüben. Die Wunde säubern, mit einer antiseptischen Creme versehen und mit einem trockenen Verband abdecken. Eispackungen oder kalte Kompressen lassen Prellungen abschwellen. Ein Arzt ist hinzuzuziehen, wenn die Blutung nicht zu stoppen ist, die Wunde tief ist und genäht werden muss, wenn sie sich infizieren kann, wenn Schmutz nicht zu entfernen ist oder die Schwellung andauert. Kontrollieren Sie den Tetanusstatus: Alle fünf bis zehn Jahre empfiehlt sich eine Auffrischimpfung.

Aromatherapie *(siehe Seite 117)*
Teebaumöl wirkt antiseptisch und antibakteriell, schmerzlindernd und heilungsfördernd. Geben Sie zur Wundreinigung einige Tropfen ins Wasser.

Westliche Pflanzenheilkunde *(siehe Seite 127)*
Ringelblume wirkt antiseptisch, adstringierend und stoppt die Blutung.

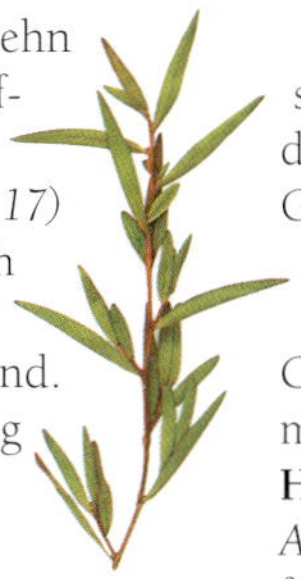
Teebaumöl beugt Infektionen vor.

Johanniskraut (Hypericum) ist adstringierend, beruhigend, entzündungshemmend und antimikrobiell. Geben Sie zur Wundreinigung die Tinkturen beider Heilpflanzen in warmes Wasser oder tragen Sie eine solche Creme auf. Beide Mittel finden sich meist kombiniert in Handelspräparaten.

Homöopathie *(siehe Seite 130)*
Arnica C6 (Globuli oder Creme) empfiehlt sich bei Prellungen, *Calendula C6* zur Vorbeugung von Infektionen und zur Wundheilung, *Hypericum C6* bei schmerzhaften Schürfwunden.

Bisse und Stiche

Erste Hilfe: Entfernen Sie den Insektenstachel mit dem Fingernagel oder einer stumpfen Schneide, nicht mit der Pinzette. Mit Wasser und Seife auswaschen und eine Eispackung auflegen. Die betreffende Stelle hochlegen, damit sie nicht so stark anschwillt. Manche Menschen reagieren auf Insektenstiche allergisch. Rufen Sie den Notarzt, wenn Lippen, Zunge oder Rachen anschwellen oder das Atmen schwierig wird. Allergische Reaktionen können zu Kollaps oder Tod führen.

Naturheilkunde *(siehe Seite 126)*
Neutralisieren Sie saure Bienen- und Ameisenstiche mit alkalischem doppeltkohlensaurem Natrium, und neutralisieren Sie alkalische Wespen- und Hornissenstiche mit saurem Essig. Vitamin-E-Öl oder 3–4 zerkleinerte und in Wasser gelöste Vitamin-C-Tabletten auftragen, sie lindern den Schmerz und reduzieren die Schwellung.

Westliche Pflanzenheilkunde *(siehe Seite 127)*
Zwiebeln enthalten Enzyme, die Insektengifte deaktivieren. Legen Sie eine halbe rohe Zwiebel zehn Minuten lang auf den Stich. Bei Mückenstichen Hamameliswasser anwenden.

Schock

Auf eine Verletzung kann ein physiologischer Schock folgen. Infolge verringerter Blutzufuhr zum Gehirn und zum Darm sind die Symptome Übelkeit, schneller Puls, feuchtkalte Haut, in manchen Fällen Bewusstlosigkeit und Tod. Schlechte Nachrichten können einen emotionalen Schock auslösen.

Erste Hilfe: Rufen Sie den Notarzt bei physiologischem Schock. Die betreffende Person ist in die korrekte Seitenlage zu bringen *(siehe Ohnmacht)*. Mund und Atemwege müssen frei sein und der Kopf auf eine Seite gedreht werden. Den Körper bedecken und warm halten. Kein Essen und keine Getränke verabreichen.

Westliche Pflanzenheilkunde
(siehe Seite 127)
Bei emotionalem Schock helfen beruhigende und stabilisierende Tees und Tinkturen von Kamille, Zitronenmelisse und Helmkraut.

Homöopathie *(siehe Seite 130)*
Bei emotionalem Schock empfehlen sich *Arnica C30* oder *Aconitum C30*.

Bachblüten: Rescue Remedy
(siehe Seite 177)
Geben Sie bei emotionalem Schock 4 Tropfen unter die Zunge.

Verbrennungen

Verbrennungen 1. Grades schädigen die Hautoberfläche und führen zu Rötung, Schmerz und Schwellung. Verbrennungen 2. Grades verursachen Bläschenbildung. Verbrennungen 3. Grades zerstören alle Hautschichten.

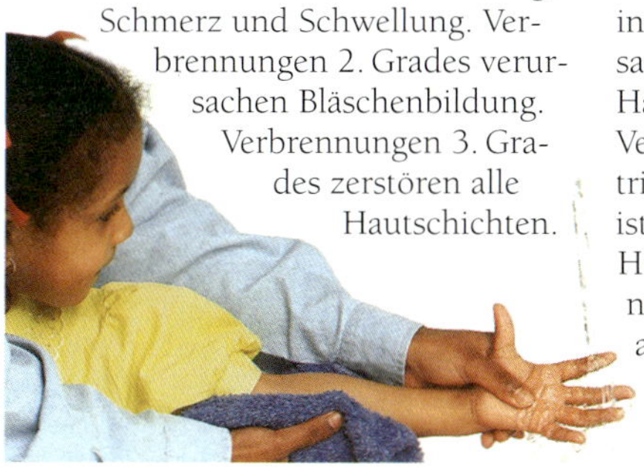
Halten Sie verbrannte Stellen zehn Minuten lang unter fließendes kaltes Wasser.

Erste Hilfe: Körperstellen mit Verbrennungen 1. und 2. Grades zehn Minuten in kaltes Wasser tauchen. Die Bereiche sauber halten; mit Bläschen bedeckte Haut mit sterilem, nichtklebendem Verband bedecken. Reichlich Wasser trinken. Bei Verbrennungen 3. Grades ist unverzüglich der Notarzt zu rufen. Hier keine Wasseranwendungen, auch nicht auf der Haut klebende Kleidung abziehen, sondern den Gesamtbereich mit einem sauberen trockenen Tuch abdecken. Ärztliche Hilfe ist nötig, wenn die Verbrennung größer als die Handfläche der betreffenden Person ist, wenn sie nach 24 Stunden noch schmerzt sowie bei Schock oder Kollaps.

Naturheilkunde *(siehe Seite 126)*
Häufige Anwendungen von Vitamin-E-Öl oder -Creme sowie reinem Aloe-vera-Gel beschleunigen die Heilung.

Homöopathie *(siehe Seite 139)*
Bei Verbrennungen 1. Grades alle zehn Minuten eine Gabe *Urtica urens C6*.

Kapitel 3

DIE THERAPIEN

Nicht jedes alternative Heilverfahren lässt sich gut mit der Schulmedizin vereinbaren. In diesem Kapitel beschreiben wir jene Ansätze, die die an einem ganzheitlichen Ansatz interessierten Ärzte am ehesten akzeptieren. Einige, z. B. Akupunktur, werden durch klinische Tests untermauert, für andere sprechen eine Vielzahl an Erfahrungsberichten. Wir erläutern die Prinzipien und Behandlungsweisen eines jeden Verfahrens und weisen auf seine Wirkungen im biochemischen, strukturellen und psychosozialen Bereich hin. Damit möchten wir Ihnen bei der Entscheidung helfen, ob eine Therapie Ihre Gesundheit fördern würde, entweder als eigenständiges Verfahren oder zusätzlich zu einer konventionellen Behandlung.

MASSAGE

BIOCHEMISCHE WIRKUNGEN

Veränderungen der chemischen Zusammensetzung von Gehirn und Gewebe durch Förderung der Entspannungsreaktion.

STRUKTURELLE WIRKUNGEN

Druck- und Dehnbewegungen fördern die Muskelentspannung und verbessern die Durchblutung. Schmerzlinderung durch Entstauung in entzündetem Gewebe

PSYCHOSOZIALE WIRKUNGEN

Es können sich unterschiedliche Gefühle einstellen, von Schläfrigkeit bis Erregung. Die Massage wirkt bei einem Menschen beruhigend, beim anderen dagegen anregend.

Einführung

Die Massage gehört zu den ältesten und einfachsten Heilmethoden. Sie wird weltweit seit Jahrtausenden angewandt, um das Wohlbefinden zu steigern, Schmerzen zu lindern und Ängsten entgegenzuwirken. Einigen Studien zufolge führt die Massage zu einer Senkung des Blutdrucks, sie wirkt sich günstig auf den Kreislauf, den Muskeltonus und die Verdauung aus und ist entspannend. Die Massage ist ein wesentlicher Bestandteil vieler traditioneller Heilsysteme auf der ganzen Welt und gehört mit neuen, unterschiedlichen Techniken auch zu vielen ergänzenden Heilverfahren.

Geschichte der Massage

Die alten Ägypter, Griechen und Römer setzten die Massage aus therapeutischen Gründen ein, und sowohl in der Traditionellen Chinesischen Medizin als auch im Ayurveda, dem klassischen indischen Heilsystem, ist sie seit langem ein wichtiger Bestandteil. Im Westen wurde die Massage jahrhundertelang mit Sünde und Sinnlichkeit assoziiert, bis der schwedische Turner Henrik Ling gegen Ende des 19. Jahrhunderts der therapeutischen Massage zu neuem Ansehen verhalf. Das Bewusstsein für die Heilsamkeit der Massage steigt unaufhörlich. In Großbritannien und den USA verbinden Physiotherapeuten und Krankenschwestern die Massage mit einer schulmedizinischen Versorgung. Immer öfter wird sie in der Intensivstation eingesetzt, bei Kindern, Neugeborenen im Brutkasten und älteren Menschen sowie bei Patientinnen, die an Krebs oder AIDS leiden oder einen Herzinfarkt oder Schlaganfall erlitten hatten. Massage wird in einigen Arztpraxen, in Hospizen sowie in Reha- und Schmerzkliniken angewendet.

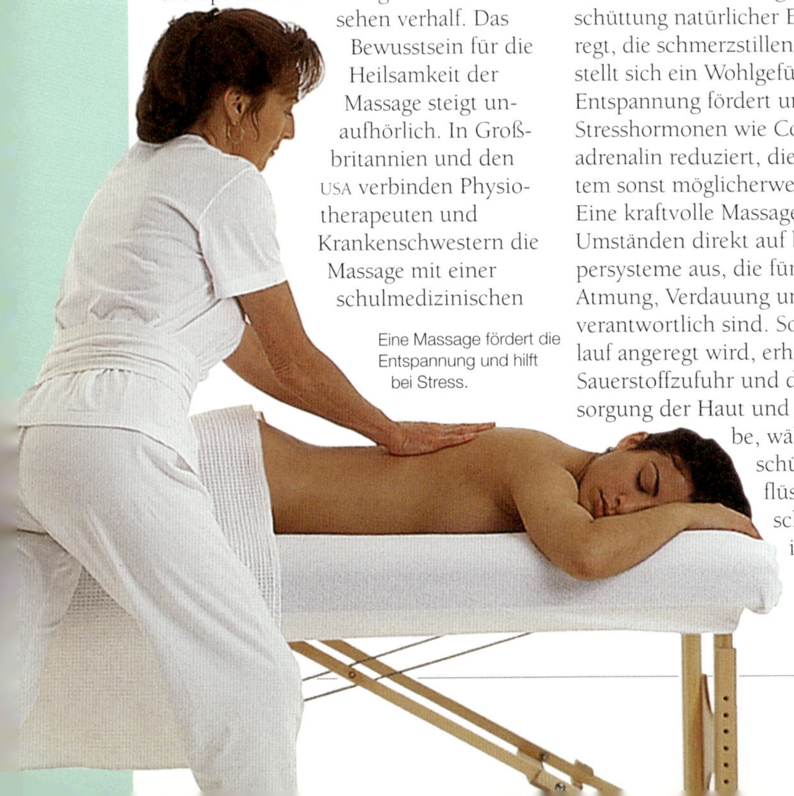

Eine Massage fördert die Entspannung und hilft bei Stress.

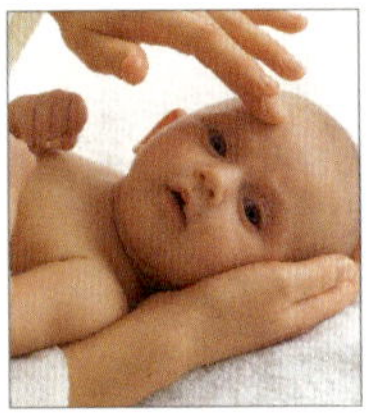

Babys lassen sich durch eine sanfte Massage beruhigen.

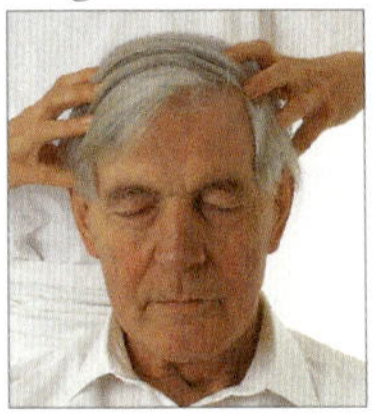

Eine Kopfmassage lindert unter Umständen Kopfschmerzen und wirkt entspannend.

Grundprinzipien

Die Berührung, unsere allererste sinnliche Erfahrung, ist zusammen mit dem Geruch die direkteste und eindrucksvollste Verbindung zwischen Seele und Körper. Die Haut, unser größtes Sinnesorgan, besitzt Millionen von Rezeptoren, die auf Wärme, Kälte und Druck reagieren. Durch die Massage wird die Ausschüttung natürlicher Endorphine angeregt, die schmerzstillend wirken. Dazu stellt sich ein Wohlgefühl ein, das die Entspannung fördert und die Anzahl an Stresshormonen wie Cortisol und Noradrenalin reduziert, die das Immunsystem sonst möglicherweise schwächen. Eine kraftvolle Massage wirkt sich unter Umständen direkt auf bestimmte Körpersysteme aus, die für Puls, Blutdruck, Atmung, Verdauung und Schmerzen verantwortlich sind. Sobald der Kreislauf angeregt wird, erhöht sich auch die Sauerstoffzufuhr und die Nährstoffversorgung der Haut und der Körpergewebe, während überschüssige Gewebeflüssigkeit ausgeschieden wird. So ist das Lymphsystem eher in der Lage, Abfallstoffe auszuscheiden, die sonst in Gelenken und Muskeln Schmerzen und Steifheit verursachen. Durch die Massage nimmt auch die Anspannung in den Muskeln ab, wodurch Mobilität und Flexibilität steigen. Eine Massage wirkt oft auch auf die Seele beruhigend – wir haben weniger Angst und können mit Stress besser umgehen. Wer sich mehr darüber bewusst ist, wie Seele und Körper einander beeinflussen, kann unter Umständen das eigene Wohlbefinden besser steuern.

Behandlung

Je nach Methode variieren die Techniken. Zur klassischen Anwendung gehört das Streichen, wobei die Hände rhythmisch über den Körper gleiten, das Kneten, wobei die Hände den Körper abwechselnd drücken und loslassen, das Reiben, wobei man mit dem Daumen längere Zeit tief in eine Stelle drückt, sowie das kurze Klopfen mit den Handkanten auf den Körper. Massagetechniken werden auch bei anderen Therapien angewandt, v. a. bei Aromatherapie, Reflexzonenmassage, Rolfing, Heller-Arbeit und Osteopathie.

Hauptanwendungsgebiete

• Stressbedingte Störungen wie Schlaflosigkeit, Reizkolon und Kopfschmerzen • Muskel- und Gelenkbeschwerden wie Arthritis, Sportverletzungen und Rückenschmerzen • Schmerzlinderung • Ängste • Depression • Verdauungsstörungen

VORSICHTSMASSNAHMEN

In den ersten drei Schwangerschaftsmonaten sollten Sie auf Bauchmassage verzichten. Bei Venenentzündungen, Thrombose, Krampfadern, akuten Rückenschmerzen, Krebs, Persönlichkeitsstörungen oder Psychosen sollten Massageanwendungen nur mit ärztlicher Zustimmung erfolgen. Prellungen, Knochenbrüche oder Hautentzündungen dürfen nicht massiert werden. *(Siehe auch Seite 21.)*

AROMATHERAPIE

BIOCHEMISCHE WIRKUNGEN

Einige ätherische Öle wirken unter Umständen direkt auf das Gehirn und die Gewebebeschaffenheit. Unterstützt wird auch die Entspannungsreaktion.

STRUKTURELLE WIRKUNGEN

Eine Massage mit ätherischen Ölen fördert die Muskelentspannung und regt den Kreislauf an; sie wirkt schmerzlindernd und begünstigt die Zellerneuerung.

PSYCHOSOZIALE WIRKUNGEN

Der Geruch bestimmter Öle ruft mitunter Gefühle wie Entspanntheit und Wohlbefinden hervor und wird dann immer wieder mit solchen Empfindungen assoziiert.

EINFÜHRUNG

Ätherische Öle werden in vielen Kulturen seit jeher zur Heilung und Entspannung eingesetzt. Nach Meinung der Aromatherapeuten besitzen unterschiedliche Öle bestimmte therapeutische Eigenschaften: So wirken einige beruhigend, andere anregend und stimmungserhellend. Die Bestandteile des Öls werden in das Blut entweder über die Haut durch Massieren oder über Nase und Lunge durch Inhalieren aufgenommen. Obwohl der biochemische Einfluss auf den Körper nicht nachgewiesen ist, wirkt sich der Geruch erwiesenermaßen auf die Psyche aus.

GESCHICHTE DER AROMATHERAPIE

Bereits in der Bibel werden ätherische Öle erwähnt, beispielsweise Myrre, und die alten Ägypter verwendeten sie zum Einbalsamieren der Toten. Etwa um 1000 n. Chr. entwickelte der persische Arzt Ali ibn-Sina das noch heute verwendete Verfahren der Destillation. Seit jeher werden Sandel- und Zedernholzöl sowie Rosenöl für die Herstellung von Parfüms verwendet, während besonders aromatische Öle wie Eukalyptus, Minze und Kampfer seit langem zu Heilzwecken eingesetzt werden.
Durch den französischen Chemiker René-Maurice Gattefossé flammte das Interesse an ätherischen Ölen im frühen 20. Jahrhundert wieder auf. Er hatte eine Brandverletzung mit Lavendelöl behandelt und war von dessen Heilwirkung beeindruckt. Als Ersatz für einige Medikamente, z. B. bei Infektionen, verschreiben manche Ärztinnen in Frankreich noch heute ätherische Öle.

GRUNDPRINZIPIEN

Die in der Aromatherapie verwendeten ätherischen Öle werden aus Wurzeln, Blüten, Blättern und Stängeln von Pflanzen gewonnen, meist durch Destillation. Die von den Ölen abgegebenen chemischen Substanzen sollen auf den Hypothalamus wirken, jenen Teil des Gehirns also, der die Gemütslage und das Hormonsystem beeinflusst. In Krankenhausstudien stellte sich heraus, dass die Massage mit bestimmten Ölen beispielsweise Angst lindernd wirken kann. Andere Öle beeinflussen die Haut – so wirkt Teebaumöl antiseptisch.

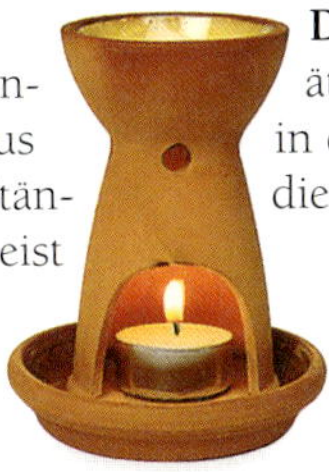

Mit ätherischen Ölen in einer Duftlampe kann man einem Raum eine besondere Duftnote verleihen.

BEHANDLUNG

Massage: Hierzu werden ätherische Öle in einem Trägeröl auf pflanzlicher Basis verdünnt. Eine Massage im Rahmen der Aromatherapie beruht meist auf schwedischen Massagetechniken, die Spannungen lindern und den Kreislauf anregen.
Inhalieren: 4 Tropfen eines ätherischen Öls in eine Schüssel mit dampfend heißem Wasser geben. Den Kopf mit einem Handtuch bedecken, sich mit geschlossenen Augen über die Schüssel beugen und 10 Minuten inhalieren. Oder ein Tuch mit 4–5 Tropfen Öl befeuchten und zum Inhalieren unter die Nase halten.

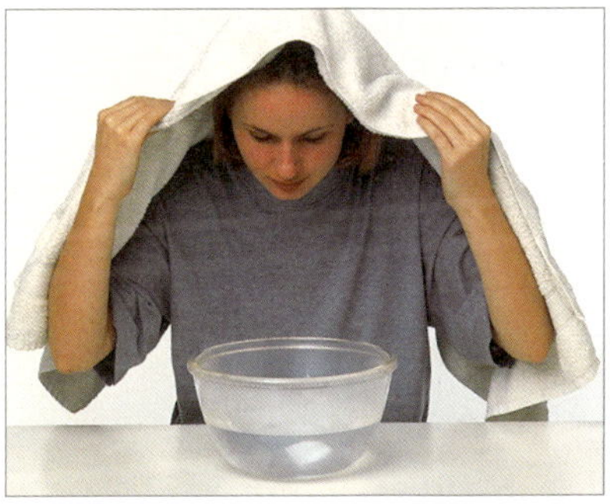

Bei Atemwegserkrankungen ist das Inhalieren eine bewährte Behandlungsmethode.

Bad: 6 Tropfen eines ätherischen Öls in Sahne oder Öl auflösen und dem warmen Bad zugeben. Mindestens 10 Minuten im Badewasser entspannen.
Duftlampe: 2–3 Tropfen eines ätherischen Öls mit etwas Wasser in die Duftlampenschale geben und die Kerze darunter anzünden.

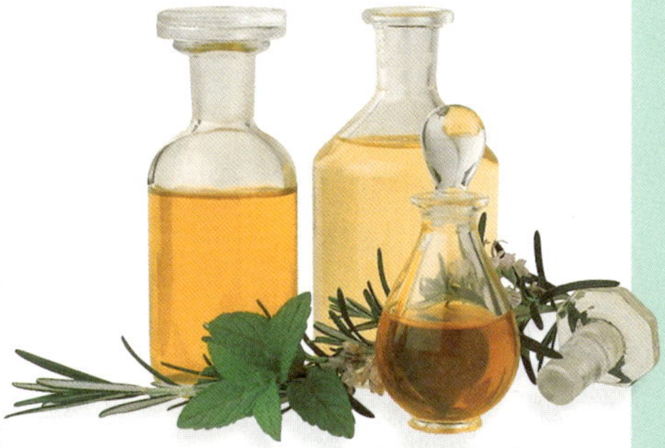

Zu Massagezwecken werden ätherische Öle in Trägerölen auf Pflanzenbasis verdünnt.

WIRKUNG VON ÖLEN

Beruhigend: Bergamotte, Kamille, Salbei, Geranie, Jasmin, Lavendel
Stimmungserhellend: Salbei, Grapefruit, Jasmin, Lavendel, Neroli, Rose, Rosmarin, Ylang-Ylang
Anregend: Schwarzer Pfeffer, Zimt, Eukalyptus, Ingwer, Pfefferminze, Kiefer
Antiseptisch, antibakteriell und antifungal: Teebaum, Lavendel
Abschwellend: Eukalyptus, Lavendel, Pfefferminze, Kiefer.

HAUPTANWENDUNGSGEBIETE

Stressbedingte Beschwerden wie Schlaflosigkeit und Kopfschmerzen • Verdauungsstörungen • Erkältungen • Während der Schwangerschaft und bei der Geburt • Menstruationsbeschwerden • Entspannung und Wohlbefinden

VORSICHTSMASSNAHMEN

Passen Sie beim Inhalieren besonders auf, wenn Sie unter Asthma oder häufigem Nasenbluten leiden. Öle nur nach Absprache mit einer qualifizierten Behandlerin oral einnehmen. Unverdünntes ätherisches Öl niemals auf die Haut auftragen (außer Lavendel und Teebaum). Ätherische Öle nicht in der Nähe von offenem Feuer und für Kinder unzugänglich aufbewahren. Wenden Sie sich bei einer Schwangerschaft, bei Epilepsie und Bluthochdruck an einen qualifizierten Behandler. *(Siehe auch Seite 21.)*

CHIROPRAKTIK

BIOCHEMISCHE WIRKUNGEN

Verbesserung der Gewebebeschaffenheit, da Schmerzen und Entzündungen verursachende Substanzen sowie Abfallstoffe sich nach Entspannung auflösen.

STRUKTURELLE WIRKUNGEN

Vergrößerung des Bewegungsspielraums. Verringerung der Muskelspannung, was den Blutkreislauf stellenweise anregt und Schwellungen abklingen lässt.

PSYCHOSOZIALE WIRKUNGEN

Wegen verringerter Schmerzen wächst das Vertrauen zu Dehnungsübungen und Bewegung. Künftigen Problemen kann man so besser vorbeugen.

EINFÜHRUNG

Chiropraktiker wenden bei der Diagnose und zur Behandlung von Beschwerden an der Wirbelsäule sowie an Gelenken und Muskeln manuelle Techniken an. Nach ihrer Vorstellung kommt der Wirbelsäule im Mechanismus des Körpers die hauptsächliche Stützfunktion zu, da sie die Verbindung zwischen Gehirn und Körper darstellt. Ein wirksamer Selbstheilungsprozess ist daher nur bei einem harmonisch funktionierenden Körpersystem möglich, weil jede Verdrehung der Wirbelsäule die Funktion anderer Körperteile beeinträchtigt. Die Chiropraktik wird in allen Industrieländern angewandt; ihre Wirksamkeit ist bislang vor allem bei Rückenschmerzen nachgewiesen.

GESCHICHTE DER CHIROPRAKTIK

Der Begriff stammt von dem alten griechischen Wort cheiro (»Hand«) und praktikos (»Tun«) ab und wurde 1895 durch den Kanadier Daniel D. Palmer eingeführt. Palmer behauptete, das Hörvermögen seines Hausmeisters wiederhergestellt zu haben, der als Folge einer Rücken- und Nackenverletzung 17 Jahre lang taub gewesen war. Im frühen 20. Jahrhundert fand diese Methode in vielen westlichen Ländern Anklang. Während die Chiropraktik in den 1960er-Jahren von der American Medical Association (AMA) noch als »unwissenschaftlicher Kult« verurteilt wurde (die AMA verlor 1987 den darauf folgenden Gerichtsprozess), wird dieses Verfahren heute weitgehend anerkannt. Zur Chiropraktik gehören auch die Wirbelsäulenanalyse, bei der die Wirbelsäule in einer Sequenz von 12 Schritten gerichtet wird, sowie die McTimoney-Chiropraktik, bei der sanfte, relativ einfache Techniken am gesamten Körper zum Einsatz kommen.

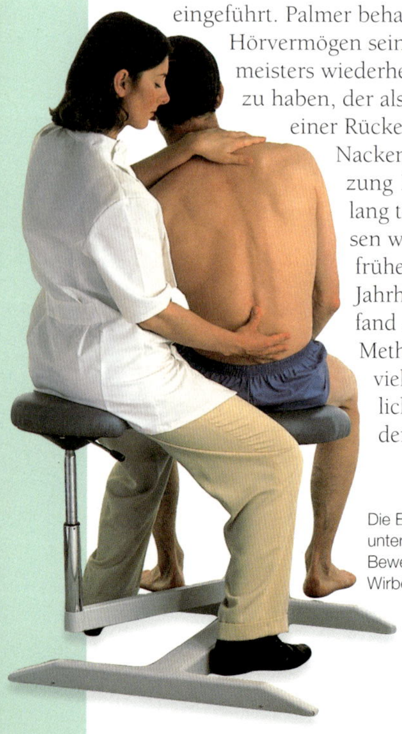

Die Behandlerin untersucht die Beweglichkeit der Wirbelsäule.

GRUNDPRINZIPIEN

An der Wirbelsäule entspringen die Nerven für den ganzen Körper, so dass sich im Sinne der Chiropraktik eine Verdrehung auch auf andere Körperteile auswirkt. Demnach muss die Wirbelsäule richtig ausgerichtet sein, damit sämtliche Körperfunktionen harmonisch funktionieren und ein wirksamer Selbstheilungsprozess stattfinden kann. Jede Belastung der Wirbelsäule, z. B. eine Beschädigung oder Verdrehung, scheint Probleme an den inneren Organen, Drüsen und Blutgefäßen zu verursachen und beeinträchtigt möglicherweise den körpereigenen Selbstregulierungs- und Heilungsprozess.

BEHANDLUNG

Die Chiropraktikerin erkundigt sich detailliert nach der Krankengeschichte, stellt Fragen bezüglich der Lebensweise und wendet unter Umständen übliche Diagnosetests an, insbesondere eine röntgenologische Untersuchung. Sie untersucht die Funktion der Wirbelsäule, der Gelenke und Muskeln mit den Händen. Die Behandlung steifer oder »blockierter« Gelenke findet üblicherweise auf einer speziellen chiropraktischen Liege statt und besteht aus einer genauen, kontrollierten Technik, dem »Ausrichten«. Zunächst bewegt die Chiropraktikerin die Gelenke so weit es geht (Mobilisation) und wendet dann einen schnellen, genau abgestimmten »Stoß« an, um den Bewegungsspielraum ein wenig zu vergrößern. Bei jedem Ausrichten kann es zu einem hörbaren, aber schmerzlosen »Knacksen« im Gelenk kommen. Ursache dafür ist eine winzige Gasblase, die durch die Druckveränderung beim Dehnen des Gelenks entsteht. Die ersten chiropraktischen Behandlungen dauern 30–60 Minuten, die Folgestunden sind meistens kürzer. Die Dauer der Behandlung hängt davon ab, wie schnell sie Wirkung zeigt.

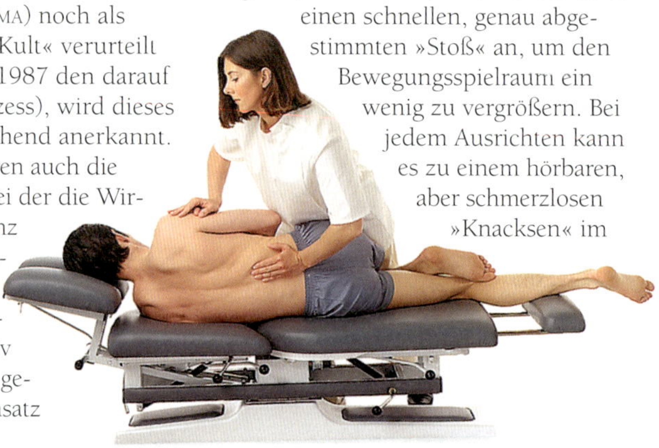

Bei der Manipulation der Wirbelsäule liegt der Patient oft auf einer speziellen Liege.

HAUPTANWENDUNGSGEBIETE

• Beschwerden an der Wirbelsäule und im Nacken • Muskel-, Gelenk- und Haltungsprobleme • Verletzungen durch Sport oder wiederkehrende Belastungen • Ischias • Kopfschmerzen und Migräne • Verdauungsstörungen • Tinnitus • Gleichgewichtsstörungen • Menstruationsbeschwerden • Asthma

VORSICHTSMASSNAHMEN

Bei Osteoporose, Entzündungen, Infektionen, Tumoren, Kreislaufproblemen oder nach einem kürzlichen Bruch verzichtet der Behandler möglicherweise auf Manipulationen. Allerdings wenden Chiropraktiker auch andere Methoden zur Schmerzbekämpfung an. Bei einem Bandscheibenvorfall sollten intensive Manipulationen nicht zum Einsatz kommen. *(Siehe auch Seite 21.)*

OSTEOPATHIE

BIOCHEMISCHE WIRKUNGEN
Verbesserung der Gewebebeschaffenheit, da Schmerzen und Entzündungen verursachende Substanzen sowie Abfallstoffe sich nach Entspannung auflösen.

STRUKTURELLE WIRKUNGEN
Vergrößerung des Bewegungsspielraums. Verringerung der Muskelspannung, was den Blutkreislauf stellenweise anregt und Schwellungen abklingen lässt.

PSYCHOSOZIALE WIRKUNGEN
Wegen verringerter Schmerzen wächst das Vertrauen zu Dehnungsübungen und Bewegung. Künftigen Problemen kann man so besser vorbeugen.

EINFÜHRUNG
Das entspannte, harmonische Arbeiten an Muskeln, Knochen und Gelenken gilt als die zentrale Voraussetzung für Wohlbefinden, da sämtliche Körperfunktionen hiervon abhängen. In der Osteopathie werden Berührung und Manipulation eingesetzt, um die Mobilität und das Gleichgewicht zu verbessern. Die verschiedenen Techniken rangieren von der beruhigenden Massage bis zu einer kräftigen Mobilisation der Gelenke. Obwohl weitere klinische Forschungen noch ausstehen, ist die Osteopathie in vielen Ländern bereits ein anerkanntes Verfahren, insbesondere bei akuten Rückenschmerzen.

GESCHICHTE DER OSTEOPATHIE
Die Osteopathie (von griechisch osteon = Knochen und pathos = leiden) wurde im späten 19. Jahrhundert durch den amerikanischen Militärarzt Dr. Andrew Taylor Still entwickelt, nachdem dessen Frau und drei Kinder an Meningitis gestorben waren. Es suchte nach Möglichkeiten, um die Selbstheilungskräfte des Körpers anzuregen, und gründete 1892 die American School of Osteopathy. 1917 gründete sein Schüler Dr. John Martin Littlejohn die British School of Osteopathy.

GRUNDPRINZIPIEN
Unsere Körperhaltung und die Art und Weise, wie wir uns bewegen, drücken unsere Gefühle aus. Unter Umständen beeinträchtigen körperliche und seelische Belastungen, Verletzungen und Haltungsfehler unseren Bewegungsapparat, der die Körperorgane unterstützt und schützt. Schmerzen erzeugen eine Muskelspannung, die wiederum weitere Schmerzen verursacht. Der Osteopath lindert die Muskelspannung und verbessert die Mobilität der Gelenke, um die Selbstheilungskraft des Körpers wiederherzustellen. Während sich die Chiropraktik früher eher auf die Manipulation der Gelenke konzentrierte, stand für Osteopathen die Behandlung des »weichen Gewebes« im Vordergrund. Heutzutage sind die Grenzen fließend. Die Behandlerin interessiert sich ebenso dafür, welche Faktoren die Fehlfunktion des Bewegungsapparates ausgelöst haben und aufrechterhalten, wie für die eigentlichen Beschwerden; zudem berücksichtigt sie den seelischen Zustand, die Situation am Arbeitsplatz und die Lebensweise.
Bei der von dem amerikanischen Osteopathen Dr. William Garner Sutherland in den 1930er-Jahren entwickelten Craniosakral-Therapie werden vorsichtige Berührungen am Schädel und an der unteren Wirbelsäule angewandt, um die Spannung zu lösen, die den Fluss der Gehirn- und Rückenmarksflüssigkeit blockiert. Die Craniosakral-Therapie hat sich besonders bei Babys und Kleinkindern und bei der Behandlung von durch Traumata und Verletzungen bedingten Beschwerden als erfolgreich erwiesen.

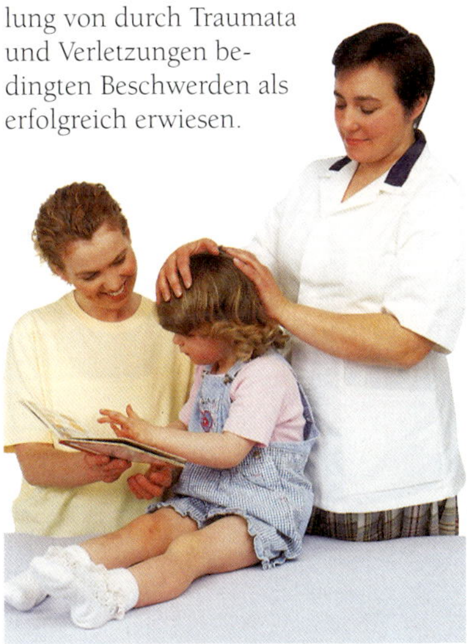
Die Manipulation der Schädelknochen soll den Fluss der Gehirn- und Rückenmarksflüssigkeit bessern.

BEHANDLUNG
Nach der gründlichen Anamnese erkundigt sich die Osteopathin nach dem Lebensstil und der seelischen Verfassung, führt Tests durch und stellt fest, bei welcher Haltung und welchen Bewegungen Schmerzen auftreten.

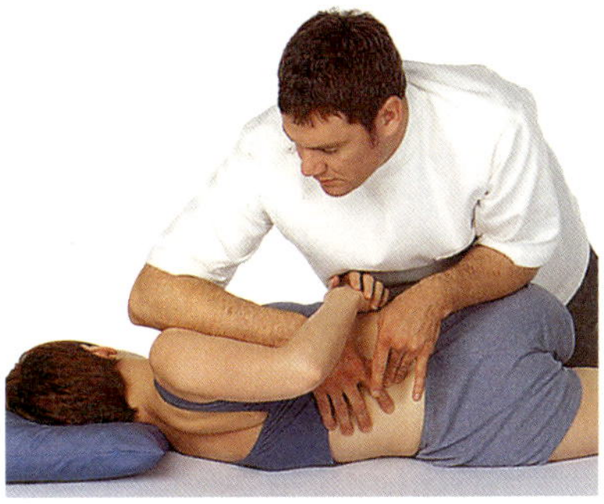
Bei der Ursachenforschung untersucht der Osteopath sorgfältig jeden einzelnen Wirbel.

Die individuell abgestimmte Behandlung besteht unter Umständen aus Massage- und Dehnungstechniken oder auch aus der Manipulation der Gelenke. Bei der so genannten »Muskelenergiebehandlung« muss man gegen einen von der Osteopathin hervorgerufenen Widerstand arbeiten, damit die Muskelspannung sich entladen kann. Zuweilen reicht schon eine Behandlung, je nach Beschwerden und Gesundheitszustand sind jedoch drei bis sechs Termine notwendig.

HAUPTANWENDUNGSGEBIETE
• Wirbelsäulen- und Nackenprobleme • Muskel-, Gelenk- und Haltungsschäden • Verletzungen durch Sport und wiederkehrende Belastungen • Ischias • Kopfschmerzen und Migräne • Verdauungsstörungen • Tinnitus • Gleichgewichtsstörungen • Menstruationsbeschwerden • Asthma

VORSICHTSMASSNAHMEN
Bei Osteoporose, Entzündungen, Infektionen, Tumoren, Kreislaufproblemen oder nach einem kürzlichen Bruch verzichtet der Behandler möglicherweise auf Manipulationen. Bei einem Bandscheibenvorfall sollten intensive Manipulationen nicht zum Einsatz kommen. *(Siehe auch Seite 21.)*

REFLEXZONENMASSAGE

BIOCHEMISCHE WIRKUNGEN	STRUKTURELLE WIRKUNGEN	PSYCHOSOZIALE WIRKUNGEN
Veränderung der chemischen Zusammensetzung des Gehirns und des Gewebes durch Förderung der Entspannungsreaktion.	Fördert die Muskelentspannung, regt den Kreislauf an. Einigen Untersuchungen zufolge schmerzlindernde Wirkung.	Der Behandler versucht, die belastenden Faktoren zu ermitteln, die die Probleme auslösen oder aufrechterhalten.

EINFÜHRUNG

Nach Auffassung der Reflexzonentherapeuten spiegeln die Hände und Füße unseren Körper wider, so dass die Stimulierung spezieller Reflexpunkte sich auf die mit ihnen verbundenen Organe und Systeme auswirkt. Wird der gesamte Fuß (oder auch die Hand) massiert und gedrückt, kann es zu einer tiefen Entspannung kommen. Trotz fehlender wissenschaftlicher Beweise gehört die Reflexzonenmassage zu den gebräuchlichsten alternativen Methoden.

GESCHICHTE DER REFLEXZONENMASSAGE

Fußmassagen wurden bereits vor langer Zeit im alten Ägypten und in China angewandt; die bei uns heute praktizierte Reflexzonenmassage wurde allerdings 1915 durch den amerikanischen Hals-Nasen-Ohren-Spezialisten Dr. William H. Fitzgerald eingeführt. Die damals als »Zonentherapie« bezeichnete Methode gründete sich auf die Theorie, dass Energie in Längsbahnen durch den Körper fließt, so dass sich Druck auf einen Reflexpunkt auf die entsprechenden Organe, Drüsen, Knochen und Muskeln auswirkt. In den 1930er-Jahren ordnete die US-Physiotherapeutin Eunice Ingham die Reflexpunkte auf den Füßen zu und entwickelte Massagetechniken. Ihre Einteilung wird auch heute noch weltweit in der Praxis verwendet.

GRUNDPRINZIPIEN

Die Zonen an der linken Seite des Körpers sollen mit den Reflexpunkten des linken Fußes und der linken Hand in Verbindung stehen, entsprechendes gilt auf der rechten Seite. Nach Auffassung der Behandler sammeln sich Abfallprodukte in gekörnter oder kristalliner Form um die Reflexpunkte an. Je empfindlicher diese Punkte sind, desto mehr ist der Körper im Ungleichgewicht. Die Behandlerin versucht, diese Ansammlungen aufzulösen, um den »Energiefluss« entlang der Zonen in Gang zu bringen und den Kreislauf anzuregen, damit mögliche »Giftstoffe« ausgeschieden werden. Da sich auch die mentale Gesundheit in den Füßen widerspiegeln soll, wird die Reflexzonenmassage sowohl bei seelischen als auch bei körperlichen Problemen eingesetzt. Trotz der theoretischen Nähe zu dem Konzept der Meridiane in der Traditionellen Chinesischen Medizin *(siehe Seite 124)* verweisen Vertreter der Reflexzonenmassage auf einen eigenständigen Ansatz. Viele Ärzte räumen ein, dass der Druck auf die 7200 Nervenenden in jedem Fuß das Gefühl tiefer Entspannung fördert und somit eine Heilwirkung auslösen kann.

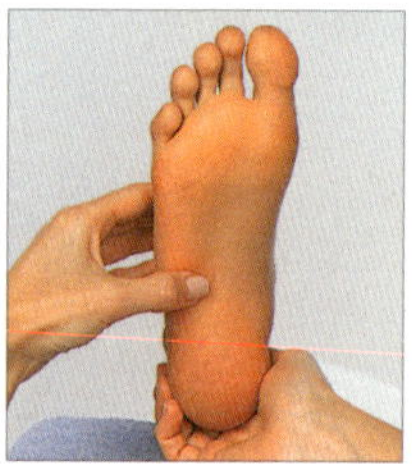

Die Behandlerin stimuliert die Reflexpunkte an den Füßen.

REFLEXZONEN AN DER FUSSSOHLE

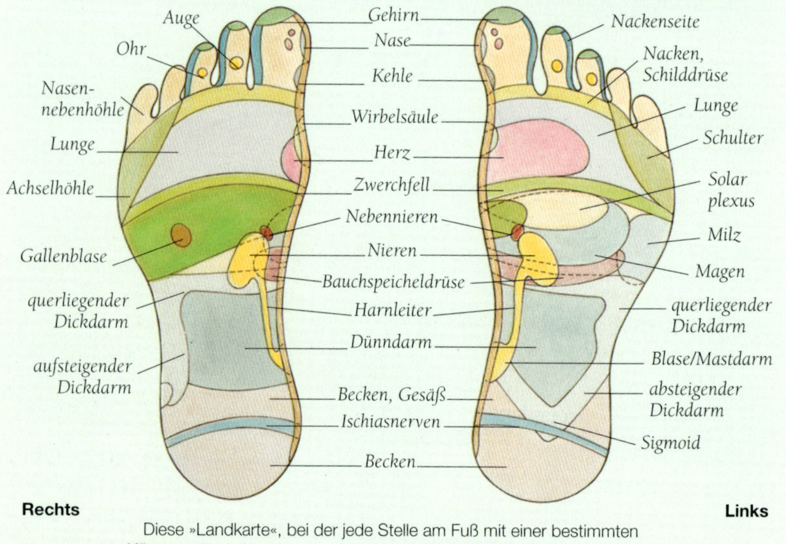

Diese »Landkarte«, bei der jede Stelle am Fuß mit einer bestimmten Körperregion in Verbindung steht, stammt von Eunice Ingham, einer der Pionierinnen der Reflexzonenmassage.

BEHANDLUNG

Da die meisten Behandlerinnen lieber am Fuß arbeiten, legt man sich im Allgemeinen barfuß in einen Liegesessel, so dass die Füße hoch liegen. Die Behandlerin stimuliert die Reflexzonen, indem sie jeden Fuß mit Fingerknöcheln und Daumen massiert und dabei auf schmerzende oder empfindliche Stellen achtet. Bei einer intensiven Behandlung reagieren auch extrem empfindliche Stellen mit der Zeit weniger stark. Für die meisten Menschen ist die Behandlung entspannend, gelegentlich kommt es jedoch zu einer Verschlimmerung der Symptome. Diese Reaktion gilt als Zeichen für den natürlichen Heilungsprozess.

HAUPTANWENDUNGSGEBIETE

• Stressbedingte Zustände • Schlaflosigkeit • Rückenschmerzen

VORSICHTSMASSNAHMEN

Nicht in den ersten drei Schwangerschaftsmonaten anwenden. Halten Sie bei langfristigen gesundheitlichen Problemen vor einer Behandlung Rücksprache mit Ihrem Arzt. Informieren Sie die Behandlerin darüber, welche Medikamente Sie einnehmen. *(Siehe auch Seite 21.)*

ALEXANDER-TECHNIK

BIOCHEMISCHE WIRKUNGEN

Veränderung der chemischen Zusammensetzung von Gehirn und Gewebe durch Förderung der Entspannungsreaktion.

STRUKTURELLE WIRKUNGEN

Verbesserung von Haltung und Koordination; wirksamere Körperbewegungen; Förderung der Entspannungsreaktion; unter Umständen Verbesserung des Blutflusses.

PSYCHOSOZIALE WIRKUNGEN

Förderung der Selbstverantwortung; Stärkung des Selbstbewusstseins und der eigenen Wertschätzung.

EINFÜHRUNG

Wenn wir uns über Jahre hinweg eine schlechte Körperhaltung angewöhnen, den Rücken krümmen und häufig zusammengesunken dasitzen, wirkt sich das schädlich auf unsere Gelenke und die Muskulatur aus. Mit Hilfe der Alexander-Technik erlernen wir eine wirksamere Art zu stehen und uns zu bewegen, so dass der Körper weniger belastet wird und effektiver funktioniert. Je entspannter der Körper ist, desto eher kann er mit Belastungen umgehen. In der Schulmedizin ist die Alexander-Technik bei der Behandlung von permanenten Rückenschmerzen und Belastungen international angesehen. Viele Schauspieler, Tänzerinnen, Opernsänger und Musikerinnen haben ihre Leistungen mit Hilfe dieser Methode verbessern können.

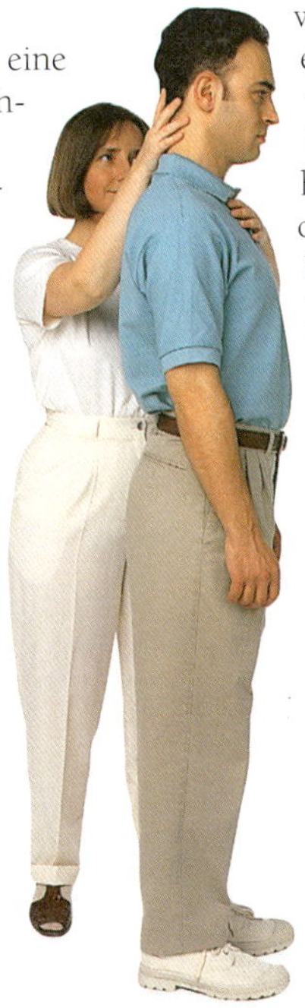

Die Behandlerin korrigiert die Haltung und erklärt, wie man richtig steht, ohne den Körper zu belasten.

GESCHICHTE DER ALEXANDER-TECHNIK

Im späten 19. Jahrhundert entdeckte der australische Schauspieler Frederick Matthias Alexander, dass er durch eine bessere Körperhaltung und durch Entspannung der Muskeln, insbesondere im Bereich des Kehlkopfes, eine Stimmblockade verhindern konnte. 1904 zog er nach London, entwickelte dort seine Techniken und arbeitete eng mit Pädagogen und Vertretern der darstellenden Künste zusammen. Laut neueren Untersuchungen an der Columbia University, New York, und am Kingston Hospital, London, lindert die Alexander-Technik mitunter chronische Rückenschmerzen und führt zu einer verbesserten Atmung.

GRUNDPRINZIPIEN

Durch jahrelanges Sitzen und Stehen in merkwürdigen Stellungen, durch unsachgemäßes Heben und durch Muskelanspannung in Zeiten, in denen wir gestresst oder ängstlich sind, gewöhnen wir uns oftmals unbewusst eine Fehlhaltung an, von der wir uns nur schwer wieder lösen. Nach Alexander behindern diese Muster das optimale Funktionieren des Körpers und der Seele. Durch das Erlernen grundlegender Bewegungen wie Sitzen und Stehen werden wir uns unserer schlechten Angewohnheiten bewusst und können sie eher ablegen; der Körper richtet sich neu aus, und die Bewegungen werden harmonisch und entspannt.

BEHANDLUNG

Am Besten lassen sich die Prinzipien der Alexander-Technik in einer Serie von 15 bis 30 Einzelsitzungen erlernen. Im Allgemeinen beginnt die Behandlerin mit kleinen Haltungskorrekturen, während der Patient auf einer Liege liegt; dann hilft sie ihm beim Aufstehen. Auf diese Weise soll der Patient seine persönliche Erfahrung mit dem »optimalen Körpereinsatz« machen. In den darauf folgenden Stunden geht es um alltägliche Bewegungen – sitzen, stehen, gehen, heben, sogar bügeln –, bei denen die Behandlerin diese Bewegungen jeweils korrigiert und erklärt, wie sich die Muskeln bei minimaler Anstrengung optimal einsetzen lassen. Danach macht man sich die eigene Haltung bewusst, und zwar sowohl in Ruhe als auch in Bewegung. Bei diesen Übungen konzentriert man sich darauf, wie man Sitzen oder Stehen ohne Anstrengung empfinden kann, ganz nach Frederick Alexanders Anweisungen: »Den Nacken befreien, den Nacken nach vorn und nach oben ausrichten, den Rücken länger und breiter werden lassen.« Andere Haltungen einzunehmen, erscheint zunächst schwierig, aber mit genügend Übung zu Hause macht man sich schon bald mit einem entspannten und wirksamen Körpereinsatz vertraut.

VORSICHTSMASSNAHMEN

Halten Sie vor einer Behandlung Rücksprache mit Ihrer Ärztin, wenn Sie an einer Krankheit oder bestimmten Symptomen leiden. *(Siehe auch Seite 21.)*

HAUPTANWENDUNGSGEBIETE

• Rückenschmerzen und andere Beschwerden des Bewegungsapparates • Stress und Angst • Kopfschmerzen • Stressbedingte Magen-Darm-Störungen • Muskelbelastungen durch wiederholte Bewegungen • Haltungsschmerzen während der Schwangerschaft

Um dieser Cellistin zu helfen, richtet die Behandlerin Kopf, Nacken und Rückgrat in einer Linie aus und korrigiert die Stellung der Handgelenke und Ellbogen.

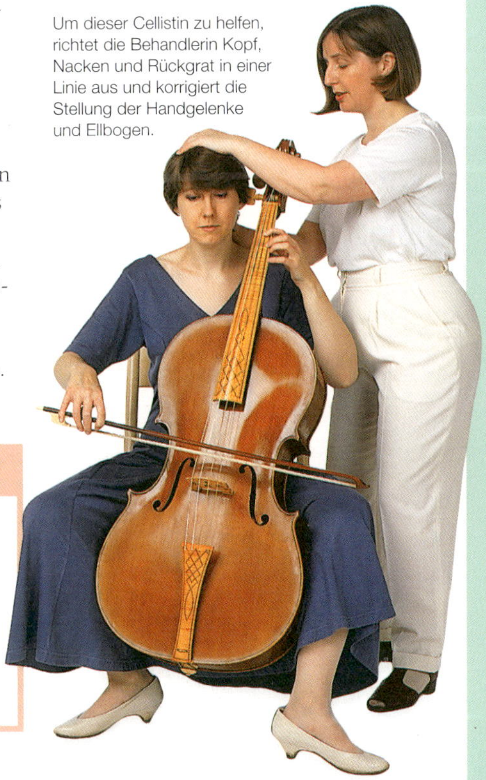

HEILBEHANDLUNG

BIOCHEMISCHE WIRKUNGEN	STRUKTURELLE WIRKUNGEN	PSYCHOSOZIALE WIRKUNGEN
Veränderung der chemischen Zusammensetzung von Gehirn und Gewebe durch Förderung der Entspannungsreaktion.	Eventuell Förderung der Muskelentspannung und Kreislauf anregende Wirkung; möglicherweise Schmerzlinderung und Unterstützung der Zellerneuerung.	Eine therapeutische Beziehung kann die Selbstwahrnehmung verändern und die Schmerztoleranz sowie die Fähigkeit zur Bewältigung erhöhen.

EINFÜHRUNG

Heilbehandlerinnen wenden eine wohl tuende Heilungsenergie an, die die natürlichen Selbstheilungskräfte anregen soll. Dies geschieht entweder durch Handauflegen oder mit Hilfe eines Mediums wie Gedanken oder Gebete. Auch wenn es für die Quelle dieser Heilkräfte unterschiedliche Erklärungen gibt, handelt es sich bei den meisten Heilbehandlern um gewöhnliche Menschen, die sich selbst als »Mittler« für eine bestimmte Art der Heilungsenergie ansehen. Trotz fehlender wissenschaftlicher Beweise erachten viele Ärzte Heilbehandlungen als wirksam.

GESCHICHTE DER HEILBEHANDLUNGEN

In den meisten Kulturen existiert eine Tradition des Handauflegens oder des Betens oder anderer Rituale zur Förderung des Genesungsprozesses. Christliche Wallfahrtsorte wie Lourdes ziehen Tausende von Pilgern an, und vielerorts werden mittlerweile wieder spezielle Heilungsgottesdienste angeboten. 1993 veröffentlichte der amerikanische Psychiater und Heilbehandler Dr. Daniel Benor einen ausführlichen Bericht über die Heilbehandlung; seiner Meinung nach rechtfertigten die vorhandenen Erfolge eine ernsthafte Berücksichtigung der Methoden sowie weiter gehende Forschungen.

GRUNDPRINZIPIEN

Die Art der jeweils angewendeten »Heilungsenergie« ist je nach Überzeugung der Behandlerin unterschiedlich. Viele von ihnen glauben an eine göttliche oder »höhere« Quelle. Einige arbeiten nach eigenen Angaben mit der menschlichen Aura, die sie als einen den Menschen umgebenden Farben- oder Strahlenschein wahrnehmen. *Spiritistische* Heiler behaupten, der Geist der Toten würde sie unterstützen, während *spirituelle* Heilerinnen daran glauben, dass sie selbst eine übernatürliche Heilungsenergie weitergeben.

BEHANDLUNG

Ein typischer Heilbehandler stellt zunächst Fragen nach der Lebensweise und den Beschwerden, dann nimmt er sich genug Zeit, um sich zu »zentrieren«, sich zu entspannen und sich mental auf die Patientin einzustellen. Die meisten Heilbehandlerinnen glauben, die Heilungsenergie mit ihren Händen weitergeben zu können, und legen diese entweder auf den Körper oder halten sie direkt darüber. Durch sanftes Berühren oder Streichen stellen Heilbehandler »energetische Ungleichgewichte« fest und konzentrieren sich dann darauf, Heilungsenergie in den Körper fließen zu lassen.

HEILENDE HÄNDE

Anhänger dieser Heilmethode sehen den Menschen als Teil eines universellen Energiefeldes an. Mit streichenden Bewegungen ihrer Hände bringen sie einen gestörten Energiefluss wieder ins Gleichgewicht und regen die natürlichen Selbstheilungskräfte an. Die Methode der Heilenden Hände wurde in den 1960er-Jahren von Dr. Dolores Krieger entwickelt, einer Professorin für Krankenpflege an der New York University, die auf diese Weise Heiltechniken in die Beziehung zwischen Krankenschwester und Patient einbeziehen wollte. Die Methode wirkt Forschungen zufolge gegen Angst, regt die Wundheilung an, lindert post-operative Schmerzen und reduziert die Wirkungen von Stress auf das Immunsystem.

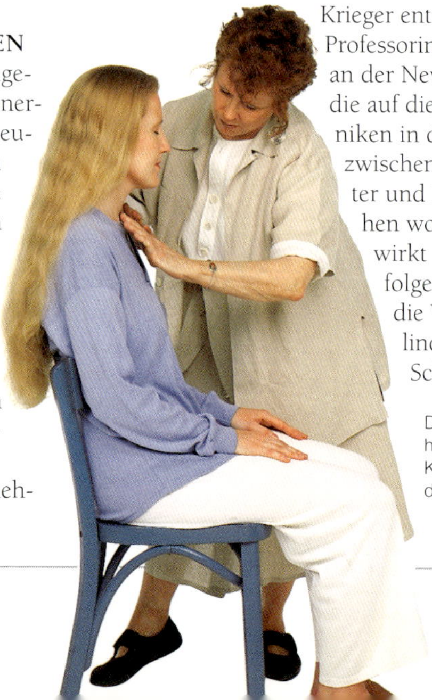
Die Behandlerin streicht mit heilenden Händen über die Körperoberfläche, ohne diese zu berühren.

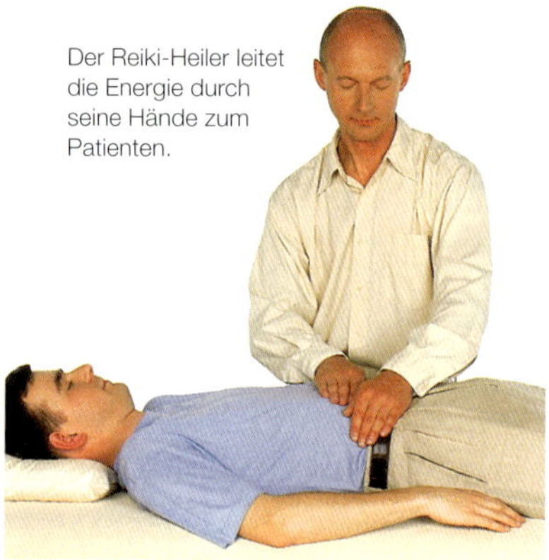
Der Reiki-Heiler leitet die Energie durch seine Hände zum Patienten.

REIKI

Die im späten 19. Jahrhundert von dem japanischen Theologen Dr. Mikao Usui gegründete Methode, die angeblich auf alten buddhistischen Ritualen basiert, gehört zu den an Popularität gewinnenden Heilverfahren. Der Name setzt sich zusammen aus dem japanischen *rei* (universal) und *ki* (Lebensenergie). Die Behandlerin leitet die »Reikienergie« zu den betreffenden Stellen, und zwar nicht nur bei dem Patienten, sondern auch bei sich selbst. Die Moleküle im Körper werden zum Vibrieren gebracht, dass sich »Energieblockaden« auflösen.

HAUPTANWENDUNGSGEBIETE

• Als Ergänzung zur schulmedizinischen Behandlung bei ernsten, chronischen und schmerzhaften Zuständen aller Art • Stressbedingte Beschwerden • Wundheilung

VORSICHTSMASSNAHMEN

Seien Sie skeptisch, wenn ein Heilbehandler von Ihnen für eine erfolgreiche Behandlung Ihr bedingungsloses Vertrauen verlangt. Heilbehandlerinnen sollten keine Diagnose stellen und keine Heilung versprechen. *(Siehe auch Seite 21.)*

YOGA

BIOCHEMISCHE WIRKUNGEN

Veränderungen der chemischen Zusammensetzung von Gehirn und Gewebe durch Förderung der Entspannungsreaktion.

STRUKTURELLE WIRKUNGEN

Verminderung der Spannung in den Muskeln; verbesserter Blutfluss zu den inneren Organen.

PSYCHOSOZIALE WIRKUNGEN

Veränderung der inneren Haltung und des Selbstbildes; Steigerung der Selbstverantwortung; Erhöhung der Schmerztoleranz und der Fähigkeit zur Bewältigung.

Einführung

Yoga, ein Trainingssystem für Körper und Seele, ist Teil des Ayurveda, des traditionellen indischen Heilsystems. Ursprünglich diente Yoga als Vorbereitung zur seelischen und spirituellen Entwicklung. In den Industrieländern sind heute verschiedene Formen verbreitet, die besonders geschätzt werden, weil sie die Beweglichkeit erhöhen und Belastungen reduzieren. Die meisten Schulmediziner akzeptieren die Erfolge des Yoga, und einige Studien belegen die Wirksamkeit bei Asthma, Arthritis und Herzerkrankungen. Inzwischen wächst das Interesse an der Yoga-Therapie, bei der bestimmten Beschwerden durch spezielle Körperhaltungen begegnet wird.

Geschichte des Yoga

Traditionell wurde Yoga (der Begriff geht auf die Bezeichnung für »Verbindung« im Sanskrit zurück) von hinduistischen Asketen, den Yogis, praktiziert. Das vor 5000 Jahren entstandene System wurde im 19. Jahrhundert im Westen eingeführt und gewann zusammen mit anderen östlichen Disziplinen in den 1960er-Jahren an Popularität. Es ist Teil einiger US-Gesundheitsprogramme, insbesondere des von Dr. Dean Ornish entwickelten Systems zur Behandlung von Herzerkrankungen *(siehe Seite 50)*.

Grundprinzipien

Die Philosophie des Yoga lässt sich auf das Leben in allen seinen Aspekten anwenden. In seiner einfachsten Form bezieht sich das System auf eine gesunde Ernährung und die persönliche Hygiene, es geht aber über Körperhaltungen und Atemtechniken hinaus bis zur Meditation, deren Ziel das Erleben eines klaren Bewusstseins ist. Von den vielen Yoga-Arten ist in den Industrieländern am bekanntesten das Hatha-Yoga. *Hatha* bedeutet Gleichgewicht von Körper und Seele: Innere Ruhe wird durch regelmäßiges Atmen und einen entspannten Körper erreicht. Mit Hilfe der *Asanas*, bestimmten Stellungen, bei denen die Muskeln gedehnt und gestärkt und Nervenzentren und Organe stimuliert werden, sowie *Pranayamas*, speziellen Atemübungen, die den Fluss der Lebensenergie *Prana* anregen, wird der Körper auf die Meditation vorbereitet. Bekannte Abwandlungen des Hatha-Yoga sind Iyengar-Yoga und das sehr dynamische Ashtanga.

Behandlung

Yoga eignet sich für Menschen jeden Alters und lässt sich am Besten in einer Gruppe erlernen. Meistens dauert eine Einheit 1–$1^1/_2$ Stunden. Nach sanften Aufwärmübungen zeigt die Trainerin die richtige Ausführung der Asanas, die die Gruppe dann einübt. Hier sollte man keinen falschen Ehrgeiz entwickeln. Wer Yoga aus gesundheitlichen Gründen praktiziert, sollte stets mit einer in Yoga-Therapie ausgebildeten Trainerin Rücksprache halten.

Hauptanwendungsgebiete

• Stress, Angst, Erschöpfung, leichte Depression • Kopfschmerzen, Migräne • Kreislaufbeschwerden • Asthma, Bronchitis • Reizkolon • Chronische Rückenschmerzen • Menstruationsbeschwerden • Verbesserung der Mobilität • Generelles Wohlbefinden

Positive körperliche Auswirkungen von Yoga

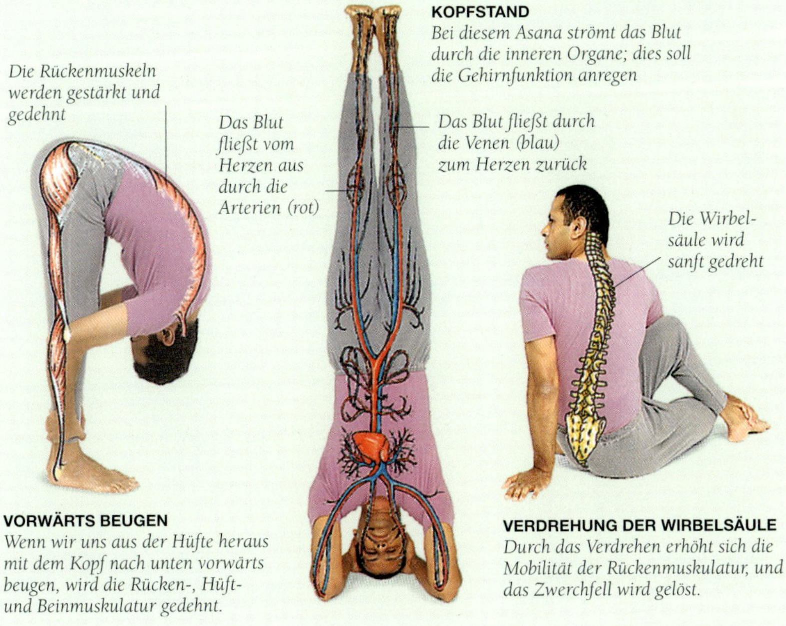

KOPFSTAND
Bei diesem Asana strömt das Blut durch die inneren Organe; dies soll die Gehirnfunktion anregen

VORWÄRTS BEUGEN
Wenn wir uns aus der Hüfte heraus mit dem Kopf nach unten vorwärts beugen, wird die Rücken-, Hüft- und Beinmuskulatur gedehnt.

VERDREHUNG DER WIRBELSÄULE
Durch das Verdrehen erhöht sich die Mobilität der Rückenmuskulatur, und das Zwerchfell wird gelöst.

Vorsichtsmassnahmen

Während der Schwangerschaft oder Menstruation sollten Sie Yoga besonders vorsichtig ausüben. Nach Meinung einiger Fachleute sollten Sie dann sogar auf den Kopfstand und einige andere Asanas verzichten.

Wenden Sie sich an eine Yoga-Therapeutin, wenn Sie unter Nacken- oder Rückenproblemen, Bluthochdruck, Kreislaufbeschwerden, Herzerkrankungen oder Störungen an Gehirn, Ohren oder Augen leiden, da einige Asanas dann nicht empfehlenswert sind.
(Siehe auch Seite 21.)

TRADITIONELLE CHINESISCHE MEDIZIN

BIOCHEMISCHE WIRKUNGEN

Pflanzenstoffe, eine bestimmte Ernährung und das Einstechen von Nadeln in Akupunkturpunkte verändern biochemische Prozesse und verbessern die Organfunktion.

STRUKTURELLE WIRKUNGEN

Akupunktur, Tuina und Bewegungssysteme wie Tai Chi und Qigong verbessern unter Umständen den Bewegungsspielraum und vermindern Muskelanspannungen.

PSYCHOSOZIALE WIRKUNGEN

In die Behandlung werden Stressoren einbezogen, die zu gesundheitlichen Problemen führen. Gesteigertes Wohlbefinden wirkt sich günstig auf die Seele aus.

Einführung

Im Sinne dieses alten Heilsystems stehen Symptome für »Disharmonien« (und nicht für ein spezielles Leiden). Eine Krankheit ist demnach eine Störung im Fluss des Qi, der »Lebensenergie«. Akupressur, Akupunktur, Pflanzenheilkunde, Diät, Qigong, Tai Chi, Tuina und Shiatsu sind allesamt unterschiedliche Aspekte der Traditionellen Chinesischen Medizin (TCM), die darauf abzielt, den Fluss des Qi zu harmonisieren. Trotz der Skepsis der westlichen Schulmedizin gegenüber dem Konzept des Qi gehört die Akupunktur auf Grund ihrer nachgewiesenen Wirksamkeit bei der Behandlung diverser Beschwerden zu den verbreitetsten alternativen Therapien.

Geschichte der TCM

Untersuchungen zufolge wurde die Akupunktur in China bereits vor 3500 Jahren praktiziert. Das aus den Jahren zwischen 200 v. Chr. und 100 n. Chr. stammende Nei-Jing *(Das klassische Lehrbuch des Gelben Kaisers für innere Medizin)* ist eines der frühesten Dokumente, das die Prinzipien von Gleichgewicht, Harmonie und Mäßigung erklärt, auf denen die TCM basiert. Nachdem die westliche Medizin im 16. Jahrhundert in China Einzug hielt, trat sie zunehmend an die Stelle der TCM. Die Einführung der Volksrepublik China 1949 führte jedoch zu einem Wiederaufleben der alten Heilkunde neben der westlichen Medizin.
Während einer Chinareise 1972 musste sich der *New-York-Times*-Journalist James Reston einer akuten Blinddarmoperation unterziehen. Mit seinem Bericht darüber, wie die Akupunktur seine post-operativen Schmerzen linderte, weckte er das medizinische Interesse im Westen. Seither ist die Akupunktur gründlich erforscht worden und wird in Krankenhäusern und Schmerzkliniken eingesetzt.

Grundprinzipien

Die Behandler sehen den Körper als eine Einheit an, dessen zentrales Element der Energie- und Informationsfluss, das so genannte Qi, ist. Laut der TCM bewegt sich das Qi entlang einem Netzwerk aus Kanälen, den Meridianen, die den Körper durchziehen. Zwölf Meridiane sind nach den wichtigsten inneren Organen benannt, die sie passieren. Zwei weitere, das Konzeptions- und das Lenkergefäß, steuern diese zwölf. Die Störung des Qi an einer Stelle eines Meridians kann an jeder beliebigen Stelle in seinem Verlauf ein Problem bewirken: So führt eine Störung im Magenmeridian, der durch den Oberkiefer verläuft, unter Umständen zu Zahnschmerzen. Das Qi bewegt sich zwischen Yin und Yang – den gegensätzlichen und einander ergänzenden Energieformen im Körper – entweder zum Zentrum (Yin) oder nach außen an die Oberfläche (Yang). Das Gleichgewicht zwischen Yin und Yang wird durch Faktoren wie Ernährung, Beschaffenheit der Organe, Umwelt, Temperament und Belastungsgrenzen bestimmt. Bei einem Ungleichgewicht kommt es zu Yin-Zuständen (»Verhärtungen« wie Gelenkentzündung) oder Yang-Zuständen (wie Entzündungen).
Der TCM zufolge existieren die fünf Elemente Feuer, Erde, Metall, Wasser und Holz in allen Dingen des Universums, also auch in den Körperorganen. Jedes Element besitzt ein Yin-Organ und ein Yang-Organ sowie damit verbundene Geschmacksrichtungen und Gefühlszustände. Die zu einem bestimmten Element gehörenden Eigenschaften sollen einander unterstützen. Um also eine Störung der Milz zu beheben, bei der es sich um ein Yin-Organ des Elements Erde handelt, verschreibt ein chinesischer Arzt möglicherweise süßlich schmeckende Kräuter, die er mit der Erde assoziiert. Die zwölf Organe der TCM betrachten wir besser als Funktionskreise, da die chinesische Vorstellung eines Organs weiter gefasst und weniger buchstäblich ist als das westliche Äquivalent. Die Organe werden durch »vitale Substanzen« genährt, nämlich Qi, Blut, Körperflüssigkeiten und *jing* oder »Nierenessenz«, einen Erbfaktor, der Wachstum, Sexualität und Körperkraft steuert.

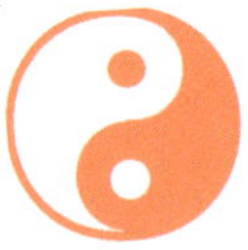

Yin und Yang – Gegensätze in Harmonie

Meridiane und Akupunkturpunkte

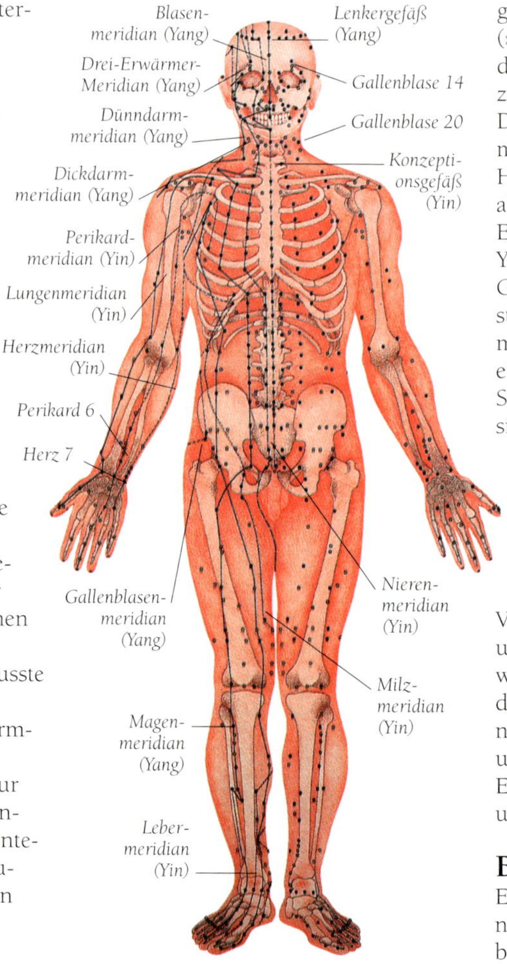

Behandlung

Eine TCM-Behandlerin wendet vier Diagnosemethoden an: das Fragen, das Beobachten (dazu gehört das Betrachten der

Zunge, des Hautzustandes und der Art der Bewegung), das Zuhören und Riechen sowie das Berühren. Letzteres umfasst auch das Pulsfühlen, d.h. die Untersuchung von Rhythmus und Stärke aller 12 Meridianpulse (sechs an jedem Handgelenk). Der Behandler sucht nach »Störungsmustern«, z.B. nach einem Übermaß an Yin oder Yang oder einem Mangel in bestimmten Organen, und schlägt dann ein Programm aus Kräutermedizin, Akupunktur und anderen Behandlungsmethoden vor.

Akupunktur

Vorwiegende Anwendung: Schmerzlinderung, Anästhesie; Arthritis und andere Erkrankungen des Bewegungsapparats; Süchte; Asthma, Heuschnupfen;

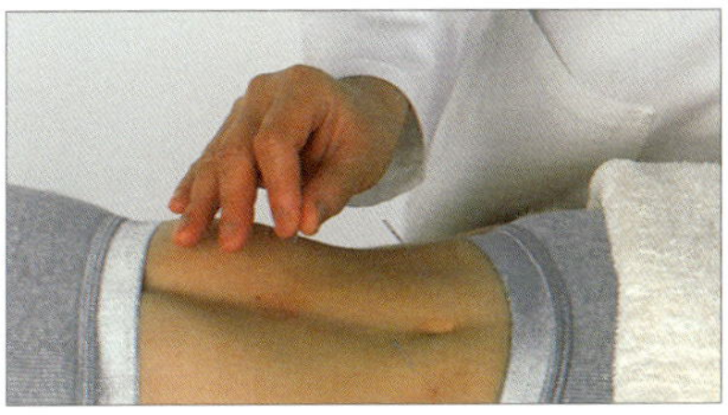

Die Behandlerin sticht mit einer feinen Nadel in einen Akupunkturpunkt entlang des Nierenmeridians, um den Fluss des Qi anzuregen. Dieser Vorgang ist gewöhnlich schmerzfrei.

Depressionen, Ängste; Migräne; Übelkeit und andere Verdauungsstörungen; Bluthochdruck; Frauenprobleme. *Behandlung:* Das Qi konzentriert sich entlang der Meridiane auf etwa 365 Akupunkturpunkte, an denen es in den Körper eintritt und ihn verlässt. Die Behandlerin sticht mit feinen Nadeln etwa 4–25 mm tief in diese Stellen, um den Fluss des Qi anzuregen oder zu behindern. Die Nadeln verbleiben dort von ein paar Minuten bis zu einer Stunde. In manchen Fällen verbrennt der Behandler Beifußblätter über dem Akupunkturpunkt, um eine stimulierende Wärme zu erzeugen (Moxoetion).

Akupressur und Tuina

Akupressur ist Akupunktur ohne Nadeln. Die Akupunkturpunkte werden durch Finger- und Daumendruck stimuliert. Tuina ist eine kräftige Form der Körpermassage. Beide Methoden eignen sich bei vielen gewöhnlichen Beschwerden zur Selbstbehandlung.

Shiatsu

Vorwiegende Anwendung: Erkrankungen des Bewegungsapparats wie Arthritis; Stress, Schlaflosigkeit und Müdigkeit; Kopfschmerzen und Migräne; Asthma; Verdauungsstörungen; Menstruationsbeschwerden; Kreislaufprobleme; Förderung der Gesundheit.

Behandlung: Das im frühen 20. Jahrhundert aus *Anma*, einer japanischen Form von Tuina entwickelte Shiatsu (wörtlich: »Fingerdruck«) basiert auf der TCM. Die Behandlerin setzt ihre Finger, Daumen, Ellbogen, Knie und sogar Füße in einer Kombination verschiedener Massagetechniken ein, um Druck auf die Akupunkturpunkte (japanisch: *tsubos*) auszuüben und somit den Qi-Fluss anzuregen und zu beeinflussen.

Qigong und Tai Chi

Vorwiegende Anwendung: Müdigkeit; stressbedingte Zustände; Bluthochdruck, Herzerkrankungen; Probleme des Alterns; Schmerzen und Steifheit im Bewegungsapparat; Förderung des Wohlbefindens. *Behandlung:* Die »Energiearbeit« Qigong ist ein altes System aus Bewegung, Atemtechnik und Meditation, das die Strömung des Qi im Körper verbessern soll. Tai Chi ist eine dynamische Form des Qigong und wird wegen der Abfolge von langsamen, graziösen Bewegungen oft als »Bewegungsmeditation« bezeichnet.

Chinesische Pflanzenheilkunde

Vorwiegende Anwendung: Ekzeme und andere Hautbeschwerden; Migräne; Menstruationsstörungen; Müdigkeit, Chronisches Müdigkeitssyndrom; Verdauungsstörungen wie Reizkolon. *Behandlung:* Die Heilmittel sollen das Gleichgewicht der Organfunktionen wiederherstellen. Jedes Heilkraut wird als süß, sauer, bitter, scharf oder salzig klassifiziert sowie als »heiß« oder »kalt«. Die Heilkräuter werden gewöhnlich als individuell zusammengestellte Mischung verordnet. Die Einnahme erfolgt meist als heiß aufgebrühter Kräutertee, aber auch in Form von Pillen, Pulver, Pasten, Salben, Cremes und Lotionen. Westlichen Untersuchungen zufolge haben sich chinesische Kräuter bei der Behandlung von Ekzemen und Reizkolon als erfolgreich erwiesen, allerdings gibt es Vorbehalte wegen möglicher Nebenwirkungen bestimmter Mittel.

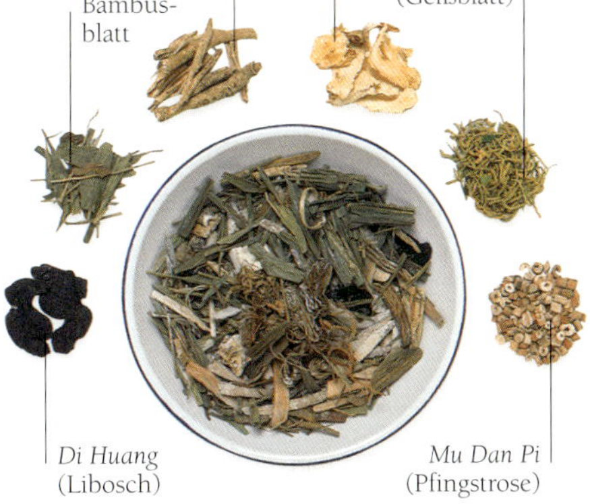

Ein Kräuterheilmittel zur Behandlung eines Ekzems könnte aus einer Mischung dieser Kräuter bestehen.

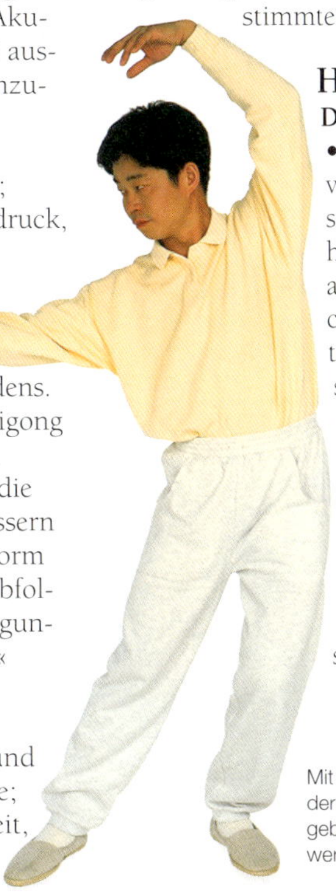

Mit Qigong-Übungen soll der Kreislauf des Qi in Gang gebracht und verbessert werden.

Hauptanwendungsgebiete

- Die TCM gilt als vollständiges Heilsystem und soll daher zur Behandlung aller gesundheitlichen Probleme beitragen. In chinesischen Krankenhäusern wird sie vor allem bei schwer behandelbaren Krankheiten wie Migräne, Hautleiden und Reizkolon eingesetzt.

Vorsichtsmassnahmen

Wenden Sie sich stets an eine qualifizierte Behandlerin *(siehe Seite 180)*.

Achten Sie darauf, dass Ihr Behandler Einwegnadeln verwendet. Die Sterilisation birgt ein Restrisiko; bei verunreinigten Nadeln kann es zu einer Übertragung von Hepatitis und HIV kommen.

Informieren Sie Ihre Behandlerin über eine mögliche Schwangerschaft, und nehmen Sie chinesische Kräuter nicht ohne fachkundigen Rat ein.

Vereinzelt haben TCM-Kräuter nachweislich zu Leberschäden geführt. Wenn Sie Hepatitis oder eine andere Leberkrankheit hatten, sind sie unter Umständen stärker gefährdet als andere.

Verzichten Sie direkt vor und nach einer TCM-Behandlung auf Alkohol, üppiges Essen, ein heißes Bad oder eine heiße Dusche sowie auf anstrengenden Sport.

Seien Sie direkt nach einer Akupunktur besonders vorsichtig, wenn Sie Auto fahren oder arbeiten müssen; möglicherweise sind Sie müde und unkonzentriert. *(Siehe auch Seite 21.)*

NATURHEILVERFAHREN

BIOCHEMISCHE WIRKUNGEN

Pflanzenstoffe und bestimmte Ernährungsformen verändern die biochemischen Prozesse und verbessern die Organfunktionen.

STRUKTURELLE WIRKUNGEN

Sportliche Betätigung, Entspannungstechniken und körperorientierte Therapien führen zu einer Verbesserung der Bewegungsfähigkeit und regen den Kreislauf an.

PSYCHOSOZIALE WIRKUNGEN

Stressbedingte Faktoren, die die gesundheitlichen Probleme auslösen oder aufrechterhalten, werden in die Behandlung mit einbezogen.

EINFÜHRUNG

Die Naturheilverfahren gehen davon aus, dass die »Lebenskraft« des Körpers einen Zustand des Gleichgewichts anstrebt, in dem alle Systeme, insbesondere Verdauung und Ausscheidung, harmonisch funktionieren. Eine ungesunde Lebensweise beeinträchtigt möglicherweise die Organfunktion und schwächt die Lebenskraft. Naturheilkundler wenden natürliche Methoden an, um die Selbstheilungskräfte des Körpers zu aktivieren, z. B. eine vollwertige Ernährung, Heilkräuter und Bewegung. In den Industriestaaten sind Naturheilverfahren weit verbreitet, und mittlerweile sind viele ihrer grundlegenden Ideen – oft unbewusst – in die Schulmedizin eingeflossen.

GESCHICHTE DER NATURHEILVERFAHREN

Die Naturheilverfahren sind aus den Verfahren entstanden, die im 19. Jahrhundert in österreichischen und deutschen Kurorten angewandt wurden. Der Deutsche Benedict Lust führte das System in den USA ein, als er 1896 die American School of Naturopathy gründete. Mit der Zeit überdeckten die Fortschritte in der Chirurgie und der Pharmakologie die natürlichen Heilmethoden, erst in den 1960er-Jahren flammte das Interesse an der Naturheilkunde neu auf.

GRUNDPRINZIPIEN

Durch eine ungesunde Lebensweise – schlechte Ernährung, Mangel an Schlaf, Bewegung und frischer Luft sowie seelische und körperliche Belastungen und Umweltverschmutzung – bilden sich im Körper mitunter Ausscheidungs- und Giftstoffe , die den natürlichen Selbststeuerungsprozess stören. Dies stellt eine Belastung für das Immunsystem dar und schwächt die Organfunktionen, so dass der Körper für Krankheiten empfänglicher wird. Im Sinne der Naturheilkunde sind Symptome ein Zeichen dafür, dass die Selbstheilungskräfte des Körpers in Aktion treten; chronische und ernsthafte Krankheiten sind demnach das Ergebnis kumulierter Giftstoffe. Statt die Symptome zu behandeln, zielt die Therapie darauf ab, die Widerstandskraft zu steigern und die Ausscheidungsprozesse anzuregen.

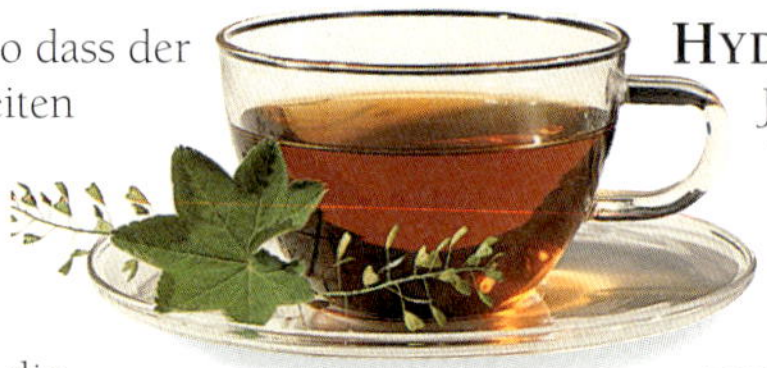

Kräuter unterstützen die Selbstheilungskräfte des Körpers.

BEHANDLUNG

Beim ersten Besuch macht sich der Behandler ein detailliertes Bild der Patientin. Neben Routineuntersuchungen (z. B. Blutdruck messen, Blut- und Urinproben) führt er möglicherweise auch ungewöhnliche Tests durch, wie eine Blut-, Schweiß- oder Haaranalyse zum Nachweis eines eventuellen Nährstoffmangels. Liegt die Ursache für die Beschwerden in einer Ansammlung von Abfallstoffen, umfasst die Behandlung möglicherweise eine Fastenkur und andere entgiftende Maßnahmen. Bei einer schlechten Verdauung schlägt er eventuell Nahrungsergänzungen und eine Ernährungsumstellung vor. Die Behandlung richtet sich nach der oft vielseitigen Qualifikation der Heilpraktikerin und umfasst im Allgemeinen Elemente aus Ernährungstherapie, Akupunktur, Hydrotherapie, Manipulation, Massage oder Physiotherapie, Pflanzenheilkunde, Homöopathie, Reflexzonenmassage und Yoga. Je nach Zustand sind zwischen vier und 30 Behandlungen im wöchentlichen Abstand notwendig.

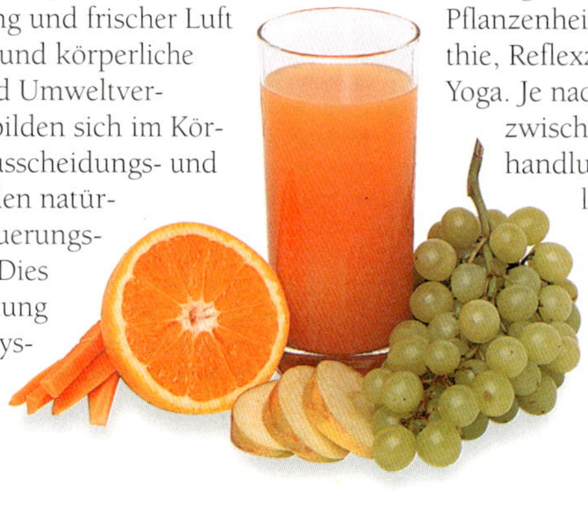

Viel Obst und Gemüse stärken die Immunabwehr des Körpers.

HYDROTHERAPIE

Jede Wasseranwendung kann dazu beitragen, den Körper zu reinigen, zu beleben und die Gesundheit wiederherzustellen. Die Hydrotherapie wirkt Kreislauf anregend, so dass sich Blockaden im Gewebe auflösen, sie fördert den Ausscheidungsprozess und stärkt das Immunsystem. Traditionell umfasste die Behandlung Bäder, Dampfbäder und Kompressen; heutzutage werden jedoch auch Whirlpools und Massagedüsen mit einbezogen. Durch kaltes Wasser ziehen sich die Blutgefäße an der Oberfläche zusammen, die inneren Organe werden stärker durchblutet und äußerliche Entzündungen gelindert. Heißes Wasser bewirkt eine Ausdehnung der Blutgefäße an der Oberfläche, der Blutdruck sinkt, und die Haut wird stärker durchblutet.

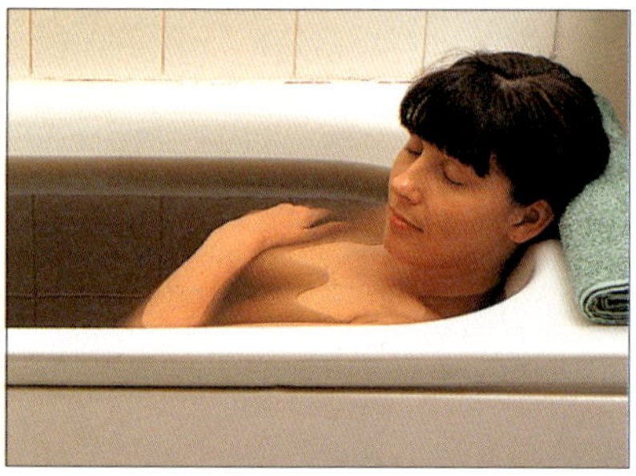

Ein warmes Bad wirkt bei Arthritis schmerzlindernd.

HAUPTANWENDUNGSGEBIETE

• Arthritis • Allergien wie Asthma • Müdigkeit • Bluthochdruck, Verhärtung der Arterien • PMS • Magen-Darm-Beschwerden • Hautprobleme

VORSICHTSMASSNAHMEN

Eine Fastenkur oder eine Diät sollte nur unter Aufsicht eines qualifizierten Naturheiltherapeuten erfolgen.
(Siehe auch Seite 21.)

WESTLICHE PFLANZENHEILKUNDE

BIOCHEMISCHE WIRKUNGEN

Pflanzenstoffe verändern die biochemischen Prozesse und verbessern die Organfunktion.

STRUKTURELLE WIRKUNGEN

Einige Kräuter, die als Salbe oder Packung aufgetragen werden, wirken direkt auf Gelenke und Muskeln.

PSYCHOSOZIALE WIRKUNGEN

Einige Kräuter wirken anregend oder beruhigend. Bei der Behandlung spielen auch alle stressbedingten Faktoren eine Rolle, die die gesundheitlichen Probleme auslösen oder aufrechterhalten.

Einführung

Kräuterrezepturen stellen seit langem das wichtigste Element der Volksmedizin dar. Während viele schulmedizinische Medikamente aus aktiven Inhaltsstoffen der Pflanzen gewonnen werden, nutzt man in der Pflanzenheilkunde die ganze Pflanze. Man geht von der Vorstellung aus, dass die Einzelbestandteile durch den Synergieeffekt eine größere therapeutische Wirkung erzielen als bei separater Nutzung. Mit zunehmendem Erfolg einiger Kräuterbehandlungen zeigt inzwischen auch die Schulmedizin vorsichtiges Interesse an diesen Methoden; ihre Integration in die konventionelle Behandlung erfordert jedoch viel Sorgfalt.

Geschichte der westlichen Pflanzenheilkunde

Alle alten Kulturen der Welt verließen sich auf Heilkräuter. Überlieferungen römischer, griechischer und arabischer Ärzte stellten die Grundlage für die westliche Pflanzenheilkunde dar, die mit den Texten von Paracelsus, John Gerard und Nicholas Culpeper im 16. Jahrhundert ihren Höhepunkt fand. Im Zuge des Aufstiegs der Wissenschaft im 18. Jahrhundert verlor sie an Bedeutung, bis im 19. Jahrhundert das Interesse in Europa wieder zunahm. Hier nimmt die Pflanzenheilkunde heutzutage einen festen Platz ein, und in einigen Ländern bieten Universitäten sogar einen eigenen Studiengang an. Während die medizinische Anwendung von Kräuterprodukten in Europa und Australien nur einen minimalen wissenschaftlichen Hintergrund erfordert, ist ihr therapeutischer Gebrauch in den USA illegal; sie gelten dort als »Nahrungsergänzung«.

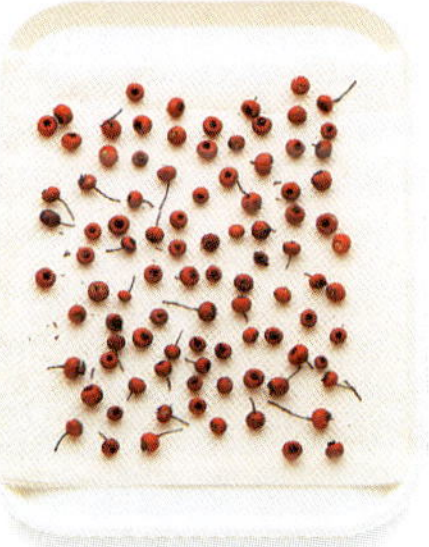

Vor der Weiterverarbeitung zu einem Kräuterheilmittel werden Beeren mitunter im Ofen getrocknet.

VORSICHTSMASSNAHMEN

Informieren Sie Ihren Heilpraktiker, wenn Sie Medikamente und Nahrungsergänzungen nehmen, wenn Sie schwanger sind oder an einer Herzerkrankung, an Bluthochdruck oder dem grünen Star leiden. Da Kräuterheilmittel zu Nebenwirkungen oder Unverträglichkeiten mit konventionellen Medikamenten führen können, sollten Sie stets eine qualifizierte Heilpraktikerin konsultieren. Setzen Sie ein Ihnen verschriebenes Medikament nicht ohne Rücksprache mit Ihrem Arzt ab. *(Siehe auch Seite 21.)*

Grundprinzipien

Obwohl in der Pflanzenheilkunde bestimmte Behandlungsformen speziellen Krankheiten entsprechen, geht es wie bei vielen traditionellen Verfahren auch hier um die Wiederherstellung der Selbstheilungskräfte des Körpers. Die Heilmittel werden also eher auf die Gesundheit der Patientin zugeschnitten, anstatt bestimmten Symptomen entgegenzuwirken. Der Behandler sucht nach der Krankheitsursache – wie schlechte Ernährung, ungesunde Lebensweise oder übermäßiger Belastung –, durch die das natürliche Gleichgewicht des Körpers, die Homöostase *(siehe Seiten 12–13)* gestört wurde. Die Kompetenz der Behandlerin liegt vor allem in ihrem Wissen über die Wirkung bestimmter Pflanzen auf das Körpersystem. So wirkt eine Pflanze kreislaufanregend, eine andere beruhigt das Verdauungssystem.

Behandlung

Die Phytotherapeutin macht eine gründliche Anamnese, untersucht den Patienten oder führt einfache Tests aus. Aus ihren Schlussfolgerungen verschreibt sie dann ein oder zwei Kräuterheilmittel, die auf den individuellen Zustand des Patienten abgestimmt sind. Rezeptfreie Kräutermittel sind bei gängigen Erkrankungen empfehlenswert. Die modernen Herstellungsverfahren garantieren einen gleich bleibenden Anteil der aktiven Bestandteile. Kaufen Sie diese Mittel im Fachhandel, und halten Sie sich genau an die Dosierungsvorschrift. Kräuterheilmittel wirken meist nicht so schnell wie konventionelle Medikamente.

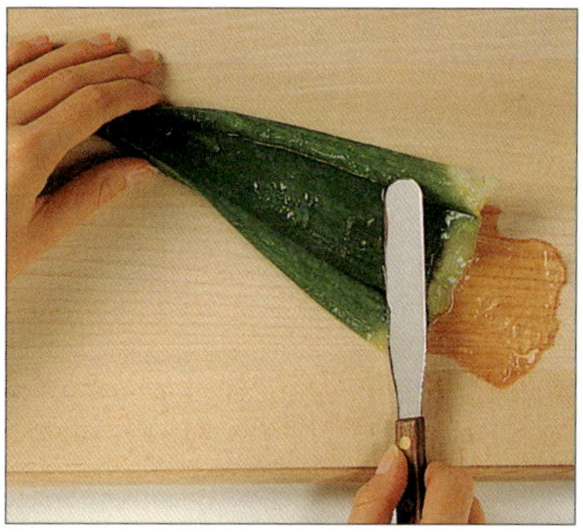

Das Gel wird aus dem Inneren des Aloe-vera-Blattes geschabt; es ist bei Verbrennungen und spröder Haut empfehlenswert.

Hauptanwendungsgebiete

• Viele Krankheiten, darunter chronische Beschwerden wie Migräne und Arthritis • Atem-, Verdauungs- und Kreislaufbeschwerden • Hauterkrankungen • Leichte Depressionen und Schlaflosigkeit • Gutartige Prostataerkrankungen • Blasenentzündung, PMS und Klimakteriumsbeschwerden

Ein pflanzliches Gurgelmittel bei Kehlkopfentzündung

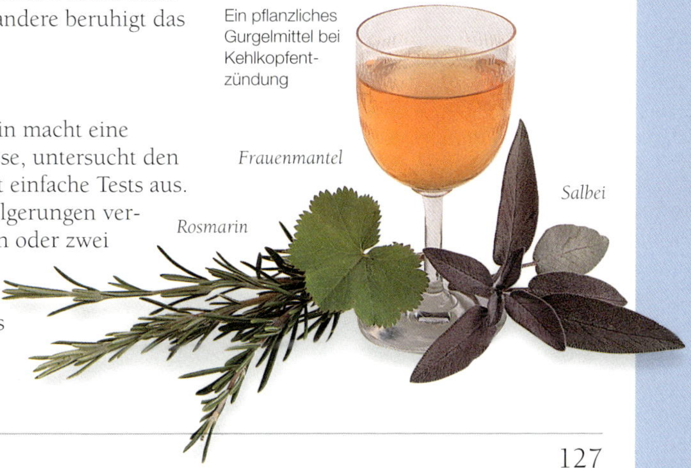

ERNÄHRUNGSTHERAPIEN

BIOCHEMISCHE WIRKUNGEN

Eine Ernährungsumstellung verändert die biochemischen Prozesse und verbessert die Funktion bestimmter Organe.

STRUKTURELLE WIRKUNGEN

Behandlung von Nahrungsmittelunverträglichkeiten, die die Funktion bestimmter Organe beeinträchtigen und somit eine Reihe von Krankheiten auslösen. Mitunter werden auch Vorschläge gemacht, um die eigene Fitness, Stärke und Beweglichkeit zu erhöhen.

PSYCHOSOZIALE WIRKUNGEN

Behandlung physischer Beschwerden, die auch die seelische Verfassung beeinflussen (so werden einige seelische Krankheiten mit Allergien und Unverträglichkeiten in Verbindung gebracht). Stressbedingte Faktoren werden berücksichtigt und behandelt.

EINFÜHRUNG

Dass die Ernährung bei der Verursachung von Krankheiten wie Herzerkrankungen und Krebs und bei ihrer Vorbeugung eine Rolle spielt, ist ebenso bekannt wie die Bedeutung von Vitaminen und Mineralstoffen zur Gesunderhaltung. Ernährungsfachleute setzen Nahrungsmittel und Nahrungsergänzungen zur Behandlung und Vorbeugung von Krankheiten ein. Sie suchen nach Nährstoffmängeln, Allergien oder Unverträglichkeiten und berücksichtigen die Lebensweise und Umweltfaktoren, die die Verdauung und Aufnahme von Nährstoffen in den Blutkreislauf beeinträchtigen.

GESCHICHTE DER ERNÄHRUNGSTHERAPIEN

Die Vorstellung von »Ernährung als Medizin« wurde zum ersten Mal im 19. Jahrhundert durch die Naturheilkunde publik gemacht *(siehe Seite 126)*. Noch heute stützen sich die meisten Ernährungstherapeuten auf diese Tradition. 1912 bezeichnete der polnische Biochemiker Casimir Funk winzige Mengen von in Nahrungsmitteln enthaltenen Substanzen als »vitale Amine« bzw. »Vitamine«. Weitere Entdeckungen in der Biochemie bewirkten ein größeres Verständnis dafür, dass eine ausgeglichene Ernährung und die Aufnahme bestimmter Nährstoffe notwendig sind. Erst kürzlich wurde entdeckt, welch wichtige Rolle die Antioxidantien *(siehe Seite 162)* zur Gesunderhaltung, Vorbeugung und Behandlung von Krankheiten sowie zur Verzögerung des Alterungsprozesses spielen. Weitere bedeutsame Fortschritte der 1980er- und 1990er-Jahre scheinen die ernährungsrelevanten Theorien der Naturheilkunde zu stützen. Dazu gehören der Stellenwert der Ballaststoffe oder die Entdeckung pflanzlicher Östrogene.

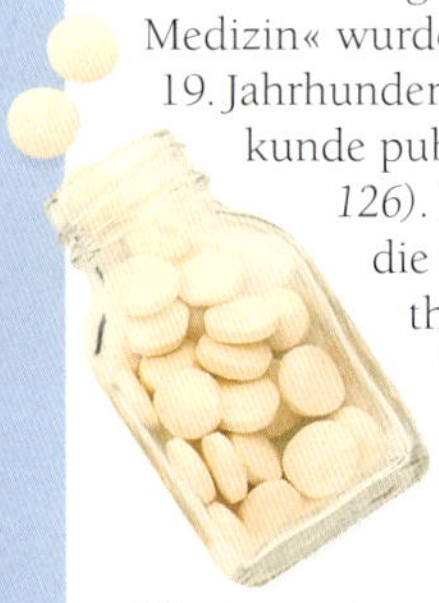

Vitamine werden häufig verschrieben.

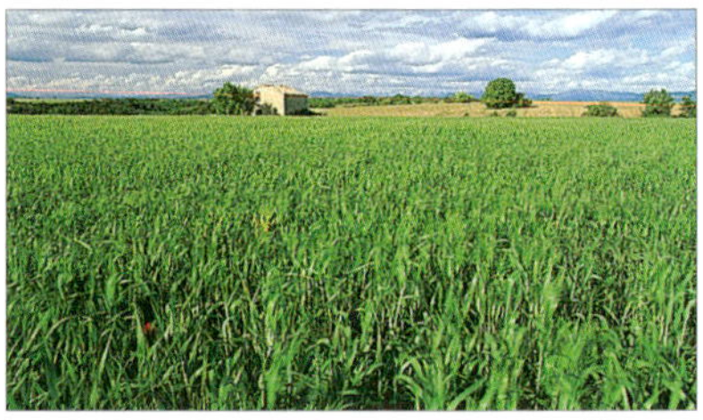

Mit Pestiziden behandelte Nahrungsmittel können zu einer Ansammlung von Giftstoffen im Körper führen.

GRUNDPRINZIPIEN

Ernährungsfachleute glauben, dass gute Gesundheit mit der Qualität der Ernährung in direktem Zusammenhang steht und dass falsche Ernährung Gemütslage, Fitness und Wohlbefinden beeinträchtigt und den Alterungsprozess vorantreibt. Dies ist wichtig, wenn man bedenkt, dass in nährstoffarmer Erde gewachsene Nahrungsmittel wenig Mikronährstoffe aufweisen und dass an Vieh verfütterte Pestizide und Antibiotika ihren Weg in die Nahrungskette finden. Stark verarbeitete Nahrungsmittel wie »Junk Food« beinhalten wenige essentielle Vitamine und Mineralstoffe, dafür aber viel raffinierten Zucker, Salz, Fett und chemische Zusatzstoffe. Nach Meinung vieler Behandlerinnen wirken sich Giftstoffe mitunter auch dann schädlich auf unsere Gesundheit aus, wenn wir uns gut ernähren und einen gesunden Stoffwechsel haben. Durch Industrialisierung und Abgase sind in unserer Umwelt beträchtliche Mengen an Schwermetallen nachweisbar. Die durch diese Belastungen verursachten Probleme reichen nach Meinung der Behandler von häufigen Infektionen über unbestimmte Schmerzen und Müdigkeit bis zu ernsthaften Krankheiten, darunter Depression, Bluthochdruck und sogar Krebs. Diese »toxische Überlastung« beansprucht Leber und Nieren – die für Entgiftung und Ausscheidung zuständigen Organe also – zu sehr, und es kommt an anderen Stellen im Körper, z. B. an der Haut oder an den Gelenken, zu Ansammlungen von Giftstoffen und anderen Beeinträchtigungen. Laut einigen Behandlern sind die Umweltbelastung und die Nährstoffmängel so gravierend, dass eine Ernährungsumstellung allein nicht ausreicht. Sie raten zu hohen Dosen an Vitaminen und Mineralstoffen, die um ein Vielfaches über der offiziell empfohlenen Tagesdosis liegen. Dieser Ansatz ist als Megavitamin-Therapie oder Orthomolekular-Therapie bekannt. Wegen der fehlenden Forschung über mögliche Nebenwirkungen solcher hohen Dosierungen ist die Schulmedizin hier eher skeptisch.

BEHANDLUNG

An eine Ernährungstherapeutin wen-

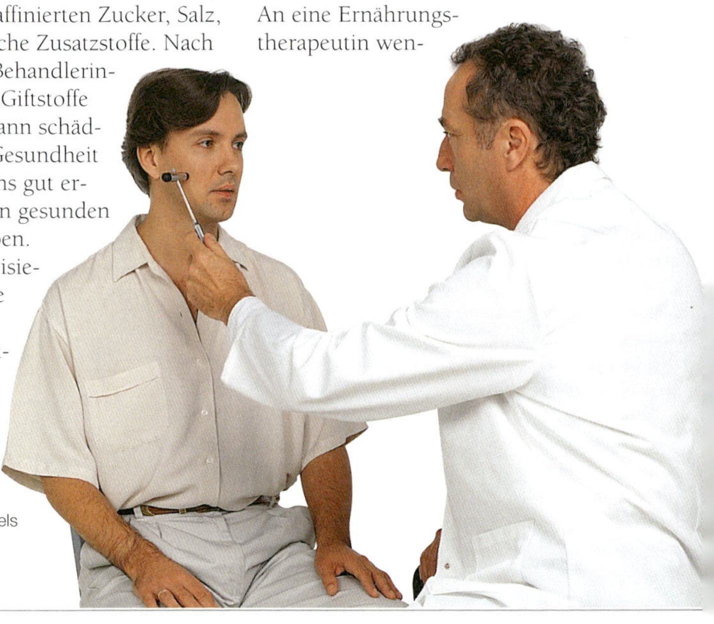

Der Behandler untersucht das zentrale Nervensystem, um eventuelle Zeichen eines Nährstoffmangels festzustellen.

den wir uns im Allgemeinen bei einer dauerhaften gesundheitlichen Beeinträchtigung, die sich durch eine schulmedizinische Behandlung nicht beheben ließ und für die keine Ursache gefunden werden konnte, z. B. bei Müdigkeit, Kopfschmerzen, Blähungen und Haut- oder Verdauungsproblemen. Der Ernährungstherapeut macht eine Anamnese und stellt präzise Fragen über die Ernährung und Lebensweise. Zu den weniger üblichen Diagnosemethoden gehören Blut-, Haar-, Urin- und Schweißuntersuchungen sowie die so genannte Kinesiologie, bei der die vermutete Nahrungsmittelunverträglichkeit mittels Muskeltest bestätigt wird. Einige Behandler wenden auch den so genannten Vega-Test an, bei dem mit Hilfe eines elektrischen Messgerätes eventuelle Mängel oder Unverträglichkeiten nachgewiesen werden. Am ehesten lässt sich eine Nahrungsmittelunverträglichkeit jedoch durch die Eliminationsdiät erkennen. Bei einem Verdacht darauf schlägt die Behandlerin dem Patienten eine bestimmte Diät vor und überwacht genau deren Verlauf. Ergänzend kommen möglicherweise Kräuterheilmittel, Enzyme, »lebende« Bakterien zur Normalisierung der Darmflora sowie Vitamine und Mineralstoffergänzungen dazu, womöglich auch Vorschläge für eine veränderte Lebensweise oder auch eine ergänzende Therapie.

Hauptanwendungsgebiete

• Kopfschmerzen, Migräne • Müdigkeit, Chronisches Müdigkeitssyndrom (CFS) • Reizkolon, Verdauungsstörungen • Arthritis • Bluthochdruck • Kreislaufprobleme • Menstruationsbeschwerden • Asthma, Ekzeme • Allergien und Nahrungsmittelunverträglichkeiten

Vorsichtsmassnahmen

Wenn Sie Medikamente einnehmen, sollten Sie unbedingt Rücksprache mit Ihrer Ärztin halten, bevor Sie Nahrungsergänzungen zu sich nehmen, da diese möglicherweise die Wirkungen der Medikamente beeinträchtigen oder aufheben.

Nehmen Sie ohne den Rat eines qualifizierten Ernährungsberaters keine hohen Dosen an Vitaminen oder Mineralstoffen zu sich. Eine Überdosis kann entgegengesetzte Nebenwirkungen haben.

Führen Sie nur unter Aufsicht einer qualifizierten Ernährungsberaterin über einen längeren Zeitraum eine strenge Diät durch.

Verbreitete Ernährungstherapien *(siehe auch Seite 165)*

Steinzeit-Ernährung
Zuweilen wird diese Ernährungsform bei Reizkolon oder einer Weizenunverträglichkeit empfohlen. Die der Steinzeit-Ernährung zu Grunde liegenden Theorie besagt, dass sich unser Verdauungssystem seit der Zeit der Jäger und Sammler nicht verändert hat. Demnach sind einfacher Fisch, Lamm, Gemüse und geringe Mengen an Obst erlaubt, kultivierter Weizen, naturbelassenes Getreide und Milchprodukte dagegen nicht.

Rohkost-Ernährung
Diese von dem Schweizer Dr. Max Bircher-Benner im späten 19. Jahrhundert entwickelte Ernährungsform besteht zu 70 Prozent aus rohem Obst und Gemüse und zu 30 Prozent aus Körnern, Nüssen, Milchprodukten und Fleisch. Die »Enzymaktivität« ungekochter Nahrungsmittel soll sich günstig auf das Verdauungssystem auswirken.

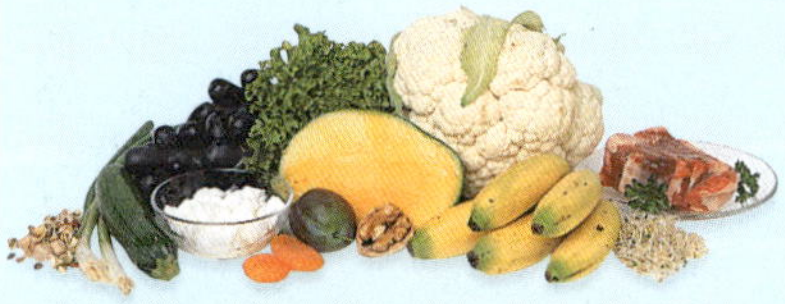

Makrobiotische Ernährung
Bei der Makrobiotik geht es darum, sich im Hinblick auf die Yin- und Yang-Eigenschaften der Nahrungsmittel ausgewogen zu ernähren *(siehe Seite 124)*. Die extremste Form ist als kurzfristige Entgiftungstherapie gedacht und besteht ausschließlich aus Naturreis und Gemüse; langfristig gesehen führt dies zu einer Mangelernährung.

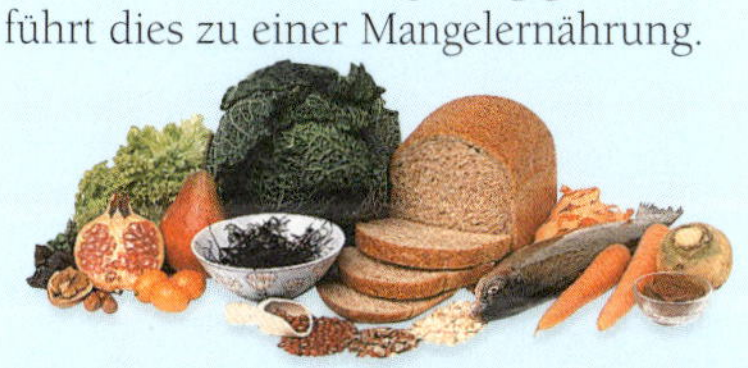

Vegane Ernährung
Die vegane Ernährung schließt sämtliche tierischen Nahrungsmittel aus, also Fleisch, Geflügel, Fisch, Eier, Milch und Honig. Die ausreichende Proteinzufuhr wird durch Hülsenfrüchte, Nüsse, Körner und Samen gewährleistet. Vegan lebende Menschen müssen auf ausreichende Vitamin B_{12}- und Folatzufuhr achten, insbesondere während der Schwangerschaft. Im Handel sind pflanzliche Calciumquellen erhältlich.

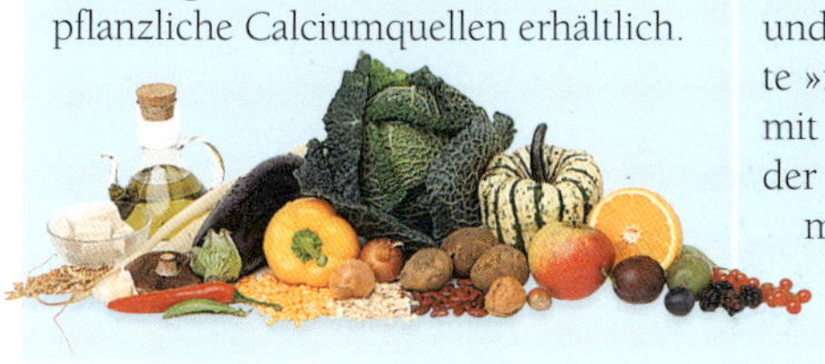

Hay'sche Trennkost
Der Amerikaner Dr. William Hay entwickelte diese Ernährungsform Anfang des 20. Jahrhunderts. Seiner Meinung nach führen die gemeinsame Aufnahme von Proteinen und Kohlenhydraten langfristig zu Krankheiten. Seiner Theorie zufolge brauchen Proteine für ihre Verdauung eine saure Umgebung, Kohlenhydrate dagegen eine alkalische. Bei dieser Ernährungsform isst man Proteine und Kohlenhydrate getrennt; so genannte »neutrale« Nahrungsmittel lassen sich mit beiden Gruppen kombinieren. Trotz der fehlenden wissenschaftlichen Untermauerung – pflanzliche Nahrungsmittel enthalten sowohl Proteine als auch Kohlenhydrate, und das menschliche Verdauungssystem ist für beide geeignet – ist diese Diät äußerst beliebt, und viele Anhänger betonen, dass sie sich seither wohler fühlen. Wenn Sie unter geringer Widerstandskraft, wenig Energie und schlechter Verdauung leiden, ist die Hay'sche Trennkost für Sie möglicherweise empfehlenswert.

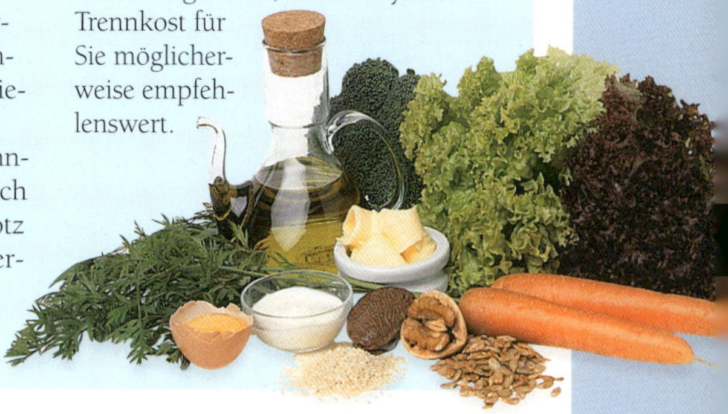

HOMÖOPATHIE

BIOCHEMISCHE WIRKUNGEN

Forschungen bestätigen, dass homöopathische Dosen die chemische Zusammensetzung des Gewebes verändern.

STRUKTURELLE WIRKUNGEN

Die Behandlerin macht eventuell Vorschläge zur Verbesserung von Fitness, Körperkraft und Beweglichkeit.

PSYCHOSOZIALE WIRKUNGEN

Hohe Wirksamkeit der therapeutischen Beziehung. Beeinflusst Grundstimmung und Selbstwahrnehmung positiv. Besserer Umgang mit Gesundheitsproblemen.

Einführung

Die auf der Theorie »Gleiches mit Gleichem heilen« basierende Homöopathie unterstützt die Selbstheilungskräfte des Körpers bzw. die »Lebenskraft«, die die Gesundheit aufrechterhalten soll. Krankheitssymptome werden so interpretiert, dass der Körper seine Selbstheilungskräfte nutzt, um die Krankheit zu bekämpfen. Homöopathische Mittel wirken anders als konventionelle Medikamente: Sie regen die Lebenskraft an, damit der Körper sich wehrt. Die Substanzen werden schrittweise verdünnt, um Nebenwirkungen auszuschließen; dennoch gelten sie als ausreichend wirkungsvoll, um den Selbstheilungsprozess anzuregen.

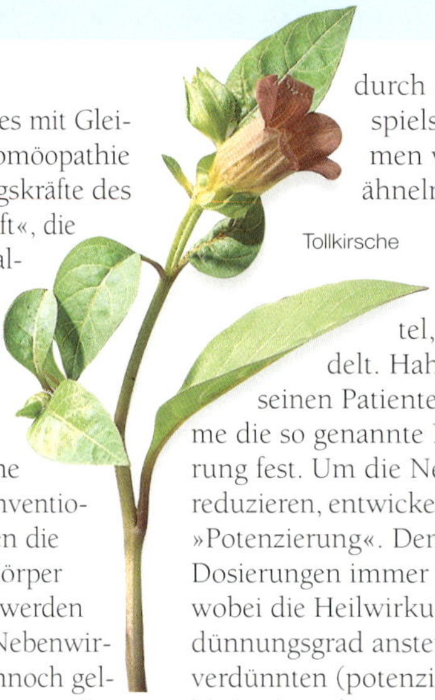

Tollkirsche

Geschichte der Homöopathie

Hippokrates, der »Vater der Medizin«, skizzierte im 5. Jahrhundert v. Chr. das Prinzip, »Gleiches mit Gleichem« zu behandeln. In den 1790er-Jahren entdeckte der deutsche Arzt Dr. Samuel Hahnemann diesen Grundsatz wieder und begründete den Begriff der Homöopathie (von griechisch *homoios* = gleich und *pathos* = leiden). In einem Selbstversuch nahm Hahnemann das Malariamittel Chinin und bekam daraufhin malariaähnliche Symptome. Er schloss daraus, dass eine Substanz, die bei einem gesunden Menschen bestimmte Symptome hervorrief, diese gleichen Symptome bei einem kranken Menschen heilen könnte. Er führte weitere Tests mit anderen Substanzen durch, z. B. mit Arsen, und verwandte sie als Heilmittel. Die Homöopathie verbreitete sich bald in Europa, Asien und Amerika; gegenwärtig stößt sie in den USA auf erneutes Interesse.

Grundprinzipien

Homöopathische Mittel werden aus Substanzen gewonnen, die ähnliche Symptome auslösen wie eine Krankheit. Da die Symptome einer Vergiftung durch die Tollkirsche beispielsweise den Symptomen von Scharlach ähneln, wird mit *Belladonna*, einem aus der Tollkirsche gewonnenen Mittel, Scharlach behandelt. Hahnemann stellte bei seinen Patienten nach der Einnahme die so genannte Erstverschlimmerung fest. Um die Nebenwirkungen zu reduzieren, entwickelte er das Gesetz der »Potenzierung«. Demnach werden die Dosierungen immer weiter verdünnt, wobei die Heilwirkung mit dem Verdünnungsgrad ansteigen soll. In der verdünnten (potenzierten) Flüssigkeit bleibt die Information der Originalsubstanz erhalten, auch wenn Letztere nicht mehr nachzuweisen ist. Die Heilmittel werden meist in der Dezimalpotenz (1:10) oder in der Centesimalpotenz (1:100) verdünnt.

Behandlung

Hahnemann stellte fest, dass er umso eher das richtige Heilmittel für eine Patientin fand, je mehr er über sie wusste. In der so genannten »klassischen Homöopathie« basiert die Behandlung daher immer noch auf der Bewertung der »Konstitution« eines Menschen; hierzu zählen u. a. das Erscheinungsbild und die Persönlichkeit sowie Vorlieben und Abneigungen.
Beim ersten Besuch stellt die Homöopathin konkrete Fragen über Krankengeschichte, Lebensweise, Stimmungen, Vorlieben und Abneigungen. Dann verschreibt sie eine von 2000 Heilmitteln, die in unterschiedlicher Form zur Verfügung stehen, darunter als Globuli, Tabletten und Pulver, aber auch als Salben und Tinkturen. Im Sinne der Homöopathie sollen die Mittel zwischen den Mahlzeiten eingenommen werden, damit die Aromen die Heilwirkung nicht beeinträchtigen.
Die homöopathische Behandlung funktioniert nach den »Gesetzen der Heilung«, d. h. die Symptome verbessern sich zunächst am oberen Teil des Körpers, von innen nach außen und in umgekehrter Reihenfolge ihres Auftretens. Je mehr Zeit verstrichen ist, seit sich die Krankheit entwickelt hat, desto länger benötigt auch ihre Behandlung; die jeweils verschriebenen Heilmittel können sich mit dem Symptomverlauf ändern.

Hauptanwendungsgebiete

• Langfristige Störungen wie Asthma und andere Allergien • Angst, nervöse Anspannung • Menstruations- oder Klimakteriumsbeschwerden • Schmerzen während der Schwangerschaft, darunter auch morgendliche Übelkeit

Vorsichtsmassnahmen

Informieren Sie Ihre Homöopathin darüber, wenn Sie ätherische Öle verwenden, da einige von ihnen die Wirkung homöopathischer Heilmittel beeinträchtigen.
Fragen Sie bei einer Allergie gegen Milchprodukte nach laktosefreien Mitteln. *(Siehe auch Seite 21.)*

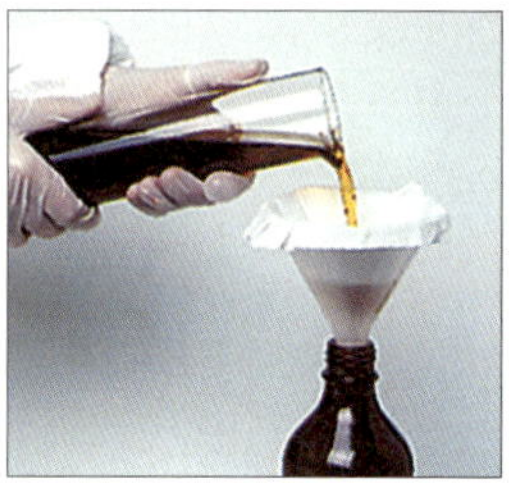

Die in der Homöopathie als »Urtinktur« bezeichnete Flüssigkeit wird in eine dunkle Glasflasche gefüllt.

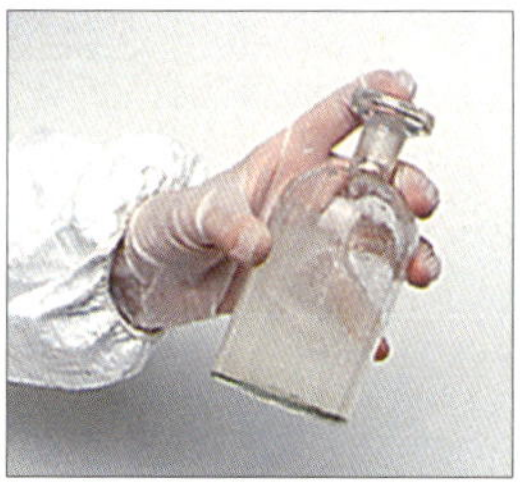

Die Tinktur wird verdünnt (ein Tropfen auf 99 Tropfen Alkohol) und auf bestimmte Weise verschüttelt.

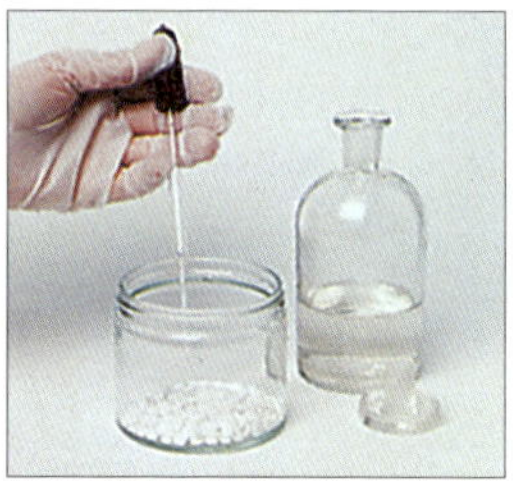

Nach wiederholter Verdünnung bis zur gewünschten Potenz werden einige Tropfen auf Laktosekügelchen gegeben.

UMWELTMEDIZIN

BIOCHEMISCHE WIRKUNGEN

Ernährungs- und umweltbedingte Faktoren verändern die biochemischen Prozesse und tragen dazu bei, die Funktion verschiedener Organe zu verbessern.

STRUKTURELLE WIRKUNGEN

Behandlung einer Vielfalt von Krankheiten sowie von Nahrungsmittel- und Umweltallergien und -unverträglichkeiten, die sich anscheinend störend auf die Körperorgane auswirken. Vorschläge zur Verbesserung von Fitness, Körperkraft und Beweglichkeit.

PSYCHOSOZIALE WIRKUNGEN

Manche seelischen Erkrankungen betreffen nicht ausschließlich die Seele (d. h. Allergien und Unverträglichkeiten beeinflussen unser Denken, Fühlen und Verhalten). Stressbedingte Faktoren, die ein gesundheitliches Problem auslösen, werden berücksichtigt.

EINFÜHRUNG

Die auch als klinische Ökologie bezeichnete Umweltmedizin führt viele Störungen auf Umweltfaktoren zurück. Hierzu gehören einige Nahrungsmittel und die bei der Nahrungsmittelproduktion verwendeten Pestizide und Konservierungsstoffe sowie Pollen, Staub und Autoabgase. Während die meisten Menschen die Wirkung dieser Giftstoffe nicht spüren, lösen sie bei dafür sensiblen Personen allergieähnliche Störungen aus wie ein Ekzem oder Heuschnupfen, oder es kommt zu unbedeutenderen Reaktionen, den so genannten »Unverträglichkeiten«. Diese Verursachersubstanzen lassen sich durch verschiedene Tests bestimmen; sie sollten dann möglichst vermieden werden.

GESCHICHTE DER UMWELTMEDIZIN

Der im frühen 20. Jahrhundert praktizierende Wiener Kinderarzt Baron Clemens von Pirquet verwendete als Erster den Begriff »Allergie«, um damit ungewöhnliche Reaktionen auf die Umwelt zu beschreiben. Heute werden Allergien als Reaktionen des Immunsystems definiert, die sich durch einen Pricktest ermitteln lassen. Umstrittener ist die Auffassung einiger US-amerikanischer Ärzte, wonach gewöhnliche Nahrungsmittel und Umweltchemikalien zu »verzögerten« oder »versteckten« Reaktionen führen *(siehe Seiten 92–95)*, von Kopfschmerzen und Müdigkeit bis zu Asthma und Arthritis.

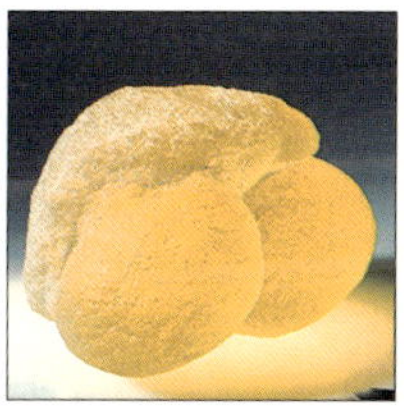

In den Atemwegen lösen Pollen mitunter allergische Reaktionen aus.

GRUNDPRINZIPIEN

Nach Meinung vieler Behandlerinnen nehmen wir täglich eine ganze Reihe synthetischer Chemikalien zu uns. Diese stammen von Pestiziden, Herbiziden, Medikamentenrückständen in der Tierhaltung und von den in verarbeiteten Nahrungsmitteln enthaltenen Konservierungsstoffen. Wer zu Allergien neigt oder sich ungesund ernährt, wird mit hohen Dosen von Giftstoffen möglicherweise nicht fertig und entwickelt Gegenreaktionen.

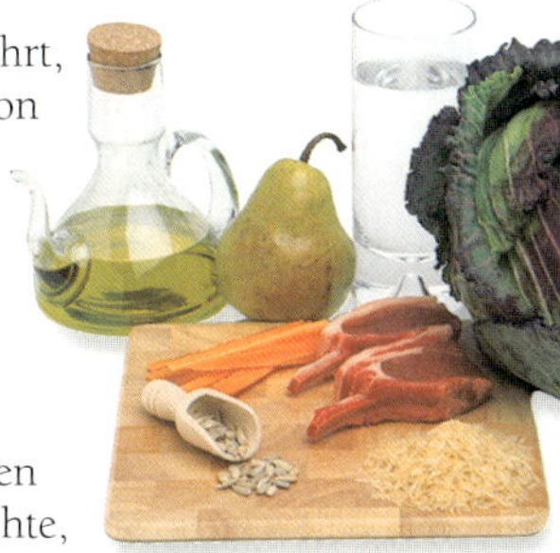

Im Rahmen einer Eliminationsdiät nimmt der Patient »neutrale« Nahrungsmittel wie Kohl, Lamm, Sonnenblumenöl, Birnen und Wasser zu sich.

BEHANDLUNG

Der Behandler stellt Fragen nach der Krankengeschichte, der typischen Ernährungsweise und dem Lebensstil. Dann tastet er die Drüsen nach möglichen Schwellungen ab und forscht nach anderen Unverträglichkeitssymptomen. Möglicherweise unterzieht sich die Patientin einem Haut-, Haar- und Bluttest zum Nachweis eventueller Mineralstoff- und Nährstoffmängel. Untersuchungen zufolge lassen sich Nahrungsmittelallergien durch solche Methoden jedoch nicht sicher feststellen. Ein Radio-Allergo-Sorbent-Test (RAST) weist auf das Vorhandensein von Immunoglobulin E hin – dem Zeichen für eine allergische Reaktion. Zu den nicht allgemein anerkannten Verfahren gehören Kinesiologie, der Vega-Test *(siehe Seite 129)* und der zytotoxische Test, bei dem eine Blutprobe mit dem Allergen vermischt und auf eine Zellschädigung hin untersucht wird. Zur Identifizierung der Allergie auslösenden Nahrungsmittel schlägt die Behandlerin dann unter Umständen eine Eliminationsdiät vor *(siehe Seite 129)*. Wenn ein Kontakt nicht zu vermeiden ist, wenden einige Behandler Desensibilisierungsmethoden an.

HAUPTANWENDUNGSGEBIETE

• Asthma, Heuschnupfen, Ekzem, Psoriasis • Kopfschmerzen, Migräne • Verdauungsstörungen, Ödeme, Gewichtsverlust • Depression, Müdigkeit • Arthritis

VORSICHTSMASSNAHMEN

Führen Sie eine Eliminationsdiät nur unter Aufsicht einer qualifizierten Behandlerin durch. *(Siehe auch Seite 21.)*

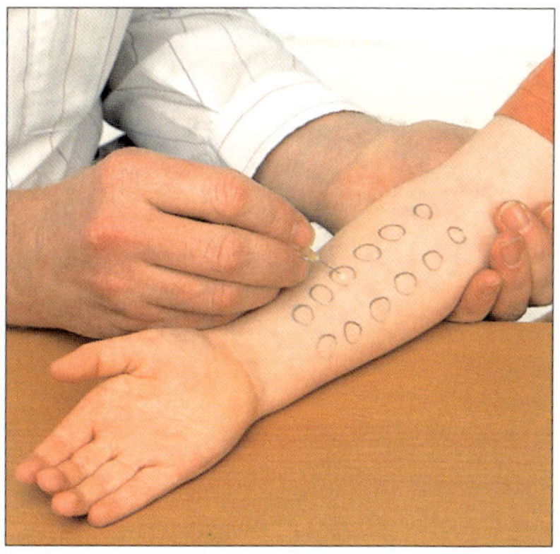

Bei einem Pricktest wird das in Frage kommende Allergen in verdünnter Form auf die eingeritzte Haut aufgetragen.

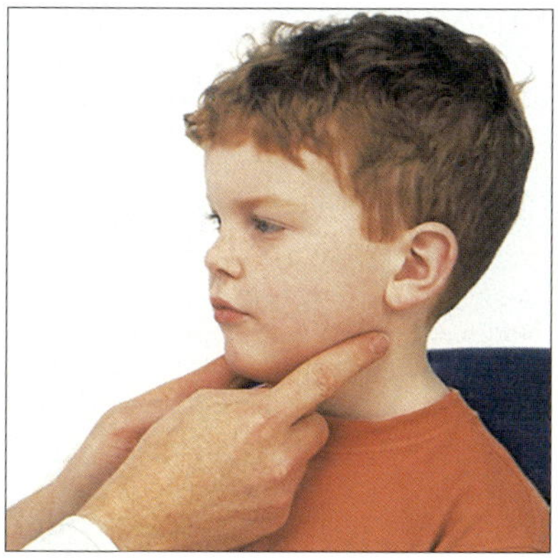

Geschwollene Drüsen geben mitunter einen Hinweis auf eine Sensibilität gegenüber bestimmten Substanzen.

PSYCHOTHERAPIE UND BERATUNG

BIOCHEMISCHE WIRKUNGEN

Möglicherweise günstige Auswirkung auf die für die Gemütslage zuständige chemische Struktur des Gehirns.

STRUKTURELLE WIRKUNGEN

Beseitigung von Störungen, die unter Umständen die Körperfunktionen beeinträchtigen (viele Krankheiten werden durch psychosomatische Probleme verursacht); auch Körperarbeit und Bewegung.

PSYCHOSOZIALE WIRKUNGEN

Einfluss auf Gedanken, Gefühle, Einstellungen und Verhaltensweisen. Die veränderte Selbstwahrnehmung wirkt sich günstig auf die Schmerztoleranz und die Bewältigung gesundheitlicher Probleme aus.

EINFÜHRUNG

Im Allgemeinen umfassen Psychotherapie und Beratung das »heilsame Gespräch«. Die häufig mit einem kognitiven und verhaltenstherapeutischen Ansatz arbeitenden Psychologinnen beurteilen und behandeln Probleme mit dem Ziel, gedankliche Strukturen und Verhaltensweisen zu verändern. Trotz ganz unterschiedlicher Techniken sieht eine Psychotherapie oder Beratung meist so aus, dass man die zu einer persönlichen Schwierigkeit beitragenden Gedanken, Gefühle, Erinnerungen und Situationen mit einer fürs Zuhören ausgebildeten Fachkraft bespricht. Ganz gleich, ob ein Verlust, ein Trauma oder unbekannte Ereignisse die Auslöser sind, besteht so die Möglichkeit für neue Erkenntnisse und Entscheidungen. Psychotherapeuten und Beraterinnen sind zunehmend in Krankenhäusern und medizinischen Zentren tätig.

GESCHICHTE DER PSYCHOTHERAPIE UND BERATUNG

In den 1880er-Jahren legte Dr. Sigmund Freud den Grundstein für die Psychoanalyse. Er führte den Begriff des »Unbewussten« ein und versuchte, zwischen Beeinträchtigungen von Gedanken, Gefühlen und Handlungen und den im Verborgenen liegenden Erinnerungen einen Zusammenhang herzustellen. Indem er seine Patienten frei sprechen ließ, sollten sie verdeckte Teile ihres Selbst heilen.

Freuds Theorien wurden vielfach aufgegriffen. So glaubte Dr. Carl Jung an ein tief verwurzeltes menschliches Bedürfnis, das eigene »eigentliche Selbst« zu integrieren, sowie an ein bei allen Menschen vorhandenes »kollektives Unbewusstes«. In den 1920er-Jahren entwickelte Wilhelm Reich die körperzentrierte Psychotherapie, bei der über den Körper mit Gefühlen gearbeitet wird. Bei der »verhaltensorientierten« Psychotherapie geht man von der Vorstellung aus, dass unser Verhalten und unsere Gefühle »konditioniert«, also erlernt

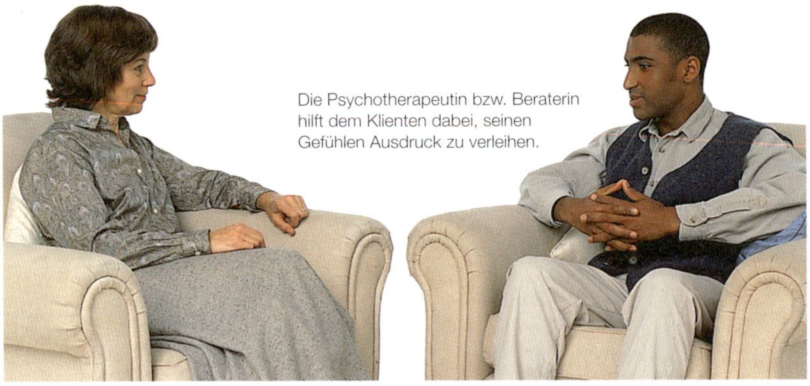

Die Psychotherapeutin bzw. Beraterin hilft dem Klienten dabei, seinen Gefühlen Ausdruck zu verleihen.

sind und sich korrigieren lassen. In den 1960er-Jahren entwickelten »humanistisch« orientierte Psychologen, allen voran Abraham Maslow, Carl Rogers und Fritz Perls, Techniken zur Unterstützung der »Persönlichkeitsentwicklung«. Zunehmende Kenntnisse über die Wirkung von Sprache und Beziehungen auf unsere Seele führten zu den modernen »kurzzeitigen« psychotherapeutischen Methoden mit ihrem problem- und lösungsorientierten Ansatz.

GRUNDPRINZIPIEN UND AUSBILDUNG

Analytische und psychodynamische Therapien beruhen auf der Vorstellung, dass Gedanken und Verhaltensweisen durch frühe Erfahrungen geprägt sind. Traumatische Erinnerungen und Gefühle werden mitunter verdrängt und wirken sich unbewusst auf Körper und Seele aus. Die Klientinnen werden dazu ermutigt, über ihre Erfahrungen zu sprechen und ihre Gefühle frei zum Ausdruck zu bringen. Beim ***kognitiven und verhaltenstherapeutischen Ansatz*** wird dagegen gar nicht mit dem Unbewussten gearbeitet; hier geht es vor allem um das Erlernen neuer Denk- und Verhaltensweisen. Die **humanistischen Therapien** bewegen sich zwischen diesen beiden Extremen.

Alle Psychotherapeutinnen und Berater sollten eine fundierte Ausbildung absolvieren und sich regelmäßig weiterbilden. Psychoanalytiker stützen sich auf die Lehren von Freud, Jung oder Melanie Klein, deren Theorien über kindliche Gedankenprozesse vielfach Beachtung finden. Die Ausbildung umfasst die Psychoanalyse und mitunter auch eine medizinische Fortbildung. Das Psychologiestudium hat eine wissenschaftliche Ausrichtung, zur klinischen Psychologie ist eine weitere Fortbildung vonnöten. Psychotherapeuten sollten mindestens vier Jahre an einer anerkannten Institution tätig sein und selbst eine Therapie machen. Meistens spezialisieren sie sich auf eine Technik. Beraterinnen sollten ebenfalls gut ausgebildet sein. Im besten Falle durchlaufen auch sie eine mehrjährige Ausbildung.

BEHANDLUNG

Es ist wichtig, dass Sie den Ansatz Ihres Therapeuten nachvollziehen können. Eine Sitzung dauert gewöhnlich 50–60 Minuten und findet wöchentlich statt, bei einer Analyse auch öfter. Je nach Methode umfasst die Behandlung nur wenige Termine oder setzt sich über mehrere Jahre hinweg fort. Die Therapeutin ermutigt Sie, frei zu sprechen, und greift nur ein, um das Problem genauer herauszuarbeiten. Zuweilen finden Techniken aus unterschiedlichen Ansätzen Eingang in die Behandlung. Da mitunter belastende Emotionen an die Oberfläche kommen, muss der Therapeut in der Lage sein, die Klientin in dieser Situation zu begleiten.

Therapieformen

Psychoanalyse
Die Behandlung zieht sich gewöhnlich über einen längeren Zeitraum hin, da sich zwischen Therapeutin und Klient eine enge Beziehung aufbauen muss, die in einem als »Transferenz« bezeichneten Prozess frühere Beziehungen widerspiegelt. Unbewältigte und ins Unbewusste verdrängte Vorstellungen, Gefühle, Erinnerungen, Gedanken und Verhaltensweisen werden schrittweise wieder ins Bewusstsein gehoben.

Gruppentherapie
Die Klientinnen treffen sich mehrere Monate lang in Kleingruppen (am Besten als feste Gruppe), um unter fachlicher Anleitung Erfahrungen und Gefühle miteinander zu teilen. Bei der Gruppenarbeit kommen analytische und humanistische Ansätze zum Einsatz, beispielsweise das für Suchtkranke konzipierte 12-Schritte-Programm. Die gemeinsam erlebte Situation führt häufig zu einer noch intensiveren Therapieerfahrung.

Familientherapie
Bei manchen Menschen äußert sich ihr Umgang mit Spannungen in der Familie in allgemeinem Unwohlsein. Wenn sich die gesamte Familie mit einer Therapeutin zusammensetzt, lassen sich Kommunikationsschwierigkeiten und versteckte Konflikte zwischen Familienmitgliedern aufdecken. Auf diese Weise werden Lösungen und veränderte Verhaltensmuster möglich.

Beratung
Hier geht es meist nicht so sehr um tief verwurzelte persönliche Angelegenheiten, sondern eher um konkrete Probleme wie Trauer oder Arbeitslosigkeit. Manche Beraterinnen haben sich auf Ehe- und Beziehungsschwierigkeiten oder auf sexuelle Probleme spezialisiert.

Kognitive Verhaltenstherapie
Dazu gehören Phobiebewältigung, Stressmanagement-Techniken sowie körperlich-seelische Verfahren wie Entspannung, Biofeedback, Visualisierung und Meditation. Das grundlegende Ziel besteht darin, hinderliche Gedanken, Erwartungen und Verhaltensweisen zu identifizieren und zu verändern, ohne die psychologischen Ursachen eines Problems zu erforschen. Diese Methoden haben sich vor allem bei der Behandlung stressbedingter Zustände, Phobien, Zwangsvorstellungen und Essstörungen sowie bei leichten Depressionen als hilfreich erwiesen.

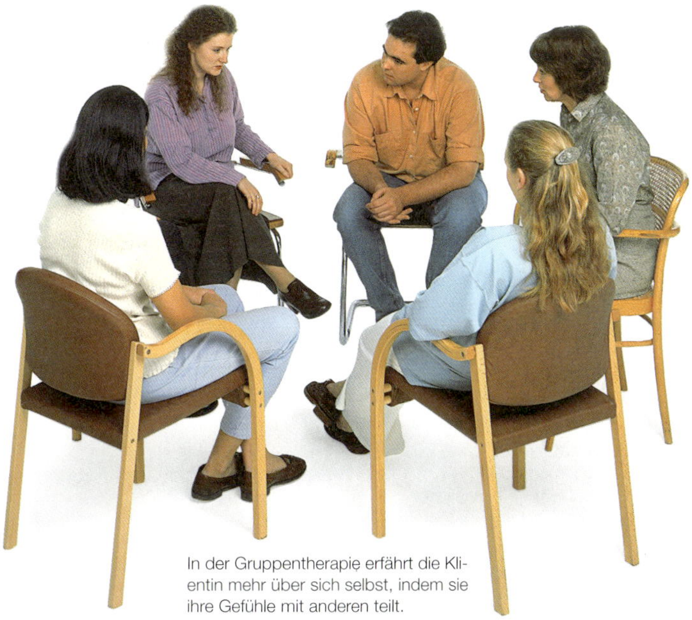

In der Gruppentherapie erfährt die Klientin mehr über sich selbst, indem sie ihre Gefühle mit anderen teilt.

Humanistische Psychotherapie
Die Klientin wird ermutigt, ihre Gefühle zu erforschen und für ihre Gedanken und Verhaltensweisen Verantwortung zu übernehmen. Der Fokus liegt auf größtmöglichem persönlichem Wachstum, dessen Definition vom jeweiligen Therapeuten abhängt. Typische Ziele sind sozialer oder finanzieller Erfolg, spirituelle Entwicklung oder emotionale Offenheit. Zu den Techniken gehören das Experimentieren mit ungewöhnlichen Verhaltensweisen im Umgang mit anderen, z. B. indem man eine andere Körpersprache ausprobiert oder – wie bei der Gestalttherapie *(siehe Seiten 177–178)* – Gefühle offenbart.

Neurolinguistisches Programmieren (NLP)
Dieser Ansatz verbindet kognitive Verhaltenstherapien und Elemente aus der Hypnotherapie. Mit Hilfe der Therapeutin versteht der Klient, wie er seine Gedanken, Gefühle und Wahrnehmungen strukturiert, und erlernt einen neuen und besseren Umgang mit ihnen.

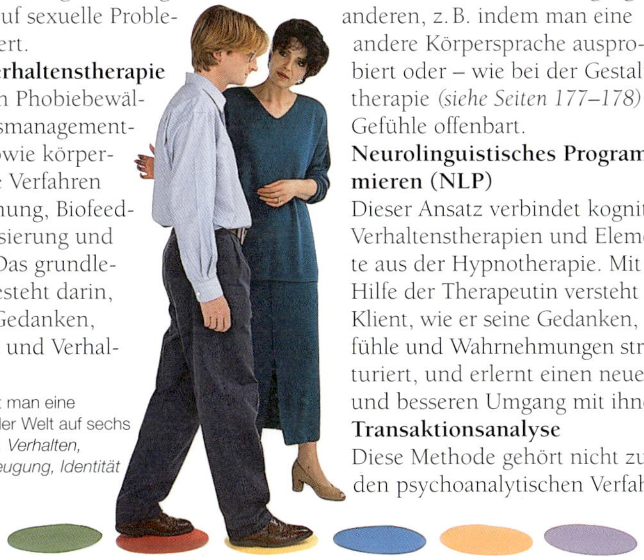

Beim NLP erlernt man eine Verbindung mit der Welt auf sechs Ebenen: *Umwelt, Verhalten, Fähigkeit, Überzeugung, Identität* und *Spiritualität*.

Transaktionsanalyse
Diese Methode gehört nicht zu den psychoanalytischen Verfahren. Hier untersucht man vor allem potenziell konfliktträchtige Rollen, z. B. das kreative, aber bedürftige Kind, den realistischen Erwachsenen oder den versorgenden, aber wertenden Elternteil.

Transpersonale Ansätze
Dem therapeutischen Wert starker Gefühle von Liebe, Altruismus und Verbundenheit mit dem Universum nähert man sich durch transpersonale Ansätze, z. B. durch die Psychosynthese, bei der Träume, innere Helden, Kreativität und Hoffnungen untersucht werden.

Hauptanwendungsgebiete

• Stress, Ängste, Depression • Phobien, Zwangsvorstellungen, Zwänge • Essstörungen • Trauer • Beziehungsprobleme, sexuelle Schwierigkeiten • Seelische Instabilität • Psychosomatische Krankheiten • Persönlichkeitsentwicklung

Vorsichtsmassnahmen

Unabhängig vom Ansatz ist Untersuchungen zufolge der Erfolg am größten, wenn ein vertrauensvolles, enges Verhältnis zur Therapeutin besteht. Erkundigen Sie sich aber trotzdem nach der Qualifikation und Ausbildung Ihres Therapeuten und der Zugehörigkeit zu einem Berufsverband *(siehe Seite 180)*. Denken Sie daran, dass Sie eine Therapie jederzeit beenden können.

Wenn Sie an einer Psychose leiden oder manisch-depressiv sind, sollten Sie eine Psychotherapie nur mit Unterstützung Ihrer Psychiaterin beginnen.

(Siehe auch Seite 21.)

HYPNOTHERAPIE

BIOCHEMISCHE WIRKUNGEN

Auslösung des Heilungsprozesses. Veränderungen in der Chemie von Gehirn und Gewebe durch Entspannung.

STRUKTURELLE WIRKUNGEN

Verminderung der Spannung in willkürlichen und unwillkürlichen Muskeln.

PSYCHOSOZIALE WIRKUNGEN

Hilfreiche Veränderungen in Bezug auf Wahrnehmung, Verhalten und Gemütslage; Stärkung der Selbstverantwortung.

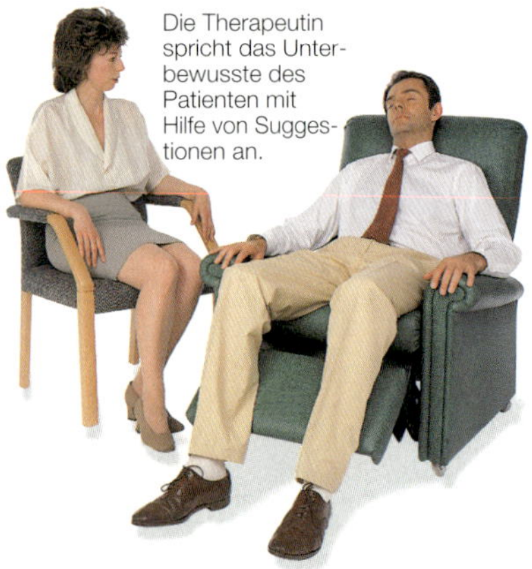

Die Therapeutin spricht das Unterbewusste des Patienten mit Hilfe von Suggestionen an.

EINFÜHRUNG

In völlig entspanntem Zustand sind wir meist offen für Suggestion. Die moderne Hypnotherapie nutzt diese erhöhte Empfänglichkeit zur Schmerzlinderung, Steigerung des Selbstbewusstseins, Überwindung von Phobien und sogar Behandlung von Asthma.

GESCHICHTE DER HYPNOTHERAPIE

Die Hypnotherapie geht auf den im 18. Jahrhundert lebenden Österreicher Franz Anton Mesmer zurück, dessen Arbeit umstritten war. Die modernen Formen wurden in den 1950er- und 1960er-Jahren durch den amerikanischen Psychotherapeuten Milton H. Erickson entwickelt. Der Ansatz wird durch die klinische Forschung unterstützt und gilt im Wesentlichen als anerkannte Methode.

GRUNDPRINZIPIEN

Sobald sie den Patienten in einen Hypnosezustand versetzt hat, spricht die Therapeutin dessen Unterbewusstes, das nun empfänglicher ist als im Wachzustand, mit Hilfe von positiven Suggestionen an. Nach Aussage der Behandler tun die Patientinnen nichts gegen ihren Willen.

BEHANDLUNG

Der Patient wird nach seiner Krankengeschichte und dem Grund seines Besuchs gefragt. Je nachdem, wie die Therapeutin arbeitet, soll er frühere Erfahrungen schildern, um das Krankheitsbild zu konkretisieren, oder sie versetzt ihn zur Überwindung seiner Probleme schrittweise in einen entspannten Zustand.

HAUPTANWENDUNGSGEBIETE

• Schmerzlinderung • Phobien • Stress, Ängste • Depression • Sucht • Asthma • Hauterkrankungen • Verdauungsstörungen

VORSICHTSMASSNAHMEN

Die Hypnotherapie ist bei schwerer Depression, Psychose und Epilepsie nicht geeignet. *(Siehe auch Seite 21.)*

VISUALISIERUNG

BIOCHEMISCHE WIRKUNGEN

Auslösung des Heilungsprozesses. Veränderungen in der Chemie von Gehirn und Gewebe durch Entspannung.

STRUKTURELLE WIRKUNGEN

Verminderung der Spannung in willkürlichen und unwillkürlichen Muskeln.

PSYCHOSOZIALE WIRKUNGEN

Hilfreiche Veränderungen in Bezug auf Wahrnehmung, Verhalten und Gemütslage; Stärkung der Selbstverantwortung.

GESCHICHTE UND GRUNDPRINZIPIEN DER VISUALISIERUNG

Diese auch als »geführte Imagination« bezeichnete Technik lässt sich sowohl alleine als auch mit Hilfe einer Behandlerin ausführen. Durch die Nutzung der Vorstellungskraft lernt man, mit Stress besser umzugehen, das eigene Potenzial auszuschöpfen und die Selbstheilungskräfte des Körpers anzuregen. Das Ziel besteht darin, positive Bilder und gewünschte Ergebnisse vor sich zu sehen. Viele Krebspatienten wurden dazu angehalten, die Zerstörung ihrer Krebszellen zu visualisieren. Psychologinnen, Sportler und Künstlerinnen wenden Visualisierungen an, um ihre Motivation zu erhöhen.

SELBSTHILFE

Legen oder setzen Sie sich bequem hin und schließen Sie die Augen. Atmen Sie ruhig, entspannen Sie sich und »lassen Sie innerlich los«, bevor Sie sich auf Ihr gewünschtes Bild konzentrieren. Um wieder von dem Bild wegzukommen, bewegen Sie am Besten die Zehen.

Krankheitsabwehr: Stellen Sie sich erst Ihre Krankheit vor und dann Ihre derzeitige Behandlung, die Ihre Selbstheilungskräfte aktiviert. Manche Menschen »schalten« ihre Schmerzen mit Hilfe des Visualisierens aus.

Positives Ergebnis: Stellen Sie sich Ihr Ziel vor. Denken Sie daran, dass Sie die Dinge steuern und Ihre Sache gut machen.

Stressbekämpfung: Stellen Sie sich in einer realistischen, ruhigen Situation vor. Wiederholen Sie Sätze wie: »Ich bin entspannt und zufrieden.«

HAUPTANWENDUNGSGEBIETE

• Schmerzbekämpfung • Phobien • Stress und Ängste • Herzerkrankungen • Krebs

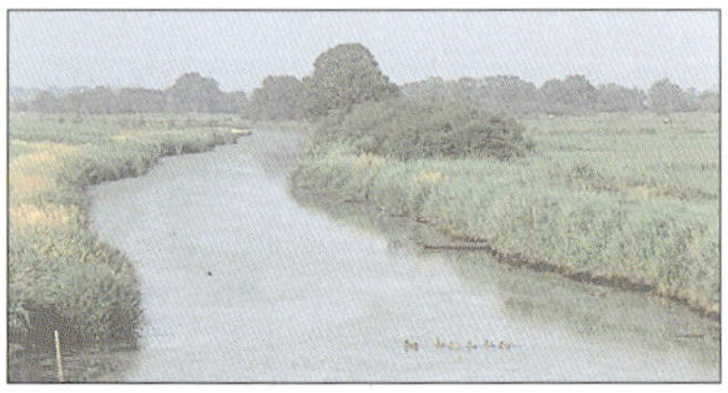

Eine friedvolle Szenerie zu visualisieren, fördert die Entspannung.

MEDITATION

BIOCHEMISCHE WIRKUNGEN

Auslösung des Heilungsprozesses. Veränderungen in der chemischen Zusammensetzung von Gehirn und Gewebe durch Herbeiführen der Entspannungsreaktion.

STRUKTURELLE WIRKUNGEN

Sofortige und langfristige Verminderung der Spannung in willkürlichen Muskeln (z.B. im Rücken und im Nacken) und in unwillkürlichen Muskeln (z.B. im Darm und in den Blutgefäßen).

PSYCHOSOZIALE WIRKUNGEN

Hilfreiche Veränderungen in Bezug auf Wahrnehmung, Verhalten und Gemütslage; Stärkung der Selbstverantwortung. Erhöhung der Schmerztoleranz und verbesserter Umgang mit gesundheitlichen Problemen.

EINFÜHRUNG

Mit unterschiedlichen Techniken lässt sich der grundlegende Meditationszustand des »entspannten Bewusstseins« auslösen. Bei allen ist die Konzentration ebenso wichtig wie das Ausschließen von Störungen. Die Methode eignet sich vor allem für stressbedingte Zustände. Viele Menschen, die regelmäßig meditieren, behaupten, dass sie klarer denken können und sich ruhiger und energiereicher fühlen.

GESCHICHTE DER MEDITATION

Die Meditation ist Teil aller großen Religionen. Im Christentum, im Judentum und im Islam wird sie als Gebet oder innere Einkehr praktiziert, im Buddhismus und Hinduismus als eine Möglichkeit, das Bewusstsein zu erforschen und einen Glückszustand zu erreichen. In den 1960er-Jahren führte der indische Yogi Maharishi Mahesh die Transzendentale Meditation (TM) im Westen ein. Aus den darauf folgenden wissenschaftlichen Forschungen in den USA entwickelte Dr. Herbert Benson von der Harvard University das Konzept der »Entspannungsreaktion« und regte das Praktizieren der nicht-religiösen Meditation an.

GRUNDPRINZIPIEN

Durch Auslösung der Entspannungsreaktion kehrt die Meditation die physiologischen Auswirkungen von Stress um *(siehe Seite 84)*, d.h. Herzschlag und Stoffwechselrate verlangsamen sich. Die Gehirnströme zeigen einen tiefen Ruhezustand von Gehirn und Körper bei gleichzeitiger mentaler Wachsamkeit an. Wer regelmäßig meditiert, kann mit Stress besser umgehen und ist gesundheitlich stabiler.

MEDITATIONSTECHNIKEN

Mantra-Meditation: Ein Wort oder ein Satz wird immer wieder gesungen oder im Kopf wiederholt. Dies kann Ihre persönliche Überzeugung sein oder einfach ein Begriff, mit dem Sie etwas Positives verbinden.

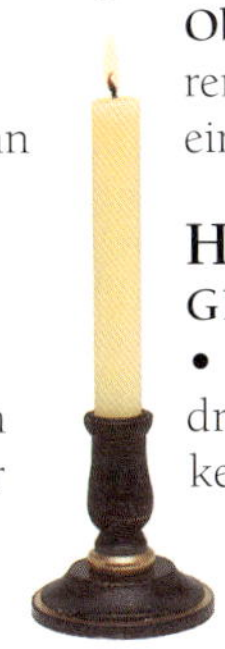

Eine Kerzenflamme eignet sich als Fokus für eine Meditation.

Bewusst atmen: Sie konzentrieren sich auf Ihren Atem und zählen bei jedem Ausatmen »eins« bzw. denken an einen für Sie friedvollen Begriff.

Vipassana (offenes Bewusstsein): Sie befinden sich in einem Zustand »diffuser Offenheit«, in dem Sie völlig bei Bewusstsein sind, aber abgelöst von gegenwärtigen Erfahrungen und Gedanken.

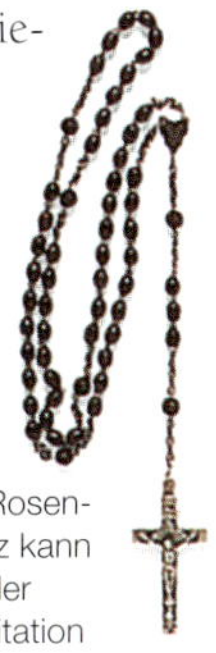

Ein Rosenkranz kann bei der Meditation helfen.

Objektmeditation: Sie konzentrieren sich mit offenen Augen auf einen Gegenstand.

HAUPTANWENDUNGSGEBIETE

• Stress und Ängste • Bluthochdruck • Kopfschmerzen • Müdigkeit, Depression, Schlaflosigkeit • Schmerzen • Sucht • Steigerung des Immunsystems • Persönlichkeitsentwicklung

MEDITATIONSSEQUENZ

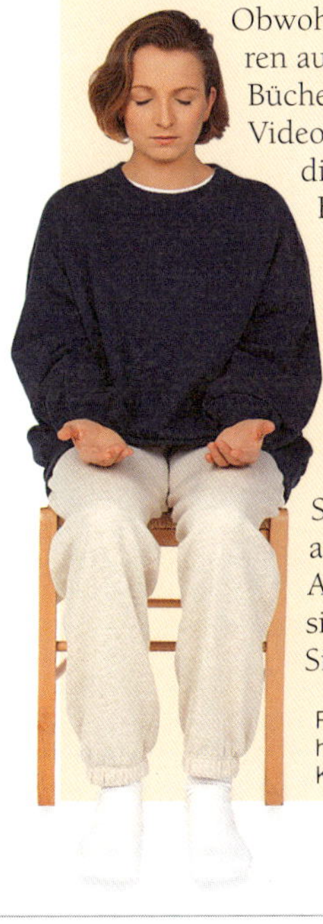

Regelmäßiges Meditieren hilft bei stressbedingten Krankheiten.

Obwohl man das Meditieren auch mit Hilfe von Büchern, Kassetten oder Videos erlernen kann, ist die Arbeit mit einem Behandler bzw. in einer Gruppe empfehlenswert.

1 Fangen Sie mit 5–10 Minuten täglich oder besser noch zweimal täglich an und steigern Sie Ihre Meditation auf 15–20 Minuten. Am Besten stellen Sie sich eine Uhr in Sichtweite, die Sie aber bald schon nicht mehr benötigen werden.

2 Setzen Sie sich in den Schneidersitz oder einfach auf einen Stuhl. Die Füße stehen fest auf dem Boden oder auf einem Schemel, die Hände liegen locker auf dem Schoß oder den Knien. Schließen Sie die Augen und entspannen Sie sich.

3 Atmen Sie durch die Nase ein und spüren Sie, wie die Luft in Ihren Bauch gelangt. Prüfen Sie, ob es in Ihrem Körper Spannungen gibt, und stellen Sie sich vor, wie sich Ihre Muskeln beim Ausatmen entspannen. Achten Sie auf die langsamen, rhythmischen Bewegungen Ihres Körpers beim Ein- und Ausatmen.

4 Konzentrieren Sie sich auf den Gegenstand Ihrer Meditation. Dies kann Ihr Atemrhythmus sein, ein inneres Bild oder ein Wort oder ein Satz, das bzw. den Sie innerlich bei jedem Ausatmen wiederholen *(siehe oben)*.

5 Sie sollten aufmerksam, aber entspannt sein. Wenn Sie merken, dass Sie an andere Dinge denken, konzentrieren Sie sich einfach wieder auf den Fokus Ihrer Meditation.

6 Bleiben Sie möglichst ruhig und entspannt. Vielleicht sind Sie ruhelos. Diese Gefühle nehmen gewöhnlich mit der Zeit ab.

7 Wenn Sie fertig sind, warten Sie eine Minute, bevor Sie die Augen öffnen, und eine weitere Minute, bevor Sie wieder aktiv werden. Strecken Sie sich und stehen Sie langsam auf. Wenn Ihre Meditation gestört wurde, versuchen Sie es später erneut; gehen Sie dann ganz langsam vor.

BIOFEEDBACK

BIOCHEMISCHE WIRKUNGEN

Veränderungen in der Chemie von Gehirn und Gewebe durch Herbeiführen der Entspannungsreaktion.

STRUKTURELLE WIRKUNGEN

Steuerung unerwünschter Spannung in unwillkürlichen und in willkürlichen Muskeln.

PSYCHOSOZIALE WIRKUNGEN

Abbau von Ängsten, Stärkung der Selbstverantwortung. Darüber hinaus besserer Umgang mit Stress.

EINFÜHRUNG

Wir können lernen, unwillkürliche Körperfunktionen wie Herzschlag oder Hauttemperatur mit Hilfe von »Biofeedback«-Maschinen zu steuern. Diese dienen der elektronischen Kontrolle von Puls, Gehirnströmen, Hautschweiß und anderen körperlichen Reaktionen. Wissenschaftlichen Untersuchungen zufolge ist die Biofeedback-Methode hilfreich, um Muskelentspannung zu erlernen, z. B. zur Behandlung von Kopf- und Rückenschmerzen oder zur Kontrolle der Beckenbodenmuskulatur zur Vorbeugung gegen Inkontinenz.

GESCHICHTE DES BIOFEEDBACK

In den 1960er-Jahren entdeckten amerikanische Wissenschaftler, dass Menschen ihre Hirnströme und ihren Herzschlag beeinflussen können, wenn sie mit einem Steuerungsgerät verbunden waren. Weitere Studien ergaben, dass sich auch andere biologische Funktionen steuern lassen. Die Fortschritte in der Computertechnologie führten zu einer Verbreitung des Biofeedback.

BEHANDLUNG

Veränderungen der Körperfunktionen werden mit unterschiedlichen Biofeedback-Geräten gemessen. Sobald die Sensoren richtig platziert sind, lernt man, welche Signale Entspannung oder Spannung anzeigen. Atemtechniken und Muskelentspannung tragen zur Erzielung der gewünschten Reaktion bei, z. B. Verlangsamung des Herzschlags oder Erniedrigung des Blutdrucks. Zum Erlernen dieser Methode sind mindestens sechs halbstündige Behandlungen notwendig sowie weitere Sitzungen zu Hause.

HAUPTANWENDUNGSGEBIETE

• Stress, Spannung, Ängste, Schlaflosigkeit • Kopfschmerzen, Migräne • Bluthochdruck • Reizkolon • Asthma • Raynaud-Krankheit • Inkontinenz

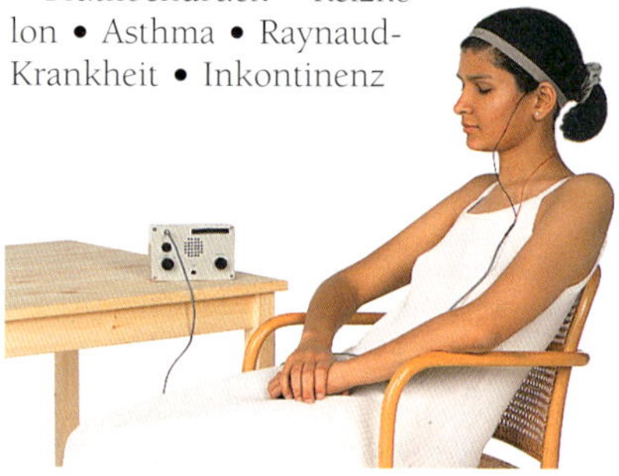

Mit Elektroden wird die Aktivität der Hirnströme gemessen.

AUTOGENES TRAINING

BIOCHEMISCHE WIRKUNGEN

Veränderungen in der Chemie von Gehirn und Gewebe durch Herbeiführen der Entspannungsreaktion.

STRUKTURELLE WIRKUNGEN

Steuerung unerwünschter Spannung in unwillkürlichen und in willkürlichen Muskeln.

PSYCHOSOZIALE WIRKUNGEN

Abbau von Ängsten, Stärkung der Selbstverantwortung. Darüber hinaus bessere Stressbewältigungskompetenz.

EINFÜHRUNG

Durch eine Serie von sechs mentalen Übungen lehren wir unser Gehirn, sich von der »Flucht-oder-Angriff«-Reaktion auf Stress zu lösen. Einmal erlernt, können wir mit Hilfe des Autogenen Trainings (AT) spontan entspannen und die Selbstheilungskräfte des Körpers aktivieren. Damit ist das AT eine hilfreiche Selbsthilfetechnik zur Behandlung stressbedingter Beschwerden. Zudem soll es sich auch auf der Persönlichkeits- und Leistungsebene günstig auswirken und die Kreativität anregen. Das AT wird vonseiten der Schulmedizin anerkannt und vielerorts angeboten.

GESCHICHTE DES AUTOGENEN TRAININGS

In den 1920er-Jahren entwarf der deutsche Neurologe und Psychiater Dr. Johannes Schultz sechs stille Sätze, die seelisch und körperlich beruhigend wirken sollen. Diese »autogenen« (griechisch für »von innen erzeugt«) Übungen wurden dann in Kanada von Schultz' Kollegen Dr. Wolfgang Luthe weiterentwickelt.

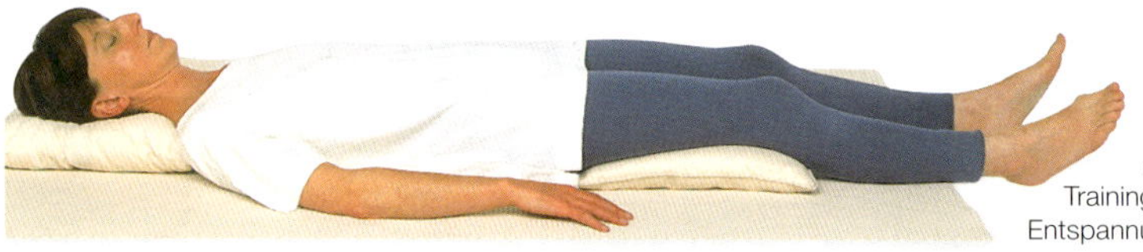

Autogenes Training führt tiefe Entspannung herbei.

BEHANDLUNG

Bevor man die Übungen in wöchentlich stattfindenden Kleingruppen oder Einzelsitzungen von 90 Minuten Dauer erlernt, wird man detailliert nach der eigenen Krankengeschichte und seelischen Befindlichkeit befragt. Mit jeder Übung richtet sich die Entspannung auf ein anderes Körperteil: Schwere im Nacken, in den Schultern und Gliedmaßen; Wärme in den Gliedmaßen; ein ruhiger Herzschlag; entspannte Atmung; Wärme im Magen und Kühle an der Stirn. Dadurch versetzen wir uns in einen meditationsähnlichen Zustand.

HAUPTANWENDUNGSGEBIETE

• Stress, Migräne, Schlaflosigkeit, Depression, nervöse Spannung, Magengeschwür • Bluthochdruck • Reizkolon • PMS • Ekzem • Sucht • HIV

KUNSTTHERAPIE

BIOCHEMISCHE WIRKUNGEN

Vermutlich Veränderungen in der Chemie von Gehirn und Gewebe.

STRUKTURELLE WIRKUNGEN

Körperlicher Ausdruck von Gedanken und Gefühlen.

PSYCHOSOZIALE WIRKUNGEN

Aufkommen von Erinnerungen, Formierung neuer Vorstellungen und Verbindung zu eigenen Gefühlen.

EINFÜHRUNG

Mit Hilfe von Kunst lassen sich Gefühle ausdrücken, die zu schwierig oder zu bedrohlich sind, um sie in Worte zu fassen. So lernen manche Menschen durch Malen, Zeichnen oder Bildhauern einen Umgang mit ihren traumatischen Erlebnissen und erfahren dadurch seelische Erleichterung. Häufig wird Kunsttherapie Krebs-, Aids- und Alzheimerpatienten angeboten. Auch einige Psychiaterinnen und Psychologen wenden diese Technik bei der Behandlung von mentalen und emotionalen Störungen und Suchtproblemen an.

GESCHICHTE DER KUNSTTHERAPIE

Als Mittel zum Ausdruck von Gefühlen hat die Kunst eine lange Geschichte. Sigmund Freud und Carl Jung erkannten ihren therapeutischen Wert als eine Spiegelung des Unterbewussten der Patientinnen. Nach dem Zweiten Weltkrieg wurde die Kunsttherapie bei der Rehabilitation von Kriegsveteranen eingesetzt.

BEHANDLUNG

Die Behandlung findet entweder einzeln oder in angeleiteten Kleingruppen statt. Die Patientinnen sollen ihren Gefühlen durch Bilder Ausdruck verleihen. Da Gefühle visuell an die Oberfläche kommen, bevor sie sich verbalisieren lassen, kann der Kunsttherapeut der Patientin dabei behilflich sein, sich verdrängten Themen zu stellen. Dies scheint ein heilsamer Prozess zu sein; die Arbeit enthält mitunter persönliche Symbole, die der Patient mit Unterstützung interpretieren soll.

HAUPTANWENDUNGSGEBIETE

• Mentale und emotionale Probleme • Lern- und Kommunikationsschwierigkeiten • Essstörungen • Stress, darunter auch Stresserleichtern bei schweren Erkrankungen • Sucht • Trauer • Alzheimer-Krankheit • Persönlichkeitsentwicklung

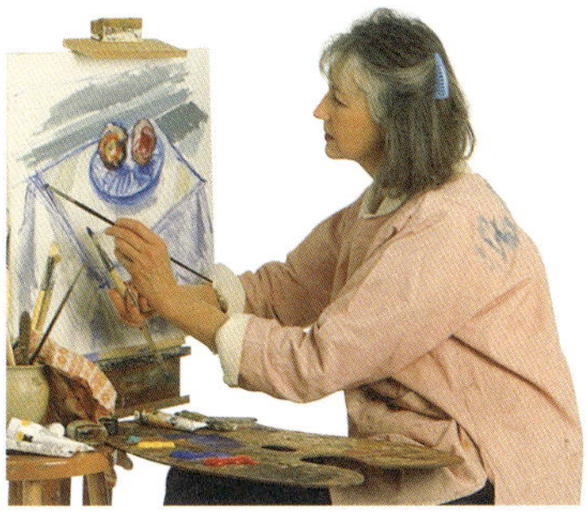

Bilder und Farben haben oft Symbolcharakter.

MUSIKTHERAPIE

BIOCHEMISCHE WIRKUNGEN

Vermutlich Veränderungen in der Chemie von Gehirn und Gewebe.

STRUKTURELLE WIRKUNGEN

Körperlicher Ausdruck von Gedanken und Gefühlen.

PSYCHOSOZIALE WIRKUNGEN

Verbindung zu eigenen Gefühlen; verbesserte Kommunikationsfähigkeit.

EINFÜHRUNG

Dass Musik die Gefühlswelt anspricht, anregend oder beruhigend wirken kann und dadurch jene Emotionen an die Oberfläche kommen lässt, die sich nicht in Worten ausdrücken lassen, steht außer Frage. Seit frühester Zeit ist die heilende Wirkung der Musik bekannt, aber erst seit kurzem wird sie auch bei der Behandlung ernsthafter Erkrankungen sowie mentaler und psychischer Störungen als Therapieform eingesetzt. Forschungen zufolge regt das Musikhören Neurochemikalien an, die entspannungsfördernd wirken und das Immunsystem stärken. Bei Zahnoperationen sowie auf Intensiv- und Entbindungsstationen soll Musik die Angst der Patientinnen lindern.

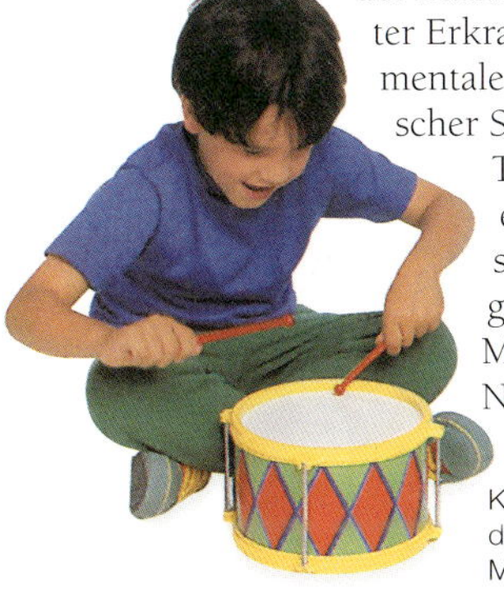

Kinder reagieren auf die Stimulation durch Musik.

GESCHICHTE DER MUSIKTHERAPIE

Die Musiktherapie wurde in den USA gegen Ende des Zweiten Weltkriegs entwickelt, und zwar bei der psychologischen Rehabilitation von Kriegsveteranen. In Großbritannien begannen der Konzertpianist Paul Nordoff und der Lehrer Clive Robbins 1974, Therapeuten auszubilden, die mit autistischen und emotional gestörten Kindern arbeiteten.

BEHANDLUNG

Die Sitzungen finden einzeln oder in Gruppen statt, und die Behandlung richtet sich nach der Erkrankung. Musikalisches Verständnis ist nicht notwendig. Durch das von einer Therapeutin angeleitete Singen oder Improvisieren mit Schlag- oder anderen Musikinstrumenten können die Patienten mitunter Spannungen abbauen und ihre Gefühle nonverbal ausdrücken, so dass sie ihre Probleme besser bewältigen. Musik kann auch schmerzlindernd wirken und das Erinnerungsvermögen anregen, so dass sich dieser Ansatz für die Arbeit mit alten Menschen eignet.

HAUPTANWENDUNGSGEBIETE

• Lern- und Kommunikationsschwierigkeiten, insbesondere Autismus • Mentale, emotionale und verhaltensspezifische Probleme • Depression • Stress, Ängste • Versorgung älterer Menschen • Schmerzerleichterung, insbesondere bei der Entbindung oder bei unheilbaren Krankheiten

Kapitel 4

Unsere Gesundheit aktiv steuern zu können, gibt uns Kraft. Daher ist die Selbstverantwortung ein Eckstein der integrativen Medizin. Der Fragebogen auf den folgenden Seiten sollen Ihnen bei der Bewertung

IHR WEG ZUR GESUNDHEIT

unterschiedlicher Aspekte Ihres Lebens helfen, von Ihrer Ernährung bis zu Ihren Beziehungen, und Verbesserungsmöglichkeiten aufzeigen. Hier lernen Sie Näheres über eine ganze Reihe von Bereichen, die das Wohlbefinden und die Krankheitsabwehr steigern, von der richtigen Ernährung über angemessene Entspannungstechniken bis zu der Art von Bewegung, die am Besten zu Ihrer Lebensweise und Ihrer Persönlichkeit passt. Wenn Sie sich nach diesen Empfehlungen richten, sind Sie auf dem richtigen Weg zu bester Gesundheit und einem aktiven Lebensabend.

WIE GESUND SIND SIE EIGENTLICH?

Unser Wohlbefinden und unsere Gesundheit hängen von einem harmonischen Zusammenwirken von Körper und Seele ab. Wenn wir gesund sind, viel Lebensfreude besitzen und Unterstützung in unserem sozialen Umfeld finden, haben wir die Voraussetzung dafür, die Herausforderungen des Lebens erfolgreich zu bewältigen. Die Gesundheit wird durch biochemische, strukturelle und psychosoziale Faktoren bestimmt.

Unsere Beziehungen, unsere Lebensweise und unser Umgang mit Problemen können die Gesundheit beeinträchtigen oder unterstützen. Psychische Belastungen (z. B. eine unglückliche Beziehung) oder ein ungünstiges Arbeitsklima (schlechte Luftqualität oder giftige Chemikalien) erhöhen die Krankheitsanfälligkeit mitunter ebenso wie eine ausschließlich aus Junk Food bestehende Ernährung oder mangelnde Bewegung. Am Besten machen Sie sich zunächst klar, welche Faktoren überhaupt auf Sie einwirken, und verändern bei Bedarf Ihre Lebensweise. Erscheint die Veränderung in einem Bereich als zu schwierig, lässt sich durch die Stärkung der anderen ein Ausgleich herstellen. Mit Hilfe dieses Fragebogens lernen Sie sowohl die Bereiche Ihres Lebens kennen, die Ihr Wohlbefinden beeinflussen, als auch jene, die Ihre Gesundheit beeinträchtigen. Der Farbenkreis *(siehe Seite 143)* spiegelt Ihr allgemeines Wohlbefinden auf einen Blick wider.

Biochemische Gesundheit

Eine fettarme, aber an Obst, Gemüse und Ballaststoffen reiche Ernährung schützt möglicherweise vor Krankheiten. Wir essen tendenziell zu viel Junk Food und zu viel Fertignahrung, die wenig Ballaststoffe, aber viel Fett, Zucker und chemische Zusatzstoffe enthält. Auch wenn wir auf Grund unserer genetischen Veranlagung gewisse Widerstandskräfte besitzen, wird dieser Vorteil durch einen ungesunden Lebenswandel mitunter aufgehoben.

Genetische Veranlagung

Leiden Sie bzw. leidet ein naher Verwandter (Eltern, Geschwister, Kind) an einer der folgenden Krankheiten? Wenn Sie eine Frage mit Ja beantworten, müssen Sie besonders auf Ihre Ernährung achten. Handelt es sich dabei um die Fragen 1–4, empfiehlt Ihnen Ihre Ärztin möglicherweise eine fettarme Diät, bei 5–8 eine zuckerarme und ballaststoffreiche; im Falle der Fragen 7 und 8 müssen Sie viel Wasser trinken.

A NEIN
C JA

1 Bluthochdruck — A C

2 Herzinfarkt vor dem 40. Lebensjahr — A C

3 Sehr hoher Cholesterinspiegel — A C

4 Brustkrebs — A C

5 Diabetes — A C

6 Darmkrebs — A C

7 Gicht — A C

8 Nierensteine — A C

Ernährung / Lebensweise

A MEISTENS
B MANCHMAL
C NEIN / NIE / SELTEN

1 Halten Sie eine ausgewogene, d.h. fettarme und ballaststoffreiche Ernährung ein mit viel frischem Obst und Gemüse? — A B C

2 Beträgt Ihre tägliche Fettzufuhr weniger als 30 Prozent Ihrer gesamten Kalorienzufuhr? — A B C

3 Begrenzen Sie Ihre Salz- und Zuckerzufuhr? — A B C

4 Bevorzugen Sie Hülsenfrüchte, Geflügel und Fisch vor rotem Fleisch? — A B C

5 Trinken Sie ausreichend Wasser, so dass Ihr Urin farblos ist? — A B C

6 Vermeiden Sie Junk Food und verarbeitete Nahrungsmittel? — A B C

7 Widerstehen Sie der Versuchung zu essen, wenn Sie keinen Hunger haben? — A B C

8 Lassen Sie nur selten eine Mahlzeit ausfallen? — A B C

9 Vermeiden Sie eine strenge Diät, es sei denn sie erfolgt unter ärztlicher Aufsicht? — A B C

10 Begrenzen Sie Ihre Koffeinzufuhr (Kaffee, Schwarztee, Cola)? — A B C

11 Begrenzen Sie Ihre Alkoholzufuhr (bei Männern drei oder weniger alkoholische Getränke, bei Frauen zwei)? — A B C

12 Sind Sie Nichtraucher/in? — A B C

13 Vermeiden Sie Partydrogen? — A B C

Ihr Ergebnis

A Wenn Sie vorwiegend mit A geantwortet haben, trägt Ihre gesunde Ernährung zu einem optimalen Wohlbefinden bei. ☐

B Wenn Sie vorwiegend mit B geantwortet haben, sollten Sie Ihre Ernährung überdenken *(siehe Seiten 158–165)* und mehr auf Ihre Gesundheit achten. ☐

C Wenn Sie vorwiegend mit C geantwortet haben, ernähren Sie sich ungesund. Wenden Sie sich an eine Ernährungsberaterin. ☐

Strukturelle Gesundheit

Um gesund zu bleiben, müssen wir uns körperlich fit halten. Die regelmäßige Bewegung trägt zur Vorbeugung gegen ernsthafte – körperliche wie seelische – Krankheiten bei. Durch Gesundheitstests, insbesondere im fortgeschrittenen Alter, lassen sich Probleme erkennen, bevor ihre Behandlung schwierig wird. Zum Wohlbefinden sind auch gute Lebens- und Arbeitsbedingungen notwendig.

A JA / MEISTENS
B MANCHMAL
C NEIN / NIE / SELTEN

1 Haben Sie viel Energie? A B C

2 Gönnen Sie sich genügend Schlaf? A B C

3 Treiben Sie dreimal wöchentlich mindestens 20–30 Minuten lang aeroben Sport? A B C

4 Können Sie drei Treppen hintereinander hinaufgehen, ohne außer Atem zu kommen? A B C

5 Treiben Sie vor oder nach der Arbeit bzw. am Wochenende regelmäßig Sport? A B C

6 Können Sie, wenn es darauf ankommt, schnell rennen, um einen Bus oder Zug zu erreichen? A B C

7 Sind Sie frei von unerklärlichen körperlichen Symptomen? A B C

8 Geht es Ihnen mit Ihrer Konstitution, Ihrem Gewicht und Ihrer Figur gut? A B C

9 Verwenden Sie täglich Zahnseide? A B C

10 Gehen Sie mindestens einmal jährlich zu Ihrer Zahnärztin? A B C

11 Setzen Sie sich nur begrenzt in die Sonne, und verwenden Sie bei Bedarf Sonnencreme? A B C

12 Führen Sie ein gutes Sexualleben bzw. sind Sie mit Ihrem Single-Dasein zufrieden? A B C

13 Wenn Sie Verhütungsmittel verwenden und/oder Safer Sex praktizieren: Sind Sie mit Ihrer Wahl zufrieden? A B C

14 Arbeiten Sie in einer unschädlichen Umgebung (d.h. ohne gefährlichen Chemikalien oder übermäßigem Lärm ausgesetzt zu sein)? A B C

15 Arbeiten Sie, ohne dass Sie sich körperlich unwohl fühlen und ohne Ihren Rücken, Ihre Gelenke, Ihre Muskeln oder Ihre Augen zu belasten? A B C

16 Können Sie unter Stress arbeiten, ohne dass eines der folgenden Symptome auftritt: Herzklopfen, Atemlosigkeit, Schlaflosigkeit, Verdauungsstörungen oder Müdigkeit? A B C

Frauen

17 Lassen Sie mindestens alle drei Jahre einen Abstrich durchführen? A C

18 Untersuchen Sie Ihre Brüste regelmäßig (mindestens einmal im Monat), um eventuelle Knoten und andere Veränderungen festzustellen? A C

Männer

19 Untersuchen Sie Ihre Hoden regelmäßig (mindestens alle drei Monate), um Knoten und andere Veränderungen festzustellen? A C

Über 40

20 Lassen Sie sich mindestens alle vier Jahre auf grünen Star untersuchen? A C

21 Lassen Sie mindestens einmal jährlich Ihren Blutdruck untersuchen? A C

Über 50

22 Haben Sie Ihren Arzt gefragt, ob ein Test auf Dickdarmkrebs durchgeführt werden muss? A C

23 Lassen Sie regelmäßig eine Mammografie machen? A C

Ihr Ergebnis

A Wenn Sie vorwiegend mit A geantwortet haben, leben Sie gesund und müssten sich körperlich fit genug fühlen, um nach Ihren Vorstellungen zu leben.

B Wenn Sie vorwiegend mit B geantwortet haben, sollten Sie sich ärztlich untersuchen lassen und sich über Sportmöglichkeiten informieren *(siehe Seiten 154–155)*. Ihre Arbeit beeinträchtigt unter Umständen Ihre Gesundheit *(siehe Seite 151)*.

C Wenn Sie vorwiegend mit C geantwortet haben, sollten Sie unbedingt besser auf sich aufpassen und Ihr Arbeitsumfeld verbessern.

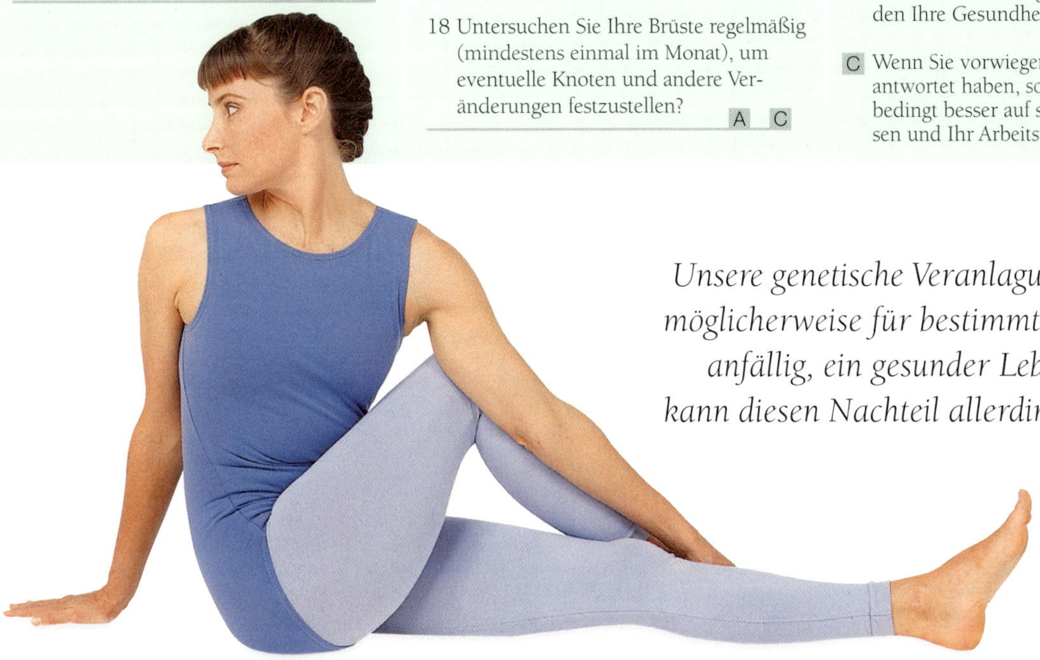

Unsere genetische Veranlagung macht uns möglicherweise für bestimmte Krankheiten anfällig, ein gesunder Lebenswandel kann diesen Nachteil allerdings aufwiegen.

Psychosoziale Gesundheit

Obwohl Belastungen zum Leben dazu gehören, kann sich ständiger oder übermäßiger Stress schädlich auf die körperliche und seelische Gesundheit auswirken. Das Ausmaß hängt davon ab, wie wir Belastungen wahrnehmen und inwieweit wir sie zu steuern vermögen. Auch die Persönlichkeit spielt eine Rolle: Wer aggressiv reagiert (so genannte »heiße Reaktion«), bekommt unter Umständen eine Herzerkrankung, während Menschen, die »kalt« reagieren und häufig unter mangelndem Selbstbewusstsein leiden, mitunter ihr Immunsystem schädigen und krankheitsanfälliger werden. Wer Probleme mit nahe stehenden Menschen besprechen kann, wird mit Belastungen besser fertig. Auch ein kreatives und spirituell ausgefülltes Leben hilft Ihnen, mit Anforderungen fertig zu werden.

Ursachen von Stress

Haben Sie im vergangenen Jahr eine der folgenden Lebenssituationen erlebt?

A NEIN
C JA

1 Den Tod eines Ihnen nahe stehenden Menschen — A C

2 Entscheidende Veränderungen in engen Beziehungen (z. B. Heirat oder Geburt eines Kindes) — A C

3 Einen neuen Arbeitsplatz, eine neue Wohnung oder einen Wechsel Ihrer Finanzlage — A C

4 Eine schwere Krankheit (entweder bei Ihnen oder bei einem nahe stehenden Menschen) — A C

5 Beziehungs- oder Familienprobleme — A C

6 Tägliche Belastungen über einen längeren Zeitraum, die Sie erschöpft haben — A C

Ihre Haltung gegenüber Stress

A NEIN / NIE / SELTEN
B MANCHMAL
C JA / MEISTENS

1 Verspüren Sie jemals einen inneren Zwang zu arbeiten, zu essen, zu rauchen oder zu trinken? — A B C

2 Haben Sie das Gefühl, Ihr Leben nicht mehr steuern zu können? — A B C

3 Kennen Sie in Stresssituationen eine der folgenden Schwierigkeiten oder Gefühle: Schlaflosigkeit, Angst vor einer schweren Erkrankung, Konzentrationsstörungen, Unentschiedenheit, Gefühl von Sinnlosigkeit, Unfähigkeit, das Leben zu genießen? — A B C

4 Haben Sie Probleme damit, sich zu entspannen und wohlzufühlen? — A B C

5 Finden Sie es schwierig, enge und gegenseitig unterstützende Beziehungen zu führen, sogar (oder gerade) mit der Partnerin bzw. dem Partner, den Eltern oder den Kindern? — A B C

»Heisse« und »kalte« Reaktionen

Fragen 1 und 2 beschreiben typische Reaktionen auf Stress von Menschen mit so genannten »heißen« Reaktionen, Fragen 3–5 dagegen sind charakteristisch für jene mit »kalten« Reaktionen.

A NEIN / NIE / SELTEN
B MANCHMAL
C JA / MEISTENS

1 Werden Sie wütend, wenn Sie im Stress sind, und machen dann andere Menschen dafür verantwortlich? — A B C

2 Kochen Sie innerlich, wenn Sie unter Druck geraten? — A B C

3 Ignorieren Sie in belastenden Situationen die Tatsache, dass es ein Problem gibt? — A B C

4 Geraten Sie unter Stress schnell in Panik? — A B C

5 Geben Sie sich selbst die Schuld, wenn etwas schief läuft? — A B C

Bewältigungskompetenz

A JA / MEISTENS
B MANCHMAL
C NEIN / NIE / SELTEN

1 Lachen Sie gerne? — A B C

2 Können Sie Ihren Gefühlen leicht Ausdruck verleihen? — A B C

3 Besprechen Sie persönliche Probleme mit jemandem? — A B C

4 Akzeptieren Sie Meinungsunterschiede in Ihren Beziehungen zu anderen Menschen? — A B C

5 Nehmen Sie sich täglich etwas Zeit zum Entspannen? — A B C

6 Stellen Sie in stressigen Zeiten zu Hause oder bei der Arbeit im Voraus eine Prioritätenliste auf, um potenzielle Probleme zu vermeiden? — A B C

7 Sind Sie entscheidungsfreudig? — A B C

8 Offenbaren Sie Ihre Wünsche und Gefühle anderen gegenüber? — A B C

9 Können Sie gut delegieren oder im Team arbeiten? — A B C

10 Sehen Sie einen Sinn in Ihrem Leben? — A B C

11 Entspricht Ihre Arbeit Ihren Wertvorstellungen? — A B C

12 Gibt es Ihrer Meinung nach in Ihrem Leben genügend Kreativität und ausreichende Impulse? — A B C

13 Empfinden Sie Ihr spirituelles Leben als Stütze? — A B C

Ihr Ergebnis

A Wenn Sie vorwiegend mit A geantwortet haben, versetzen Ihr Selbstvertrauen, Ihre eigene Wertschätzung, Ihr Engagement, Ihr Sinn für Prioritäten und Ihre Bestimmtheit Sie in die Lage, gut mit Belastungen umzugehen. Allerdings kann sich niemand Selbstzufriedenheit leisten. Vielleicht überlegen Sie einmal, wie Sie auf unerwartete Ereignisse in Ihrem Leben reagieren würden. ☐

B Wenn Sie vorwiegend mit B geantwortet haben, können Sie offenbar mit manchen Situationen gut umgehen, mit anderen dagegen nicht. Am Besten machen Sie sich mit Stressmanagement-Techniken (*siehe Seiten 168–171*) vertraut. Beschäftigen Sie sich mit den Themen, die zu Konflikten oder Selbstzweifeln führen, und denken Sie über Änderungen Ihrer Einstellungen und Verhaltensweisen nach. ☐

C Wenn Sie vorwiegend mit C geantwortet haben, besteht eine große Gefahr, dass Sie bei Stress mit Krankheit reagieren. Sehen Sie Möglichkeiten, Belastungen gelassener zu begegnen, vielleicht indem Sie zu viel bzw. zu wenig Druck vermeiden? Womit könnten Sie Ihr Selbstvertrauen stärken? Wenn Sie zu Depressionen neigen, sollten Sie sich ärztlichen Rat holen. Beziehungen und Kommunikation sind nicht immer einfach (*siehe Seite 175*). Was könnte Ihnen in dieser Hinsicht helfen? ☐

Bewerten Sie Ihr Wohlbefinden

Dieser Farbenkreis soll Ihnen dabei helfen, jene Faktoren in Ihrem Leben zu bestimmen, die unter Umständen ihr körperliches und seelisches Wohlbefinden beeinträchtigen. Die Farben der drei Bereiche entsprechen den drei Abschnitten des Fragebogens, und die innere, mittlere und äußere Zone ist nach A, B und C unterteilt. Markieren Sie Ihr jeweiliges Ergebnis in dem entsprechenden Abschnitt des Kreises, indem Sie eine entsprechende Anzahl von Punkten einzeichnen.

Deutung Ihrer Ergebnisse

Zusammen ergeben die drei Segmente des Kreises – Biochemisch, Strukturell und Psychosozial – ein Gesamtbild Ihres Wohlbefindens. Wenn Sie sich Ihr Punktmuster betrachten, können Sie Ihre Befindlichkeit auf einen Blick bewerten. Besteht zwischen den Abschnitten ein Ungleichgewicht? Wenn sich auch nicht in jedem Bereich eine Verbesserung erzielen lässt, wirken sich Fortschritte in einem Sektor doch auch auf die anderen aus.

INNERER KREIS A

Der innere Kreis (A) spiegelt ein Höchstmaß an Wohlbefinden wider. Je höher Ihr Ergebnis hier ist, desto größer ist auch Ihre Fähigkeit, mit belastenden Situationen umzugehen und bei guter Gesundheit zu bleiben.

MITTLERER KREIS B

Wenn Sie viele Punkte im B-Bereich eingezeichnet haben, machen Sie einiges richtig, aber es bleibt auch noch etliches zu verbessern. Überlegen Sie, wie Sie eine gesündere Lebensweise führen könnten.

ÄUSSERER KREIS C

Jeder Punkt im äußeren Bereich (C) ist ein Warnsignal. Wenn Sie in einem dieser Abschnitte viele Punkte haben, sollten Sie ernsthaft über bestimmte Veränderungen in den jeweiligen Lebensbereichen nachdenken.

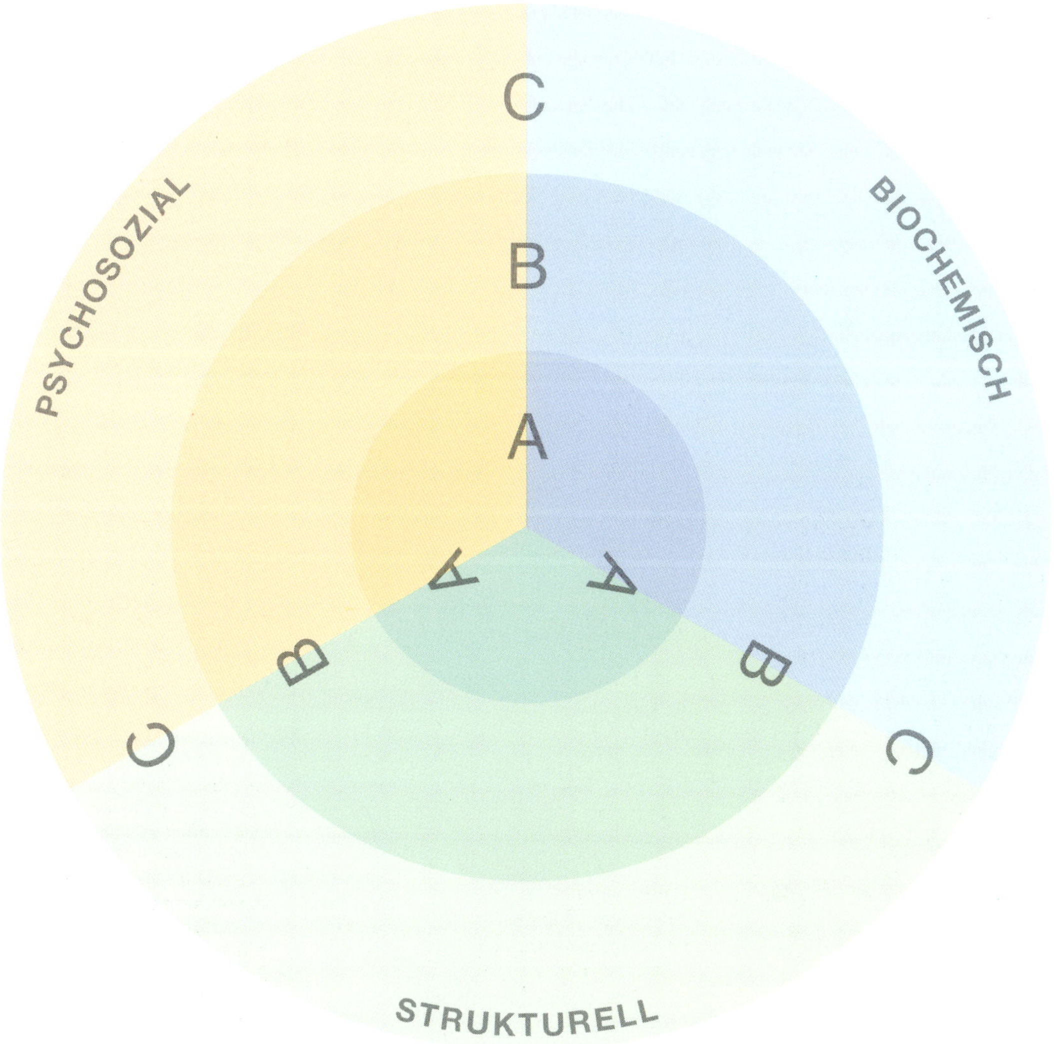

FINDEN SIE DIE RICHTIGE THERAPIE

Je mehr eine Therapie Ihrer Persönlichkeit und Ihren Einstellungen in Bezug auf Gesundheit entspricht, desto größer sind die Erfolgsaussichten. Manche Menschen bevorzugen Ansätze, bei denen Berührung und Bewegung im Vordergrund stehen, andere profitieren eher von Methoden, die auf die Seele bzw. die Emotionen ausgerichtet sind.

Mit Hilfe des Gesundheits-Fragebogens *(siehe Seiten 140–143)* erkennen Sie, welche Faktoren Ihre Gesundheit beeinflussen; der folgende Fragebogen führt Sie zu der für Sie am Besten geeigneten Therapie. Es gibt jedoch keine »richtigen« oder »falschen« Antworten, denn möglicherweise liegt Ihnen eine Kombination unterschiedlicher Verfahren am ehesten.

Fragebogen

Kreuzen Sie die Kästchen entsprechend an, und denken Sie nicht zu lange über Ihre Antworten nach. Zählen Sie anschließend die Anzahl der angekreuzten A-, B- oder C-Kästchen.

Lesen Sie die Schlussfolgerung und finden Sie mit Hilfe des gegenüber liegenden Schaubildes die für Sie geeignete Therapie. *(Näheres dazu auf den Seiten 114–137.)*

1 Welche fünf der folgenden Faktoren sind Ihrer Meinung nach für Ihre Gesundheit am wichtigsten?

	A	B
Eine Ernährung mit viel Obst und Gemüse	ja	nein
Ein gut funktionierender Körper	ja	nein
Die Fähigkeit zu entspannen und mit Stresssituationen umzugehen	nein	ja
Familie, Freundinnen und Freunde	nein	ja
Zufriedenheit am Arbeitsplatz	nein	ja
Heilsame Energien, die mich durchfließen	nein	ja
Entfernung von Giftstoffen aus meiner Umgebung	ja	nein
Ein hoher Lebensstandard	ja	nein

Schlussfolgerung

A Vorwiegend A: Ihre Gesundheit hängt für Sie vor allem von körperlichen Faktoren ab: Ernährung, körperliche Fitness und Umweltbedingungen sind für Sie von großer Bedeutung. ☐

B Vorwiegend B: Sie sind eher emotional und spirituell orientiert: Beziehungen, Emotionen und spirituelle Harmonie sind für Ihre Gesundheit und Ihr Wohlbefinden von zentraler Bedeutung. ☐

2 Wie sehr fühlen Sie sich für Ihre Gesundheit verantwortlich?

	A	B
Wenn ich krank bin, kann ich selbst viel zu meiner Genesung beitragen	ja	nein
Gesundheit hat vor allem mit Glück zu tun: Sie wird von Ereignissen und Faktoren beeinflusst, die außerhalb meiner Kontrolle liegen	nein	ja
Für meine Gesundheit bin ich selbst direkt verantwortlich	ja	nein
Ich kann nur mit ärztlicher Unterstützung gesund bleiben	nein	ja
Meine körperliche Gesundheit hängt davon ab, dass ich mich gesund ernähre, mich viel bewege und gut für mich sorge	ja	nein
Wenn ich krank bin, muss ich meinem Körper genügend Zeit zur Heilung lassen; der Rest geschieht von allein	nein	ja

Schlussfolgerung

A Vorwiegend A: Ihre Gesundheit ist Ihnen ein großes Anliegen. Sie sorgen für sich, und wenn Sie krank sind, möchten Sie aktiv an der Behandlung beteiligt sein. ☐

B Vorwiegend B: Für Sie ist die Gesundheit vor allem Glückssache. Wenn Sie krank sind, überlassen Sie die Verantwortung für die notwendige Behandlung gerne Ärzten und anderen Fachleuten. ☐

3 Wie beeinflusst die gewählte Therapie Ihre Vorlieben? (Bei »Nein« bitte beide Kästchen ankreuzen)

	A	B	C
Ich mag Berührungen und Massagen	ja	nein	nein
Die Nutzung der geistigen Kräfte sollte im Vordergrund stehen	nein	nein	ja
Ich habe keine Probleme damit, regelmäßig Pillen zu schlucken	nein	ja	nein
Die Vorstellung, dass Nadeln verwendet werden, ist für mich in Ordnung	ja	nein	nein
Falls erforderlich, würde ich meine Ernährung komplett umstellen	nein	ja	nein
Zusammen mit anderen Menschen an meine Gefühle heranzukommen, ist für mich okay	nein	nein	ja
Mich vor einer Behandlerin auszuziehen, macht mir nichts aus	ja	nein	nein
Szenen und Ereignisse kann ich mir gut vorstellen	nein	nein	ja

Schlussfolgerung

A Vorwiegend A: Wahrscheinlich liegen Ihnen strukturelle Therapien mit Manipulationen. ☐

B Vorwiegend B: Erwägen Sie biochemische Therapien, bei denen Ernährung, Medikamente oder Heilmittel eine Rolle spielen. ☐

C Vorwiegend C: Da emotionale Faktoren für Sie wichtig sind, sollten Sie eine psychosoziale Therapie ausprobieren. ☐

Deuten Sie Ihre Antworten

Suchen Sie mit Hilfe Ihrer zuvor gegebenen Antworten Ihren Weg durch das Schaubild, und finden Sie so die für Sie geeignete Therapie. *(Näheres dazu auf den Seiten 114–137.)*

Frage 1

- **Vorwiegend A:** Zu Ihnen passt vermutlich eine körperorientierte Therapie → **Frage 2**
  - **Vorwiegend A:** Erwägen Sie eine vom Patienten gesteuerte Therapie → **Frage 3**
    - **Vorwiegend A:** Erwägen Sie eine strukturelle Therapie, die Sie allein durchführen können, sobald Sie die Techniken erlernt haben, z. B. Aromatherapie, Alexander-Technik oder Yoga.
    - **Vorwiegend B:** Ziehen Sie eine biochemische Therapie in Betracht, bei der Sie später die Verantwortung übernehmen, z. B. Ernährungstherapien oder Westliche Kräuterheilkunde.
    - **Vorwiegend C:** Vielleicht tut Ihnen eine psychosoziale Therapie gut, die Sie später selbst durchführen können, z. B. Entspannungs- und Atemtechniken sowie Autogenes Training.
  - **Vorwiegend B:** Erwägen Sie eine vom Behandler gesteuerte Therapie → **Frage 3**
    - **Vorwiegend A:** Erwägen Sie eine strukturelle Therapie, bei der die Behandlerin aktiv ist, z. B. Massage, Chiropraktik oder Osteopathie.
    - **Vorwiegend B:** Zu Ihnen passt eventuell eine biochemische Therapie mit Anleitung, z. B. Westliche Pflanzenheilkunde oder Megavitamin-Therapie *(siehe Ernährungstherapien).*
    - **Vorwiegend C:** Möglicherweise liegt Ihnen eine psychosoziale Therapie, bei der Sie Unterstützung durch den Behandler erfahren, z. B. Hypnotherapie oder Biofeedback.
- **Vorwiegend B:** Zu Ihnen passt vermutlich eine geistig-spirituell ausgerichtete Therapie → **Frage 2**
  - **Vorwiegend A:** Erwägen Sie eine vom Patienten gesteuerte Therapie → **Frage 3**
    - **Vorwiegend A:** Ziehen Sie eine strukturelle Therapie in Betracht, die Sie nach gegebener Zeit allein durchführen können, z. B. Akupressur, Qigong, Tai Chi oder Yoga.
    - **Vorwiegend B:** Erwägen Sie eine biochemische Therapie, bei der Sie bei der Behandlung einen Teil der Verantwortung übernehmen, z. B. bei im Handel erhältlichen Homöopathika.
    - **Vorwiegend C:** Vielleicht liegt Ihnen eine psychosoziale Therapie, die Sie nach Belieben durchführen können, z. B. Meditation, Visualisierung oder Selbsthypnose.
  - **Vorwiegend B:** Erwägen Sie eine vom Behandler gesteuerte Therapie → **Frage 3**
    - **Vorwiegend A:** Zu Ihnen passt eine strukturelle Therapie, die von der Behandlerin angeleitet und gesteuert wird, z. B. Reflexzonenmassage oder Akupunktur.
    - **Vorwiegend B:** Ziehen Sie eine biochemische Therapie mit Anleitung durch die Behandlerin in Betracht, z. B. Homöopathie oder Traditionelle Chinesische Medizin.
    - **Vorwiegend C:** Ihnen liegt vermutlich eine psychosoziale Therapie mit Unterstützung durch die Behandlerin, z. B. Psychotherapie und Beratung oder Hypnotherapie.

ZUSAMMENARBEIT MIT DEM ARZT

Anders als unsere Eltern besitzen wir heute kein blindes Vertrauen mehr in die Medizin. Wir wollen an unserer Gesundheit aktiv beteiligt sein und informieren unsere Ärzte eher über unsere Lebensweise, unsere Ess- und Trinkgewohnheiten und unsere Sexualität als frühere Generationen. Wir wissen, dass Heilung nicht immer möglich ist und dass das gleiche Symptom auf mehrere Krankheiten hinweisen kann, für die jeweils eine Reihe von Behandlungen in Frage kommt. Aktiv etwas für die eigene Gesundheit zu tun, ist ein wichtiger Schritt im Genesungsprozess: Studien am Health Institute of the New England Medical Center in Boston und am Guy's Hospital in London erbrachten, dass Patienten, die über ihre Behandlung, ihre Diagnose und ihre Heilungschancen genau informiert waren, schneller wieder gesund wurden und weniger Angst hatten. Viele Menschen wünschen sich eine Beziehung zu ihrer Ärztin, die es ihnen ermöglicht, Fragen zu stellen und Bedenken gegenüber Behandlungsvorschlägen zu äußern sowie mögliche alternative Therapien gemeinsam zu erörtern.

Die Beziehung zwischen Arzt und Patientin

In Grossbritannien wenden etwa 10 Prozent der Bevölkerung alternative Therapien regelmäßig an, und 75 Prozent denken darüber nach. Aber wie viele dieser Menschen informieren ihre Ärztin über das Kräuterheilmittel oder die Nahrungsergänzung, die sie einnehmen, oder besprechen ihren Besuch bei dem Homöopathen oder der Reflextherapeuten mit ihr?

Allerdings kommen nicht alle Ärzte mit einem patientenorientierten Ansatz gut zurecht, und nicht alle können gut kommunizieren. Wenn schon eine Diskussion über die schulmedizinische Behandlung schwierig ist, erscheint es umso komplizierter, die Möglichkeit ergänzender Therapien zu erörtern. Andererseits wenden laut einer Untersuchung in 15 Ländern mehr als ein Drittel der Allgemeinmedizinerinnen auch unkonventionelle Verfahren an oder empfehlen ihren Patienten alternative Methoden. Würden die Patientinnen stärker auf solche Behandlungen drängen, wären sie über die Reaktion ihrer Ärzte möglicherweise überrascht, da sich viele von ihnen für ergänzende Verfahren interessieren.

Wenn Sie ein gutes Verhältnis zu Ihrer Ärztin haben, ist das Zusammenführen von schulmedizinischer und alternativer Behandlung vielleicht gar nicht so schwierig. Auch wenn sie davon nicht gerade begeistert ist, wird sie Ihre Entscheidung vermutlich akzeptieren, solange Sie die schulmedizinische Behandlung nicht gänzlich ablehnen. Wenn eine solche Kombination der Verfahren erfolgreich ist und Sie vielleicht weniger Medikamente oder Behandlungen benötigen, sollten Sie Ihren Arzt über diese Entwicklung informieren.

Der Termin bei der Ärztin

- Schreiben Sie alle Symptome und Fragen auf, damit Sie nichts vergessen.
- Sagen Sie Ihrem Arzt, wenn Sie nicht ganz verstehen, was er meint, und machen Sie sich bei einem komplizierten Gespräch Stichpunkte.
- Diskutieren Sie mit Ihrer Ärztin über die Vor- und Nachteile einer Behandlung. Fragen Sie nach möglichen Risiken und Nebenwirkungen. Sagen Sie ihr, wenn Sie Bedenken haben.
- Nehmen Sie eine kleinere Beschwerde nicht als Vorwand für einen Arztbesuch, wenn Sie sich eigentlich über Depressionen, Stress oder einen unerklärlichen Knoten Sorgen machen.
- Sagen Sie Ihrer Ärztin alle Nebenwirkungen, bevor Sie ein Medikament absetzen. Vielleicht ist ein Wechsel möglich.
- Informieren Sie Ihren Arzt über alle frei erhältlichen Heilmittel, die Sie nehmen, sowie über eventuelle alternative Behandlungen.
- Berichten Sie Ihrer Ärztin vom Erfolg einer schulmedizinischen oder alternativen Behandlung. Dieses Feedback ist wichtig für sie.
- Machen Sie für jedes Familienmitglied einen Extratermin aus.
- Bitten Sie nur in wirklich dringenden Fällen um einen Zusatztermin.
- Wenn Sie glauben, mehr Zeit zu benötigen, sagen Sie dies gleich bei der Terminabsprache.
- Seien Sie möglichst pünktlich, und rufen Sie bei unvermeidbaren Verspätungen in der Praxis an.
- Halten Sie Ihre Arzttermine stets ein bzw. sagen Sie sie rechtzeitig ab.

Fragen an Ihre Ärztin

- Was ist die Ursache meiner Krankheit?
- Wie sieht die Behandlung normalerweise aus?
- Welche Behandlung haben Sie vor und welche Alternativen gibt es?
- Was kann ich selbst beitragen?
- Besteht irgendeine Gefahr, wenn ich vor oder während der von Ihnen vorgeschlagenen Behandlung alternative Methoden anwende?
- Sind langfristige Folgen meiner Krankheit zu befürchten?
- Warum überweisen Sie mich an diesen Chirurg bzw. diese Spezialklinik?
- Welche Beweise gibt es für den Erfolg der Behandlung? Was würde passieren, wenn ich mich nicht behandeln ließe? Gibt es Alternativen?

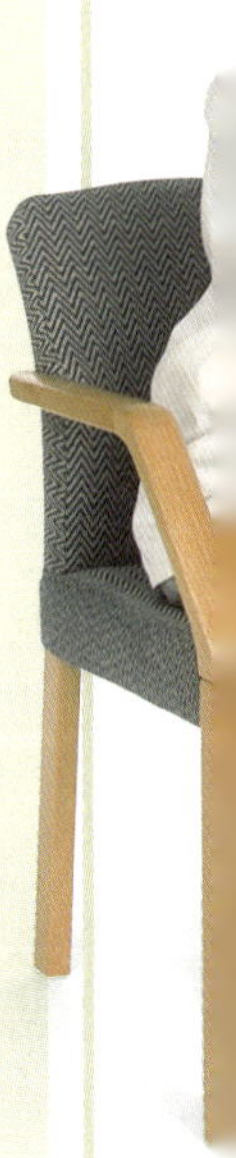

Ein Symptomtagebuch führen

Bei jeder länger andauernden Krankheit lassen sich mit Hilfe eines Symptomtagebuchs Anzeichen von Verbesserung oder Verschlimmerung nachvollziehen. So können Sie Ihre Ärztin oder Ihren Behandler genauer informieren. Schreiben Sie alle Veränderungen auf, sämtliche Speisen und Getränke, Ihre Unternehmungen und Ihre Gefühle. Achten Sie auf bestimmte Hinweise, z. B. ob Sie nach einer Käsemahlzeit Migräne bekommen oder ob einem Asthmaanfall ein belastendes Ereignis voranging. Bewerten Sie nach Beginn der Behandlung alle Veränderungen im Hinblick auf die Symptome, Ihre Gemütslage und Ihren Energiehaushalt. Eine wirkliche Verbesserung kann jedoch Wochen oder Monate dauern. Verwenden Sie das Zustandsprofil (*siehe unten*), um einen Überblick über Ihre hauptsächlichen Beschwerden zu erhalten.

Beispiel: Wöchentliches Symptomtagebuch

	MO	DI	MI	DO	FR	SA	SO
Kopfschmerzen	3	0	4	4	0	0	0
Hautausschlag	2	2	2	4	1	1	1
Stressoren	letzte Nacht schlecht geschlafen		zu viel Käse zum Abendbrot?	heute Weintrauben-Fastentag			

Zustandsprofil

1. Schreiben Sie ein oder zwei der Sie am meisten beeinträchtigenden Beschwerden auf die gepunkteten Linien. Überlegen Sie, wie schlimm jedes Problem in der vergangenen Woche war und kreuzen Sie die entsprechende Zahl an.

PROBLEM 1

....**0 1 2 3 4 5 6**

PROBLEM 2

....**0 1 2 3 4 5 6**

2. Suchen Sie sich nun eine Aktivität Ihres täglichen Lebens aus, z. B. schnelles Gehen, die Sie wegen Ihrer Beschwerden nicht tun können. Kreuzen Sie an, wie sehr Sie Ihr Problem in der letzten Woche beeinträchtigt hat.

AKTIVITÄT

....**0 1 2 3 4 5 6**

3. Bewerten Sie schließlich Ihr allgemeines Wohlbefinden in der vergangenen Woche gemäß der Skala.

....**0 1 2 3 4 5 6**

Erklärung: 0 = sehr gut 6 = sehr schlecht

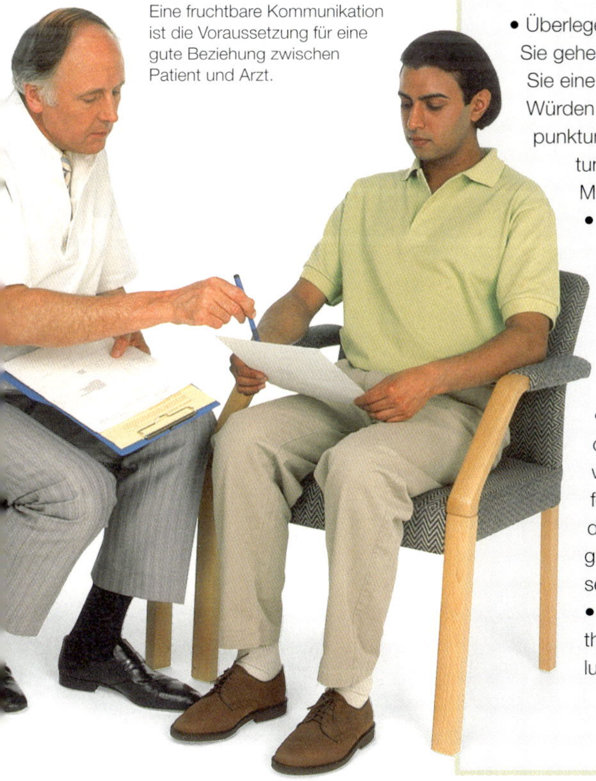

Eine fruchtbare Kommunikation ist die Voraussetzung für eine gute Beziehung zwischen Patient und Arzt.

Die richtige Ärztin finden

- Überlegen Sie, zu welchem Arzt Sie gehen möchten. Bevorzugen Sie eine Frau oder einen Mann? Würden Sie gerne eine Akupunktur-Behandlung, ein Beratungsgespräch oder eine Massage ausprobieren?
- Gehen Sie zu der Praxis und fragen Sie nach einem Faltblatt, das über Sprechzeiten, Behandlungsmethoden und sonstige Leistungen informiert.
- Fragen Sie Ihre Freunde und Nachbarinnen, welche Ärzte sie empfehlen und warum. Würden Sie bei der Wahl die gleichen Kriterien ansetzen?
- Bitten Sie Ihren Apotheker um eine Empfehlung.

Warnsignale

Suchen Sie bei folgenden Symptomen Ihre Ärztin auf:

- Schmerzen in der Brust, Atemlosigkeit; rufen Sie den Notarzt, wenn Sie akute Schmerzen in der Brust verspüren, die in Arme, Kiefer oder Hals strahlen
- Unerklärliches Schwindelgefühl
- Heiserkeit, Husten und Halsschmerzen über einen längeren Zeitraum
- Schluckbeschwerden
- Anhaltende Bauchschmerzen oder Verdauungsstörungen
- Anhaltender Gewichtsverlust, ständige Müdigkeit
- Leberfleck, dessen Form, Größe oder Farbe sich verändert bzw. der juckt oder blutet
- Veränderungen der gewohnten Darm- oder Blasenfunktion
- Blut im Stuhl
- Ungewöhnlicher Scheidenausfluss; Blutungen zwischen den Perioden, nach dem Sex oder nach dem Klimakterium
- Knoten in der Brust veränderte Brustform und -größe; blutende oder Sekret absondernde Brustwarze
- Schwellung oder Knoten im Hoden oder Veränderung der Hodenform und -größe; anhaltendes Ausbleiben einer Erektion
- Starke Kopfschmerzen; anhaltende einseitige Kopfschmerzen; Sehstörungen
- Eine nicht heilende Wunde; Schwellungen; Knoten
- Häufige und chronische Rückenschmerzen
- Unerklärliche Beinschmerzen und -schwellungen.

IHRE STRUKTURELLE GESUNDHEIT

Muskeln, Knochen und Gelenke schützen die inneren Organe und ermöglichen jegliche Bewegung. Der Blutfluss ist für den Transport von Nähr- und Abfallstoffen sowie für die Wärmeleitung zuständig und hängt von der Herztätigkeit und dem Geflecht aus Arterien und Venen ab. Sämtliche Prozesse im Körper werden von dem neuroendokrinen System koordiniert, mit Zentrum in Gehirn und Rückenmark. Da diese strukturellen Systeme die Gesundheit der anderen Organe und des Gehirns unterstützen, ist ihr optimales Funktionieren für das Wohlbefinden notwendig. Die Muskelspannung kann sich beispielsweise auf das seelische Befinden auswirken, und verengte Arterien reduzieren unter Umständen die Versorgung des Gewebes mit Blut und beeinträchtigen somit die biochemische Beschaffenheit der Zellen.

Gesundheit des Bewegungsapparates

Die Wirbelsäule besteht aus 33 Wirbeln, die das Rückenmark schützen und das gesamte Knochengerüst stabilisieren. Nach Ansicht vieler Körpertherapeutinnen führt eine Spannung in den mit dem Rückgrat verbundenen Muskeln oder eine schiefe Ausrichtung der Wirbel anderswo zu Schmerzen oder beeinträchtigt sogar die Funktion innerer Organe. Der Bewegungsapparat ist empfindlich: Belastungen durch eine falsche Haltung, permanente Muskelverspannungen oder eine durch mangelnde Bewegung hervorgerufene Steifheit der Gelenke erhöhen die Wahrscheinlichkeit von Verletzungen und Schmerzen. Störungen des Bewegungsapparates gehören heutzutage zu den hauptsächlichen gesundheitlichen Problemen; sie sind der Grund für mehr als ein Viertel aller Arztbesuche und die verbreitetste Ursache für langfristige Behinderungen.

Muskeln, Knochen und Gelenke

Knochen bestehen aus einer Mischung aus Faser- und Bindegewebe, in dem Calcium eingelagert ist. Die Verbindung zwischen zwei Knochen bezeichnet man als Gelenk. Einige Gelenke sind starr, z. B. jene im Schädel, andere beweglich, z. B. jene im Fingerknöchel. Letztere sind von Gelenkschmiere umgeben. Durch Sehnen sind die Muskeln mit den Knochen verbunden, und durch das Zusammenziehen und Entspannen der Muskeln werden Bewegungen erst möglich. Anders als die willkürlichen Muskeln, z. B. die Beinmuskeln, sind die unwillkürlichen Muskeln, z. B. die Herz- oder Darmmuskeln, nicht steuerbar.

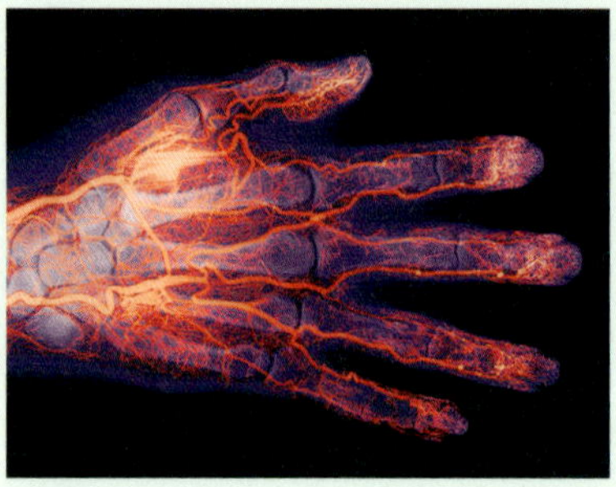

Das Angiogramm zeigt die Struktur der Hand – und zwar Knochen und Blutgefäße.

Strukturelle Wirkung von Sport

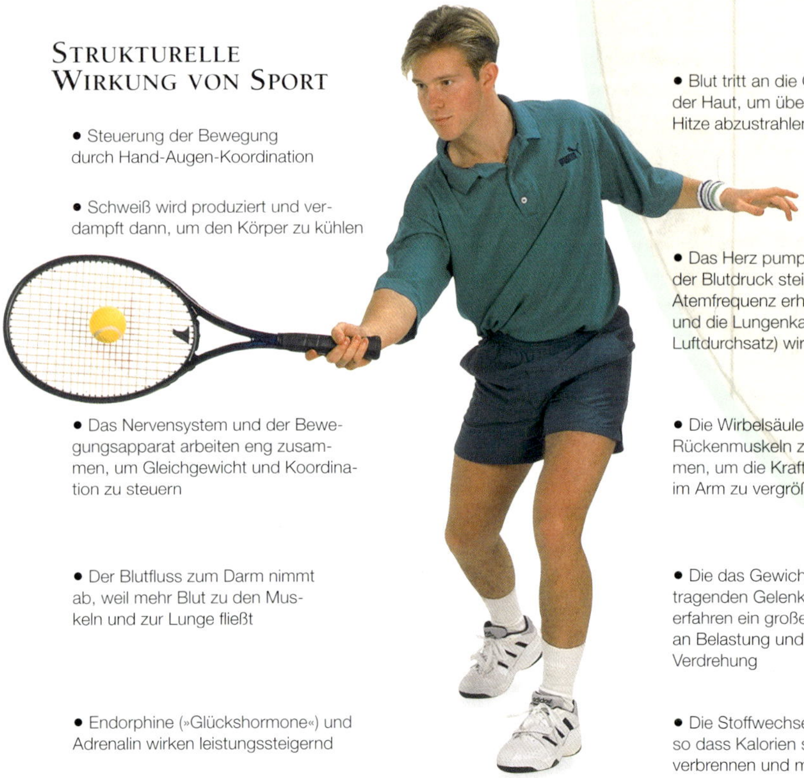

- Steuerung der Bewegung durch Hand-Augen-Koordination
- Schweiß wird produziert und verdampft dann, um den Körper zu kühlen
- Das Nervensystem und der Bewegungsapparat arbeiten eng zusammen, um Gleichgewicht und Koordination zu steuern
- Der Blutfluss zum Darm nimmt ab, weil mehr Blut zu den Muskeln und zur Lunge fließt
- Endorphine (»Glückshormone«) und Adrenalin wirken leistungssteigernd
- Blut tritt an die Oberfläche der Haut, um übermäßige Hitze abzustrahlen
- Das Herz pumpt schneller, der Blutdruck steigt, die Atemfrequenz erhöht sich und die Lungenkapazität (der Luftdurchsatz) wird größer
- Die Wirbelsäule biegt sich und die Rückenmuskeln ziehen sich zusammen, um die Kraft in der Hand und im Arm zu vergrößern
- Die das Gewicht tragenden Gelenke erfahren ein großes Maß an Belastung und Verdrehung
- Die Stoffwechselrate steigt, so dass Kalorien schneller verbrennen und mehr Energie zur Verfügung steht

Herz und Kreislauf

In einer 80 Jahre dauernden Lebensspanne schlägt das Herz mehr als 3000 Millionen Mal. Es pumpt das Blut durch ein Geflecht aus Arterien und Venen, die durch winzige Kapillaren miteinander verbunden sind. Deren Wände sind so dünn, dass Sauerstoff und Nährstoffe vom Blut in die Zellen und Abfallstoffe zurück ins Blut gelangen. Sauerstoffarmes Blut fließt zum Herzen und wird dann durch die Lungenarterie zur Lunge gepumpt. Hier diffundiert Kohlendioxid in die Lungenbläschen, die mit den feinen Verzweigungen der Bronchien, den Bronchiolen, verbunden sind, und wird ausgeatmet. Gleichzeitig dringt Sauerstoff in die Kapillaren ein und reichert das Blut an. Dieses strömt dann zur linken Herzseite zurück und verteilt sich von dort aus über die Arterien im Körper.

Das Kreislauf- und Atmungssystem ist einer Reihe von Gefahren ausgesetzt. In der Stadt ist die Luft mitunter so durch Industrie- und Verkehrsabgase verschmutzt, dass die Abwehrkräfte der Schleimhäute versagen und Umweltgifte in den Blutkreislauf gelangen. Schäden an den Arterienwänden – die durch schlechte Ernährung, Chemikalien, Rauchen, Stress und Bluthochdruck verschlimmert werden – führen dann unter Umständen zu Atherosklerose (*siehe Seiten 48–51*). Dabei lagern sich Giftstoffe und Calcium an den Gefäßinnenwänden ab und verengen diese. Gefährlich ist dieser Prozess insbesondere bei den den Herzmuskel versorgenden Arterien (den Herzkranzgefäßen) sowie im Gehirn, weil die Elastizität abnimmt und der lebenswichtige Kreislauf eingeschränkt wird. Diese empfindlichen, verengten Arterien werden dann mitunter durch ein Blutgerinnsel blockiert oder sie werden durchlässig. Es kommt möglicherweise zu einem Herzinfarkt oder Schlaganfall.

Gehirn und Nervensystem

Zusammen mit dem Rückenmark stellt das Gehirn das Zentralnervensystem dar, das sich aus Milliarden von miteinander verbundenen Nervenzellen, den Neuronen, zusammensetzt, die Informationen von den Sinnesorganen und Rezeptoren an den gesamten Körper weitergeben. Vom Zentralnervensystem aus stellen Nervenfasern Verbindungen zu den Muskeln, den inneren Organen und den Drüsen her. Das animale Nervensystem steuert die bei bewussten Bewegungen beteiligten Muskeln, das autonome Nervensystem dagegen ist für die Steuerung der unbewussten Funktionen zuständig, z. B. die Peristaltik. Das autonome Nervensystem hat zwei Funktionen: Die sympathischen Nerven regen die Drüsen und die unwillkürlichen Muskeln an, während die parasympathischen Nerven die Aktivität in diesen Bereichen reduzieren. Die Steuerung von Blutdruck, Herzschlag, Atmungsfrequenz, Muskelspannung und Absonderung von Darmsäften und -enzymen hängt zu großen Teilen von dem Gleichgewicht zwischen diesen beiden Systemen ab.

Stress und Schmerzen

Bei einer Muskelbelastung oder -reizung senden Schmerzrezeptoren entsprechende Signale an das Rückenmark, das reflektorisch Nervenimpulse zurückgibt, woraufhin die Muskelspannung weiter zunimmt (*siehe unten*). Gleichzeitig bilden sich in dem angespannten Muskel bestimmte, durch den Entzündungsprozess entstandene chemische Substanzen und andere Ausscheidungsstoffe, die den Schmerz steigern. Wie der Muskel mit dieser Belastung umgeht und wie lange er für die Regeneration braucht, hängt von einer Vielzahl von Faktoren ab, insbesondere von bereits vorhandenen Knochen- und Gelenkproblemen, Haltungsschäden, gelegentlichen Belastungen und dem allgemeinen Ausmaß an seelischer Anspannung.

Der Schmerz-Anspannungs-Kreislauf

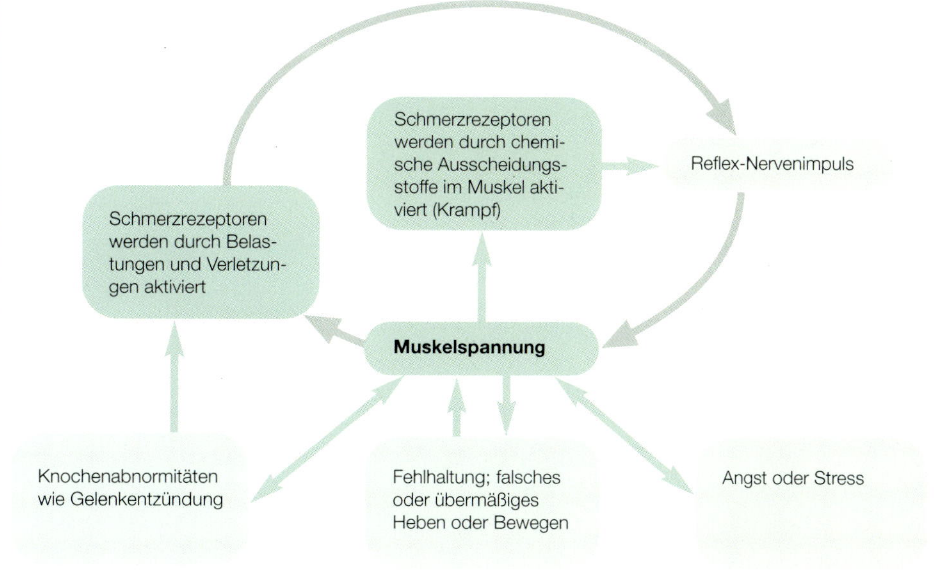

KÖRPERARBEIT

Alltägliche Handlungen wie Sitzen und Bücken setzen die Gelenke und Muskeln unterschiedlichen mechanischen Belastungen aus. Dies kann insbesondere bei plötzlichen, fehlerhaften, wiederholenden und ungewohnten Bewegungen schädlich sein, aber auch wenn der Körper auf Grund von Muskelschwäche und -spannung nicht so widerstandsfähig ist. Chronische Rückenschmerzen *(siehe Seite 52)* und Schädigungen durch wiederholte Belastungen sind nur zwei der Erkrankungen, deren Ursache in Fehlhaltung und unsachgemäßem Körpereinsatz liegt. Beim Sitzen belasten wir den Rücken sogar stärker als beim Stehen; wenn der Oberkörper sich nach vorne neigt, spannen sich die Rückenmuskeln an, um den Körper aufrecht zu halten. Die richtige Haltung, trainierter Rücken und ergonomische Sitzmöbel können zur Entlastung des Rückens beitragen.

Nach den Maßstäben der Evolution stehen wir erst seit kurzem aufrecht. Um Probleme zu vermeiden, sollten wir mit unserem verletzbaren Rücken so sorgfältig wie möglich umgehen.

Die richtige Haltung im Alltag

Der Rücken wird durch Hunderte von Muskeln zusammengehalten, die nicht nur Bewegungen ermöglichen, sondern auch Überdehnungen durch Anspannung verhindern. Beim Verdrehen und Bücken werden die Rückenmuskeln und -gelenke belastet, insbesondere wenn sie durch eine krumme Haltung bereits vorgeschädigt sind. Durch richtiges Stehen, Bücken, Heben und Tragen lassen sich Probleme vermeiden.

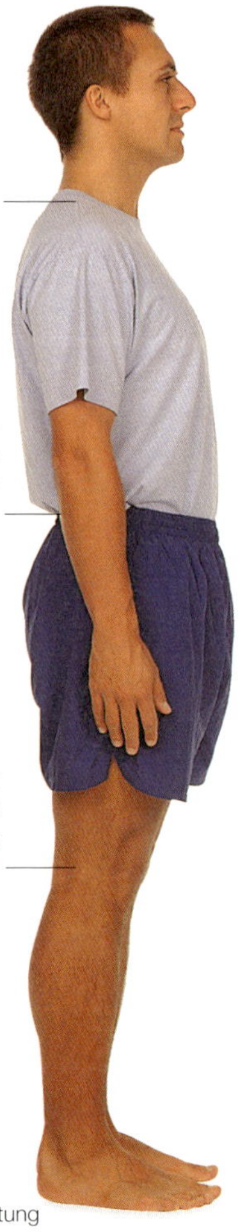

Richtige Haltung

Stehen

Bei einer guten Körperhaltung lastet nicht der gesamte Druck auf dem Rücken. Stellen Sie sich mit dem Rücken so an eine Wand, dass Kopf, Oberkörper und Po anlehnen. Mit einer Hand sollten Sie ohne weiteres in den Zwischenraum zwischen unterem Rücken und Wand gelangen und beides berühren.

Tragen

Verteilen Sie schwere Lasten, z.B. Einkaufstaschen, gleichmäßig auf beide Hände. Wenn Sie nur ein Gewicht tragen, vermeiden Sie, Ihren Rücken zu krümmen und Ihren Körper zu verdrehen. Die Kombination aus Bücken und Verdrehen ist für den unteren Rücken am schädlichsten. Am Besten tragen Sie das Gewicht mit Armen und Bauchmuskeln und wechseln von einer Seite auf die andere. Noch besser ist es, das Gewicht im Rucksack zu tragen, weil es dann gleichmäßiger verteilt ist, oder es in einem Trolley hinter sich herzuziehen.

Bücken und Heben

Wenn Sie etwas Schweres heben müssen, bücken Sie sich nicht aus der Hüfte heraus, sondern gehen Sie in die Knie und lassen Sie Ihre Beinmuskeln arbeiten. Hocken Sie sich mit geradem Rücken und gespreizten Beinen hin, spannen Sie die Bauchmuskeln an, und heben Sie den Gegenstand möglichst nahe am Körper hoch.

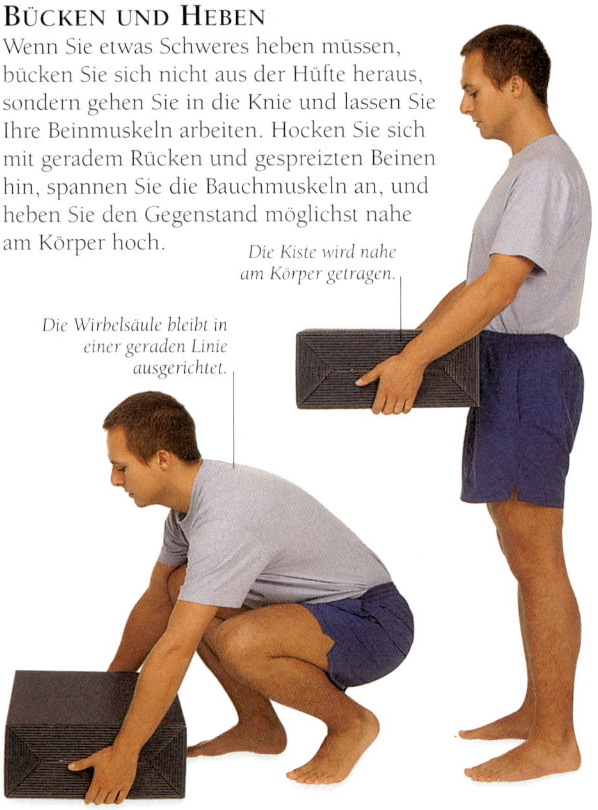

1 Stellen Sie sich hin, die Füße hüftbreit auseinander. Gehen Sie in die Knie, der Rücken bleibt gerade.

2 Verlagern Sie beim Aufstehen das Gewicht auf die Beinmuskulatur. Beim Tragen den Rücken nicht verdrehen.

Ergonomischer Arbeitsplatz

Wenn Sie am Schreibtisch oder am Computer arbeiten, sitzen Sie eventuell auf der Stuhlkante und lesen vornübergebeugt mit gekrümmtem Nacken und hochgezogenen Schultern. Diese Haltung durchschnittlich 25–45 Stunden pro Woche einzunehmen, erfordert ein hohes Maß an so genannter »statischer« Anstrengung. Die Muskeln in Rücken, Armen, Kopf und Schultern sind über einen langen Zeitraum hinweg kontrahiert, was zu Verspannungen und Schmerzen führt. Der behinderte Blutfluss lässt die Muskeln ermüden, und die Atmung wird durch den zusammengedrückten Magen beeinträchtigt (*siehe Seiten 170–171*). Mit Hilfe verstellbarer Stühle und Tische lassen sich solche Beschwerden verhindern.

Der perfekte Stuhl

Probieren Sie einen neuen Stuhl vor dem Kauf möglichst einen Tag lang aus. Am Besten sind jene mit einem Fünf-Fuß-Drehkreuz, deren Lehne und Sitz verstellbar sind; sämtliche Knöpfe und Hebel sollten beim Sitzen erreichbar sein. Der Stuhl sollte Ihr Kreuz stützen, und Sie sollten beide Füße flach auf den Boden stellen können (benutzen Sie ansonsten eine Fußstütze). Die Tastatur sollte sich in Ellbogenhöhe oder etwas darunter befinden. Wenn man am Bildschirm oder am Schreibtisch arbeitet, ist es vorteilhaft, wenn sich der Sitz nach vorne neigen lässt. Er sollte groß genug sein, um unterschiedliche Positionen einnehmen zu können, und eine abgerundete Kante haben. Zudem sollte er so tief sein, dass die Oberschenkel ganz aufliegen, aber dass beim Zurücklehnen kein Druck auf die Knie entsteht.

Der perfekte Arbeitsplatz

Viele Büroangestellte klagen über Müdigkeit. Dabei lässt sich ein Großteil dieser Probleme durch einen guten Bürostuhl, die richtige Tastatur und eine optimale Position des Bildschirms vermeiden. Richten Sie Ihren Arbeitsplatz so ein, dass Stuhl, Bildschirm, Tastatur und Telefon optimal erreichbar sind und die wichtigsten Dokumente direkt vor Ihnen liegen. Beugen Sie sich nicht über Ihre Bücher, sondern stellen Sie sie auf einer verstellbaren Halterung auf. Im Idealfall neigt sich Ihre Arbeitsfläche leicht nach oben, ähnlich wie ein viktorianischer Tisch.

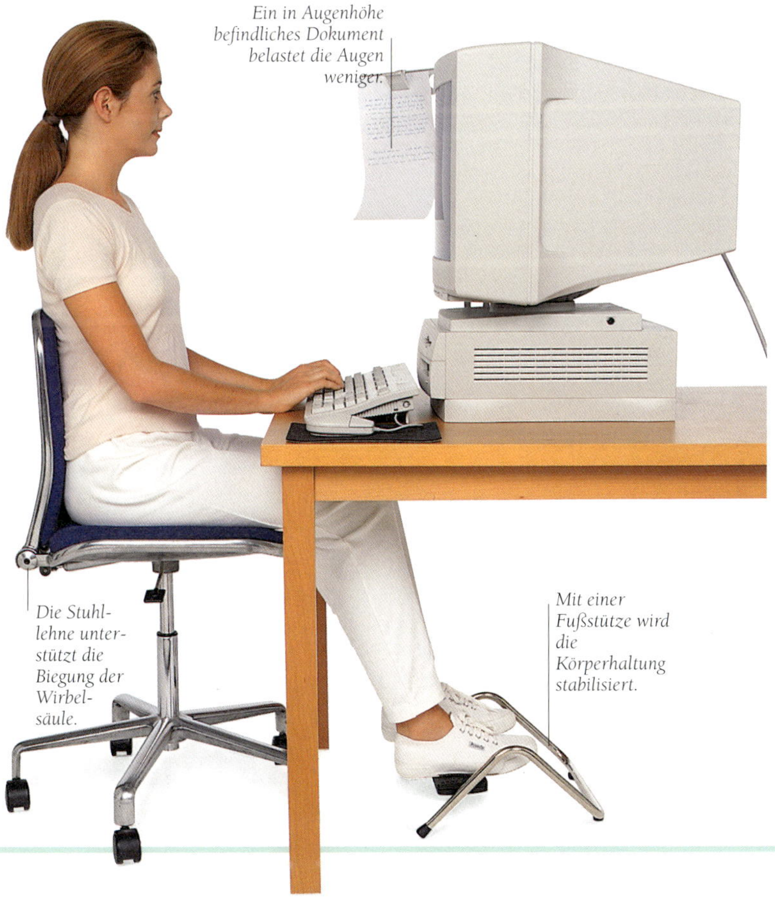

Ein in Augenhöhe befindliches Dokument belastet die Augen weniger.

Die Stuhllehne unterstützt die Biegung der Wirbelsäule.

Mit einer Fußstütze wird die Körperhaltung stabilisiert.

Tipps zum Bildschirm

- Die Oberkante Ihres Bildschirms sollte in Augenhöhe liegen oder knapp darunter.
- Zwischen Ihnen und dem Bildschirm sollte ein ausreichender Abstand sein.
- Stellen Sie Kontrast und Helligkeit entsprechend ein, damit die Augen nicht so schnell ermüden.
- Neigen Sie den Bildschirm etwas und verwenden Sie einen Filter, um Reflexionen zu vermeiden.
- Richten Sie Ihr Büro so ein, dass weder direkt vor noch hinter Ihnen ein Fenster ist.
- Lichtquellen von oben dürfen sich nicht im Bildschirm spiegeln.
- Halten Sie Ihren Bildschirm sauber.
- Machen Sie einen Sehtest, wenn Sie müde sind, Kopfschmerzen haben und Ihre Augen überanstrengt sind.
- Legen Sie regelmäßige Pausen ein.

Tipps zur Tastatur

- Halten Sie Ihre Handgelenke gerade und die Ellbogen in einem Winkel von etwa 90°.
- Stellen Sie die Höhe von Sitz und Tastatur so ein, dass ein bequemes Arbeiten möglich ist.
- Hämmern Sie nicht auf der Tastatur herum.
- Legen Sie Ihre Handgelenke beim Tippen nicht auf die Tastatur oder den Schreibtisch (benutzen Sie bei Bedarf eine spezielle Handgelenkstütze).
- Eignen Sie sich für wiederkehrende Funktionen Shortcuts an, um zu viele Bewegungen mit der Maus zu vermeiden.

Übungen am Schreibtisch

- Strecken Sie zwischendurch immer wieder die Finger und ballen Sie die Hände zur Faust zur besseren Durchblutung.
- Entspannen Sie Ihren Nacken, indem Sie den Kopf abwechselnd nach rechts und links in Richtung Schulter neigen.
- Lassen Sie die Arme herunterhängen und bewegen Sie die Schultern abwechselnd nach vorne und nach hinten, um Nacken und Schultern zu lockern.
- Schauen Sie immer wieder auf einen Gegenstand in der Ferne, um Ihre schmerzenden Augen zu entspannen.

HEILSAME BEWEGUNG

Durch regelmäßige Bewegung halten Sie sich nicht nur fit. Auch Herz und Lunge funktionieren besser, und Muskeln, Knochen und Gelenke werden gestärkt. Bewegung regt den Blutfluss zum Gehirn und zu den inneren Organen an, kräftigt das Immunsystem, und wirkt vorbeugend gegen Schlaflosigkeit, Depression, Herzerkrankungen, Bluthochdruck, Krebs und Osteoporose. Beim Sport werden auch Endorphine ausgeschüttet, chemische Substanzen, die stimmungserhellend wirken und Wohlgefühl auslösen. Übrigens ist es dazu keineswegs notwendig, stundenlang im Fitnesscenter an Kraftmaschinen zu trainieren. Schon 15 Minuten Bewegung zweimal täglich, fünf Tage pro Woche, wirken sich förderlich auf Ihre Gesundheit aus; zudem bekommen Sie eine schönere Haut und einen strafferen Körper und sehen insgesamt frischer aus.

»Seit ich mit dem Inline-Skaten angefangen habe, fühle ich mich gesünder, energievoller und leide nicht mehr an Spannungskopfschmerzen.«

WAS BRINGT MIR REGELMÄSSIGE BEWEGUNG?

DAS DURCH DAS SITZEN geprägte Leben in den Industrieländern schadet der Gesundheit. Wer z. B. weniger als 30 Minuten pro Woche Sport treibt, läuft eine um 50 Prozent erhöhte Gefahr, an koronarer Herzkrankheit zu sterben. Die für unsere Aktivitäten benötigten Energien gewinnen wir aus Nahrungsmitteln und dem Sauerstoff, den wir einatmen. Übergewichtigen, sitzenden Menschen fehlt oftmals die Energie, weil der Kreislauf träge ist und die Muskeln nicht genügend Sauerstoff erhalten. Durch Bewegung steigt der Puls, so dass die Blutzirkulation angeregt wird und sich die Zahl der Kapillaren (winzige Blutgefäße), die die Muskeln versorgen, erhöht. Die Muskelfasern – auch die des Herzmuskels – dehnen sich und werden kräftiger. Die Stoffwechselrate steigt, und die Knochendichte verbessert sich. Bewegung bewirkt außerdem Folgendes:

VERMINDERTES KREBSRISIKO
Laut einer Studie der University of California ist das Brustkrebsrisiko bei Frauen unter 40, die mindestens vier Stunden pro Woche Sport treiben, nur halb so groß wie bei der Vergleichsgruppe. Sport wirkt offenbar auch vorbeugend gegen Darmkrebs, weil das Immunsystem gestärkt und die Verdauung gefördert wird.

VORBEUGUNG GEGEN HERZERKRANKUNG UND SCHLAGANFALL
Das schnelle Gehen drei Stunden pro Woche senkt den Cholesterinspiegel und das Schlaganfallrisiko. Laut neueren Forschungen senkt Krafttraining die Blutfettwerte.

SCHNELLERE GENESUNG BEI ERKÄLTUNGEN
Durch Sport wird der gesamte Körper gekräftigt, auch das Abwehrsystem. Einer Studie zufolge dauert bei Menschen, die fünf Tage pro Woche 45 Minuten lang schnell gehen, eine Erkältung nur halb so lang wie bei anderen.

WENIGER RÜCKENSCHMERZEN
Eine schwache Rückenmuskulatur ist empfindlich. Bewegung, insbesondere Yoga, Schwimmen und Pilates, wirkt bei Rückenschmerzen sowohl lindernd als auch vorbeugend, weil die das Rückgrat stützende Muskulatur gekräftigt wird. Die eigene Fitness zu verbessern, ist die einzige wirklich wirksame Möglichkeit zur Behandlung chronischer Rückenschmerzen.

KNOCHENAUFBAU
Konditionssportarten wie Walken, Aerobic und Joggen erhöhen bei Menschen jeden Alters die Knochendichte.

ERHÖHTE GEHIRNAKTIVITÄT
Durch einen verbesserten Kreislauf werden die Gehirnzellen effektiver mit Sauerstoff und Glucose versorgt. Bei Sportarten, die Koordination und mentale Beweglichkeit erfordern, z. B. Tennis, kommt es möglicherweise zu Verknüpfungen zwischen Nervenzellen im Gehirn.

BESSERE SCHLAFQUALITÄT
Wer 40 Minuten lang vier Mal pro Woche Walken oder gemäßigtes Aerobic ausübt, schläft Studien zufolge schneller ein und schläft auch länger.

ERLEICHTERUNG BEI PMS UND MENSTRUATIONSBESCHWERDEN
Gemäßigte bis schnellere Sportarten erhöhen die Schweißproduktion, was der Wassereinlagerung, einem Symptom des PMS, entgegenwirkt. Weiterhin werden der Blutkreislauf angeregt und die Produktion stimmungserhellender Endorphine erhöht.

BESSERE GEMÜTSVERFASSUNG
Sport führt zur Ausschüttung von Endorphinen, den natürlichen Opiaten des Körpers, sowie von stimmungserhellenden Neurotransmittern wie Serotonin. Durch Erhöhung der Körpertemperatur verbrennen stressbedingte chemische Substanzen, und man fühlt sich entspannter.

BESSERE SEXUALITÄT
Sport trägt zur Produktion von Testosteron in den endokrinen Drüsen bei, dem Sexualhormon bei Männern und Frauen. Studien zufolge berichten Menschen, die drei Mal pro Woche Sport treiben, von einer befriedigenderen und häufiger gelebten Sexualität.

LEBENSVERLÄNGERUNG
Einer finnischen Studie zufolge reduzieren sechs 30 Minuten dauernde schnelle Geheinheiten pro Monat das Risiko eines vorzeitigen Todes um 44 Prozent. Laut dem Cooper Institute for Aerobics Research in den USA ist Bequemlichkeit sogar noch lebensbedrohender als das Rauchen.

UNTERSCHIEDLICHE SPORTARTEN

MAN UNTERSCHEIDET DREI Arten von sportlicher Betätigung: aerobes und anaerobes Training sowie Dehnungsübungen. In einem Fitnessprogramm sollten alle drei enthalten sein. Suchen Sie sich aber vor allem eine Aktivität aus, die Ihrem Alter und Ihrer Konstitution entspricht, und steigern Sie allmählich die Intensität.

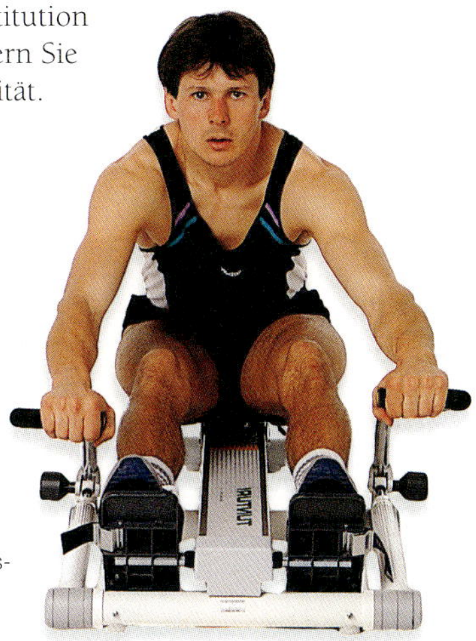

Rudern ist eine angemessene aerobe Sportart.

AEROBE ÜBUNGEN umfassen alle Sportarten, die man mindestens 12 Minuten lang ohne Pause ausübt. Sie sollten dabei etwas außer Atem sein, sich aber immer noch unterhalten können. Bei aeroben Übungen schlägt das Herz schneller, so dass die Lunge stärker arbeiten muss, um mehr Sauerstoff aufzunehmen. Der Blutfluss erhöht sich und mit ihm die Nährstoffversorgung der Zellen, die Fettverbrennung und der Abtransport von Abfallstoffen. Zusammen mit dem Muskelaufbau erhöhen sich das Durchhaltevermögen und die Energie. **Beispiele:** Schnelles Gehen, Joggen, Aerobic, Schwimmen, Inline-Skaten, Tanzen, Fahrrad fahren und Rudern.

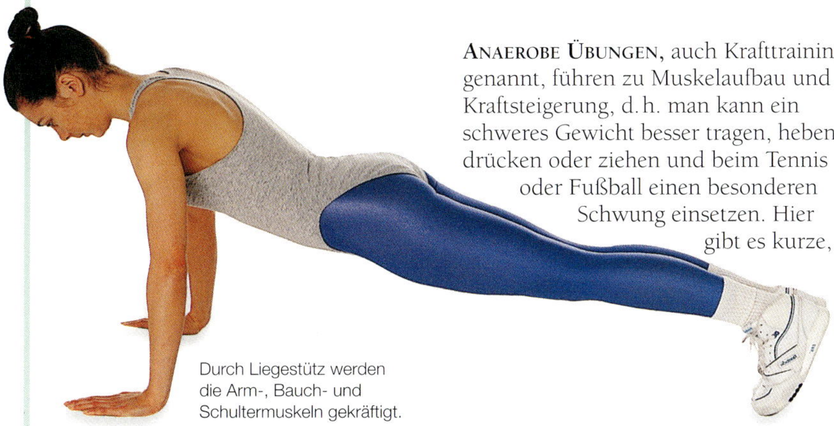

Durch Liegestütz werden die Arm-, Bauch- und Schultermuskeln gekräftigt.

ANAEROBE ÜBUNGEN, auch Krafttraining genannt, führen zu Muskelaufbau und Kraftsteigerung, d.h. man kann ein schweres Gewicht besser tragen, heben, drücken oder ziehen und beim Tennis oder Fußball einen besonderen Schwung einsetzen. Hier gibt es kurze, intensive Aktivitätsspannen, in denen die Muskeln nicht auf mit Sauerstoff angereichertes Blut zurückgreifen können. Stattdessen beziehen sie ihre Energie aus anderen chemischen Prozessen, bei denen Milchsäure produziert wird, ein Stoffwechselendprodukt, das in untrainierten Muskeln zu Müdigkeit und Krämpfen führen kann. **Beispiele:** Gewichtheben, Liegestütz und Kraftbänder sowie Bauch- und Beinmuskeltraining.

DEHNUNGSÜBUNGEN verbessern die Beweglichkeit der Gelenke. Zu enge Muskelfasern schränken die Dehn- und Drehfähigkeit der Muskeln ein. Dehnübungen wirken vorbeugend gegen eine Verkürzung und Versteifung der Muskulatur, verhindern Muskelzerrungen, sind schmerzlindernd, verbessern Muskelkraft, -länge und -tonus und beeinflussen das Körpergefühl und das Aussehen positiv. Geschmeidige Muskulatur verhindert Muskelkater nach dem Sport, verbessert die Haltung, und man fällt nicht so leicht hin.
Beispiele: Yoga, Pilates, Tai Chi.

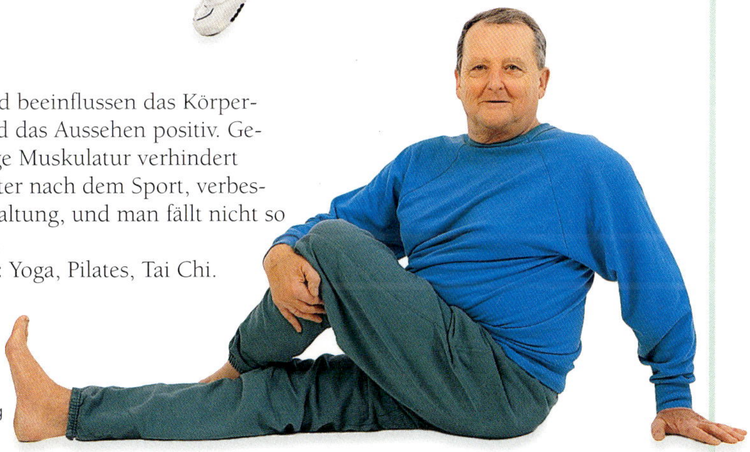

Yoga eignet sich für Menschen jeglichen Alters zur Verbesserung ihrer Beweglichkeit.

Messen Sie Ihren Puls, indem Sie zwei Finger seitlich an den Hals legen.

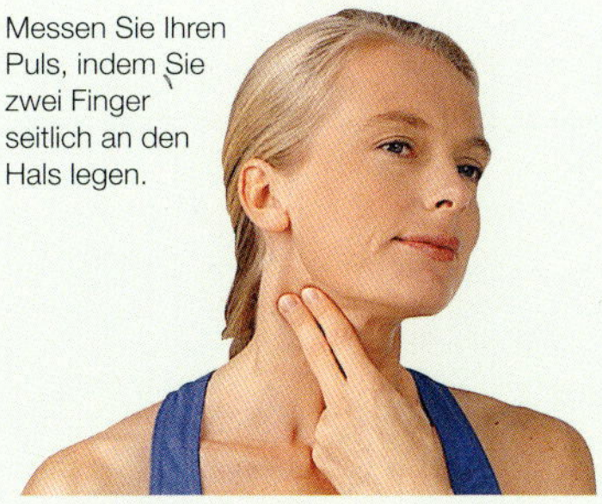

DEN PULS MESSEN

Wie schnell das Herz schlägt, lässt sich durch Messen des Pulses feststellen. Bei aeroben Übungen sollte Ihr Herzschlag 60–90 Prozent des Maximalwertes betragen. Zur Ermittlung dieses Wertes ziehen Sie Ihr Alter von 220 ab. Um Ihren Puls zu messen, legen Sie zwei Finger seitlich an den Hals oder aufs Handgelenk. Zählen Sie die Zahl der Schläge 15 Sekunden lang und multiplizieren Sie diese Zahl mit vier, um den Wert pro Minute festzustellen. Mit zunehmender Fitness müssen die Übungen intensiver werden, damit Sie Ihren optimalen Puls erreichen. Sehr häufiges Messen ist allerdings nur erforderlich, wenn Sie an Bluthochdruck oder einer Herzerkrankung leiden oder Leistungssport betreiben.

IHR PERSÖNLICHES SPORTPROGRAMM

Wenn Sie sich dafür entscheiden, Sport in Ihr Leben zu integrieren, tun Sie Ihrer Gesundheit einen großen Gefallen. Gleichzeitig ist dieser neue Teil Ihres Lebens auch eine Herausforderung. Sie haben mehr davon, wenn Sie sich eine Sportart aussuchen, die Ihnen Spaß macht und zu Ihrem Wesen, Ihrem Alter und Ihrer Lebensweise passt. Setzen Sie sich realistische Ziele, und gehen Sie schrittweise vor. Im Alltag gibt es viele Möglichkeiten für Bewegung: die Treppe statt den Fahrstuhl benutzen, zum Einkaufen laufen statt zu fahren, mit den Kindern herumtoben oder die Hausarbeit als sportliche Betätigung ansehen. Wann immer Sie außer Atem kommen, sind Sie in Bewegung!

»Seit ich Salsa tanze, macht mir Sport richtig Spaß. Ich tanze unheimlich gerne und habe dabei nette Leute kennen gelernt.«

Motivation

Für Bewegung ist es nie zu spät. Auch alte Menschen können ihre Lebenszeit durch regelmäßige und maßvolle Bewegung verlängern. Allerdings verfügen weniger Aktive auch über weniger Energie, so dass ein Bewegungsprogramm unter Umständen zunächst schwierig erscheint. Am Anfang tun möglicherweise die Muskeln weh und man fühlt sich erschöpft – dies kann bis zu sechs Wochen dauern. Sobald Sie fit genug sind, um Ihr Sportprogramm zu genießen, werden Sie sich aber wohler fühlen, und sie werden ruhiger und entspannter. Wichtig ist, dass Sie sich eine Sportart aussuchen, die Ihnen gefällt und bei der Sie Ihr Potenzial voll ausschöpfen. Wer ein halbes Jahr lang regelmäßig trainiert, sieht sich laut einschlägigen Studien als aktiven Menschen an und betreibt den Sport auch weiterhin.

Grundregeln zum Sport

- Integrieren Sie den Sport in Ihren Alltag, so dass Sie nicht so viel darüber nachdenken.
- Tragen Sie sich Ihre Sporttermine genauso in den Terminkalender ein wie geschäftliche Termine.
- Suchen Sie sich eine Sportart aus, die Ihrer Lebensweise und Ihrer finanziellen Lage entspricht. Viermal pro Woche eine Stunde lang zu einem Schwimmbad zu fahren, ist mühsam und schwer durchzuhalten.
- Setzen Sie sich vernünftige Ziele, insbesondere wenn Sie eine Zeit lang keinen Sport getrieben haben. Wenn Sie gleich mit einer Stunde Aerobic täglich anfangen, sind Sie vermutlich schnell erschöpft und entmutigt. Nehmen Sie sich stattdessen eine bestimmte Anzahl von Stunden pro Monat vor.
- Sobald Sie fitter werden, normalisieren sich Ihr Puls und Ihr Atemrhythmus nach dem Sport schneller. Nach zwei Monaten, in denen Sie dreimal pro Woche Sport getrieben haben, fühlen Sie sich merklich fitter.
- Verabreden Sie sich zum Sport mit Freundinnen oder Freunden – dann wird daraus ein angenehmes soziales Ereignis, das Sie nicht so leicht absagen.
- Probieren Sie Unterschiedliches aus, damit keine Langeweile aufkommt. Verändern Sie dazu wöchentlich den Zeitrahmen oder wagen Sie sich an eher ungewöhnliche Sportarten wie Inline-Skaten, Pilates oder Salsa-Tanzen.

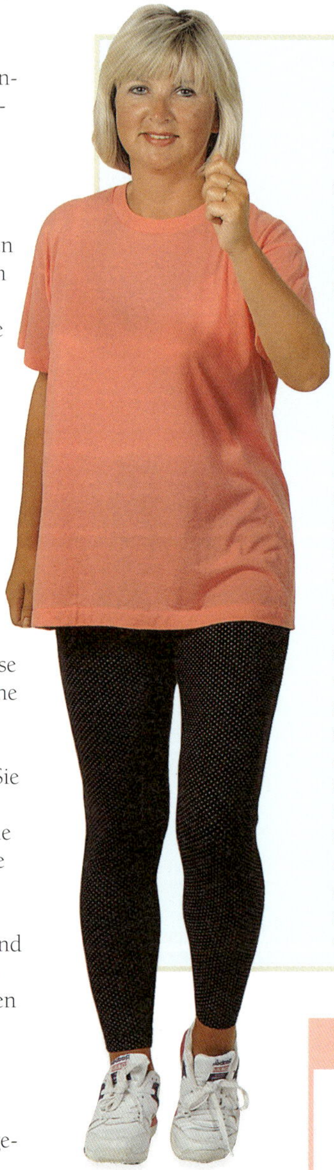

Zu Hause bei Musik Sport zu machen, ist für den Anfang ideal.

Tipps für Aerobic-Übungen

- Führen Sie am Anfang jeden zweiten Tag 15–30 Minuten lang maßvolle Übungen durch.
- Wärmen Sie sich zunächst 5–10 Minuten auf, und zwar mit vorsichtigen Dehnübungen oder Auf-der-Stelle-Laufen; dadurch werden Puls und Kreislauf angeregt und das Verletzungsrisiko reduziert.
- Hören Sie auf, sobald Ihnen etwas wehtut.
- Legen Sie ein langsameres Tempo ein, wenn Sie nach dem Sport Muskelkater bekommen.
- Tragen Sie die richtige Sportkleidung. Falsche Schuhe belasten unter Umständen Knie, Füße, Knöchel, Hüfte und Rücken. Ziehen Sie draußen mehrere leichte Schichten an, die Sie bei Bedarf ausziehen können.
- Trinken Sie vor, während und nach dem Sport ausreichend Flüssigkeit.
- Beenden Sie Ihre Übungen schrittweise, damit sich Ihr Puls langsam normalisieren kann.
- Dehnen Sie Ihre Muskulatur nach dem Sport, um Krämpfen und steifen Gelenken vorzubeugen. Bleiben Sie mindestens sechs Sekunden in jeder Dehnung.
- Gönnen Sie Ihrem Körper mindestens einen Tag pro Woche eine Pause, da übermäßiges Training unter Umständen das Immunsystem schwächt.

Vorsichtsmassnahmen

Wenn Sie schwanger, älter als 45 Jahre oder übergewichtig sind oder an einer Herzerkrankung, an Bluthochdruck, Rückenschmerzen oder Schwindel leiden, sollten Sie vor Beginn eines Sportprogramms ärztlichen Rat einholen.

Welcher Sport entspricht mir am ehesten?

1. Was gefällt mir an Sport?
- A *Ich komme gern an meine Grenzen.*
- B *Ich halte gern mit jemand anderem Schritt.*
- C *Ich halte gern mein eigenes Tempo ein.*

2. Sport ist für mich eine Möglichkeit, um
- A *Energie zu verbrennen.*
- B *mit anderen zusammen zu sein.*
- C *nachzudenken und seelisch zu entspannen.*

3. Beim Sport empfinde ich die Gegenwart anderer Menschen
- A *als einen Anreiz, mein Bestes zu geben.*
- B *als etwas, auf das ich mich besonders freue.*
- C *als entmutigend und störend.*

4. Den meisten Spaß habe ich beim Sport, wenn ich
- A *gegen andere antrete.*
- B *meine Leistung vom letzten Mal übertreffe.*
- C *körperlich in Bewegung bin.*

5. Sport treibe ich hauptsächlich, um
- A *meinen Elan und meine Energie zu steigern.*
- B *mich wohler zu fühlen und besser auszusehen.*
- C *mehr Kontrolle über mich zu bekommen.*

Ihr Ergebnis

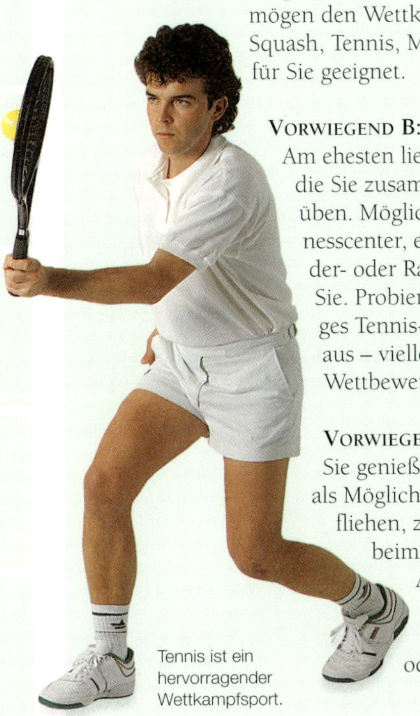

Tennis ist ein hervorragender Wettkampfsport.

Vorwiegend A:
Sie probieren sich selbst gerne aus und mögen den Wettkampf. Vielleicht wäre Squash, Tennis, Marathon oder Triathlon für Sie geeignet.

Vorwiegend B:
Am ehesten liegen Ihnen Sportarten, die Sie zusammen mit anderen ausüben. Möglicherweise wäre ein Fitnesscenter, ein Gesundheits-, Wander- oder Radfahrverein etwas für Sie. Probieren Sie auch regelmäßiges Tennis- oder Badmintonspielen aus – vielleicht finden Sie auch am Wettbewerb ein wenig Geschmack.

Vorwiegend C:
Sie genießen den Sport vor allem als Möglichkeit, dem Alltag zu entfliehen, zu meditieren und sich beim Bewegen zu entspannen. Am Besten eignen sich da Ausdauersportarten wie Schwimmen, Walken oder Joggen.

Welche Sportart?

Zu **Aerobic** gehören Steppen, Jazz, Kickboxen und sogar dynamisches Yoga. Seien Sie am Anfang vorsichtig, wenn Sie untrainiert sind. Ruhigere Übungen, bei denen ein Fuß stets auf dem Boden bleibt, sind für die Gelenke schonender.
Aquarobic/Wassergymnastik ist eine der sanftesten Formen von aerobem Sport. Hier werden Herz, Lunge und Muskulatur gestärkt, ohne die Gelenke zu belasten.
Cross-Training wie Biathlon oder Triathlon umfasst zwei oder drei Sportarten; das ist abwechslungsreich und stärkt mehrere Muskelgruppen.
Fahrrad fahren ist eine aerobe Sportart, die die Gelenke wenig belastet.
Tanzen – ganz gleich ob Tango, Salsa, Jazz, Orientalischer Tanz, Flamenco oder Volkstanz – beinhaltet neben der Bewegung auch soziale Elemente.
Pilates wird allmählich bekannter. Die Sportart bringt den Körper wieder ins Gleichgewicht und fördert Kraft, Muskeltonus, Beweglichkeit und geistige Konzentration.
Tennis, Squash und **Badminton** steigern die Beweglichkeit und die Koordination. Einzelspiele sind effektiver als Doppelspiele.
Rudern stärkt den gesamten Körper, steigert die Ausdauer und bringt die aeroben Vorzüge des Laufens mit sich, wobei Rücken, Gelenke und Muskeln nur wenig belastet werden.
Laufen und **Joggen** sind ausgezeichnete aerobe Sportarten, die Sie allerdings nur anfangen sollten, wenn Sie mühelos drei Kilometer in flottem Tempo gehen können.
Ski fahren ist teuer, fördert aber das Gleichgewicht, die Wendigkeit und die Koordination. Beim Skilanglauf wird die Ganzkörpermuskulatur besser trainiert als bei jeder anderen Sportart.
Beim **Schwimmen** sind zwei Drittel aller Muskeln sowie Herz und Lunge in Aktion; es fördert Muskelkraft, Ausdauer, Haltung und Beweglichkeit. Da Wasser 90 Prozent des Gewichtes aufnimmt, ist Schwimmen für Arthritis- und Asthmakranke besonders geeignet. Tauchen Sie beim Brustschwimmen den Kopf unter Wasser, um Nacken- und Rückenschäden zu vermeiden.
Walken ist ungefährlich, einfach, preiswert und lässt sich mühelos in den Alltag integrieren. Bei einer Geschwindigkeit von etwa 6 km/h kommen die Vorzüge von aeroben Sportarten ins Spiel; gleichzeitig erhöht sich die Knochendichte.
Gewicht- und **Krafttraining** erfolgt im Allgemeinen an Geräten. Hier werden alle großen Muskeln gestärkt und die Knochendichte erhöht. Durch Steigerung der Stoffwechselrate werden mehr Kalorien verbrannt.
Yoga wirkt sich äußerst positiv auf Beweglichkeit, Atmungssystem, Muskelkoordination und Kreislauf aus und entspannt.

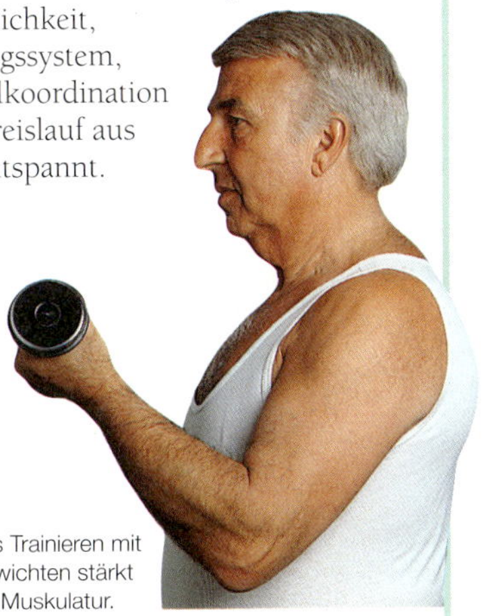

Das Trainieren mit Gewichten stärkt die Muskulatur.

ÜBUNGEN

Erklärung

- **AKUT** (A) Bei akutem Schmerz und Steifheit
- **REGENERATION** (R) Wenn der akute Schmerz vorbei ist
- **PRÄVENTIV** (P) Zur langfristigen Prävention

Viele Muskel- und Gelenkprobleme lassen sich durch die Steigerung von Kraft und Beweglichkeit verhindern. Routinehandlungen wie Haus- und Gartenarbeit oder auch Sport wirken mitunter belastend, aber je gelenkiger wir sind, desto geringer ist die Verletzungsgefahr. Auf bestimmte Muskelgruppen gerichtete Übungen tun der Figur gut und verbessern die Körperhaltung. Da der Rücken in allen Lagen das gesamte Körpergewicht tragen und mit unterschiedlichen Belastungen fertig werden muss, sind starke Muskeln im Bauch und im unteren Rücken enorm wichtig. Vermeiden Sie Übungen, bei denen die Wirbelsäule belastet wird, z. B. Berührung der Zehenspitzen bei gestreckten Beinen oder nach hinten gerichtete Rückenkrümmungen, und hören Sie auf, sobald etwas wehtut, da die Verletzungsgefahr sonst steigt.

Starke Muskeln im Bauch und im unteren Rücken schützen vor Gelenkproblemen und Rückenschmerzen

Basisübungen

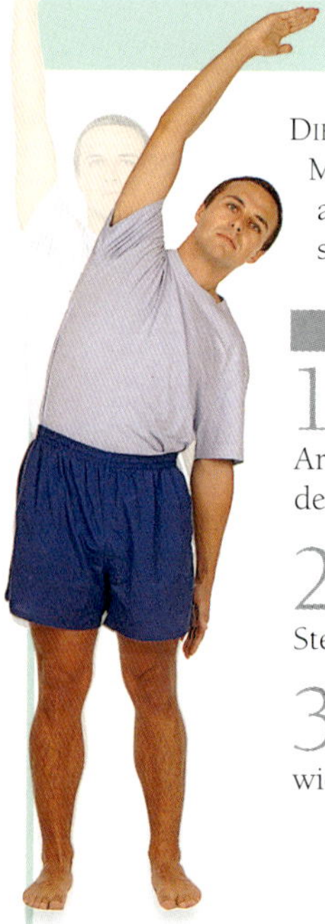

Diese Übungen stärken und dehnen jene Muskeln, die das Rückgrat stützen und ausrichten. Wenn Sie unter Rückenschmerzen leiden, sollten Sie sie regelmäßig durchführen. Durch tägliche Übungen stärken Sie Ihre Bauchmuskulatur und verhindern eine Verkrampfung der Rücken- und Beinmuskeln.

Seitliche Dehnung (R, P)

1 Stellen Sie sich hin, die Füße hüftbreit auseinander. Den rechten Arm nach oben strecken, während der linke entspannt nach unten zeigt.

2 Den linken Arm so weit wie möglich nach unten ziehen und diese Stellung 7 Sekunden halten.

3 Langsam wieder aufrichten. Die Übung auf jeder Seite dreimal wiederholen.

Kniesehnendehnung (P)

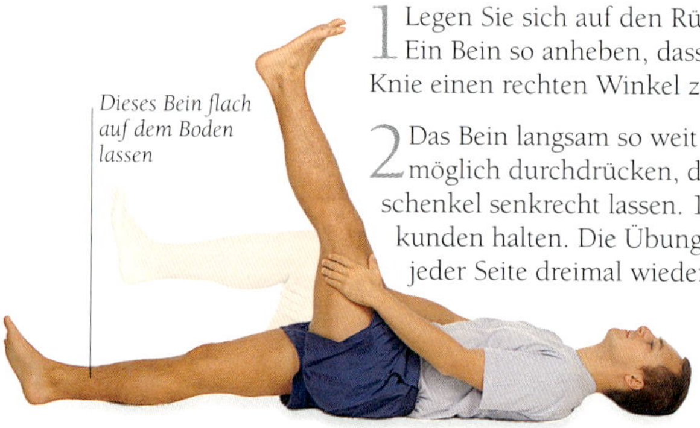

1 Legen Sie sich auf den Rücken. Ein Bein so anheben, dass das Knie einen rechten Winkel zeigt.

2 Das Bein langsam so weit wie möglich durchdrücken, den Oberschenkel senkrecht lassen. 10 Sekunden halten. Die Übung auf jeder Seite dreimal wiederholen.

Wadendehnung (P)

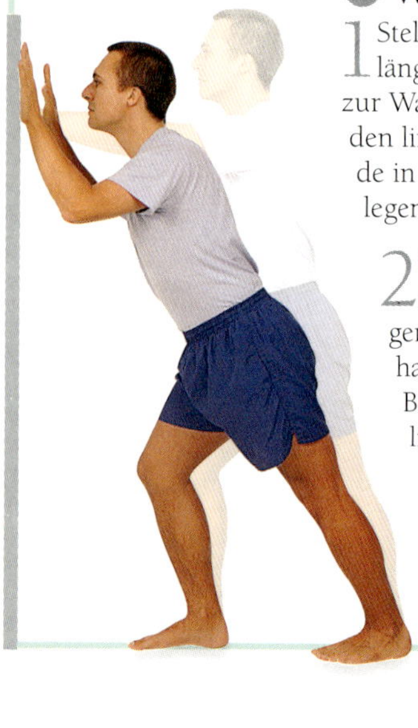

1 Stellen Sie sich etwa eine Armlänge entfernt mit dem Gesicht zur Wand. Den rechten Fuß vor den linken stellen und beide Hände in Schulterhöhe an die Wand legen.

2 Die Ellbogen beugen und den Körper zur Wand neigen. Dabei den Rücken gerade halten und die linke Ferse am Boden lassen. Nun wird die linke Wade gedehnt.

3 Diese Position 15 Sekunden halten. Die Übung auf jeder Seite dreimal wiederholen.

Bauchdehnung (P)

1 Auf den Rücken legen, Füße aufstellen, Hände seitlich ablegen.

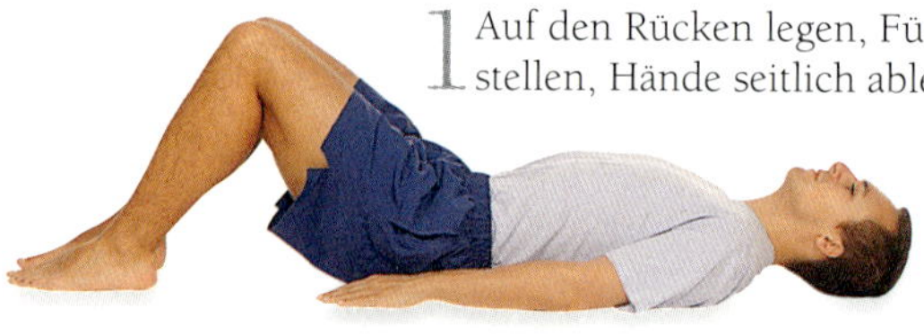

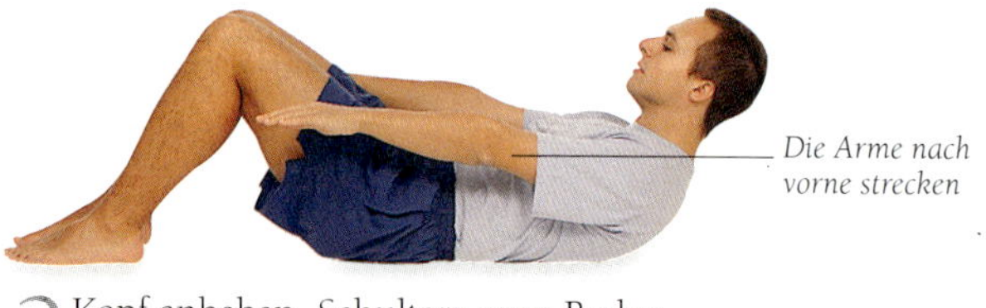

2 Kopf anheben, Schultern vom Boden abheben. 7 Sekunden halten, Kopf allmählich wieder ablegen. Bis zu zehnmal wiederholen.

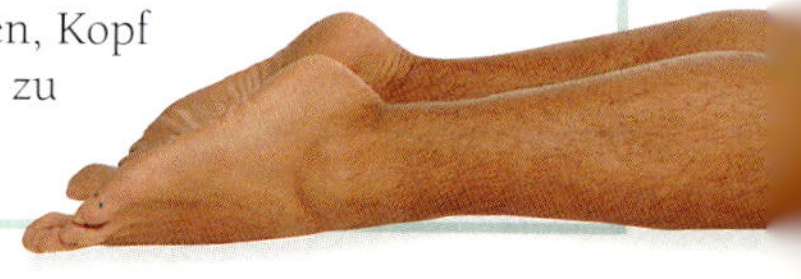

Rücken- und Nackenübungen

Mit diesen Übungen lassen sich steife Gelenke langsam und vorsichtig lockern. Führen Sie sie bei akuten Rückenschmerzen als Erste-Hilfe-Maßnahme durch. Bleiben Sie nur im Notfall und höchstens zwei Tage im Bett liegen. Suchen Sie möglichst bald Ihre Ärztin auf und beginnen Sie mit Mobilisierungsübungen für den Rücken und die Gelenke, da längere Inaktivität Kräfteverlust und weitere Schmerzen bewirkt.

Becken kippen

1 Auf den Rücken legen, Füße flach auf dem Boden.

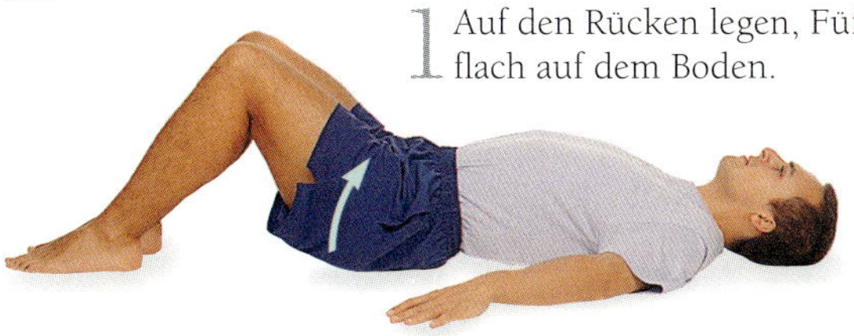

2 Den Rücken auf den Boden drücken, Bauch- und Pomuskeln anspannen und das Becken nach oben kippen. Mindestens 6 Sekunden halten, dann allmählich entspannen. Die Übung bis zu zehnmal wiederholen.

Sanftes Verdrehen

1 Auf den Rücken legen, Füße flach auf dem Boden.

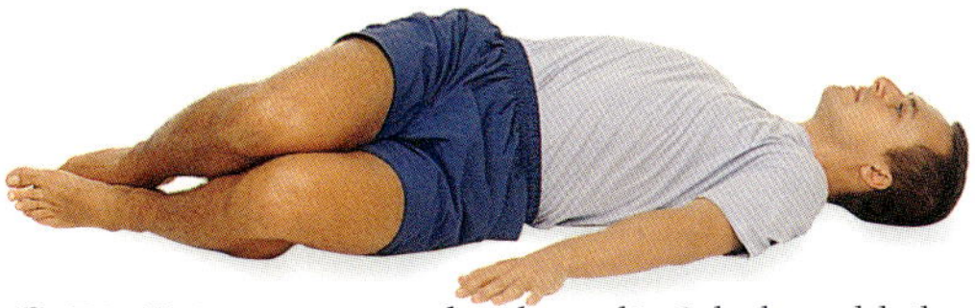

2 Die Knie zusammendrücken, die Schultern bleiben flach auf dem Boden. Nun die Beine vorsichtig so weit wie möglich nach einer Seite fallen lassen. Diese Position eine Minute halten. Die Übung auf jeder Seite bis zu fünfmal wiederholen.

Katzenbuckel

1 Begeben Sie sich in den Vierfüßlerstand. Nach vorn schauen und den Rücken leicht nach unten drücken. 5 Sekunden halten.

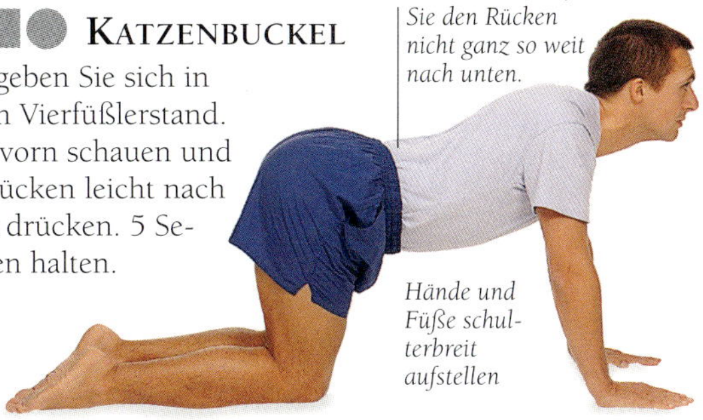

2 Das Rückgrat nach oben biegen, bis der Rücken ganz gebogen ist. 5 Sekunden halten. Die Übung zehnmal wiederholen.

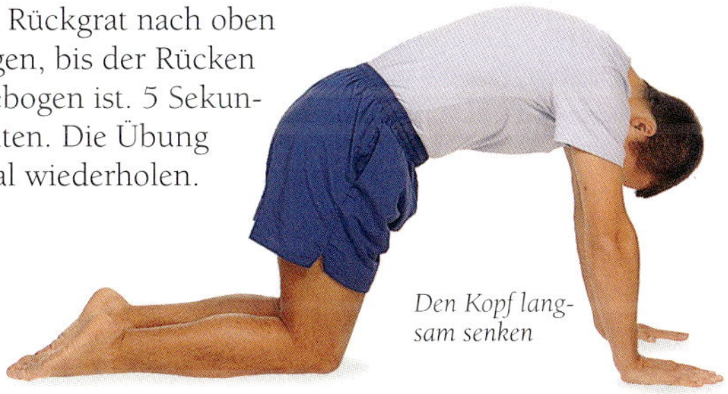

Den unteren Rücken dehnen

1 Auf den Rücken legen, Knie anwinkeln, Füße flach auf den Boden stellen. Die Knie mit beiden Händen umfassen und zur Brust ziehen.

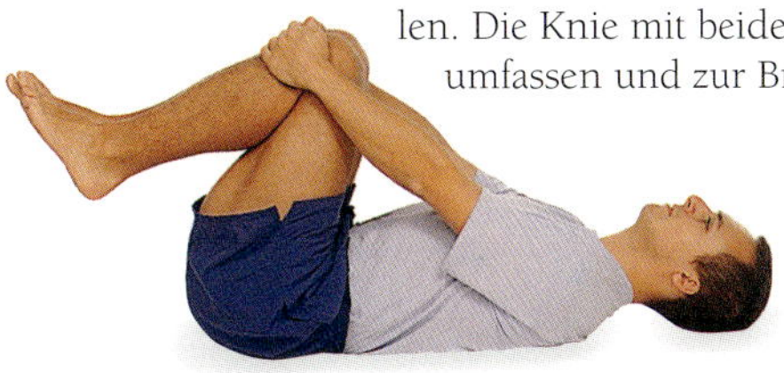

2 Sobald Sie im unteren Rücken eine leichte Dehnung verspüren, tief einatmen und diese Position 10 Sekunden halten. Die Beine langsam wieder ablegen und dabei den Rücken auf den Boden drücken. Die Übung dreimal wiederholen.

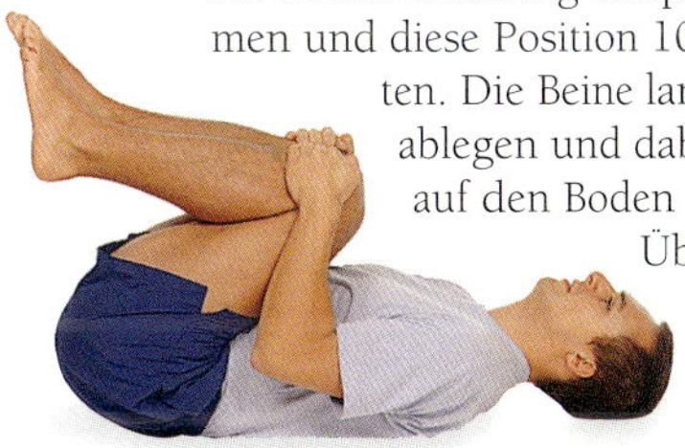

Passive Erweiterung

1 Legen Sie sich auf den Bauch. Nach vorn schauen und die Arme angewinkelt seitlich ablegen, die Handflächen auf den Boden.

2 Die Arme langsam durchdrücken, so dass der Oberkörper abhebt. Die Übung fünfmal wiederholen, um die Wirbelsäule jedes Mal etwas mehr zu beugen.

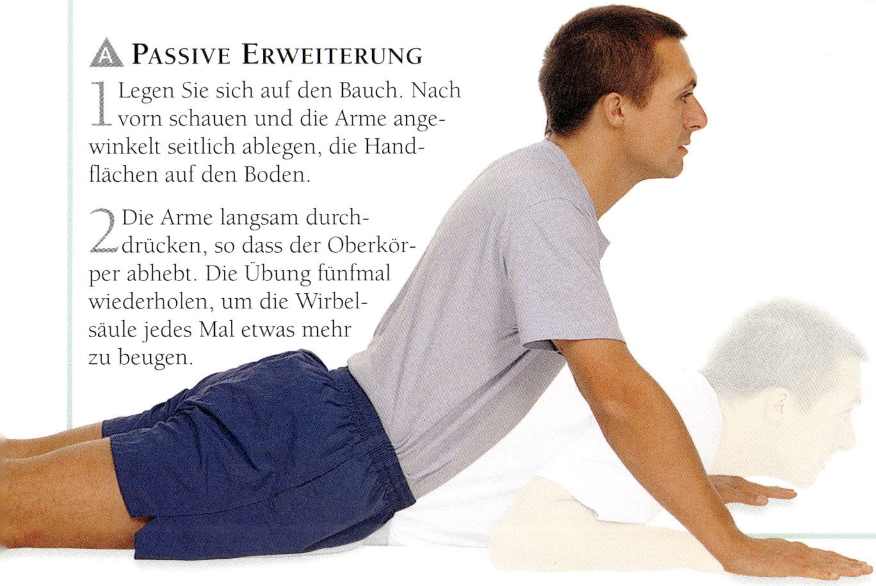

Nackenlockerung

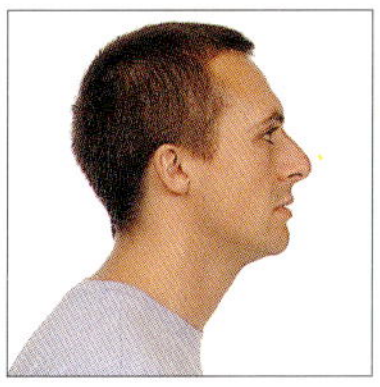

1 Setzen Sie sich gerade hin. Schauen Sie nach vorne.

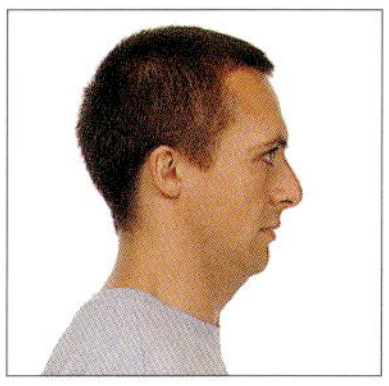

2 Ziehen Sie das Kinn zurück und die Schultern hoch. Den Nacken dabei gerade halten. Entspannen und die Übung dreimal wiederholen.

IHRE BIOCHEMISCHE GESUNDHEIT

Nährstoffe sind für unsere biochemische Gesundheit von grundlegender Bedeutung, und unsere Nahrung und die Zubereitungsweise wirken sich positiv oder negativ auf unsere Gesundheit aus. Die bei uns typische Ernährung enthält zu viele raffinierte und konservierte Nahrungsmittel. Die steigenden Zahlen von Herzerkrankungen, Magen-Darm-Störungen und bestimmten Krebsarten lassen sich auf unsere Vorliebe für fett- und zuckerhaltige Nahrungsmittel zurückführen. Dabei sollten wir es besser wissen: Eine der bedeutendsten ernährungswissenschaftlichen Entdeckungen in den letzten 15 Jahren sind die Antioxidantien. Diese in Obst und Gemüse enthaltenen Nährstoffe scheinen vorbeugend gegen bestimmte Krankheiten und vorzeitiges Altern zu wirken. Und neuere Forschungen weisen auf die Bedeutung gewisser Substanzen in alltäglichen Nahrungsmitteln wie Brokkoli und Knoblauch hin. Die Redensart »Man ist, was man isst« scheint eine weitreichendere Bewandtnis zu besitzen als gemeinhin angenommen.

Der Verdauungsprozess

Die Gesundheit hängt wesentlich von einer gut funktionierenden Leber ab sowie davon, dass Giftstoffe und schädliche Bakterien aus dem Darm entfernt werden. Die Unfähigkeit, richtig mit Stress umzugehen, beeinflusst die Prozesse möglicherweise negativ. Die Verdauung beginnt mit der Wahrnehmung und dem Geruch von Speisen, die den Speichelfluss anregen. Dadurch wird die Nahrung angefeuchtet und lässt sich leichter kauen. Bei der »Flucht oder Angriff«-Reaktion auf Stress allerdings trocknet der Mund aus, die Produktion von Verdauungsenzymen und -säften, die die Nahrung aufspalten, wird reduziert. In Stresssituationen verlangsamt sich auch die Verdauung, so dass den Muskeln mehr Energie zur Verfügung steht. Es strömt weniger Blut zum Magen und zum Darm, und die Darmbewegungen werden schneller, langsamer oder unregelmäßig (*siehe unten*). Anhaltender Stress erhält diese Reaktionen aufrecht, so dass die Nahrung nicht genügend verdaut und absorbiert wird.

Wie sieht eine ausgewogene Ernährung aus?

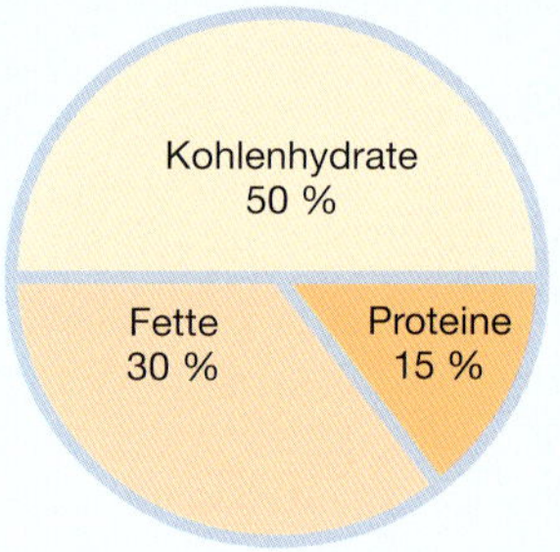

Im Allgemeinen besteht eine ausgewogene Ernährung aus 50 Prozent Kohlenhydraten, 15 Prozent Protein, nicht mehr als 30 Prozent Fett und vielen Ballaststoffen, Vitaminen, Mineralstoffen und Wasser *(siehe Seiten 160–164)*. Viele Menschen wissen kaum etwas über Nährstoffe wie unterschiedliche Kohlenhydratarten oder essentielle Fettsäuren, ganz zu schweigen von jenen erst kürzlich entdeckten Substanzen wie Lycopin (in rotem Gemüse enthalten, soll vorbeugend gegen Prostatakrebs wirken). Erfreulicherweise stimmen die meisten Ernährungsfachleute mit jenen leicht anwendbaren Richtlinien der Mittelmeerküche überein *(siehe rechts)*. (Das geringere Auftreten von chronischen Krankheiten in Griechenland und Italien wird mit der dort üblichen Ernährung, die viel Obst und Gemüse, Olivenöl und Rotwein umfasst, in Verbindung gebracht.)

Stress und Verdauung

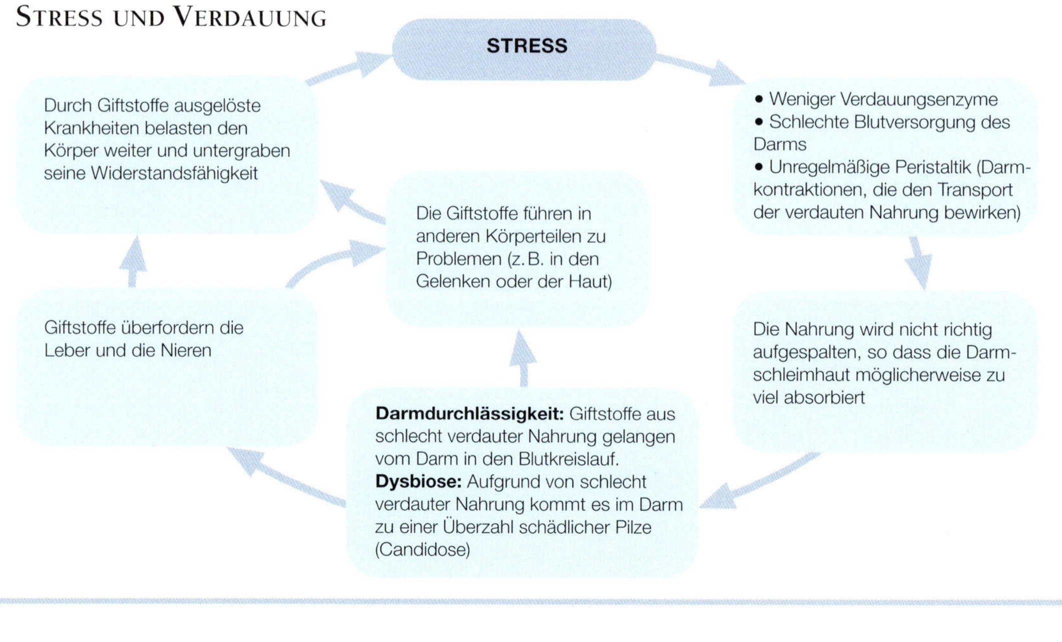

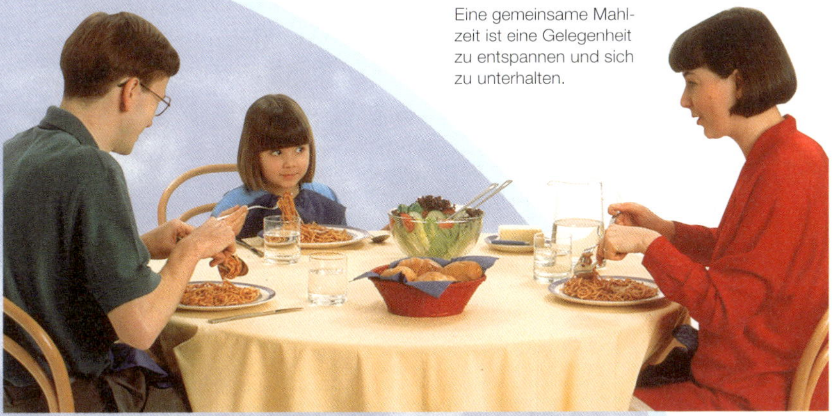

Eine gemeinsame Mahlzeit ist eine Gelegenheit zu entspannen und sich zu unterhalten.

12 Schritte für eine bessere Ernährung

- Sorgen Sie dafür, dass die Hälfte Ihrer täglichen Kalorienzufuhr aus stärkehaltigen Nahrungsmitteln wie Brot, Nudeln, Reis und Kartoffeln stammt.
- Nehmen Sie täglich fünf Portionen Obst und Gemüse zu sich.
- Reduzieren Sie gesättigte Fettsäuren (in Fleisch und Milchprodukten).
- Bereiten Sie Ihr Gemüse gedämpft oder pfannengerührt zu, statt es zu frittieren oder zu kochen.
- Meiden Sie raffiniertes Pflanzenöl und tierisches Fett.
- Ersetzen Sie Vollmilchprodukte durch fettarme oder Magermilchprodukte.
- Das meiste Protein sollte aus Geflügel, Fisch, Hülsenfrüchten, Getreideflocken und fettarmen Milchprodukten stammen, nicht von rotem Fleisch.
- Essen Sie wegen der essentiellen Fettsäuren zweimal pro Woche fettreichen Fisch, z. B. Lachs.
- Trinken Sie weniger Kaffee, Schwarztee und Colagetränke. Bevorzugen Sie Kräutertee, Fruchtsäfte und Wasser.
- Ersetzen Sie Butter durch einen fettarmen Aufstrich, der viele mehrfach ungesättigte Fettsäuren und wenig Trans-Fettsäuren enthält.
- Nehmen Sie kein »Junk Food« und keine Fertignahrung zu sich, die viele Konservierungs-, Farb- und Geschmacksstoffe enthält.
- Trinken Sie höchstens 14 Einheiten Alkohol wöchentlich für Frauen und 21 für Männer (eine Einheit = 1 Glas Wein, 1 Glas Bier oder 1 Gläschen Schnaps). Ein Glas Rotwein täglich kann das Risiko von Herzerkrankungen senken.

Gesunde Essgewohnheiten

Bei uns haben mittlerweile viele Menschen schlechte Essgewohnheiten: Sie essen im Stehen und schlingen Junk Food hinunter, das kaum Nährstoffe, aber viele Konservierungsstoffe enthält. Da heute mehr Menschen arbeiten gehen als früher, ist der Trend zu Fertiggerichten verständlich, und er ist an sich auch nicht verkehrt. Wir sollten jedoch bewusst wahrnehmen, was wir essen, um eventuelle Mängel auszugleichen.

Machen Sie es sich zur Gewohnheit, häufiger kleine Mahlzeiten zu sich zu nehmen. Obwohl kürzere Fastenzeiten die geistige Wachsamkeit fördern, führt ein anhaltender niedriger Blutzuckerspiegel zu Gereiztheit, Depression und Stimmungsschwankungen. Mehrere über den Tag verteilte kleine Mahlzeiten mit Obst und Nüssen stabilisieren den Blutzuckerspiegel; zudem ist die Nahrung leichter verdaulich und macht nicht so müde wie ein deftiges, zucker- und fettreiches Mittag- oder Abendessen. Um den »toten Punkt« nach dem Mittagessen zu vermeiden, sollten Sie protein- und kohlenhydratreiche Speisen einnehmen, z. B. mageres Hühnchen oder Fisch mit Nudeln oder Vollkornbrot.

Für das Frühstück sollten wir uns auch bei einem dicht gedrängten Tagesprogramm Zeit nehmen, denn dadurch regen wir den Stoffwechsel an und kommen nach dem nächtlichen Fasten zu neuen Energien. Studien zufolge sind Kinder, die frühstücken, vormittags wachsamer. Geeignet sind Nahrungsmittel mit komplexen Kohlenhydraten, z. B. Toast, Getreideflocken und Obst; ungeeignet sind dagegen protein- und fettreiche Nahrungsmittel wie Rührei, Käse oder Schinken. Auf jeden Fall sollte das Essen Freude bereiten. Im Idealfall ist das Vorbereiten und Einnehmen einer Mahlzeit ein soziales Ereignis, das wir mit lieben Menschen teilen. Wenn wir uns wenigstens einmal täglich ohne Hast und laufenden Fernseher zu einer gemeinsamen Mahlzeit träfen, wäre das nicht nur für unsere Verdauung förderlich – wir würden auch besser kommunizieren und uns weniger belastet fühlen.

Nahrung fürs Gemüt

Bestimmte Nahrungsmittel beeinflussen erwiesenermaßen die Gemütslage. Bananen und einige proteinreiche Nahrungsmittel wie Fleisch, Milch und Eier enthalten die Aminosäure Tryptophan, die zu Serotonin verstoffwechselt wird. Diese chemische Substanz im Gehirn bewirkt Ruhe und Schlaf. Ein niedriger Serotoningehalt wird mit Depression und Verbitterung in Verbindung gebracht. Eine Tasse Kaffee am späten Vormittag steigert die Konzentration auf Grund des anregend wirkenden Koffeins, das auch in Schwarztee, Schokolade und Cola enthalten ist. Sechs oder mehr Tassen Kaffee bewirken allerdings eine Erhöhung des Blutdrucks und des Anteils an Stresshormonen sowie unter Umständen Zittern, Herzklopfen, Schlaflosigkeit und den schnelleren Abbau von Calcium in den Knochen. Andererseits ist in Kakao und Schokolade auch die chemische Substanz Phenylethylamin enthalten, die offenbar stimmungserhellend wirkt.

Am meisten profitiert Ihre Ernährungsweise, wenn Sie mehr Obst und Gemüse essen.

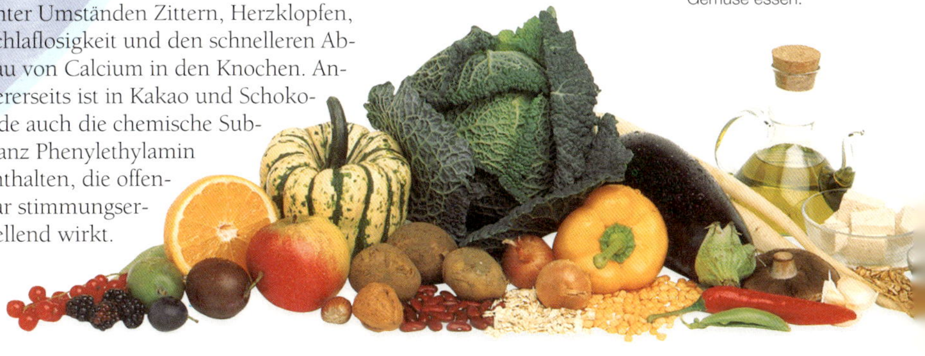

NOTWENDIGE NÄHRSTOFFE

Nahrungsmittel enthalten Proteine, Kohlenhydrate und Fette in unterschiedlichen Zusammensetzungen. Diese molekularen Verbindungen sind für eine gute Gesundheit lebenswichtig; sie liefern Energie und spielen beim Wachstum und bei der Versorgung der Zellen eine bedeutsame Rolle. Die in der Nahrung in winzigen Mengen enthaltenen Vitamine und Mineralstoffe haben eine spezifische Bedeutung für den Stoffwechsel. Wichtig sind auch die Ballaststoffe, die für eine gute Verdauung sorgen. Der wertvollste Inhaltsstoff ist jedoch das Wasser – aus dem unser Körper zu zwei Dritteln besteht. Ohne Wasser können unsere Körpersysteme nicht funktionieren, wir würden innerhalb weniger Tage sterben.

Die meisten Menschen im Westen nehmen mehr Proteine zu sich als nötig. Das Übermaß wird in Fett umgewandelt.

PROTEIN

PROTEIN WIRD IM KÖRPER in seine Bestandteile zerlegt, und zwar in die Aminosäuren, die für das Wachstum, die Aufrechterhaltung und Instandsetzung der Zellen wichtig sind. Zwar kann der Körper einige Aminosäuren selbst herstellen, neun von ihnen, die so genannten »essentiellen Aminosäuren«, lassen sich jedoch nur aus der Nahrung beziehen. Weiterhin dienen die Aminosäuren zur Produktion von Enzymen, jenen Katalysatoren also, die komplexe chemische Prozesse auslösen, sowie von DNA, die die genetische Information zur Steuerung des gesamten Stoffwechsels trägt.

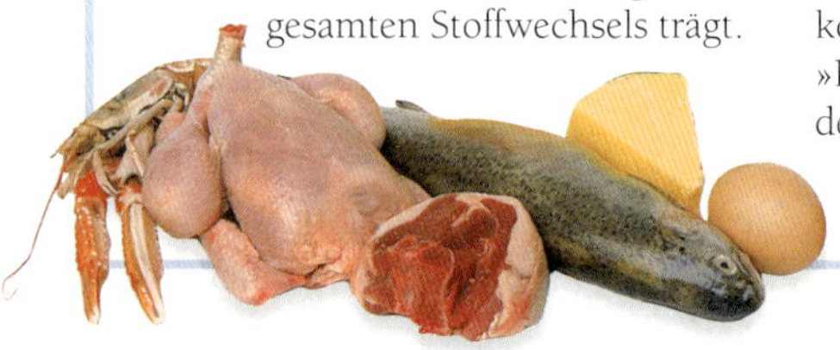

Im Idealfall stammen 10–15 Prozent der Kalorien aus Protein. Bei Proteinmangel werden Zellen abgebaut. Im Westen nehmen die meisten Menschen mehr Protein zu sich als nötig. Das Übermaß wird in Energie umgewandelt oder als Fett gespeichert.
Quellen: Fleisch, Fisch, Geflügel, Eier, Käse und Sojabohnen enthalten sämtliche Aminosäuren; hier genügt eine Portion täglich. Hülsenfrüchte, Brot, Reis, Nudeln, Kartoffeln und Nüsse dagegen sind keine vollständigen Quellen hierfür und müssen entsprechend mit anderen Nahrungsmitteln kombiniert werden. Reis und Linsen, »Baked Beans« auf Toast sowie Getreideflocken mit Milch sind Beispiele für proteinreiche Kombinationen.

KOHLENHYDRATE

SIE STELLEN die am schnellsten verfügbare Energiequelle dar und sollten etwa 50 Prozent unserer Ernährung ausmachen. Sie werden zu Glucose (dem Hauptenergielieferanten des Körpers) und Glykogen abgebaut, das zur Umwandlung in Glucose in der Leber und in den Muskeln gespeichert wird. Man unterscheidet zwei Kategorien: *Komplexe* Kohlenhydrate werden langsam abgebaut und liefern über einen längeren Zeitraum Energie (aus ihnen sollten zwei Drittel der Kohlenhydratzufuhr stammen); *einfache* Kohlenhydrate (Zucker) liefern sofort Energie, und einige von ihnen, z. B. Rohrzucker, gelten als »leere« Kalorien, da sie keinen Nährwert besitzen.
Quellen: *Komplexe* Kohlenhydrate: stärkehaltige Nahrungsmittel wie Brot, Nudeln, Reis, Kartoffeln, Hülsenfrüchte, Vollkorngetreide und Getreideflocken. *Einfache* Kohlenhydrate: Obst, Gemüse, Honig (Glucose und Fructose), Milch (Lactose), gekeimtes Getreide (Maltose) sowie Rohr- oder Rübenzucker (Sucrose).

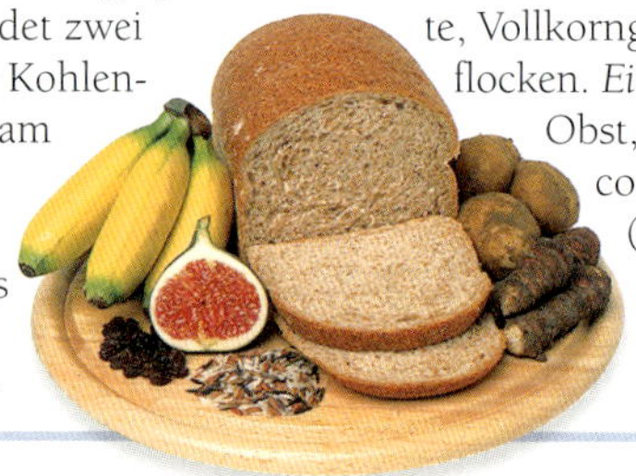

WASSER

SÄMTLICHE KÖRPERPROZESSE benötigen Wasser, im Idealfall drei Liter täglich. Um die Versorgung zu gewährleisten, sollte man am Besten zwei Liter Flüssigkeit pro Tag trinken bzw. so viel, dass der Urin eine hellgelbe Farbe hat. An heißen Tagen, beim Sport oder bei einer Fieberkrankheit steigt der Wasserbedarf mitunter wegen des Flüssigkeitsverlustes durch Schwitzen. Gefiltertes Leitungswasser kann besser sein als in Flaschen abgefülltes, das Bakterien, Nitrat und chemische Substanzen enthalten kann.
Quellen: Obst, Gemüse, Milchprodukte, Brot, Getreideflocken und Fleisch machen ein Drittel der täglichen Wasserzufuhr aus. Der Rest sollte durch Wasser, Saft, Milch und andere Getränke erfolgen.
Achtung: Alkohol, Schwarztee, Kaffee und Cola wirken harntreibend, so dass der Körper mehr Wasser ausscheidet als zugeführt wird.

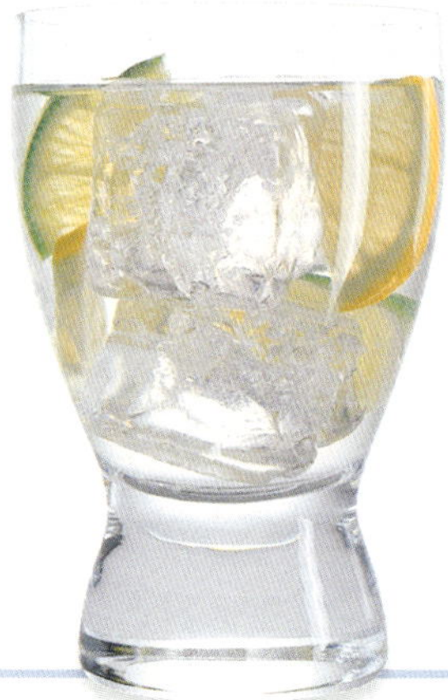

FETTE

FETTE (LIPIDE) stellen die konzentrierteste Quelle an Nahrungsenergie dar. Fettreiche Speisen sind daher auch kalorienreich. Der Körper braucht zwar eine gewisse Menge an Fett, zu viel ist jedoch schädlich. Im Westen liegt die Empfehlung bei 30 Prozent der gesamten Kalorienzufuhr; Fachleuten zufolge sollte er für Menschen, deren Fettstoffwechsel nicht richtig funktioniert, jedoch nur bei 10 Prozent liegen. Fette sind für die Energiespeicherung, für den Transport fettlöslicher Vitamine (A, D, E und K) sowie für die Hormonproduktion wichtig und stellen die essentiellen Fettsäuren zur Verfügung, die der Körper nicht selbst herstellen kann. Fette machen viele Speisen attraktiver und verzögern die Ausscheidung aus dem Darm. Das Gleichgewicht zwischen den essentiellen Fettsäuren und den Prostaglandinen, die sie produzieren *(siehe Glossar, Seiten 177–178)*, ist für die Gesundheit ausschlaggebend. Ein Mangel an essentiellen Fettsäuren wird mit Atherosklerose, Arthritis und Allergien in Verbindung gebracht.

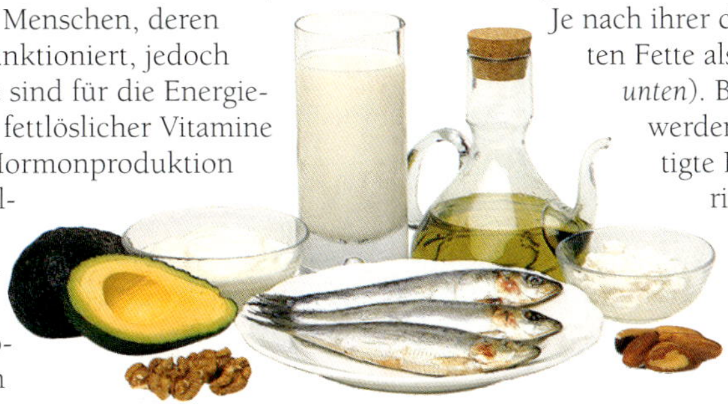

Je nach ihrer chemischen Zusammensetzung gelten Fette als gesättigt oder ungesättigt *(siehe unten)*. Bei der industriellen Verarbeitung werden ungesättigte Pflanzenöle in gesättigte Fette umgewandelt, z. B. für Margarine. Dabei entstehen Trans-Fettsäuren, die eventuell Herzerkrankungen auslösen. Pflanzenöle gelten daher als gesunde Alternative zu Margarine.

GESÄTTIGTE FETTSÄUREN

Die vor allem in Fleisch und Milchprodukten vorkommenden gesättigten Fettsäuren sind kein wesentlicher Bestandteil einer gesunden Ernährung. Zu viel davon erhöht den Cholesterinspiegel und das Risiko von Übergewicht, Herzerkrankungen und Atherosklerose sowie Darm-, Brust- und Bauchspeicheldrüsenkrebs.

Quellen: Butter, Hartkäse, Sahne, Palmöl, Kokosnuss, fettes Fleisch, feste Margarine, feste Kochfette, Kuchen und Gebäck.

UNGESÄTTIGTE FETTSÄUREN

Einfach ungesättigte Fettsäuren sind pflanzlichen Ursprungs und können gesättigte Fette in der Nahrung ohne weiteres ersetzen.

Quellen: Erdnussöl, Rapsöl, Avocados, Nüsse, Samen und Olivenöl. Letzteres enthält auch mehrfach ungesättigte Fettsäuren *(siehe rechts)* und ist elementarer Bestandteil der Ernährung in Mittelmeerländern, wo Herzerkrankungen seltener auftreten. Verwenden Sie möglichst kalt gepresstes, unraffiniertes Öl.

Mehrfach ungesättigte Fettsäuren bestehen aus essentiellen Fettsäuren, die der Körper nicht selbst herstellen kann und daher aus der Nahrung beziehen muss. Sie erhalten die Zellmembranen, transportieren Fette im Körper und produzieren Prostaglandine. Diese chemischen Substanzen werden für unterschiedliche Körperfunktionen benötigt, z. B. für den Kreislauf, den Wasserhaushalt und die Stärkung des Immunsystems. Man unterscheidet zwei Kategorien *(siehe unten)*.

Omega-6
Diese mehrfach ungesättigten Fettsäuren stammen aus der Linolsäure.

Quellen: Samenöle wie Sonnenblumen-, Maiskeim-, Erdnuss-, Oliven- und Nachtkerzenöl.

Omega-3
Diese mehrfach ungesättigten Fettsäuren stammen aus der Alpha-Linolensäure. Sie sind für die Gehirnentwicklung des Fetus wichtig und schützen vor Herzerkrankungen sowie vor Brust-, Darm- und Bauchspeicheldrüsenkrebs. Weiterhin wirken sie bei Arthritis und Psoriasis lindernd.

Quellen: Blattgemüse, fettreiche Seefische, Fischöle und Schalentiere.

BALLASTSTOFFE

ALS BALLASTSTOFFE bezeichnet man eine Gruppe von in pflanzlichen Zellwänden enthaltenen Substanzen, die den Darm passieren, ohne absorbiert zu werden. Durch Ballaststoffe wird der Stuhl weicher und voluminöser, was vorbeugend gegen Verstopfung wirkt. Auf Grund der langsameren Darmpassage haben die Verdauungsenzyme mehr Zeit zu wirken. Darüber hinaus absorbieren Ballaststoffe die giftigen Nebenprodukte der Verdauung. Eine ballaststoffarme Ernährung steht offenbar im Zusammenhang mit Darm- und Gallenblasenkrebs und anderen Darmkrankheiten. Die Gesundheitsbehörde in Deutschland empfiehlt die Zufuhr von mindestens 18 g Ballaststoffen täglich, andere Fachleute sprechen von bis zu 35 g. Man unterscheidet zwei Arten: *Unlösliche* Ballaststoffe bewirken eine Verkürzung der Darmpassagezeit und dämmen die Bildung karzinogener Substanzen ein, die Darmkrebs auslösen können. *Lösliche* Ballaststoffe senken den Cholesterinspiegel im Blut und verhindern die Absorption von Glucose.

Quellen
Unlösliche Ballaststoffe: Naturreis, Kleie, Nüsse, Weizenkleie, Vollkorngetreide, getrocknete Früchte.
Lösliche Ballaststoffe: Haferkleie, Hülsenfrüchte, Obst, Gemüse.

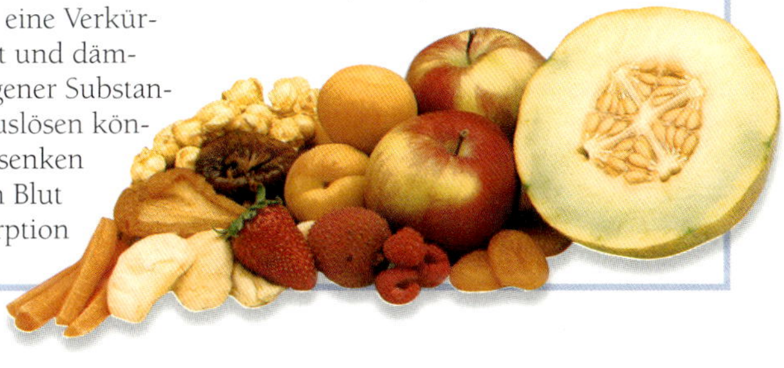

VITAMINE UND MINERALSTOFFE

Vitamine und Mineralstoffe sind ein elementarer Bestandteil unserer Ernährung, da der Körper sie nicht selbst herstellen kann. Jedes Vitamin hat bestimmte Funktionen im Körper, und mindestens 16 Mineralstoffe sind für das Leben, das Wachstum und die Fortpflanzung notwendig. Am Besten ist es, wenn wir sämtliche Vitamine und Mineralstoffe durch eine ausgewogene Ernährung zu uns nehmen. Allerdings zeigen wissenschaftliche Untersuchungen, dass auf Grund der Massenproduktion der Nahrungsmittel Nährstoffe zunehmend verloren gehen und Nahrungsergänzungen mitunter sinnvoll sind. Sie sollten jedoch kein Ersatz für gesunde Ernährung sein, da eine optimale Nährstoffversorgung nur durch das Zusammenwirken einzelner Nahrungsbestandteile gewährleistet wird und nicht durch die Wirkung einzelner Vitamine oder Mineralstoffe.

NAHRUNGSERGÄNZUNGEN

DIE WELTGESUNDHEITSORGANISATION hat Richtlinien für die tägliche Nährstoffzufuhr aufgestellt, die so genannte empfohlene Tagesdosis. Laut einigen Ernährungsfachleuten dienen diese Mengen jedoch lediglich der Vorbeugung gegen Krankheiten und nicht der optimalen Gesundheit. Zudem sind die Bedürfnisse je nach Alter, Geschlecht und Konstitution individuell unterschiedlich und Nahrungsergänzungen in Einzelfällen von Vorteil. So treten erheblich weniger Fälle von Spina bifida und anderen Geburtsschäden auf, wenn schwangere Frauen zusätzlich Folsäure einnehmen. Durch Vitamin-E-Ergänzungen lässt sich das Risiko von Herzerkrankungen eventuell um bis zu 75 Prozent reduzieren. Wer sich vegan ernährt, eine strikte Diät einhält oder viel raucht, sollte zusätzlich für Vitamine des B-Komplexes sorgen. Andererseits kann eine übermäßige Zufuhr von Eisen und den Vitaminen A und D auch zu gesundheitlichen Problemen führen.

Wenn Sie bislang nicht besonders auf Ihre Ernährung geachtet haben, könnte eine Ergänzung aus Antioxidantien, Vitaminen und Mineralstoffen zunächst sinnvoll sein. Wenn Sie schwanger sind oder Medikamente nehmen, sollten Sie vor einer Einnahme jedoch stets ärztlichen Rat einholen.

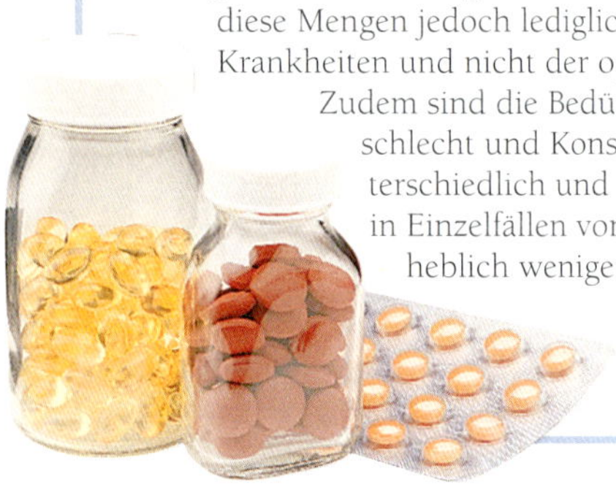

Manche Menschen benötigen zusätzliche Vitamine und Mineralstoffe.

ANTIOXIDANTIEN

MITTLERWEILE SIND über 100 Antioxidantien *(siehe unten)* bekannt. Sie beseitigen potenziell schädliche Moleküle, die so genannten freien Radikale. Letztere produziert der Körper als Teil des normalen Stoffwechsels und als Infektionsabwehr; sie schädigen jedoch mitunter in kürzester Zeit die DNA und die Zellmembranen und beeinflussen den Cholesteringehalt, was eine »Verkalkung« der Arterien bewirkt. Bleiben diese Reaktionen unentdeckt, können Herzerkrankungen, Krebs, vorzeitiges Altern und andere gesundheitliche Probleme die Folge sein. Die Zahl freier Radikale steigt durch eine ungesunde Ernährung (insbesondere durch zu viele frittierte oder verbrannte Speisen), übermäßigen Sport, Kontakt mit Umweltchemikalien, Zigarettenrauch, Sonnenlicht und Strahlen.

VITAMINE	Vitamine A (Betacarotin, *siehe unten*), C und E
MINERALSTOFFE	Selen, Zink, Mangan und Kupfer
BIOFLAVONOIDE	Diese pflanzlichen Substanzen steigern die Aktivität von Vitamin C und wirken offenbar vorbeugend gegen Infektionen und Krebs. Sie sind in frischen und getrockneten Pflaumen, Zitrusfrüchten, Kirschen, Beeren, Hagebutten, Weintrauben, Papayas, Melonen, Brokkoli, Tomaten, Tee und Rotwein enthalten.
CAROTINOIDE	Diese gelben und roten Pigmente kommen in vielen Pflanzen vor. Am bekanntesten ist das Betacarotin, das im Körper zu Vitamin A umgewandelt wird. In diese Gruppe gehören weiterhin Lycopin (in Tomaten), Lutein und Zeaxanthin (in Spinat, Grünkohl, Brokkoli, Wasserrüben und Senfblättern); diese Substanzen beugen auch der altersbedingten Netzhautdegeneration vor.
GLUTATHION	Dieses Enzym produziert der Körper aus Nahrungsmitteln, die die Aminosäuren L-Cystein und L-Methionin in großem Maße enthalten (Eigelb, rote Paprika, Knoblauch, Zwiebeln, Brokkoli, Sprossen, Joghurt, Weizenkeime und Geflügel).

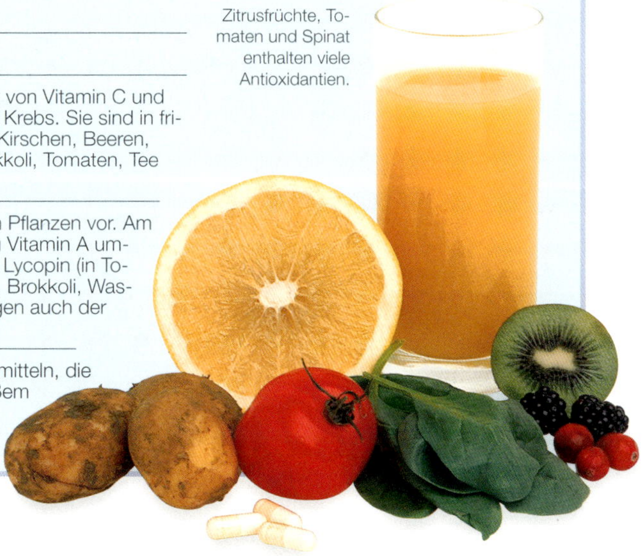

Zitrusfrüchte, Tomaten und Spinat enthalten viele Antioxidantien.

VITAMINE

VITAMIN D, das natürlicherweise entsteht, wenn die Haut der Sonne ausgesetzt wird, ist das einzige Vitamin, das der Körper selber herzustellen vermag. Alle anderen muss er aus der Nahrung beziehen. Die fettlöslichen Vitamine A, D, E und K können im Gegensatz zu jenen des B-Komplexes (außer B_{12}) und dem wasserlöslichen Vitamin C im Körper gespeichert werden. Stress, die Einnahme von Antibiotika und Alkohol beeinflussen unter Umständen die Absorption wasserlöslicher Vitamine.

VITAMIN	HAUPTSÄCHLICHE WIRKUNG	GUTE QUELLEN	EMPFOHLENE TAGESDOSIS
VITAMIN A	Antioxidans *(siehe links)*; wichtig für gute Sehfähigkeit; gut für Haut und Schleimhäute; bewirkt bei übermäßiger Einnahme mitunter Geburtsschäden, verschwommenes Sehen und Kopfschmerzen	Als Retinol in tierischen Nahrungsmitteln enthalten (Leber, Butter, Käse, Eier, fettreichem Fisch) und als Betacarotin in Pflanzen (Möhren, Tomaten, Spinat, Brokkoli)	Frauen 4,8 mg; Männer 6 mg; stillende Mütter 9 mg
VITAMIN B_1	Unterstützt die Umwandlung von Nahrungsmitteln in Energie; wirkt vorbeugend gegen den Aufbau giftiger Substanzen	Vollkorngetreide, Naturreis, Nüsse, Vollkornnudeln und -brot, angereichertes Weißbrot und Frühstücksflocken, getrocknete Bohnen, mageres Fleisch, Fisch	Frauen 1,0 mg; Männer 1,1 mg
VITAMIN B_2 (RIBOFLAVIN)	Unterstützt die Umwandlung von Nahrungsmitteln in Energie	Nüsse, Milchprodukte, Leber, Hefeextrakt, Eier, mageres Fleisch, Blattgemüse, Linsen, Frühstücksflocken	Frauen 1,2 mg; Männer 1,3 mg
NIACIN	Spielt bei der Synthese der DNA eine Rolle; wandelt Nahrungsmittel in Energie um; unterstützt das Nerven- und Verdauungssystem	Milchprodukte, Leber, fettreicher Fisch, Hähnchen, Truthahn, Vollkornbrot, Naturreis, Hefeextrakt, Nüsse	Frauen 13 mg, Männer 15 mg
VITAMIN B_6 (PYRIDOXIN)	Steigert die Gehirnaktivität; regt die Produktion von Antikörpern und roten Blutkörperchen an; unterstützt die Nutzung von Energie aus Proteinen	Vollkorngetreide, getrocknete Bohnen, Eier, Nüsse, Hafer, Fisch, Leber, Naturreis, Bananen, grünes Blattgemüse, Hefeextrakt, Vollkornbrot, Sojabohnen	Frauen 1,2 mg; Männer 1,5 mg
VITAMIN B_{12}	Gut für die Nerven; wichtig für die Zellteilung, die Produktion roter Blutkörperchen und die Enzymfunktion; spielt bei der Produktion von DNA und RNA eine Rolle	Nahrungsmittel tierischer Herkunft, z. B. Fleisch, Geflügel, Fisch, Eier, Milchprodukte; einige angereicherte Frühstücksflocken	Männer und Frauen 3,0 µg
BIOTIN	Regt die Energieproduktion des Körpers an; sorgt für die Aufrechterhaltung der Enzymfunktion sowie für die Gesundheit von Haut, Haaren und Knochenmark; unterstützt die Sexualhormone produzierenden Drüsen	Nahezu alle Nahrungsmittel, insbesondere Leber, Erdnussbutter, Eigelb, Hefeextrakt	Männer und Frauen 30–60 µg
FOLSÄURE (FOLAT)	Bewirkt zusammen mit Vitamin B_{12} die Zellbildung, insbesondere von Blutzellen; wichtig bei der Produktion von DNA und RNS; trägt zur Vorbeugung gegen Geburtsschäden wie Spina bifida bei und ist daher gerade für schwangere Frauen wichtig	Weizenkeime, Leber, Brokkoli, Grünkohl, Hülsenfrüchte, Nüsse, Hefeextrakt, angereichertes Brot und Frühstücksflocken	Männer und Frauen 400 µg; schwangere Frauen 600 µg (in den ersten 12 Wochen zusätzlich 400 µg)
PANTOTHENSÄURE	Unterstützt die Umwandlung von Nahrungsmitteln in Energie; fördert die Synthese von Cholesterin, Fett und roten Blutkörperchen und die Bildung von Antikörpern; unterstützt das Nervensystem und die Haut	Alle Fleischsorten und Pflanzen, insbesondere Leber, Hefeextrakt, Nüsse, Nieren, Weizenkeime, Sojamehl	Männer und Frauen 6 mg
VITAMIN C	Antioxidans *(siehe links)*; produziert Kollagen (wichtig für die Gesundheit von Zahnfleisch, Zähnen, Knochen und Haut) und Neurotransmitter (Serotonin, Noradrenalin, *siehe Glossar, Seiten 177–178*); unterstützt die Eisenabsorption und die Wundheilung; schützt vor Infektionen	Orangen und andere Zitrusfrüchte, schwarze Johannisbeeren, Erdbeeren, Kiwis, Tomaten, Spinat und anderes dunkelgrünes Gemüse, Kartoffeln, Mangos, Papayas	Männer und Frauen 100 mg; Raucher/innen mindestens 150 mg
VITAMIN D	Wichtig für die Calcium- und Phosphorabsorption; notwendig für gesunde Knochen und Zähne	Wird bei Sonnenlicht in der Haut produziert; auch in Milch, fettreichem Fisch, Naturreis, Eiern, Butter und Margarine enthalten	Wird bei Sonnenlicht vom Körper produziert
VITAMIN E	Antioxidans; verhindert die Bildung von freien Radikalen; schützt erwiesenermaßen vor Herzerkrankungen	Nüsse, Pflanzenöle, Vollkorngetreide, Oliven, Spargel, Spinat, Lachs, Tunfisch, Eier, Avocado, Brombeeren, Vollkornbrot, Naturreis	Frauen mindestens 12 mg; Männer mindestens 13 mg
VITAMIN K	Unterstützt die Verdauung bestimmter Proteine und beugt der Bildung von Blutgerinnseln vor	Grünes Blattgemüse (Grünkohl, Brokkoli, Rosenkohl)	Frauen 65 µg; Männer 80 µg

Mineralstoffe

Obwohl Mineralstoffe nur 3–4 Prozent des Körpergewichts ausmachen, benötigen wir einige doch in relativ großen Mengen, beispielsweise Calcium und Eisen, die für gesunde Knochen bzw. für die roten Blutkörperchen erforderlich sind. Andere wie Jod, Zink, Molybdän und Chrom sind dagegen in solch kleinen Dosen notwendig, dass man von »Spurenelementen« spricht. Dennoch sind sie essentielle Bestandteile bestimmter Enzyme und Hormone. Wenden Sie sich wegen Nahrungsergänzungen an einen Ernährungsberater oder Ihre Ärztin, da ein Mineralstoff die Wirksamkeit eines anderen beeinflussen kann. So behindert eine übermäßige Eisenzufuhr die Zinkabsorption.

MINERALSTOFF	HAUPTSÄCHLICHE WIRKUNG	GUTE QUELLEN	EMPFOHLENE TAGESDOSIS
Calcium	Wachstum und Erhalt von Knochen und Zähnen; Steuerung der Blutgerinnung, der Muskelfunktion und des Herzschlags; besonders für Frauen nach der Menopause zur Vorbeugung gegen Osteoporose wichtig	Milch und Milchprodukte (auch fettarme), Ölsardinen, Eier, Spinat und anderes grünes Blattgemüse	11–18-Jährige 1200 mg; Männer und Frauen über 18 Jahre 1000 mg; stillende Mütter 1000–1200 mg
Chrom	Steuerung des Blutzucker- und Cholesterinspiegels	Rotes Fleisch, Leber, Eigelb, Meeresfrüchte, Vollkorngetreideflocken, Käse	Männer und Frauen 30–100 µg
Eisen	Sauerstofftransport zu den Körperzellen	Leber, Schalentiere, getrocknete Früchte, dunkelgrünes Blattgemüse, Vollkornbrot, Hülsenfrüchte, rotes Fleisch, angereicherte Frühstücksflocken	Frauen und Männer 10 mg; stillende Mütter 20 mg
Fluorid	Kariesvorbeugung	Leitungswasser, Zahnpasta, Schwarztee	Männer 3,8 mg; Frauen 3,1 mg
Jod	Hormonproduktion durch die Schilddrüse	Jodiertes Speisesalz, Meeresfrüchte, Algen	Männer und Frauen 180 µg
Kalium	Steuerung des Herzschlags; Muskelkontraktion; Nährstofftransport zu den Zellen; Steuerung des Flüssigkeits- und Elektrolytgleichgewichts *(siehe Glossar, Seiten 177–178)*; Nervenfunktion	Zitrusfrüchte, Bananen, getrocknete Früchte, Avocados, Erdnussbutter, getrocknete Erbsen und Bohnen, Kartoffeln	Männer und Frauen 2000 mg
Kupfer	Aufbau von Knochen und Bindegewebe; unterstützt die Eisenabsorption	Innereien, Schalentiere, Nüsse und Samen, Pilze	Männer und Frauen 1,0–1,5 mg
Magnesium	Knochenwachstum und Funktion von Nerven und Muskeln	Weizenkleie, Vollkorngetreide, rohes Blattgemüse, Mandeln, Cashewkerne, Sojabohnen, Bananen, Aprikosen	Männer 350 mg; Frauen 300 mg; stillende Mütter 390 mg
Mangan	Knochenwachstum und Zellfunktion	Nüsse, Vollkorngetreide, Gemüse, Obst, Schwarztee, Eigelb, Hülsenfrüchte	Männer und Frauen 2–5 mg
Molybdän	Produktion von DNA	Innereien, Hefeextrakt, Hülsenfrüchte, Vollkorngetreide, Blattgemüse	Männer und Frauen 50–100 µg
Natrium	Steuerung des Flüssigkeitshaushalts (zusammen mit Kalium); Nerven- und Muskelfunktion	Tafelsalz, Sardellen, Hefeextrakt, Fleischwaren	Männer und Frauen 550 mg
Phosphor	Energiegewinnung aus Nahrungsmitteln; Nährstoffabsorption; Aufrechterhaltung gesunder Knochen und Zähne	Alle proteinreichen Nahrungsmittel (z. B. Fleisch, Geflügel, Fisch, Meeresfrüchte, Eigelb, Milch), getrocknete Erbsen, Bohnen, Nüsse	Männer und Frauen 700 mg; stillende Mütter 900 mg
Schwefel	Proteinproduktion	Sämtliche proteinhaltigen Nahrungsmittel – Fleisch, Geflügel, Fisch, Meeresfrüchte, Eigelb, Milch, getrocknete Erbsen, Bohnen, Nüsse	Keine Empfehlung
Selen	wirkt zusammen mit Vitamin E als Antioxidans *(siehe Seite 162)*; spielt bei der sexuellen Entwicklung eine Rolle und wirkt möglicherweise vorbeugend gegen Krebs	Innereien, Weißfisch, Tunfisch, Schalentiere, rotes Fleisch, Eigelb, Geflügel, Knoblauch, Tomaten, Müsli, Vollkorngetreide, Vollkornbrot, Milchprodukte, Linsen, Avocados, Paranüsse	Frauen und Männer 30–70 µg
Zink	Antioxidans *(siehe Seite 162)*; Wachstum und sexuelle Entwicklung; Immunfunktion; Enzymtätigkeit	Leber, rotes Fleisch, Austern, Erdnüsse, Sonnenblumenkerne, Käse, Eier	Frauen 7 mg; Männer 10 mg; stillende Mütter 11 mg

BESONDERE ERNÄHRUNGSFORMEN

Ernährungsumstellungen werden aus unterschiedlichen gesundheitlichen oder ethischen Gründen vorgenommen. So essen viele Menschen inzwischen kein Fleisch mehr, weil sie es als ungesund ansehen oder mit der heutigen Tierhaltung bzw. der routinemäßigen Verabreichung von Antibiotika, Hormonen und anderen Medikamenten an Tiere nicht einverstanden sind. Andere stellen ihre Ernährung um, weil sie eine Allergie entwickelt haben *(siehe Seiten 92–95)* oder abnehmen müssen. Anhänger sehr strikter Varianten wie der »Steinzeit-Ernährung« *(siehe Seite 129)* weisen auf besondere Vorzüge hin, während Formen wie die Pritikin- oder die Gerson-Diät vorbeugend gegen bestimmte Krankheiten wirken sollen, insbesondere gegen Herzerkrankungen und Krebs. Wenden Sie sich stets an Ihre Ärztin, bevor Sie eine strenge Diät machen, um eine Mangelernährung auszuschließen. Dies gilt besonders für Kinder.

Bei Menschen, die sich vegetarisch ernähren, besteht laut Studien ein eindeutig geringeres Risiko von Herzerkrankungen und Darmkrebs.

VEGETARISMUS

Laut Untersuchungen haben Vegetarier deutlich seltener Herzerkrankungen, Gallenblasenprobleme, Diabetes, Bluthochdruck, Osteoporose, Divertikulose und Darmkrebs. Die vegane Ernährungsform hat sich bei Bluthochdruck, Arthritis, Angina pectoris und Asthma bewährt. Bei vegetarischer Ernährung müssen Sie auf alternative Proteinquellen achten, bei veganer Ernährung auf eine ausreichende Vitamin B_{12}-Versorgung *(siehe Seite 129)*.

GEWICHTSABNAHME

Übergewicht wird eindeutig mit Diabetes, Bluthochdruck, Herzerkrankungen und Gelenkkrankheiten sowie indirekt auch mit einigen Krebsformen in Verbindung gebracht. Die Überbewertung des Gewichts kann andererseits zu Magersucht, Bulimie und einer völlig einseitigen Ernährung mit Mangelerscheinungen führen. Berechnen Sie zur Bewertung Ihres Gewichts Ihren Body-Mass-Index *(siehe unten)*. Bei Über- oder Untergewicht sollten Sie eine Woche lang ein Essenstagebuch führen. Die tägliche Kalorienzufuhr sollte je nach Geschlecht, Alter und Aktivität bei 1800–2200 kcal liegen. Um zuzunehmen, sollten Sie mehr komplexe Kohlenhydrate zu sich nehmen *(siehe Seite 160)*. Um abzunehmen, reduzieren Sie am Besten Ihre Fettzufuhr *(siehe rechts)* auf höchstens 30 Prozent der gesamten Kalorienzufuhr. Führen Sie zusätzlich dreimal pro Woche 30 Minuten lang aerobe Übungen und 10 Minuten lang anaerobe Übungen durch *(siehe Seite 153)*. Für »Wunderpillen« gegen Übergewicht gibt es keinen wissenschaftlichen Nachweis; einige verschreibungspflichtige Medikamente hemmen allerdings die Nährstoffabsorption, reduzieren den Appetit und steigern die Stoffwechselrate.

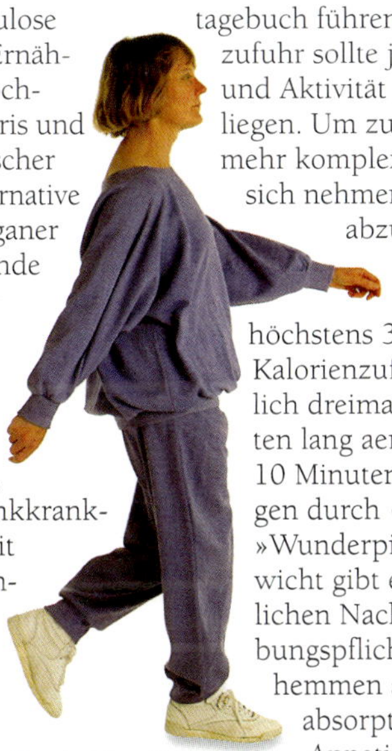

Regelmäßiger Sport unterstützt die Gewichtskontrolle

BODY-MASS-INDEX

UM HERAUSZUFINDEN, ob Sie ein gesundes Körpergewicht haben, berechnen Sie am Besten Ihren Body-Mass-Index. Bitte beachten: Wenn Sie viel Sport treiben, ergeben sich auf Grund Ihrer erhöhten Muskelmasse möglicherweise Verschiebungen.

Teilen Sie Ihr Gewicht in Kilogramm durch Ihre Körpergröße in Metern im Quadrat (auf die nächste Dezimalstelle abgerundet).
Beispiel: Sie sind 1,60 m groß und wiegen 63 kg:

1,6 x 1,6 = 2,6   63 geteilt durch 2,6 = 24,2

ERGEBNIS	
Unter 20	Untergewicht
20–25	Gesundes Gewicht
25–30	Übergewicht
Über 30	Starkes Übergewicht

TIPPS ZUR REDUZIERUNG DER FETTZUFUHR

- Entfernen Sie vor dem Essen die Fettränder vom Fleisch und die Haut vom Geflügel; noch besser ist es, Sie essen gar kein rotes Fleisch.
- Grillen oder rösten Sie Fleisch auf dem Grill.
- Frittieren Sie Ihre Speisen nur in Ausnahmefällen, und lassen Sie sie dann auf Küchenpapier gut abtropfen.
- Schöpfen Sie die oben schwimmende Fettschicht bei Eintöpfen ab.
- Auch fettarme Margarine enthält Fett! Streichen Sie sie nur dünn aufs Brot.
- Kaufen Sie Magermilch oder fettarme Milch sowie fettarme Käse- und Joghurtsorten.
- Würzen Sie Ihre Speisen mit Kräutern und Gewürzen.
- Auf Kuchen, Kekse, Teigwaren, Konfekt und Desserts, die mit Backfett zubereitet wurden, sollten Sie verzichten.

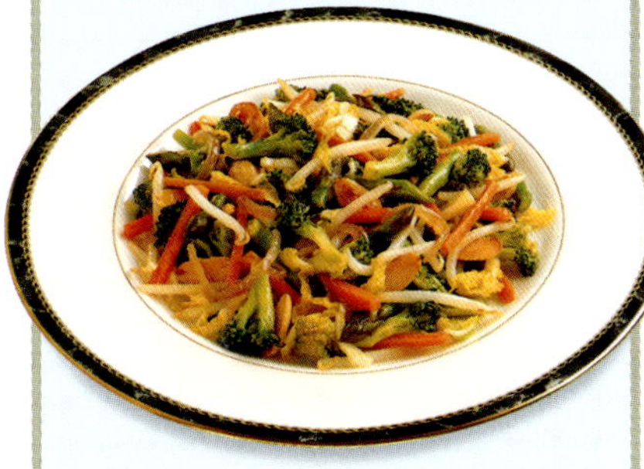

Würziges pfannengerührtes Gemüse eignet sich hervorragend für alle, die abnehmen wollen.

GESUNDHEIT UND UMWELT

In den Industrieländern machen sich immer mehr Menschen Sorgen um die Nahrungsqualität, weil sie die Natur durch die Umweltverschmutzung bedroht sehen. Ihre Skepsis gilt sowohl genetisch veränderten Nahrungsmitteln als auch den Auswirkungen von Zusatzstoffen, Pestiziden und anderen Umweltgiften auf den Körper. Am Beispiel BSE (Bovine Spongiforme Enzephalopathie) wurde deutlich, dass viele Verbraucher/innen offiziellen Beschwichtigungen mit Argwohn begegnen und an natürlichen, reinen Nahrungsmitteln interessiert sind. Umweltfaktoren haben nachhaltige Auswirkungen: Bei manchen Menschen lösen sie Nahrungsmittelallergien aus *(siehe Seiten 94–95)*, sie beeinflussen die Arbeit bestimmter Hormone und unter Umständen das Immunsystem.

CHEMIE IN NAHRUNGSMITTELN

IN DER LANDWIRTSCHAFT und der Nahrungsmittelverarbeitung werden natürliche und chemische Substanzen verbreitet eingesetzt. Einige von ihnen sind eventuell gesundheitsschädlich.

ZUSATZSTOFFE

Bestimmte Substanzen werden Nahrungsmitteln zugesetzt, um sie haltbar zu machen oder um ihnen Geschmack und Farbe zu verleihen. In Europa müssen die E-Nummern bzw. Namen sämtlicher Zusatzstoffe, außer Geschmacksstoffen, auf der Zutatenliste vermerkt sein. Diese Substanzen sind nicht unbedingt schlecht, und einige von ihnen bewahren die Nahrungsmittel vor dem Verderb. Ascorbinsäure (Vitamin C) bewirkt bei Fruchtsäften beispielsweise, dass sie nicht braun und bei fetthaltigen Speisen, dass sie nicht ranzig werden. Folgende Zusatzstoffe sind jedoch problematisch:
Natriumglutamat führt zu Unwohlsein oder löst Nahrungsmittelunverträglichkeiten aus.
Nitrite und Nitrate dienen dem Haltbarmachen von Fleisch und Fisch, aus ihnen entstehen aber mitunter im Körper karzinogene Nitrosamine.
Benzoesäure, ein Zusatzstoff in Limonade und Bier, führt unter Umständen zu unerwünschten Nebenwirkungen.
Schwefelverbindungen in Trockenfrüchten und Chutneys lösen eventuell Asthma und andere Allergien aus.
Farbstoffe wie Tartrazin, die in Limonade und Süßigkeiten enthalten sind, sollen bei manchen Kindern Allergien und Verhaltensauffälligkeiten verstärken.

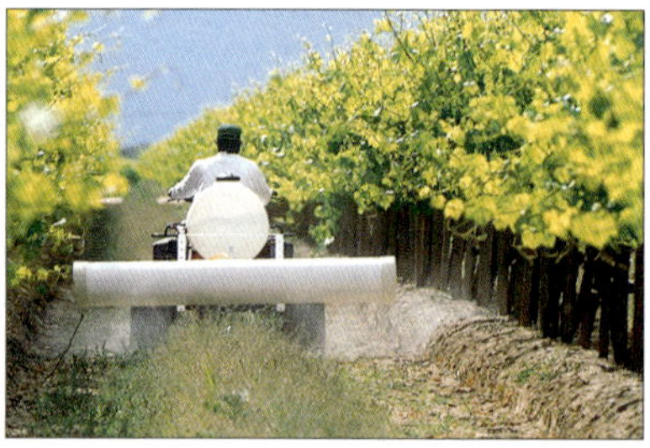

In der Landwirtschaft werden unterschiedliche Insektizide eingesetzt.

Gummiarabikum, das die Konsistenz einer Substanz verbessert, bewirkt bei einigen Menschen Blähungen.

CHEMIE IN DER LANDWIRTSCHAFT

Pestizide in der Landwirtschaft dienen dazu, Insekten, Unkraut und Pilze zu vernichten. Antibiotika werden dem Tierfutter zugesetzt, um den in der Intensivhaltung häufig auftretenden Infektionskrankheiten vorzubeugen.
Pestizide wie Organophosphate und Dioxin beeinflussen in unterschiedlicher Weise den Körper, insbesondere das zentrale Nervensystem.
Antibiotika und Pilzschutzmittel bewirken, dass Bakterien gegen diese Mittel resistent werden.
Wachstumshormone beeinflussen den Körper möglicherweise auf noch nicht bekannte Arten.
Schwermetalle wie Cadmium, Quecksilber und Blei wurden in Fischen und Schalentieren nachgewiesen, die in durch Industrieabwässer verunreinigten Flüssen und Küstengebieten leben. Diese Schwermetalle beeinträchtigen die Immunabwehr und das zentrale Nervensystem.

BIOLOGISCH ANGEBAUTE PRODUKTE

Es ist durchaus sinnvoll, die Gefahr durch Chemikalien zu reduzieren und so oft wie möglich zu biologisch angebauten Nahrungsmitteln zu greifen. Trotz des höheren Preises ist die Nachfrage nach ihnen heute höher als das Angebot. Zurzeit lässt sich die Weltbevölkerung daher wohl nur durch intensive Anbaumethoden versorgen.

Wer genetisch veränderten Nahrungsmitteln und den Folgen von mit Pestiziden behandelten Speisen skeptisch gegenübersteht, besteht auf der Notwendigkeit langfristiger wissenschaftlicher Untersuchungen.

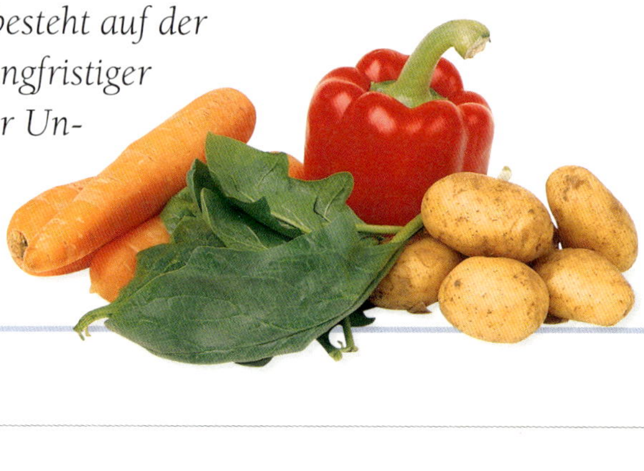

Biologisch angebautes Gemüse ist gesünder.

Das Immunsystem

KÖRPEREIGENE ABWEHRSTOFFE schützen uns vor eindringenden fremden Substanzen – Viren, Bakterien, Pollen, Staub und Giftstoffe –, die ansonsten ganz unterschiedliche Schäden anrichten könnten, von der Entzündung einer Schnittwunde bis zu Krebs. In vorderster Linie der Abwehrkräfte stehen die Haut, die Schleimhäute (des Atmungssystems, des Darms und der Geschlechtsorgane), die Härchen in der Nase und den Ohren sowie die sauren Magensäfte.

Substanzen, die diese Barrieren überwinden und in den Blutkreislauf eindringen, treffen auf die weißen Blutkörperchen, die so genannten Lymphozyten. Diese werden im Knochenmark gebildet und zirkulieren im Lymphsystem, einem Geflecht aus Gefäßen, das Abfall- und Giftstoffe aus dem Körpergewebe filtert. Die eindringenden Mikroben werden von den Lymphozyten unschädlich gemacht.

Als Antwort auf spezielle Eindringlinge bildet eine bestimmte Untergruppe der Lymphozyten Antikörper. Beispielsweise bekämpft ein Grippe-Antikörper den Grippevirus. Bei erneutem Auftreten erkennen die Lymphozyten die Eindringlinge wieder und produzieren rasch und gezielt weitere Antikörper. Dies ist das grundlegende Prinzip der Immunisierung. Während wir einen Teil unserer Immunität bereits im Mutterleib und durch das Stillen erhalten, entsteht der Hauptteil im Laufe der Zeit durch den Umgang mit eindringenden Mikroben. Dass jede Infektion zu einer Stärkung des Immunsystems beiträgt, ist eine anerkannte Tatsache.

Immunstörungen

So genannte Unterdrückerzellen (T8-Zellen) unterdrücken die Antikörperbildung, sobald diese in genügender Anzahl vorhanden sind. Unter Umständen kommt es dann zu einer Immunschwäche. Dies kann auf natürliche Weise erfolgen, z. B. bei HIV, oder durch die Einnahme von Medikamenten nach einer Organtransplantation.

Die Helferzellen (T4-Zellen) dagegen regen die Antikörperproduktion an. Wenn sie in der Überzahl sind, macht der Körper keinen Unterschied mehr zwischen fremden und eigenen Substanzen und wendet sich gegen seine eigenen Zellen. Man spricht hier von Autoimmunkrankheiten, zu denen sowohl die Multiple Sklerose als auch Gelenkrheumatismus gehören. Schließlich kann das Immunsystem auch hypersensibel reagieren und sich gegen harmlose Substanzen wehren, z. B. Gras, Staub, Pollen und bestimmte Nahrungsmittel *(siehe Seiten 92–99)*.

Schädigung des Immunsystems

Fehlernährung und Vitaminmangel beeinträchtigen mitunter das Immunsystem. Auch Umweltchemikalien und giftige Schwermetalle wie Cadmium, Blei und Quecksilber schädigen es *(siehe links)* sowie Zigarettenrauch und bestimmte Medikamente. Auch Stress *(siehe Seiten 84–85)*, übermäßiger Sport, der Alterungsprozess und bestimmte Infektionen (insbesondere HIV) stören das Immunsystem.

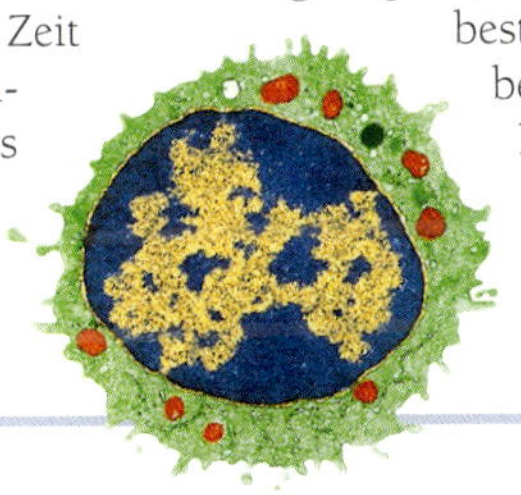

Ein eindringender Grippevirus wird von Lymphozyten unschädlich gemacht.

Das Immunsystem stärken

- Achten Sie auf eine ausgewogene Ernährung mit viel Obst und Gemüse, Vollkorngetreide, Nüssen und Samen, und nehmen Sie weniger gesättigte Fettsäuren, Zucker, Fertignahrung und chemische Zusatzstoffe zu sich.
- Schränken Sie Ihre Koffein- und Alkoholzufuhr ein. (Ein oder zwei alkoholische Getränke täglich richten keinen Schaden an.)
- Hören Sie auf zu rauchen, da die Infektionsanfälligkeit sonst steigt.
- Nehmen Sie an Tagen, an denen Sie sich ungesund ernähren, zusätzlich Antioxidantien als Nahrungsergänzung ein.
- Wenn Sie älter oder schwanger sind oder wenn Sie vermuten, dass Ihre Immunabwehr wegen einer Infektionskrankheit, der Umweltverschmutzung oder wegen Stress geschwächt ist, sollten Sie zusätzlich Multivitamine und Mineralstoffe einnehmen.
- Ergänzen Sie Ihre Ernährung durch Kräuter, die das Immunsystem stärken, z. B. Knoblauch, Ingwer, Thymian, Salbei und Rosmarin.
- Führen Sie dreimal pro Woche 30 Minuten lang aerobe Übungen durch.
- Probieren Sie Entspannungstechniken wie Meditation aus *(siehe Seite 135)*.
- Versuchen Sie, den Kontakt mit Umweltchemikalien wie Verkehrsabgasen so weit wie möglich zu vermeiden.
- Genießen Sie das Zusammensein mit Freundinnen, Freunden und Ihrer Familie.
- Achten Sie auf ausreichend Ruhe und Schlaf, damit Ihr Körper sich regenerieren kann.
- Nehmen Sie gegenüber dem Leben und anderen Menschen eine positive Grundhaltung ein. Studien zufolge wirken Optimismus und Altruismus tatsächlich gesundheitsfördernd.
- Behandeln Sie eine Infektion mit im Handel erhältlichen Kräutern wie Echinacea, Knoblauch und Tragant.

Hormone

WIE GUT der Körper mit Stress, Umweltveränderungen und wechselnden Schlaf- und Essensrhythmen umgehen kann, hängt vom Zusammenspiel der Prozesse im Gehirn, Nervensystem und in den endokrinen Drüsen (Hormondrüsen) ab.

Das endokrine System und das Gehirn sondern chemische Substanzen (Hormone) ab, die sich auf die Gemütslage und die Vitalität auswirken und sämtliche Körperfunktionen, von der Verdauung bis zum Menstruationszyklus, den Blutkreislauf und die »Flucht-oder-Angriff«-Reaktion steuern *(siehe Seite 84)*.

Die *Hirnanhangdrüse* regelt den gesamten Hormonhaushalt. Sie produziert sowohl Wachstumshormone als auch Substanzen, die den Ausstoß der anderen Hormondrüsen kontrollieren. Zu diesen gehören die *Schilddrüse*, die den Stoffwechsel steuert, die *Nebennieren* oberhalb der Nieren, die das Gleichgewicht der chemischen Substanzen im Körper und die Reaktion auf Stress, Verletzungen und Infektionen koordinieren, sowie die *Bauchspeicheldrüse*, die zur Steuerung des Blutzuckerspiegels Insulin produziert. Die Hirnanhangdrüse regelt auch die Produktion von Östrogen und Progesteron in den *Eierstöcken* bzw. von Testosteron in den *Hoden*.

Endokrine Störungen müssen schulmedizinisch behandelt werden. Ist das Hormonsystem jedoch nur leicht angegriffen, sind unter Umständen auch alternative Ansätze unter ärztlicher Aufsicht sinnvoll.

IHRE PSYCHOSOZIALE GESUNDHEIT

Mit Krisen, bestimmten Lebensereignissen und Konflikten umzugehen, gehört zu jener ständigen Anpassung an Veränderungen, die für unser Wohlbefinden elementar ist. Stressmanagement hat nicht ausschließlich eine psychologische Dimension, da für diesen Prozess auch viel körperliche Energie erforderlich ist. Unser Bewältigungsvermögen hängt davon ab, welches Ausmaß an Energie, Unterstützung und Information uns zur Verfügung steht. Bestimmte Herausforderungen sind unausweichlich, aber als wirklich schwierig empfinden wir sie nur dann, wenn sie plötzlich und in ernsthaftem Maß auftreten, z. B. durch Verletzung oder Schock oder in Form einer dauerhaften Belastung. Stressmanagement-Techniken helfen, mit Belastungen fertig zu werden.

Was ist Stress?

Gestresst fühlen wir uns in Situationen, denen wir nicht gewachsen sind und/oder die unser Wohlbefinden gefährden. Sie lösen instinktiven Stress bzw. die »Flucht-oder-Angriff«-Reaktion aus, die uns ursprünglich in die Lage versetzte, auf eine plötzliche und kurzfristige Gefahr von außen, z. B. ein Raubtier, schnell zu reagieren. Durch Wegrennen oder Kämpfen kommt es zur Ausschüttung von Stresshormonen, die neue Energien mobilisieren und aufkommende Angstgefühle bewältigen. Nach der Krise tritt das Gegenteil ein, eine Ruhephase – die so genannte Entspannungsreaktion, die verhindert, dass die Stresssituation gefährliche Folgen nach sich zieht.

In unserer heutigen Welt wirken jedoch seelische und emotionale Belastungen auf uns ein, die eine längerfristige psychologische Anspannung bedeuten (z. B. ein verpasster Zug, Verspätung bei einem Termin, Streit mit der Partnerin

Stresssymptome erkennen

Wer unter Stress leidet, ist sich des Ausmaßes dieser Belastung oft nicht bewusst, sondern braucht diesen ständigen Adrenalinschub sogar. Solche Menschen haben vergessen, wie Entspannung sich anfühlt, und ignorieren die Anzeichen, dass ihre Bewältigungsmechanismen allmählich zur Neige gehen. Alarmsignale für zu viel Stress sind:

- Gereiztheit
- Schlafstörungen
- Ständige Müdigkeit
- Unfähigkeit zur Entspannung auch am Wochenende oder im Urlaub
- Konzentrationsstörungen und Entscheidungsunfähigkeit
- Muskelanspannung
- Hautirritationen
- Allgemeine Schmerzen
- Häufige Infektionen

Wenn Sie glauben, dass Sie unter Stress leiden, lesen Sie die *Seiten 84–85* durch.

Teufelskreis Körper-Seele

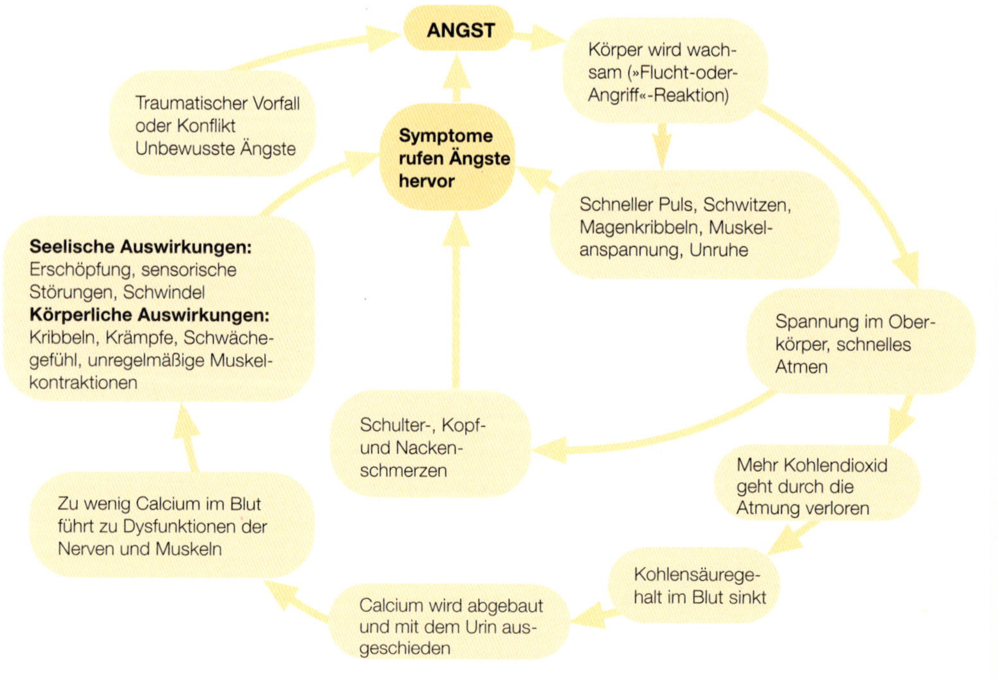

oder dem Partner). Die Stresshormone haben keine Zeit sich aufzulösen, so dass Körper und Seele unter kontinuierlicher Anspannung stehen. Möglicherweise kommt es zu Erschöpfung, Zittern angespannter Muskeln, Überbeanspruchung des Kreislaufs und der Sinne sowie schließlich zur Schädigung des Immunsystems.

Stressursachen, so genannte Stressoren, sind vielfältig: Lebensbedrohende Raubüberfälle gehören ebenso dazu wie das einfache Klingeln des Telefons. Zwischen beiden Extremen liegt ein ganzes Spektrum potenzieller Stressoren, die entweder externer Natur sein können (Trauer, Lärm) oder interner (Erinnerungen, Erwartungen, Schamgefühle, Wut). Je mehr Stressoren zusammenkommen und je gewichtiger sie sind, desto geringer ist das Bewältigungsvermögen. Mitunter lösen wir schwere Probleme relativ mühelos, verzweifeln jedoch an den nicht enden wollenden Anforderungen des täglichen Lebens. Neueren Studien zufolge können auch diese zu ungünstigen Bewältigungsstrategien wie Alkoholsucht und »Essen als Trost« führen.

Wozu dienen Entspannungstechiken?

Auf Stresssituationen sollten natürlicherweise Entspannungsphasen folgen, in denen sich der Herzschlag und die Atemfrequenz beruhigen und der Stresshormonpegel sinkt. Befinden wir uns jedoch in einer ständigen Anspannung, wissen wir gar nicht mehr, wie sich Tiefenentspannung und ein bewusster Ruhezustand anfühlen. Sich willentlich zu entspannen, ist ein wesentlicher Teil des Stressmanagements und befähigt uns, den Teufelskreis der Stressreaktionen *(siehe links)* zu durchbrechen. Schauen Sie sich Anweisungen zur Tiefenatmung und Muskelentspannung an. Vielleicht hilft Ihnen auch die Anleitung durch eine Entspannungskassette.

Ruhiges Atmen sowie seelische und körperliche Entspannung sind wesentliche Bestandteile vieler Stressmanagement-Techniken wie Tai Chi, Yoga, Meditation, Autogenem Training, Visualisierung und Selbsthypnose *(siehe Die Therapien, Seiten 114–137)*. Am besten probieren Sie mehrere Ansätze aus und bleiben bei dem, der Ihnen am ehesten liegt. Manche Menschen erfahren nur nach aeroben Übungen wirkliche Entspannung. Lassen Sie sich für Ihre Auswahl genügend Zeit.

Ein Anti-Stress-Paket

Entspannungstechniken sind kein Allheilmittel. Wenn Sie sich unentwegt Sorgen machen oder Konflikte bewältigen und negative Einstellungen und Vorurteile Ihr Leben dominieren, sollten Sie eine Beratung oder Psychotherapie in Erwägung ziehen. Die kognitive Verhaltenstherapie *(siehe Seiten 174–175)* ist ein wirksames Mittel, um Denkweisen und den Umgang mit Stressoren zu verändern. Mit Hilfe von Zeitmanagement-Techniken lernen Sie, Ihr inneres (und äußeres) Durcheinander aufzuräumen und neue Prioritäten zu setzen; Wahrnehmungsübungen und das Erlernen sozialer Kompetenz befähigen Sie zu einem leichteren Umgang mit Menschen und besseren Bewältigungsstrategien. Selbstvertrauen und die eigene Wertschätzung sind wichtig. Wenn Ihnen die Probleme über den Kopf wachsen, sollten Sie sich professionelle Hilfe suchen. In Krisen brauchen wir stets Unterstützung, Hilfe und neue Energien, um weiterzumachen. Wenn Sie sich erschöpft fühlen, versuchen Sie unbedingt, sich zu entspannen. Sie brauchen eine Ruhe- und Erholungspause, bevor Sie sich der Situation gewachsen fühlen.

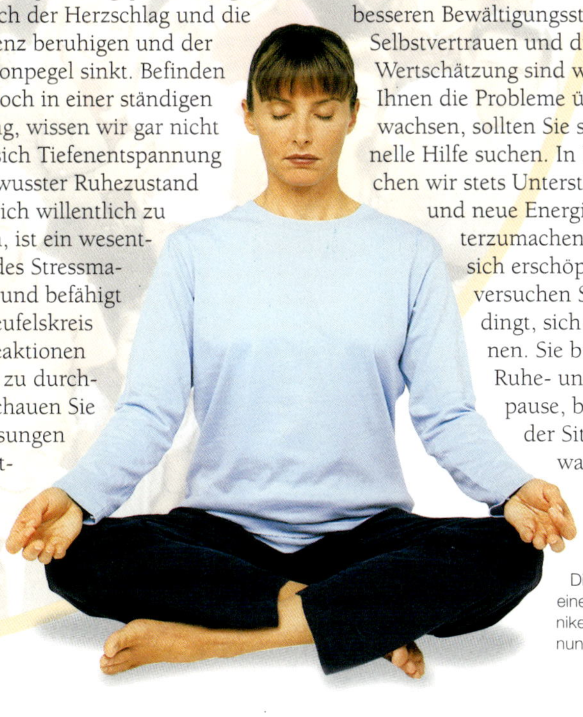

Die Meditation ist eine von vielen Techniken, die die Entspannungsreaktion auslöst.

12 Möglichkeiten zum Stressmanagement

- Gönnen Sie sich mindestens 20 Minuten täglich eine Entspannung Ihrer Wahl, auch wenn Sie sich diesen Termin in Ihren Kalender eintragen müssen.
- Sorgen Sie für eine gesunde, ausgewogene Ernährung *(siehe Seiten 158–161)*.
- Machen Sie mindestens viermal pro Woche 20 Minuten lang Sport.
- Machen Sie sich Ihre Wünsche und Gefühle bewusst und sprechen Sie sie aus; lehnen Sie unnötige Anforderungen ab.
- Delegieren Sie bestimmte Dinge an andere, damit Sie sich nicht überfordern.
- Planen Sie Ihren Tag nach einer Prioritätenliste, um Ihre Zeit effizient zu nutzen.
- Gestalten Sie Ihren Arbeitsplatz so bequem wie möglich *(siehe Seite 151)*.
- Machen Sie möglichst keine Überstunden; diese sollen mit seelischen und körperlichen Problemen in einem Zusammenhang stehen.
- Gewinnen Sie in der Stunde, bevor Sie zu Bett gehen, Abstand von den Ereignissen des Tages, indem Sie Musik hören, lesen oder eine Visualisierungsübung machen. Schlafen Sie möglichst 6–8 Stunden pro Nacht.
- Nehmen Sie sich unter der Woche genügend Zeit für vergnügliche und kreative Stunden. Gehen Sie ins Theater, ins Kino oder in eine Kunstausstellung; arrangieren Sie ein Abendessen mit Freundinnen und Freunden; malen, singen oder gärtnern Sie.
- Lassen Sie Ihre Arbeit im Urlaub hinter sich. Mehrere kurze Urlaube können erholsamer sein als ein langer, der eine anstrengende Anfahrt erfordert.
- Suchen Sie bei Bedarf Hilfe. Seien Sie Freundinnen und Freunden, Ihrer Familie und Ihrer Therapeutin gegenüber offen. Wer in stressigen Zeiten in der Lage ist, sich Unterstützung zu holen, tut sich damit seelisch und körperlich etwas Gutes.

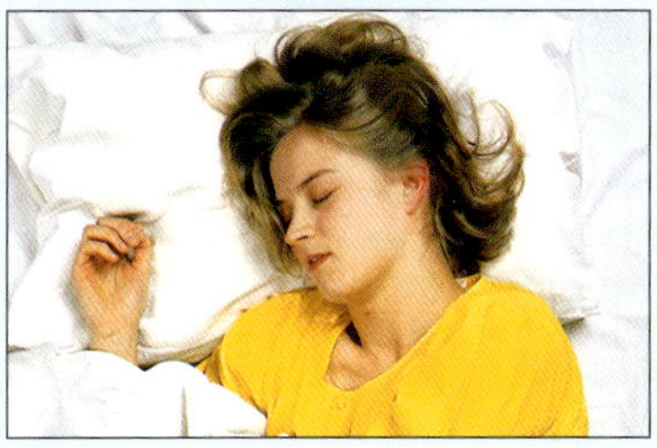

Ausreichender Schlaf ist ein wirksames Mittel zur Stressbewältigung.

ENTSPANNEN UND ATMEN

Mit einfachen Atem- und Muskelentspannungsübungen lassen sich die körperlichen und seelischen Folgen von Stress lindern: Der Herzschlag wird langsamer, der Blutdruck sinkt, und es werden weniger Stresshormone ausgeschüttet. Diese Techniken gehören seit Tausenden von Jahren in östliche Heilsysteme und passen hervorragend zu alternativen Heilmethoden. Auch in der westlichen Medizin gewinnen Entspannungstechniken zunehmend an Wertschätzung und werden in vielen Gesundheitszentren und Krankenhäusern angeboten.

Verbindung zwischen Körper und Seele

Das Atmen ist normalerweise ein unwillkürlicher Prozess. Wenn wir jedoch bewusst atmen, stellen wir damit eine Verbindung zwischen Körper und Seele her. Mit Yoga-Stellungen *(Asanas)* und Atemtechniken *(Pranayama)* lassen sich Körper und Seele beruhigen *(siehe Seite 123)*. In der Traditionellen Chinesischen Medizin werden Atem- und Bewegungsübungen im Tai Chi und Qigong eingesetzt, um den Fluss des Qi, der Lebensenergie, durch den Körper zu steuern *(siehe Seite 125)*.

Progressive Muskelentspannung

In den 1930er-Jahren entwickelte der amerikanische Physiologe Dr. Edmund Jacobson eine der ersten Entspannungstechniken, die im Westen praktiziert wurden. Er nannte seinen Ansatz »progressive Muskelentspannung« *(siehe ganz rechts)*. In den 1960er-Jahren entdeckte Dr. Herbert Benson von der Harvard Medical School, dass sich die physiologischen Folgen von Stress umkehren lassen, wenn man in einer ruhigen Umgebung sitzt, ruhig atmet und sich auf etwas Bestimmtes konzentriert. Er nannte diesen Zustand der entspannten Wahrnehmung die »Entspannungsreaktion« *(siehe Kasten rechts)*.

Flucht oder Angriff

Bei der durch Stress ausgelösten »Flucht-oder-Angriff«-Reaktion *(siehe Seiten 168–169)* kommt es zu einer schnellen, flachen Atmung, die die an das Gehirn weitergegebenen Warnsignale noch verstärkt. Wenn diese »Überatmung« anhält, entweicht zu viel Kohlendioxid aus dem Blut, das daraufhin seinen normalen Säuregehalt verliert. Dies wirkt sich direkt auf Nerven und Muskeln aus und führt zu Schwindel, Herzklopfen und Angstattacken. Die ruhige Bauchatmung, insbesondere im Zusammenhang mit Muskelentspannung und Visualisierung (*siehe Seite 134*), wirkt unter Umständen lindernd, indem sie die »Flucht-oder-Angriff«-Reaktion aufhebt.

Ruhige Bauchatmung

Die Bauch- oder Zwerchfellatmung ist eine sanfte, entspannende Technik, bei der sich die Lunge mühelos füllt und wieder leert. Das Zwerchfell ist eine muskulöse Trennwand zwischen Brust- und Bauchhöhle. Beim Einatmen zieht es sich zusammen und senkt sich, so dass der Bauch sich wölbt und der Brustkorb sich ein wenig hebt. Beim Ausatmen entspannt sich das Zwerchfell und hebt sich, so dass die Brusthöhle kleiner wird und die Luft aus der Lunge strömt.

1 Ziehen Sie die Schuhe und einengende Kleidungsstücke aus. Setzen Sie sich bequem hin und lehnen Sie sich an – entweder im Schneidersitz oder auf einen Stuhl. Eine andere Möglichkeit ist es, sich auf eine Matte oder ein festes Bett zu legen und den Kopf mit einem kleinen Kissen zu stützen.

2 Legen Sie eine Hand oberhalb Ihrer Brust auf und die andere auf den Bauch unter dem Brustbein. Achten Sie darauf, welche Hand sich beim Atmen bewegt. Wenn sich die Hand auf Ihrer Brust stärker bewegt als die andere, atmen Sie vorwiegend in den Brustkorb. Versuchen Sie dann, so zu atmen, dass sich nur Ihre untere Hand bewegt.

3 Legen Sie beide Hände auf den Bauch unterhalb der Rippen. Atmen Sie langsam durch die Nase ein, so dass Ihr Bauch sich hebt, sobald sich das Zwerchfell senkt.

4 Machen Sie zwischen den Atemzügen ein paar Sekunden Pause; atmen Sie dann langsam durch die Nase aus. Spüren Sie, wie Ihr Bauch einsinkt, sobald sich das Zwerchfell entspannt. Lassen Sie möglichst viel Luft aus den Lungen ausströmen.

5 Wiederholen Sie die Übung mehrmals. Versuchen Sie, die Muskeln zu entspannen und sich ganz auf das Atmen zu konzentrieren und nicht auf in Ihrem Kopf kreisende Gedanken.

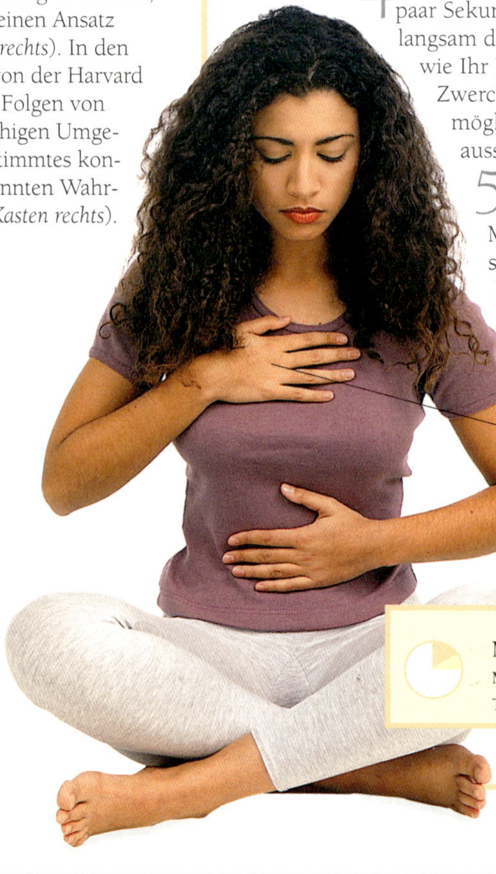

Versuchen Sie, diese Hand ruhig zu halten.

Machen Sie diese Übung möglichst 10–15 Minuten täglich.

MUSKELENTSPANNUNG

IN STRESSIGEN ZEITEN neigen wir dazu, unsere Muskeln anzuspannen, wodurch es zu Schmerzen und Müdigkeit kommt. Mit Hilfe einer Massagetherapeutin *(siehe Seite 116)* oder eines Osteopathen *(siehe Seite 119)* werden Sie sich möglicherweise der Spannungsmuster in Ihrem Körper bewusst. In Entspannungskursen erlernt man gewöhnlich die unten stehenden Übungen. Dabei werden alle großen Muskelgruppen im Körper angespannt und wieder entspannt. Sobald Sie einen Muskel entspannen, wiederholen Sie am Besten die Worte: »entspannen und loslassen«. Und wenn Sie eine Muskelgruppe anspannen, nehmen Sie sich genügend Zeit, um den Unterschied zu spüren. Falls Ihnen Gedanken im Kopf herumgehen, konzentrieren Sie sich auf Ihre Atmung.

Tägliche Entspannungsübungen kehren die Auswirkungen von Stress um, beruhigen die Seele und fördern einen sanften Schlaf.

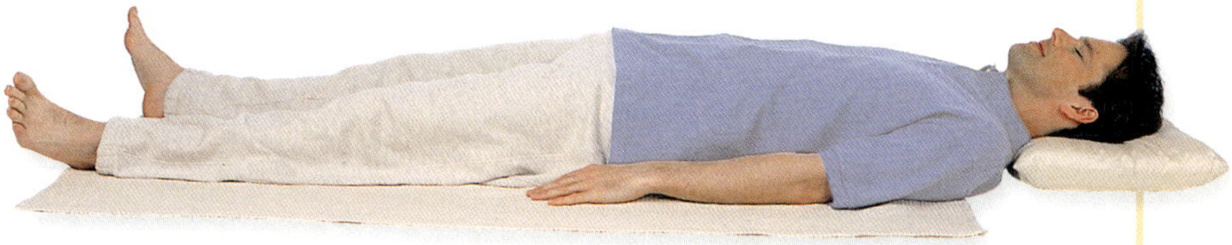

1 Ziehen Sie die Schuhe und einengende Kleidungsstücke aus. Legen Sie sich auf eine Matte am Boden oder auf ein festes Bett und stützen Sie den Kopf mit einem kleinen Kissen. Kopf, Oberkörper und Beine stellen eine gerade Linie dar, die Füße fallen locker auseinander, und die Hände liegen seitlich am Körper.

2 Schließen Sie die Augen und fühlen Sie die Schwere Ihres Körpers. Konzentrieren Sie sich auf Ihren Atemrhythmus und das Heben und Senken Ihres Bauches. Atmen Sie langsamer als gewöhnlich, betonen Sie das Ausatmen, und halten Sie einen Moment inne, bevor Sie wieder einatmen.

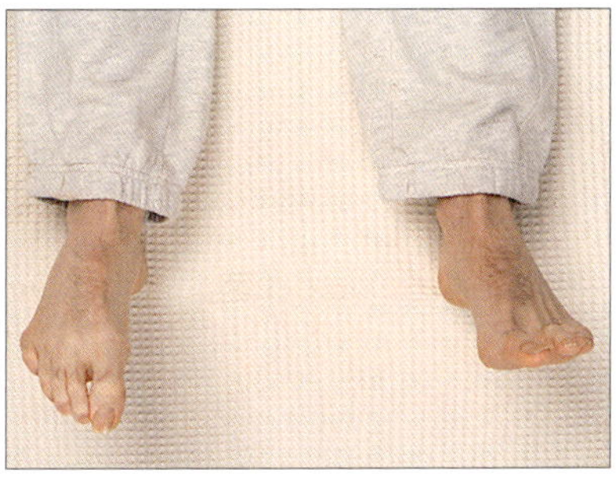

3 Spannen Sie die Muskeln in Ihrem rechten Fuß an, halten Sie die Spannung einige Sekunden und entspannen Sie sich. Spannen und entspannen Sie die Wade und den Oberschenkel. Wiederholen Sie die Übung mit dem linken Bein.

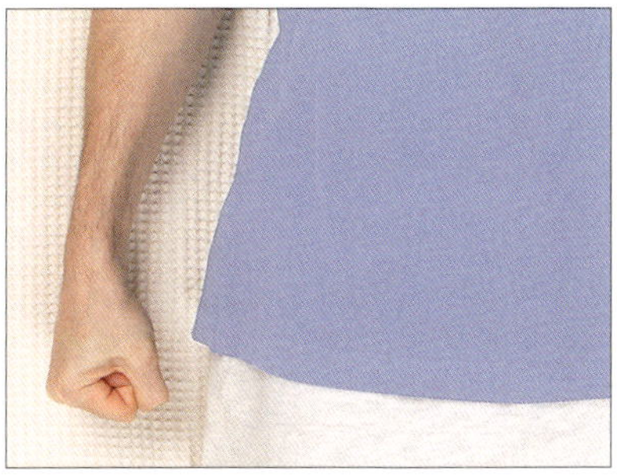

4 Spannen und entspannen Sie einzeln jede Pobacke und dann die Bauchmuskeln. Ballen Sie die rechte Hand zur Faust und lassen Sie wieder los. Spannen und entspannen Sie dann den gesamten Arm. Wiederholen Sie die Übung mit dem linken Arm.

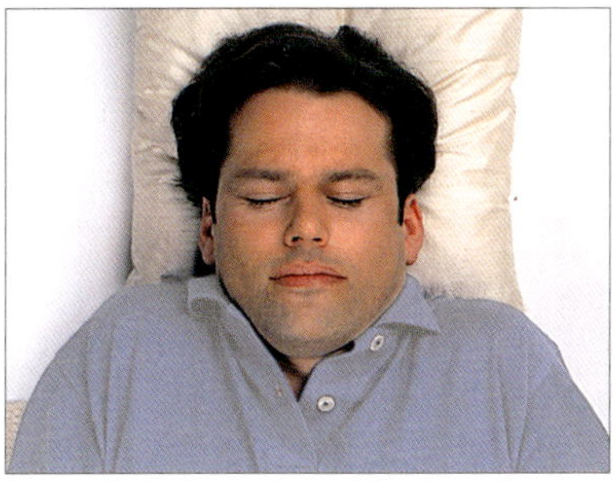

5 Ziehen Sie die Schultern hoch, halten Sie die Spannung ein paar Sekunden und lassen Sie sie wieder los. Wiederholen Sie die Übung zwei- oder dreimal. Drehen Sie den Kopf vorsichtig von einer zur anderen Seite, um den Nacken zu entspannen.

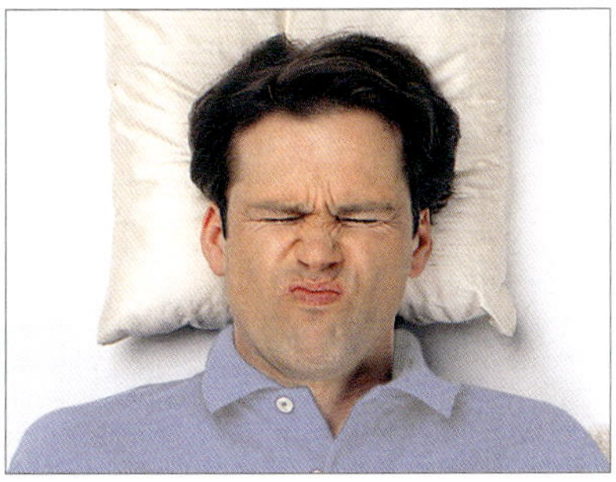

6 Gähnen Sie und entspannen Sie die Gesichtsmuskulatur. Machen Sie einen Schmollmund und lassen Sie wieder los. Rümpfen Sie die Nase und lassen Sie wieder los. Heben Sie die Augenbrauen, lassen Sie wieder los, und entspannen Sie die gesamte Gesichtsmuskulatur.

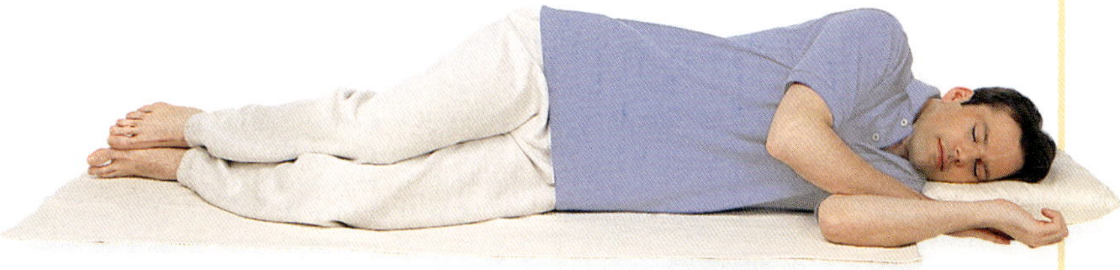

7 Konzentrieren Sie sich auf Ihre Atmung. Sagen Sie sich, dass Sie eine innere Ruhe und Wärme spüren. Wenn Sie bereit sind, wackeln Sie mit den Zehen und den Fingern und lockern Sie die Rückenmuskulatur. Legen Sie sich kurz auf die Seite und stehen Sie langsam auf.

MACHEN SIE DIESE ÜBUNGEN MÖGLICHST 10–15 MINUTEN TÄGLICH.

IHRE EMOTIONEN

Tränen beim Verlust einer nahe stehenden Person, Freude über ein Wiedersehen, Wut über eine Verletzung oder Frustration: Solche heftigen Emotionen gehören zum Leben dazu. Sie zeigen, wie eng Körper und Seele miteinander verbunden sind. Bei Freude werden Endorphine freigesetzt, die alle Körpersysteme beeinflussen, während die bei Angst ausgeschütteten Stresshormone den Herzschlag beschleunigen und Kontraktionen der Darmmuskulatur bewirken. Der Umgang mit Gefühlen ist wichtig, um bestimmte Herausforderungen bewältigen zu können, z. B. die Geburt eines Kindes oder den Verlust eines Elternteils oder des Arbeitsplatzes. Wie jemand mit den Anforderungen des Lebens umgeht, hängt sowohl von der genetischen Veranlagung, der körperlichen Konstitution und den chemischen Substanzen im Gehirn ab als auch von der Persönlichkeit und dem Kulturkreis. So gelten Tränen in Nordeuropa unter Umständen als Zeichen von Schwäche, während sie in Mittelmeerländern einfach dazugehören. Auch Kindheitserfahrungen spielen eine Rolle: Wer oft geschlagen wurde, schlägt zurück.

Misstrauen und Aggressionen haben Ähnlichkeit mit dem steten Tropfen eines Giftstoffes.

Umgang mit schwierigen Emotionen

Es ist völlig normal, dass wir gelegentlich ängstlich, verärgert oder wütend sind oder uns schuldig fühlen. Das Verleugnen negativer Empfindungen kann schädlich sein, so dass bald eine Emotion vorherrscht, die den Umgang mit Stress und Gefühlen beeinträchtigt. So macht man sich mitunter für jede schwierige Lebenslage selbst verantwortlich oder sucht die Schuld bei anderen.

Wut gehört zu den Gefühlen, mit denen sich nicht so leicht umgehen lässt, und wer von Wut beherrscht wird, neigt zu Überreaktionen in Form von Stress. Während ein gelegentlicher Wutausbruch in einer berechtigten Situation eine reinigende Wirkung haben kann, verstärken Tobsuchtsanfälle als Folge banaler Ärgernisse nur ein inadäquates Verhalten; zudem haben sie meist nicht gerade hilfreiche Reaktionen bei anderen zur Folge.

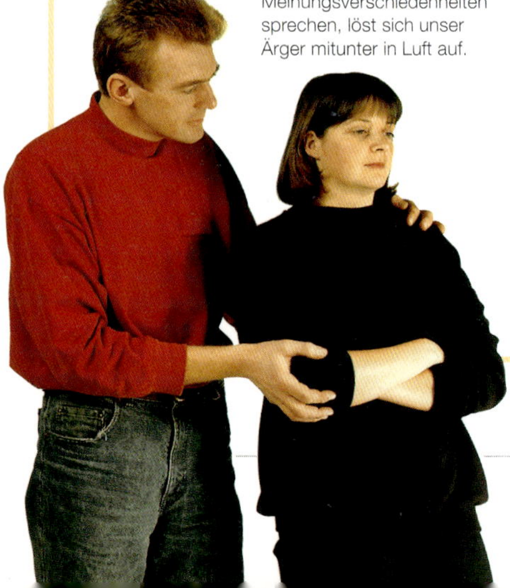

Wenn wir über Meinungsverschiedenheiten sprechen, löst sich unser Ärger mitunter in Luft auf.

Die Art und Weise, wie Sie mit Ihren Gefühlen umgehen, hat Auswirkungen auf Ihre Gesundheit: Eine pessimistische Grundhaltung führt tendenziell eher zu gesundheitlichen Beschwerden, während sich optimistisch eingestellte Menschen häufig wohler fühlen. Ein als »Typ A« bezeichnetes Persönlichkeitsprofil – ruhelos, angespannt, auf Konkurrenz bedacht, wütend und aggressiv – wurde bereits mit Herzerkrankungen in Verbindung gebracht *(siehe Seite 49)*. Der amerikanische Wissenschaftler Dr. Redford Williams bezeichnet den maßgeblichen Charakterzug als »Misstrauen«: eine Mischung aus zynischem Misstrauen, Wut und Aggression. Diese Haltung vergleicht er mit dem steten Tropfen eines Giftstoffes, insbesondere in Verbindung mit anderen negativen Gefühlen wie Eifersucht oder Groll. Bei Menschen mit misstrauischer Grundhaltung lösen Verärgerungen starke physiologische Prozesse aus: Spezielle Stresshormone überfluten das System und der Blutdruck steigt rasch an – was eine Belastung für den Körper und eine langfristige Gefahr für die Gesundheit darstellt. Wenn Sie zu Ärger neigen, beantworten Sie den Fragebogen »Sind Sie misstrauisch?« *(Seite 49)* und beachten Sie die »Tipps zum Umgang mit Ärger« *(rechts)* sowie »Vertrauensbildende Maßnahmen« *(Seite 51)*. Setzen Sie sich auch mit Stressmanagement-Techniken auseinander *(siehe Seite 168–169)*.

Tipps zum Umgang mit Ärger

- Atmen Sie ein paar Minuten lang ruhig ein und aus, um sich zu beruhigen *(siehe Seiten 170–171)*.
- Verlassen Sie die Situation oder schaffen Sie sich im Geiste einen Abstand.
- Führen Sie sich noch einmal den auslösenden Faktor zu Gemüte. Sagen Sie sich beispielsweise, wenn Sie sich über eine unhöfliche Verkäuferin geärgert haben: »Sie muss unter einem fürchterlichen Druck stehen« und denken Sie daran, dass es hier nicht um Sie persönlich geht.
- Hören Sie Ihr Gegenüber an. Antworten Sie nicht sofort, sondern erlauben Sie ihm, seinen Gefühlen Luft zu machen. Stellen Sie Ihre Ansichten ruhig dar.
- Verteufeln Sie Ihr Gegenüber nicht. Denken Sie daran, dass es meistens um unterschiedliche Wertvorstellungen geht und es nicht nur »richtig« und »falsch« gibt.
- Machen Sie andere nicht für Ihren Ärger verantwortlich. Entschuldigen Sie sich gegebenenfalls oder suchen Sie nach einem Kompromiss.
- Führen Sie sich Ereignisse, die Wut auslösten, nicht immer wieder vor Augen.

Die folgenden Maßnahmen könnten Ihnen langfristig dabei helfen, Ihre Wut unter Kontrolle zu halten:

- Erlernen Sie Stressmanagement-Techniken *(siehe Seiten 168–169)*, um Spannungen abzubauen.
- Praktizieren Sie Entspannungstechniken wie Yoga oder Meditation *(siehe Seiten 123 und 135)*.
- Treiben Sie regelmäßig Sport *(siehe Seiten 153–154)*, um Stress abzubauen.

Selbstbewusstsein

Fähigkeiten zu erlernen, die unser Selbstbewusstsein steigern, ist eine wirksame Methode, um Schuldgefühle und Melancholie zu überwinden. Mit dieser Form von psychologischem Training machen wir uns unsere eigentlichen Bedürfnisse bewusst, lernen, sie zu äußern, und erfahren, dass sie berechtigt sind.

Anhaltende gesundheitliche Beschwerden lassen sich mitunter auf demütigende Erfahrungen zurückführen, die nie an die Oberfläche kamen, sondern im Unterbewusstsein wirken, sowie auf permanente negative Selbstsuggestion. Einer Studie zufolge wirkt sich das Erzählen eines beschämenden Ereignisses unter Umständen positiv auf die Gesundheit aus. Sinnvoll ist daher eine Beratung oder auch einfach das Aufschreiben der eigenen Erfahrungen. So war der Gesundheitszustand amerikanischer Studierender, die kreatives Schreiben praktizierten, Untersuchungen zufolge deutlich besser als bei anderen. Im Idealfall sollten Sie nicht nur aufschreiben, was passiert ist, sondern auch wie Sie sich dabei fühlten, was Sie am liebsten gesagt oder getan hätten, wie Sie sich den Verlauf der Begebenheit gewünscht hätten und inwieweit der Vorfall Sie beeinflusst hat.

Kreatives Schreiben ist eine Möglichkeit, sich mit der eigenen Gefühlswelt auseinander zu setzen.

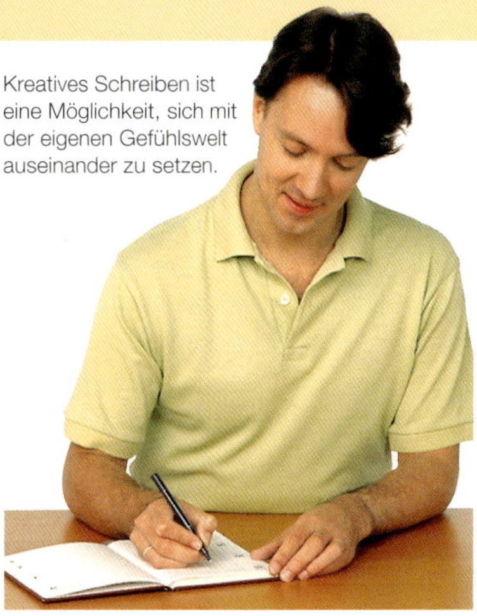

Positive Gefühle

Lebensfreude fördert den Heilungsprozess. Lachen und Optimismus erhöhen nachweislich die Anzahl von Antikörpern im Speichel und begünstigen jene Hormone, die das Immunsystem stärken, wodurch die Aktivität

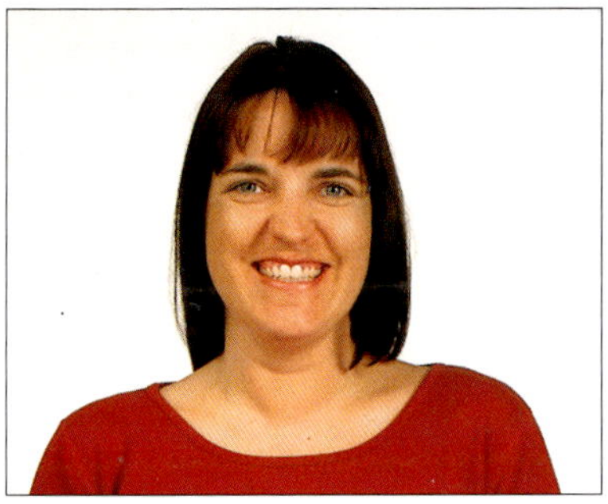

Lachen ist gesund.

der natürlichen Killerzellen angeregt wird, die Infektionen bekämpfen. Wie Sport bewirkt auch das Lachen ein Nachlassen der Muskelspannung und fördert die Zwerchfellatmung (*siehe Seiten 170–171*), es regt den Kreislauf an und löst eine Ausschüttung von Endorphinen aus, den natürlichen, schmerzlindernden Opiaten des Körpers. Menschen mit Humor tendieren in Stresssituationen in der Regel weniger zu Müdigkeit, Angst, Wut und Depression als andere.

Zum Humor gehört der Austausch von Gefühlen, und von daher ist es nicht verwunderlich, dass die »Zugehörigkeit« – ein Netzwerk aus lieben Menschen, die Bereitschaft, sich emotionale Unterstützung zu holen sowie Liebe zu geben und zu empfangen – der Gesundheit offenbar förderlich ist. Einsame, isolierte Menschen werden schneller krank. Vielleicht liegt hier die Erklärung für Untersuchungen, wonach Menschen, die regelmäßig zur Kirche gehen, gesünder erscheinen als jene ohne religiöse Überzeugung. Anderen Studien zufolge hat eine gute Gesundheit mit einem spirituellen Bewusstsein und einem aktiven Engagement in der Gemeinschaft zu tun und nicht unbedingt mit einer organisierten Kirchenzugehörigkeit. Eine kürzlich durchgeführte Studie erbrachte, dass Frauen mit Brustkrebs, die an Selbsthilfegruppen teilnahmen, nach der Diagnose doppelt so lange lebten wie andere. Dieses Ergebnis lässt sich damit erklären, dass die Frauen hier einen Raum haben, wo sie ihre Gefühle ausdrücken und teilen, Ermutigung durch Optimismus erfahren und ein Gefühl der Kontrolle über ihre Krankheit bekommen.

Manchen Menschen fällt es schwer, ihre Gefühle in Worten auszudrücken. Hier können Musik, Tanz und Kunst nonverbal einen direkten Zugang zu den eigenen Emotionen ermöglichen.

Schritte zur Stärkung positiver Gefühle

- Rufen Sie sich eine Zeit ins Gedächtnis, als Sie glücklich, entspannt und voller Energie waren. Versuchen Sie, Ihre damaligen Gefühle noch einmal zu erleben.
- Entwickeln Sie Ihren Sinn für Humor.
- Probieren Sie einmal, sich die Sonnenseiten des Lebens zu vergegenwärtigen.
- Probieren Sie Nähe aus. Wenn Sie sich freuen, jemanden zu sehen, oder wenn Sie für etwas dankbar sind, sagen Sie es aufrichtig.
- Zeigen Sie Ihren Lieben Ihre Zuneigung.
- Lernen Sie Yoga, Qigong oder Meditation (*siehe Seiten 123, 125 und 135*), um die Seele zu entspannen und Ihre Gedanken zu fokussieren.
- Altruismus ist gesund. Helfen Sie anderen Menschen, indem Sie gemeinnützige Arbeit verrichten oder Ihre kranke Nachbarin besuchen.
- Verbinden Sie Ihre Gedanken mit Ihren Gefühlen. Versuchen Sie, unangenehme oder traumatische Erlebnisse aufzuschreiben und auch Ihre Gefühle dabei festzuhalten.

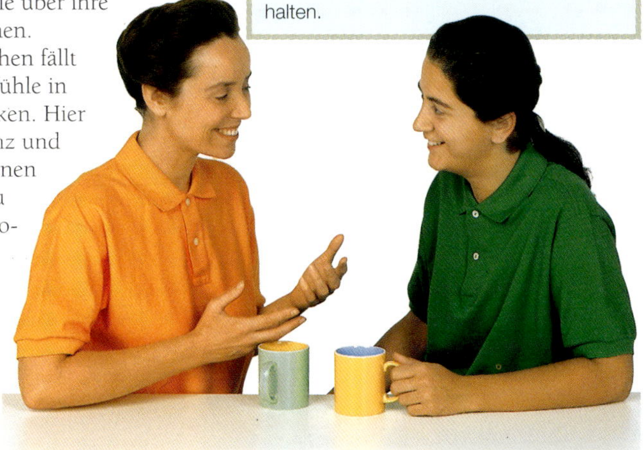

Gefühle mit anderen zu teilen, trägt zu einer positiven Grundhaltung bei.

NEUE DENKMUSTER ERLERNEN

Auf Grund ihrer seelischen und körperlichen Struktur scheinen manche Menschen mit Stress besser umgehen zu können als andere. Die Untersuchung einiger amerikanischer Geschäftsleute, die in die Reorganisation ihrer Firma involviert waren, ergab, dass bei einigen von ihnen stressbedingte Krankheiten auftraten, während andere von der Situation sichtlich profitierten. Diese Unterschiede führte man auf Charaktereigenschaften zurück, die die »Zähigkeit« eines Menschen ausmachen: eine Verbundenheit mit sich selbst, der Familie und der Arbeit, das Gefühl, das eigene Leben zu steuern, sowie die Überzeugung, dass Herausforderungen zum Leben dazugehören. Die »zähen« Geschäftsleute wiesen eine große Anpassungsfähigkeit auf, die ihnen im Vergleich mit in Schwarz-Weiß-Mustern verhafteten Menschen eine bessere körperliche und seelische Gesundheit verlieh; zudem waren sie kommunikationsfähiger. Glücklicherweise können wir Einstellungen, Überzeugungen und Verhaltensweisen ändern und an unserer Kommunikationsfähigkeit arbeiten.

Sich an die Ereignisse des Lebens anzupassen und Veränderungen zu akzeptieren, sind die Schlüssel zu einer stressfreien Lebensweise.

Stressmanagement-Programm

Durch das Führen eines Stresstagebuchs *(siehe ganz rechts)* lassen sich Stressoren erkennen. Füllen Sie den Fragebogen ab Seite 142 aus, um zu sehen, wie Sie auf Stress reagieren. Gerade wenn Sie eher ruhig sind und sich viele Sorgen machen oder aber cholerisch veranlagt sind, ist es wichtig, dass Sie sich Ihre Reaktionen auf Stress anschauen. Das Mind/Body Medical Institute der Harvard Medical School hat den folgenden Ansatz zum Stressmanagement entwickelt.

1 Stopp!
Sagen Sie sich in einer stressigen Situation zunächst »STOPP!«, bevor Sie sich die schlimmste Situation ausmalen. Stellen Sie sich dazu ruhig ein großes rotes Stoppschild vor. Die Methode trägt dazu bei, den Panikkreislauf zu durchbrechen.

2 Atmen
Die Zwerchfellatmung (*siehe Seite 170*) hilft sofort, die Spannung abzubauen.

3 Nachdenken
In Paniksituationen hören wir auf, logisch zu denken. Fragen Sie sich, warum Sie so bestürzt sind. Handelt es sich wirklich um eine Krise? Was ist das Schlimmste, das passieren könnte? Hilft es, sich Sorgen zu machen? Durch ruhiges Nachdenken entlarven Sie irrationale Gedanken und verhindern Kurzschlussreaktionen.

4 Entscheiden
Wenn Sie entscheiden, was Sie als Nächstes tun, ist das eine angemessene Reaktion.

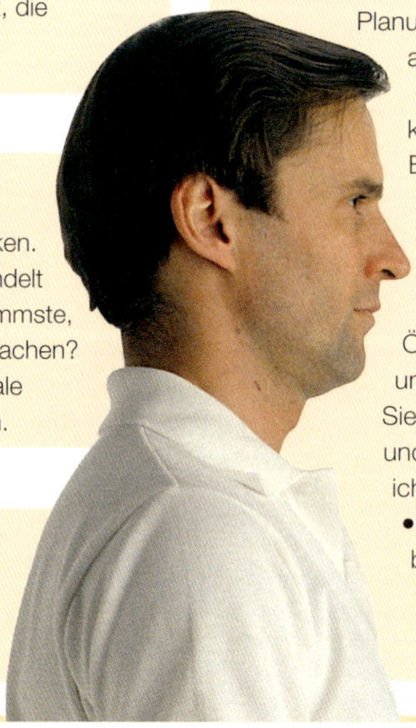

5 Handeln
Je nach Situation könnten Sie Folgendes tun:
- Das Problem sofort angehen.
- Warten, bis Sie besser damit umgehen können.
- Eine Liste mit allen Lösungsmöglichkeiten aufstellen, um Wahlmöglichkeiten und Kompromisse zu erkennen.
- Sich entspannen und etwas Erfreuliches tun, um ruhiger und gelassener zu werden.
- Das Problem aus einer anderen Perspektive betrachten (wenn Sie im Stau stecken, können Sie beispielsweise Planungen im Voraus betreiben oder Atemtechniken ausprobieren).
- Während Sie überlegen, was Sie tun sollen, können Sie Worte oder Sätze mit einer positiven Bedeutung wiederholen, z. B. »Ich bin ganz ruhig« oder »Ich organisiere mein Leben«.
- Sprechen Sie sich auf konstruktive Weise zu. Statt sich beispielsweise vor einer Rede verrückt zu machen (»Ich hasse es, in der Öffentlichkeit zu reden«, »Ich fange an zu stottern und mache einen lächerlichen Eindruck«), sagen Sie sich: »Ich atme tief durch und entspanne mich« und »Die anderen interessieren sich für das, was ich zu sagen habe«.
- Sprechen Sie über Ihr Problem. Durch eine bessere Kommunikation lässt sich Stress zu einem Großteil abbauen.

Gutes Kommunizieren

Zur verbalen Kommunikation gehört, was Sie sagen, wie Sie es ausdrücken und wie Sie zuhören und verstehen. Die nonverbale Kommunikation umfasst Körpersprache, Blickkontakt und Handlungen. Wer gut kommuniziert, erfährt auch bessere Reaktionen von anderen, wodurch das Selbstbewusstsein steigt, Beziehungen mit anderen sich verbessern und Stresssituationen vermieden werden. Zu den einfachen Regeln, die das Wesen einer guten Kommunikation ausmachen, gehören folgende:

- Halten Sie während eines Gesprächs Blickkontakt (ohne jemanden anzustarren).
- Formulieren Sie Ihre Botschaft klar und deutlich: »Die Vereinbarungen gefallen mir nicht, weil die Fahrzeit nicht ausreichend berücksichtigt wird« ist aussagekräftiger als »Das gefällt mir nicht«.
- Bekräftigen Sie Ihre Worte durch ein angemessenes, nonverbales Verhalten. Sagen sie nicht »Okay, kein Problem«, wenn Sie gleichzeitig die Stirn runzeln, sich auf die Lippen beißen und mit den Fingern auf der Tischplatte trommeln.
- Hören Sie genau hin, was Ihr Gegenüber sagt. Schenken Sie der anderen Person Ihre gesamte Aufmerksamkeit, unterbrechen Sie sie nicht, ziehen Sie keine vorschnellen Schlüsse und interpretieren Sie ihre Worte nicht auf Ihre Weise.
- Klären Sie jeden Zweifel, indem Sie das wiederholen, was Sie verstanden haben, z. B.: »Ich soll diese Zahlen also noch einmal mit der Marketing-Abteilung abgleichen.«
- Akzeptieren Sie die Meinungen und Gefühle anderer Menschen, auch wenn diese von Ihren eigenen abweichen.

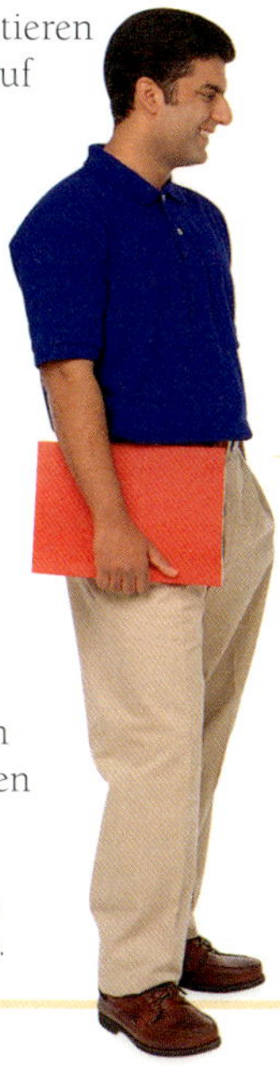

Blickkontakt fördert die Kommunikation.

Ein Stresstagebuch führen

Schreiben Sie in Ihrem Tagebuch jede Woche (oder jeden Tag) eine Situation auf, bei der Sie in Stress gerieten:

- Wie haben Sie sich körperlich gefühlt?
- Wie lauteten Ihre ersten Gedanken?
- Welche Gefühle hatten Sie?
- Welche Fehleinschätzungen lagen Ihren Gedanken möglicherweise zu Grunde (z. B. »Niemand liebt mich«, »Auf mir trampeln immer alle herum«, »Ich bin in einer Situation gefangen, die sich niemals bessern wird«)?
- Wie haben Sie sich während und direkt nach der Situation verhalten?
- Was könnten Sie anders tun oder denken, um eine solche Situation das nächste Mal besser zu bewältigen?
- Wie würden Sie sich dann möglicherweise fühlen und verhalten?

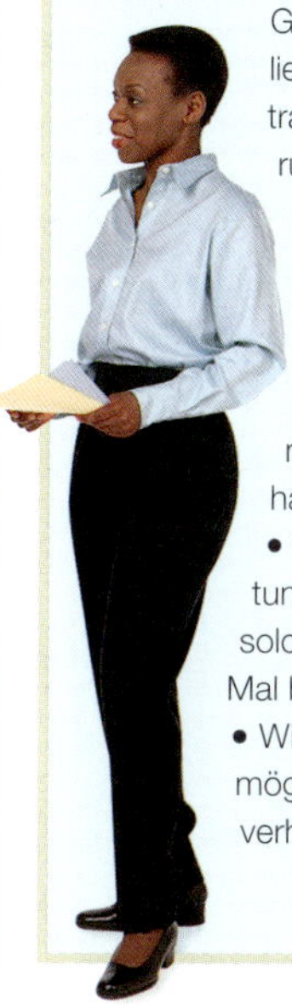

Das Selbstwertgefühl steigern

Wenn Sie Ihr Minderwertigkeitsgefühl ablegen, erlangen Sie die emotionale »Zähigkeit« zum Umgang mit stressigen Ereignissen. Selbst kleine Korrekturen der Selbstwahrnehmung führen mitunter zu tief greifenden Veränderungen. Laut dem Mind/Body Medical Institute der Harvard Medical School sollten wir uns die Ursachen unseres Minderwertigkeitsgefühls klar machen. Stellen Sie sich Ihr Leben als Bus vor, in dem alle wichtigen Menschen aus Ihrer Vergangenheit sitzen. Wenn diese Sie kritisieren, z. B. »Warum bist du nur so ungeschickt?«, fragen Sie sich: »Wer fährt diesen Bus eigentlich? Wer hat die Kontrolle?«. Wenn Sie selbst auf dem Fahrersitz Platz nehmen, werden nun möglicherweise einige Passagiere aussteigen müssen – und sich auch aus Ihren Gedanken entfernen, und zwar für immer.

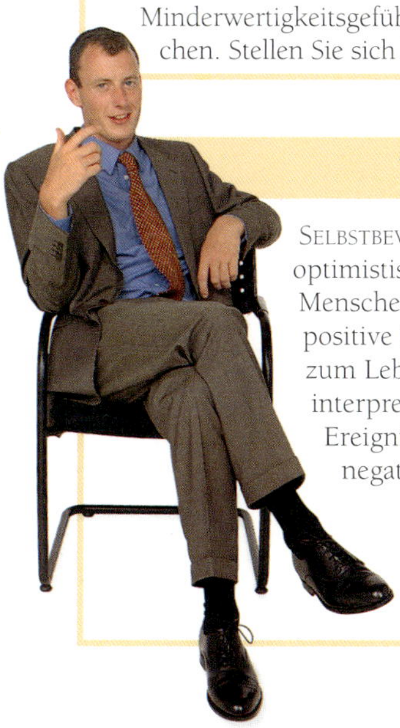

Vertrauen aufbauen

Selbstbewusste, optimistische Menschen haben eine positive Einstellung zum Leben und interpretieren Ereignisse nicht negativ. Sie gehen davon aus, dass Bekannte, die beim Näherkommen plötzlich auf die andere Straßenseite wechseln, Sie einfach nicht gesehen und das nicht absichtlich getan haben. Zuweilen führt selbstbewusstes Verhalten zu wirklichem Selbstbewusstsein. Wenn Sie Ihre Ängste verbergen und souverän auftreten, hören Ihnen die Menschen zu und erachten Sie als kompetent, was wiederum Ihr eigenes Selbstvertrauen stärkt.

Souveränes Auftreten fördert das Selbstbewusstsein.

Tipps für ein selbstbewusstes Auftreten

- Stellen Sie sich vor, wie Sie selbstbewusst auftreten *(siehe Seite 134)*, und atmen Sie in Stresssituationen tief ein und aus *(siehe Seiten 170–171)*.
- Schauen Sie andere Menschen bei einer Begegnung lange genug an, um sie wirklich wahrzunehmen, und schauen Sie dann wieder weg.
- Achten Sie auf Ihre Körpersprache: Selbstbewusste Menschen nehmen genügend Raum ein und sehen entspannt aus. Sie zappeln nicht herum, lassen ihre Schultern nicht hängen und verschränken weder Arme noch Beine in defensiver Manier.
- Legen Sie beim Sprechen immer wieder Pausen ein, und atmen Sie gleichmäßig.
- Senken Sie bewusst die Stimme, wenn Sie merken, dass sie höher wird.
- Bereiten Sie sich vor: Machen Sie sich Stichpunkte und setzen Sie sich vor einem Gespräch mit den zu besprechenden Punkten auseinander.
- Stellen Sie sich, wenn Sie einen Fehler gemacht haben, die Frage: »Wird das in zehn Jahren noch von Bedeutung sein?« Meistens ist das nicht der Fall.
- Denken Sie daran, dass andere Menschen Besseres zu tun haben, als Ihre Unzulänglichkeiten zu ergründen.

WEITERFÜHRENDE FORSCHUNG

TROTZ ZUNEHMENDER Beliebtheit sind im Bereich der Komplementärtherapien weitere Forschungen notwendig. Die meisten Schulmediziner empfehlen und nutzen alternative Ansätze nur, wenn deren Sicherheit und Wirksamkeit nachgewiesen ist. Auf diesem Gebiet finden bereits viele Untersuchungen statt.

Auch in der Schulmedizin sind Behandlungsmethoden, deren Erfolg nachweisbar ist, ein wichtiges Ziel. Angesichts der vielen Anfragen nach finanzieller Unterstützung setzen sich Ärzte und Verantwortliche im Gesundheitswesen ungern für Behandlungsmethoden ein, deren Wirksamkeit sich nicht nachweisen lässt. Da die Entwicklung neuer High-Tech-Medikamente und -Verfahren enorm teuer ist, spielen Kosten-Nutzen-Rechnungen und Akzeptanz eine große Rolle.

Komplementärtherapien werden für manche Menschen stets eine gute Alternative bleiben; um jedoch mit der Schulmedizin auf gleicher Ebene zu stehen, muss ihre Wirksamkeit erst noch unter Beweis gestellt werden. Dies ist möglicherweise nicht leicht. Einige Behandlerinnen behaupten, dass sich etwas Feinstoffliches wie das *Qi*, die Lebensenergie oder der Heilungsprozess, nicht messen lässt. Wie soll beispielsweise ein Versuch zur Beurteilung einer Behandlungsmethode aussehen, die auf ein Individuum abgestimmt ist? Und wie bewertet man eine Behandlung, die zwar keine Heilung, dafür aber mehr *Wohlgefühl* zum Ergebnis hat? Viele alternative Behandler stützen sich schlicht auf die ausreichend vorhandenen Berichte ihrer Patienten, um ihrem Anliegen Gewicht zu verleihen.

Forschungen zur Komplementärmedizin werden weitgehend von Ärzten durchgeführt, die ein Interesse an diesem Fachgebiet haben; viele von ihnen verfügen jedoch nicht über die notwendigen Kenntnisse zur Durchführung einer wissenschaftlich anerkannten Studie. In Ausbildungsstätten für alternative Heilmethoden werden Forschungen allmählich in den Lehrplan aufgenommen, und vereinzelt etablieren sich auch Kontakte mit Forschenden an Universitäten oder Krankenhäusern.

Die Finanzierung ist ein Teil des Problems. Forschungsorientierte Organisationen stellen oft kein Geld für ungewöhnliche oder umstrittene Methoden zur Verfügung, und Arzneimittelkonzerne investieren wegen zu geringer finanzieller Anreize häufig nicht in die Forschung. Eine zweite Schwierigkeit ist der Mangel an Testpersonen. Selbst bei überzeugenden Ergebnissen ist ein Versuch mit 30 Menschen nicht so eindrucksvoll wie einer mit 300 oder gar 3000. Gewöhnlich wird eine große Anzahl an Testpersonen nur durch große Organisationen wie nationale Gesundheitsbehörden oder Unikliniken vermittelt; die Indikationen, mit denen alternative Behandler im Allgemeinen zu tun haben, sind in Krankenhäusern jedoch nur selten anzutreffen.

Ein Großteil der notwendigen Forschungen im Bereich der Komplementärmedizin findet somit in Zusammenarbeit mit Allgemeinärzten und Patientinnen statt. Da einer der wichtigsten Aspekte bei der ganzheitlichen Gesundheitsfürsorge darin besteht, die eigenen Kräfte des Patienten zu mobilisieren, muss die Forschung in Zukunft *mit* den Menschen stattfinden und nicht *über* sie.

Glücklicherweise scheint etwas in Bewegung zu geraten. Laut neueren EU-Bestimmungen muss die medizinische Wirkung sämtlicher Heilmittel nachweisbar sein, und das steigende Bewusstsein der Verbraucher regt neue Investitionen in der Forschung an. Immer mehr alternative Behandler und ihre Berufsverbände wissen um die Bedeutung der wissenschaftlichen Bewertung ihrer Verfahren und suchen nach entsprechenden Möglichkeiten. Andere Organisationen richten Datenbanken mit randomisierten (durch Zufallsauswahl bestimmten) Kontrollversuchen ein, bei denen auch alternative Methoden berücksichtigt werden.

In den USA unterstützt das National Center for Complementary and Alternative Medicine (NCCAM), das von den National Institutes of Health finanziert wird, 12 Zentren, die schulmedizinische und komplementäre Forschungen durchführen und deren jährliches Budget sich auf über 50 Millionen Dollar beläuft. 1998 befasste sich eine Ausgabe des *Journal of the American Medical Association* mit Forschungsstudien der Schul- und Komplementärmedizin; den Ergebnissen zufolge funktionieren einige Behandlungsmethoden und andere nicht – ähnlich wie bei ausschließlich schulmedizinischen Verfahren.

TESTVERFAHREN

Der antriebsstärkste Motor für die wissenschaftliche Beweisführung ist der klinische Versuch, der ursprünglich zum Testen pharmazeutischer Medikamente entwickelt wurde. Er gilt als verlässlich, wenn er folgende Elemente enthält:

Kontrollversuch Hier werden mindestens zwei Gruppen miteinander verglichen: die Behandlungsgruppe und eine Vergleichsgruppe, die keine Behandlung erhält.

Randomisierter Versuch Eine Vielzahl an Testpersonen nimmt an dem Versuch teil, um individuelle Unterschiede festzustellen. Objektivität wird gewährleistet, indem man die Teilnehmer in beliebiger Reihenfolge der Behandlungs- oder der Vergleichsgruppe zuordnet.

Randomisierter Doppelblindversuch Wenn Ärztinnen und Forscher wissen, welches das wirksame Medikament und welches das Placebo ist, schließen die Patienten diese Tatsache möglicherweise aus ihrem Verhalten. Bei diesem Test wissen weder Patienten noch Ärzte, wer welche Behandlung bekommt.

Kontrollversuch mit Placebos Jede Behandlung, sogar Zuckerpillen, führt zu Verbesserungen bei etwa einem Drittel der Versuchspersonen. Dieser so genannte Placebo-Effekt zeigt, wie sehr sich körperliche Funktionen durch die Kraft der Überzeugung beeinflussen lassen. So führen Skeptiker auch einen Großteil des Erfolgs komplementärer Methoden auf diesen Zusammenhang zurück. Bei einem klinischen Versuch ist die Placebo-Behandlung von der eigentlich wirksamen Methode nicht zu unterscheiden. Um anerkannt zu werden, müssen die Ergebnisse der Letzteren eindeutig besser sein als das Placebo-Verfahren. Eine Placebo-Behandlung zu finden, ist nicht immer leicht, insbesondere bei Methoden wie z. B. der Akupunktur. Entweder stechen die Forscher die Nadeln in Nicht-Akupunkturpunkte, oder sie verwenden spitze Plastikröhrchen, die sich wie Nadeln anfühlen.

Metaanalyse oder systematische Übersicht Hier werden die Ergebnisse einer Reihe von Studien gesammelt und analysiert. Je nach wissenschaftlicher Glaubwürdigkeit werden jedem Verfahren Punkte zugeordnet. Die mathematische Analyse einer ganzen Gruppe von Versuchen ergibt ein genaueres Bild der gesamten verfügbaren Beweise.

GLOSSAR

In VERSALIEN geschriebene Begriffe werden an anderer Stelle im Glossar erläutert.

Aerob Geschaffen, um die Sauerstoffaufnahme zu erhöhen (im Kontext anstrengende körperliche Betätigung).

Akupunkturpunkt Ein in der Traditionellen Chinesischen Medizin verwendeter Begriff für einen Punkt an einem MERIDIAN, an dem der Fluss des *Qi* zugänglich ist. Akupunkturpunkte werden durch Druck (Akupressur) oder durch Einstechen von Akupunkturnadeln stimuliert.

Akut Der Begriff beschreibt eine Störung oder ein Symptom, die bzw. das plötzlich auftritt. Siehe auch CHRONISCH.

Allergen Eine Substanz in der Umwelt oder der Nahrung, die bei dafür sensiblen Menschen eine allergische Reaktion hervorruft.

Anaerob Nicht geschaffen, um die Sauerstoffaufnahme zu erhöhen (im Kontext sportliche Betätigungen wie Gewichtheben und Dehnübungen).

Angewandte Kinesiologie Durch Messen der Muskelwiderstände werden Ungleichgewichte im Körpersystem sowie nahrungsmittel- und umweltbedingte Unverträglichkeiten festgestellt.

Antifungal Pilzhemmend oder -einschränkend.

Antikörper Im Blut enthaltenes Protein, das in den Körper eindringende Substanzen unschädlich macht.

Antioxidantien Substanzen, die zur Neutralisierung von FREIEN RADIKALEN imstande sind.

Arachidonsäure Derivat einer essentiellen Fettsäure, das entzündungsauslösende Substanzen produziert.

Arginin Eine für die Spermabildung notwendige Aminosäure. Offenbar regt sie auch das Wachstum des *Herpes-simplex*-Virus an.

Asana Körperhaltung beim Yoga.

Autoimmunkrankheit Bei dieser Störung unterscheidet das Immunsystem nicht zwischen »eigenen« und »fremden« Substanzen und produziert ANTIKÖRPER, die das körpereigene Gewebe angreifen.

Autonomes Nervensystem Der Teil des Nervensystems, der Körperfunktionen wie Atmung und Herzschlag kontrolliert und sich nicht bewusst steuern lässt.

Bachblüten Auszüge bestimmter Pflanzen in Quellwasser, die häufig zur Behandlung seelischer Probleme verwendet werden.

Barium-Röntgen Methode zur Untersuchung des Magen-Darm-Trakts, bei der das Element Barium als Röntgenkontrastmittel eingesetzt wird, und zwar entweder mittels oraler Einnahme (Bariumbrei) oder Einlauf.

Beckenbodengymnastik Übungen, bei denen speziell die Muskeln trainiert werden, die die Scheide, den Enddarm und die Harnröhre umgeben.

Biopsie Histologische Untersuchung von Gewebe, das dem lebenden Organismus entnommen wurde.

Biorhythmus Das System, das Vorgänge wie Essen, Schlafen, Stoffwechsel und Aufmerksamkeitsspanne steuert. Der Biorhythmus wird vorwiegend durch Sonnenlicht und Dunkelheit bestimmt.

Bürokrankheit Bezeichnung für Symptome wie Müdigkeit, Konzentrationsstörungen und häufige Infektanfälligkeit, die schlechter Innenraumluft und Ausdünstungen von mit Schadstoffen belasteten Möbeln und Bürogeräten zugeschrieben werden.

Candida Verbreiteter, aber nicht ganz korrekter Begriff für die Candidiasis, das übermäßige Wachstum von *Candida albicans*, einem hefeähnlichen Pilz, der in Mund, Darm, Scheide und auf der Haut vorkommt und normalerweise von »guten« Bakterien kontrolliert wird.

Cholesterin Fettähnliche Substanz im Blut und den meisten Geweben. Ein zu hoher Gehalt im Blut bewirkt möglicherweise eine Schädigung der Arterienwände.

Chronisch Ein für lange andauernde und wenig sich verändernde Zustände verwendeter Begriff. Gegenteil von AKUT.

Coenzym Q10 Antioxidativer, vom Körper selbst produzierter Nährstoff, auch Ubichinon genannt. Er trägt dazu bei, Energie aus Nahrungsmitteln zu lösen. Auch als Nahrungsergänzung erhältlich.

CT (Computertomografie) Computergestützte Diagnosetechnik, die mit Hilfe von Röntgenstrahlen eine Querschnittansicht des untersuchten Gewebes produziert.

Diuretika Harntreibende Mittel.

DNA (Desoxyribonukleinsäure) Im Zellkern von Lebewesen enthaltenes Molekül; Träger der Erbinformation, steuert sämtliche Stoffwechselfunktionen.

Dysbiose Zustand, bei dem es auf Grund schlecht verdauter Nahrungsmittel im Darm zu einem übermäßigen Wachstum schädlicher Darmbakterien kommt.

Elektrolytgleichgewicht Elektrolyte, auch Körpersalze genannt, sind in Körperflüssigkeiten und Zellen vorkommende Mineralstoffe, die das Wassergleichgewicht, den Säuregehalt des Blutes, die Nervenimpulse und die Muskelkontraktionen steuern. Durchfall, Erbrechen und bestimmte

Medikamente stören unter Umständen das Gleichgewicht verschiedener Salze, was zu Beschwerden führt.

Endokrines System Gesamtheit aller Drüsen im Körper, die Hormone produzieren.

Endorphine Morphinähnliche Substanzen, die vom Körper produziert werden und schmerzstillend wirken; sie werden auch als natürliche Opiate des Körpers bezeichnet.

Endoskopie Untersuchung eines Körperhohlraumes mit Hilfe eines Endoskops, eines schlauchähnlichen Instruments, das für Diagnose- und Behandlungszwecke eingesetzt wird.

Episiotomie (Dammschnitt) Operativer Einschnitt in den Damm (das Gewebe zwischen Vagina und Anus) zur Erleichterung des Geburtsvorgangs.

Flavonoide Chemische Substanzen mit stark ANTIOXIDATIVER Wirkung, die bestimmten Krebsarten vorbeugen sollen. (Bio-)Flavonoide sind in Obst wie Zitronen, Pflaumen und schwarzen Johannisbeeren enthalten.

Flucht-oder-Angriff-Reaktion Physiologische Reaktion auf eine vom Körper als Bedrohung wahrgenommene Einwirkung. Es werden chemische Substanzen produziert, damit der Körper die angebliche Gefahr besser bewältigen oder vor ihr flüchten kann.

Freie Radikale Potenziell schädliche Moleküle, die der Körper selbst produziert und die möglicherweise zu einer Schädigung der DNA bzw. einer Reihe anderer physiologischer Probleme führen. Sie werden mit unterschiedlichen gesundheitlichen Beschwerden in Zusammenhang gebracht, darunter auch Krebs und Herzerkrankungen.

Ganzheitlich Der Begriff beschreibt einen Behandlungsansatz, bei dem der »ganze« Mensch berücksichtigt wird und nicht nur seine Symptome.

Gestalttherapie Psychotherapie, bei der die Klientin ihre Selbstwahrnehmung stärkt, indem sie ihre Gedanken, Gefühle und ihr Verhalten in unterschiedlichen Szenarien und Situationen analysiert.

Haaranalyse Von Ernährungstherapeuten und Umweltmedizinerinnen angewandte Diagnosetechnik, bei der einzelne Haare im Labor untersucht werden, um einen eventuell krankheitsfördernden Mineralstoffmangel oder -überfluss festzustellen.

Homöostase Prozesse, durch die der Körper ein konstantes inneres Umfeld aufrechterhält *(siehe Seiten 12–13)*.

Hormonersatztherapie Behandlung von Symptomen während der Wechseljahre, bei der Hormonpräparate in Form von Pflastern und/oder Pillen verabreicht werden, um dem sinkenden Östrogenspiegel entgegenzuwirken.

Hyperventilation Gewöhnlich durch Angst hervorgerufenes tiefes und schnelles Atmen. Hierdurch kommt es möglicherweise zu einem abnormen Kohlendioxidverlust im Blut, der sich u. a. durch Taubheitsgefühl in Händen und Füßen, Ohnmacht, Muskelkrämpfe und -zuckungen sowie die Unfähigkeit zur normalen Atmung bemerkbar macht.

Ileostomie Operation, bei der der untere Teil des Krummdarms (Ileum) durchtrennt und das Ende durch die Bauchdecke geführt wird (künstlicher Darmausgang).

Immunsystem Gesamtheit der Körperorgane, die Infektionen abwehren.

Kognitive Verhaltenstherapie Eine in den 1960er-Jahren entwickelte Psychotherapie, die auf der Vorstellung beruht, dass sich negative Denk- und Verhaltensmuster ändern lassen.

Koloskopie (Darmspiegelung) Untersuchung des größten Teils des Dickdarms von innen, und zwar mit Hilfe eines flexiblen, faseroptischen Instruments, des so genannten Koloskops.

Körperarbeit Dieser Begriff umfasst manipulative Therapien oder Techniken, z. B. die Massage.

Lymphe Körperflüssigkeit, die Lymphozyten enthält (bestimmte weiße Blutkörperchen); sie ist für das Immunsystem sehr wichtig, befeuchtet das gesamte Körpergewebe und wird z. T. in einem eigenen Gefäßsystem transportiert.

Lysin Eine der acht essentiellen Aminosäuren und nur über die Nahrung erhältlich. Lysin spielt bei der Vorbeugung und Behandlung von Bläschenausschlag und Herpesinfektionen offenbar eine entscheidende Rolle.

Magnetresonanzspektroskopie Diagnosetechnik, bei der das Körpergewebe hochfrequentierten Radiowellen ausgesetzt wird; sie wird vor allem zur Untersuchung des zentralen Nervensystems eingesetzt.

Meridiane Laut der Traditionellen Chinesischen Medizin Energiebahnen, die am Körper entlanglaufen und *Qi* (Lebensenergie) transportieren. Jeder Meridian wird einem *Yin-* bzw. einem *Yang*-Organ zugeordnet.

Moxation Zur Akupunktur gehörendes Verfahren, bei dem Beifußblätter direkt über den Akupunkturpunkten verbrannt werden, um Hitze zu erzeugen.

Neurotransmitter Von den Nervenenden freigesetzte chemische Substanz, die Impulse auf andere Nerven- oder Muskelzellen überträgt.

Nitrosamine Bei der Reaktion von Nitriten (zur Konservierung von Fleisch verwendete Konservierungsstoffe) mit Aminen (in Nahrungsmitteln enthaltene Stickstoffverbindungen) entstehende Substanzen; im Laborversuch wirkten sie bei Tieren Krebs auslösend.

Nosode Homöopathisches Heilmittel, das ursprünglich aus Körpersekreten hergestellt wurde; heute dient Körpergewebe als Grundlage.

Peristaltik Unwillkürliche, wellenartige Muskelbewegungen in bestimmten Hohlkörpern, z. B. im Darm, die einen Transport der jeweiligen Inhalte bewirken.

Phyto-Östrogene Chemische Substanzen pflanzlichen Ursprungs mit östrogenähnlicher Wirkung; sie sind in Sojabohnen und anderen Hülsenfrüchten enthalten.

Pilates Ganzkörpergymnastik, die zu mehr Beweglichkeit und Körperkraft führt.

Placebo Chemisch inaktive Substanz, die anstelle eines Medikaments verabreicht wird; sie wird oft bei wissenschaftlichen Versuchen zu Kontrollzwecken eingesetzt.

Präeklampsie Ernsthafter Zustand in der zweiten Schwangerschaftshälfte, der sich durch Bluthochdruck, Flüssigkeitsstauungen im Gewebe (Ödemen) und Eiweiß im Urin auszeichnet.

Pranayama Atemtechniken bei Yoga, mit denen das *Prana* (»vitale Lebensenergie« im Ayurveda, ähnlich wie *Qi*) gesteuert werden soll.

Probiotisch Bezeichnung für »gute«, Krankheiten entgegenwirkende Bakterien im Verdauungstrakt, die zur Produktion von Vitaminen und Enzymen beitragen und somit die Verdauung verbessern.

Prostaglandine Natürlich im Körper oder in Medikamenten vorkommende Substanzen mit unterschiedlichen Wirkungen; u. a. bewirken sie Muskelkontraktionen und den Aufbau von Schleim in der Magenschleimhaut.

Puls messen Diagnosetechnik, bei der der Puls in der Schlagader des Handgelenks gemessen wird. In der westlichen Medizin stellt man mit einem Messpunkt fest, wie schnell das Blut vom Herzen aus gepumpt wird. In der Traditionellen Chinesischen Medizin und im Ayurveda werden neun Pulsmesspunkte kontrolliert, die den Fluss der »Lebensenergie« widerspiegeln.

Qi »Lebensenergie« im Sinne der Traditionellen Chinesischen Medizin, die an den AKUPUNKTURPUNKTEN in den Körper eintritt und dort auch zugänglich ist. Sie wird mit der Empfängnis vererbt, kann aber auch durch Nahrung und Luft aufgenommen werden.

Röntgentherapie Einsatz von Röntgen- und anderen radioaktiven Strahlen; sie wird bei der Behandlung von Krebs, gelegentlich auch bei anderen Erkrankungen eingesetzt.

Serotonin Besonders im Blut, in der Darmwand und im zentralen Nervensystem enthaltene Substanz, die als NEUROTRANSMITTER dient und über die Nervenenden Informationen weitergibt.

Sigmoidskopie Untersuchung des Rektums und des unteren Teils des Dickdarms (Sigmoid) mit einem so genannten Rektosigmoidoskop.

Stoffwechsel Allgemeine Bezeichnung für die chemischen Prozesse im Körper, die sämtliche Körperfunktionen steuern.

Techniken für Körper und Seele Ansätze, die Gedanken und Gefühle, die Vorstellungskraft und Handlungen nutzen, um biochemische und strukturelle Prozesse zu beeinflussen.

TENS (Transkutane elektrische Nervenstimulation) Elektrotherapieverfahren zur Behandlung von Schmerzen.

Trans-Fettsäuren Fette, die natürlicherweise in Fleisch und Milchprodukten vorkommen und zudem in verarbeiteten Nahrungsmitteln wie Margarine, wobei essbare Öle durch den Prozess fest werden (Hydrogenation). Forschungen haben künstliche Trans-Fettsäuren mit Herzerkrankungen in Verbindung gebracht.

»Triggerpunkte« Schmerzhafte motorische Reizpunkte, die durch Schmerzen im Rückgrat und im Bindegewebe ausgelöst werden; sie fühlen sich an wie harte Knötchen.

Übertragener Schmerz Als Folge von Rückenmarkserkrankungen empfundenes Gefühl, das sich auf Nerven und Muskeln auswirkt, die mit anderen Körperteilen in Verbindung stehen und dort Schmerzen verursachen.

Ultraschall Schallwellen mit einer für das menschliche Ohr nicht hörbaren Frequenz, die zur Untersuchung der inneren Organe und des Fötus in der Gebärmutter sowie zur Behandlung von Verletzungen im weichen Gewebe eingesetzt werden.

Uva-Licht Natürliches oder künstliches Licht mit ultravioletter Wellenlänge; auf Grund seiner Virus und Pilz hemmenden sowie antibakteriellen Eigenschaften ist es bei der Behandlung von Psoriasis und anderen Hauterkrankungen wirksam.

Vega-Test Diagnosetechnik, bei der man mit einem bestimmten Apparat an mehreren Körperstellen den elektrischen Widerstand gegen homöopathische Verdünnungen potenziell unverträglicher Substanzen misst.

Vegan Bezeichnung für eine Ernährungsweise, die ausschließlich aus pflanzlichen Nahrungsmitteln besteht.

Yin und **Yang** Laut der Traditionellen Chinesischen Medizin entgegengesetzte und einander ergänzende Energien; demnach sind alle Dinge ein Ausdruck von *Yin* oder *Yang*.

Zentrales Nervensystem Umfasst Gehirn und Rückenmark; es empfängt und analysiert Informationen und löst Reaktionen aus.

Zerstäuber Apparat, der der Verabreichung eines Medikaments als Aerosole dient (zur Inhalation).

Zytotoxizitätstest Diagnosetechnik, bei der Blut mit Extrakten eines potenziellen ALLERGENS gemischt wird und die resultierende Schädigung der weißen Blutkörperchen auf eine Empfindlichkeit hinweist.

ARZNEIMITTELGLOSSAR

ACE-Hemmer Vasodilatatoren mit wirksamer Blockierung eines an der Blutgefäßverengung beteiligten Enzyms. Meist bei Angina pectoris und Bluthochdruck verordnet.

Aciclovir Antivirale Substanz bei Herpesinfektionen.

Alphablocker Entspannen die Sphinktermuskulatur und wirken dem Harnstau entgegen.

Alprostadil Zur Behandlung von Impotenz eingesetztes Prostaglandin E1.

Amitriptylin Trizyklisches Antidepressivum zur Verbesserung der Stimmung, des Aktivitätsniveaus und Schlafs bei Langzeitdepressionen.

Analgetika Schmerzstillende Mittel.

Antacida Schwach alkalische Verbindungen, die überschüssige Magensäure neutralisieren.

Anthralin Reduziert übermäßiges Hautwachstum bei Psoriasis.

Antibiotika Behandlung bakterieller Infektionen – häufig mit Breitbandantibiotika (Penicilline, Tetracycline). Infolge zunehmender Bakterienresistenz jedoch eingeschränkte Anwendung.

Antidepressiva Zur Behandlung mittelschwerer und schwerer Depressionen.

Antihistaminika Schwächen die Histaminwirkung ab. Bei allergischen Reaktionen wird das Gewebshormon Histamin freigesetzt.

Antihypertonika Blutdrucksenkende Mittel.

Antikonvulsiva Hemmen übermäßige elektrische Gehirnaktivitäten und dienen der Vorbeugung oder Unterbrechung epileptischer Anfälle.

Antimykotika Behandlung von Pilzinfektionen, speziell des Rachens, der Haut, Mundhöhle und Scheide (Soor).

Antiphlogistika Entzündungshemmer der beiden großen Gruppen: nichtsteroidale Entzündungshemmer (nsar) und Corticosteroide.

Antirheumatika Rheumamittel, vorzugsweise für Polyarthritis.

Aspirin Schmerz stillendes, nichtsteroidales Mittel zur Schmerzlinderung, Fiebersenkung und Linderung von Arthritisbeschwerden. Niedrig dosiert verhindert es die Blutgerinnselbildung bei Herzkranzgefäßleiden und senkt das Herzinfarkt- und Schlaganfallrisiko.

Barbiturate Selten verordnete Schlafmittel, da Gefahr der Abhängigkeit und Überdosierung besteht.

Benzodiazepine Angst lösende Mittel. Sie senken übermäßige Aktivitäten in dem Teil des Gehirns, der die Emotionen reguliert.

Benzoylperoxid Örtliche Anwendung bei Akne und pilzbedingten Hautinfektionen: Die oberste Hautschicht wird entfernt, die Talgdrüsen frei gelegt.

Betablocker Sie blockieren das Hauptstresshormon Noradrenalin, senken die Herzfrequenz und verhindern erweiterte Blutgefäße. Speziell bei Herzkrankheiten, teils auch bei Migräne, Angstzuständen, Schilddrüsenüberfunktion und Glaukom angewandt.

Biphosphonate Eine Arzneimittelgruppe (z.B. Etidronat) zur Behandlung von Knochenleiden (wie Osteoporose).

Bromocriptin Hemmt die übermäßige Freisetzung des Hormons Prolactin. Dient der Behandlung weiblicher Unfruchtbarkeit und lindert die Beschwerden der Parkinsonkrankheit.

Calciumblocker Begünstigen die Erweiterung der Blutgefäße, indem sie die Calciumbewegung in den Muskeln blockieren. Therapie von Angina pectoris und Bluthochdruck.

Chloroquin Malaria- und Rheumamedikament.

Clomiphen Therapie der Unfruchtbarkeit infolge erhöhter Abgabe von Hypophysenhormonen, die den Eisprung bei der Frau begünstigen.

Clotrimazol Antipilzmittel.

Corticosteroide Häufig nur Steroide genannt. Sie dienen der Behandlung von Entzündungen (Ekzeme, entzündliche Darmkrankheiten, Polyarthritis) und von Krankheiten infolge eines Mangels an Nebennierenhormonen.

Cyclosporin Immunsuppressivum zur Behandlung schwerer Psoriasisfälle.

Dithranol Reduziert übermäßiges Hautwachstum bei Psoriasis.

Domperidon Mittel zur Behandlung der Übelkeit (Antiemetikum) auf Grund von Magen-Darm-Krankheiten (z.B. Gastroenteritis).

Ergotamin Vasokonstriktion (Engstellung der Blutgefäße) bei Kopfschmerzen und Migräne.

Erythromycin Breitbandantibiotikum.

Finasterid Enzymhemmer für die Behandlung gutartiger Prostatavergrößerungen.

Fluconazol Antipilzmittel.

Fluoxetin Ein zur Gruppe der selektiven Serotonin-Reuptake-Hemmer gehöriges Antidepressivum, das den

Spiegel der stimmungsaufhellenden Substanz Serotonin erhöht.

Gonadotropin Humanes Choriongonadotropin (hcg) – ein von der Plazenta produziertes und aus dem Urin von Schwangeren extrahiertes Hormon zur Behandlung der Unfruchtbarkeit: Die Eierstöcke werden zur Östrogen- und Progesteronbildung angeregt.

H2-Blocker Antihistaminika zur Ulcustherapie (z.B. Cimetidin, Ranitidin). Sie verhindern die Histaminausschüttung im Magen und senken die Säureproduktion.

Hydrocortison Ein mit dem Nebennierenhormon Cortisol identisches Corticosteroid.

Ibuprofen Schmerzstillender, nichtsteroidaler Entzündungshemmer (NSAR), der im Gegensatz zu Aspirin weniger Blutungsneigungen im Magen hervorruft.

Idoxuridin Antivirenmittel, meist zur Therapie von Herpesinfektionen.

Indometacin Nichtsteroidaler Entzündungshemmer zur Behandlung arthritischer Erkrankungen, auch Gicht.

Lithium Alkalimetall zur Behandlung manisch-depressiver Erkrankungen.

Mefenaminsäure Nichtsteroidale entzündungshemmende Substanz.

Mesalazin Zur Entzündungshemmung bei geschwürigen Dickdarmentzündungen, in manchen Fällen auch bei Morbus Crohn.

Methotrexat Wird in der Krebstherapie eingesetzt, um den Stoffwechsel der Krebszellen zu hemmen. Ebenfalls von Bedeutung in der Psoriasistherapie.

Monoaminooxidase-Hemmer (MAOI) Den Serotoninspiegel und andere stimmungsaufhellende Gehirnsubstanzen steigernde Antidepressiva. Besonders geeignet bei Angstzuständen, Phobien und Depressionen.

Montelukast Wirkstoff zur Vorbeugung und Behandlung von Asthma. Verhindert die Kontraktion der Luftwege. Markenname: Singulair.

Natriumcromoglykat Ein Antiallergikum, das die Histaminausschüttung unterbindet. Wird inhaliert, um Asthmaattacken vorzubeugen.

Nichtsteroidale Antirheumatika (NSAR) Zur Linderung von Schmerzen, Steifigkeit, schmerzhaften Entzündungen der Muskulatur, Knochen und Gelenke.

Noradrenalin-Reuptake-Hemmer Antidepressivum, erhöht den Spiegel des stimmungsbeeinflussenden Noradrenalins.

Noratriptan Serotonin hemmendes Medikament in der Kopfschmerz- und Migränetherapie.

Nystatin Antipilzmittel.

Opioide Gruppe von Narkotika zur Schmerzlinderung und Behandlung von Durchfall und Husten. Kodein ist ein leichtes Opioid.

Paracetamol Das nichtopioide Schmerzmittel verursacht weder Magenverstimmungen noch Blutungen, kann jedoch bei leichter Überdosierung die Leber und Nieren schwer schädigen.

Progestogen Synthetische Form des weiblichen Sexualhormons Progesteron.

Proteasenhemmer In der HIV-Therapie angewandt, um die Bildung von HIV-Proteinen zu verhindern.

Ranitidin Wirkstoff gegen Geschwüre. Markenname: Zantic.

Retinsäure Vitamin-A-Säure.

Salbutamol Bronchodilatator zur Therapie von Asthma, Bronchitis und Emphysemen.

Salmeterol Gruppe von Bronchodilatatoren zur Therapie von Asthma und Bronchitis: Die Muskeln um die Bronchiolen werden entspannt.

SERM (Selektive Östrogenrezeptormodulatoren) Eine Form der Hormonersatztherapie, bei der in gewissen Körperteilen Östrogenwirkungen nachgeahmt werden, in anderen dagegen nicht.

Sildenafil Medikament zur Behandlung von Erektionsstörungen (Impotenz). Verstärkter Blutfluss zum Penis sorgt für das Halten der Erektion. Markenname: Viagra.

Statine Medikamente zur Vorbeugung von Herzinfarkt und Schlaganfall. Sie senken den Cholesterinspiegel.

Sulfasalazin Zur Therapie von Dickdarmgeschwüren, Morbus Crohn und Polyarthritis.

Sumatriptan Serotonin hemmendes Medikament zur Behandlung von Kopfschmerzen und Migräne.

Tetracycline Breitbandantibiotika zur Behandlung von Chlamydien und unspezifischer Harnröhrenentzündung (Urethritis).

Tranquilizer Beruhigungsmittel. Leichte Tranquilizer (z.B. Benzodiazepine) dienen der kurzfristigen Therapie von Angstzuständen, ohne eine Abhängigkeit zu riskieren. Starke Tranquilizer dagegen werden bei Psychosen eingesetzt.

Trizyklische Antidepressiva Zu ihnen gehört auch Amitriptylin. Sie erhöhen den Spiegel der stimmungsaufhellenden Substanzen Serotonin und Noradrenalin.

Vasodilatatoren Erweitern die Blutgefäße und dienen der Behandlung von Angina pectoris und Bluthochdruck.

Zidovudin In der AIDS-Therapie genutztes antivirales Medikament.

Zolmitriptan Serotoninhemmer zur Therapie von Kopfschmerzen und Migräne.

WELCHE/R THERAPEUT/IN?

VERTRAUEN und ein gutes Verhältnis zur Therapeutin sind für den Heilungsprozess wesentliche Faktoren und sollten bei der Auswahl eine entscheidende Rolle spielen. Wichtig ist auch die Kompetenz. Möglicherweise finden Sie einen guten Behandler nur durch Ausprobieren; daher legen viele Menschen Wert auf persönliche Empfehlungen.

Angemessene Richtlinien in Bezug auf die Ausbildung, eine ethisch vertretbare Berufsausübung und mögliche Entschädigungen im Bereich der Komplementärmedizin stellten immer schon ein Problem dar. Während einige Therapeuten eine 3–4-jährige Ausbildung in Voll- oder Teilzeit absolvieren, nehmen andere lediglich an Wochenendseminaren teil.

Auf Grund fehlender Bestimmungen haben Sie kaum eine Chance auf Wiedergutmachung, falls Ihre Behandlung fehlschlägt oder Sie mit dem Ergebnis nicht zufrieden sind. Sie müssen auf jeden Fall das Gefühl haben, dass Ihre Behandlerin eine noch nicht diagnostizierte ernsthafte Erkrankung feststellen und Ihnen zu ärztlicher Hilfe raten würde, falls die eigene Kompetenz zur Behandlung nicht ausreicht.

Wenn Sie sich für Chiropraktik, Osteopathie, Akupunktur, Psychotherapie, Beratung oder Hypnotherapie interessieren, könnte Ihnen möglicherweise auch Ihr Arzt eine Empfehlung geben, da diese Therapien von der Schulmedizin allmählich immer mehr akzeptiert werden. Manche Allgemeinärzte verfügen sogar über Zusatzqualifikationen, z. B. in Akupunktur oder Homöopathie.

Wenn Sie eine alternative Behandlerin für sich suchen, sollten Sie die folgenden Punkte berücksichtigen:

Ausbildung und Referenzen

Prüfen Sie, ob der Behandler über eine anerkannte Ausbildung verfügt, insbesondere wenn körperliche Manipulation oder invasive Techniken (z. B. einzunehmende Medikamente oder Stiche durch Akupunkturnadeln) zu der Behandlung gehören, da diese schädigend wirken können. Stellen Sie folgende Fragen:

- Wie sieht die Qualifikation des Behandlers aus?
- Welche Ausbildung hat er absolviert, und wie lange hat sie gedauert?
- Seit wann praktiziert die Behandlerin?
- Informiert sie Ihren Arzt über die Behandlung?

Berufsverbände

Für einige Sparten gibt es Berufsverbände, die Ausbildungsrichtlinien festlegen, einen Verhaltenskodex aufstellen und eine Liste ihrer Mitglieder führen. Auf anderen Gebieten, insbesondere bei nicht-invasiven Therapien, sind die Standards sehr unterschiedlich, und möglicherweise gibt es keine repräsentative Vereinigung. Stellen Sie folgende Fragen:

- Gehört der Behandler zu einem anerkannten Verband, und verfügt dieser über eine öffentlich zugängliche Liste seiner Mitglieder?
- Besitzt der Verband einen spezifizierten Verhaltenskodex in Bezug auf die Praxisausübung?
- Bietet der Verband die Möglichkeit, Beschwerden einzulegen und Entschädigungsansprüche geltend zu machen?
- Kann Ihre Behandlerin Ihnen die Adresse und Telefonnummer des Verbandes geben?

Finanzielle Überlegungen

- Ist die Behandlung mit geringer oder gar keiner Eigenbeteiligung möglich? Einige Methoden, z. B. Chiropraktik, Osteopathie, Homöopathie, Akupunktur und Psychotherapie, werden mitunter auch von bestimmten Ärzten angeboten.
- Kommt Ihre private Krankenversicherung eventuell für die Kosten auf?
- Wie viel kostet die Behandlung, und zwar sowohl kurz- als auch langfristig?
- Wie viele Behandlungen werden voraussichtlich nötig sein?
- Verfügt die Therapeutin über einen entsprechenden Versicherungsschutz, so dass Sie bei fahrlässigem Verhalten mit einer Entschädigung rechnen können?

Vorsichtsmassnahmen

Gehen Sie nicht zu einer Therapeutin, bei der Sie kein gutes Gefühl haben. Vertrauen und Empathie sind von elementarer Bedeutung und entscheiden mit über den Erfolg einer Behandlung. Bedenken Sie, dass es sich meist um Einzelsitzungen handelt, die körperliche Berührungen umfassen, und Sie sich möglicherweise entkleiden müssen. Vertrauen Sie keinem Behandler, der übermäßig für seine Methode wirbt und Ihnen eine Heilung verspricht. Kein Verfahren – weder aus dem schulmedizinischen noch alternativen Bereich – ist perfekt, so dass Wunder nicht erwartet oder versprochen werden sollten. Stellen Sie sich nach Ihrer ersten Beratung folgende Fragen:

- Wirkte das Verhalten des Therapeuten professionell?
- Hat die Behandlerin alle Ihre Fragen klar und umfassend beantwortet?
- Haben Sie Informationsmaterial erhalten, das Sie sich zu Hause in Ruhe durchlesen können?
- Welche Einstellung hat der Therapeut zu einer eventuellen schulmedizinischen Behandlung, die Sie bekommen? Vertrauen Sie keinem Behandler, der Ihnen rät, Ihre schulmedizinische Behandlung ohne Rücksprache mit Ihrem Arzt zu verändern.

Weitergehende Informationen

Sobald Sie wissen, wo Sie Informationen und Hilfe bekommen, übernehmen Sie für Ihre Gesundheit mehr Verantwortung. Wenn Sie die Ursachen für Ihre Krankheit und die Bedeutung bestimmter Symptome verstehen und die zur Verfügung stehenden Methoden kennen, haben Sie mehr Einfluss auf Ihr Wohlbefinden – und darin besteht bereits ein Teil der Therapie.

An brauchbare Informationen heranzukommen, ist nicht immer einfach. Die folgenden Quellen sind ein guter Anfang:

Websites

Im Internet finden Sie eine Fülle von Ratschlägen zum Thema Gesundheit; viele von ihnen sind jedoch unvollständig, einseitig oder sogar falsch. Dies trifft insbesondere auf interaktive Seiten zu. Bevor Sie einem angeblichen »Gesundheitsexperten« eine Frage stellen, sollten Sie dessen Qualifikation prüfen und feststellen, inwieweit Ihr Kontakt öffentlich gemacht wird. Seien Sie auf der Hut, wenn »Wunderkuren« angeboten werden und achten Sie auf eventuelle Sponsoren oder Werbeanzeigen, die möglicherweise auf einen Interessenkonflikt hinweisen.

Die folgenden Internetadressen bieten verlässliche medizinische Informationen sowie Links zu anderen Webseiten an, auch im Bereich der Komplementärmedizin. Es sind auch einige der wichtigsten englischsprachigen Websites aufgeführt.

Internetadressen

www.med-inside.de/

Medizinisches Forum für das Gesundheitswesen. Healthcare-Infos für Profis und Laien. Viele Medizin-Links. Studentenspecial, Karriereinfos, Pharma-News und Health & Humor. Links und Informationen für Ärzte, Patienten, Wissenschaftler, Medizinstudenten

www.lifeline.de

Medizinisches Portal mit Möglichkeit zur Expertenbefragung, eine Abteilung Naturmedizin, in der nach z.B. Beschwerden vorgegangen werden kann, Therapievergleich von alternativer und Schulmedizin.

www.medizinindex.de

Portal zu allen möglichen medizinischen Datenbanken und tausenden von Websites zu medizinischen Themen, sehr umfassend.

www.patienten-information.de

Patienteninformationsdienst, große schulmedizinische Linksammlung z.B. zur Deutschen Migräne- und Kopfschmerzgesellschaft, Giftinformationszentralen etc.

www.almeda.de

Informationen zu allen Gesundheits- und Lebensbereichen für den Laien, Expertenrat und Foren.

www.dgtcm.de/nn.htm

Deutsche Gesellschaft für Traditionelle Chinesische Medizin Ärztelisten, Ausbildungsinfos, Anleitung zur Dekoktbereitung.

www.intelihealth.com

Hier finden Sie Ratschläge zu Selbsthilfe und Diagnosen sowie Datenbanken zu Medikamenten und Forschungsstudien.

www.nlm.nih.gov

Grundlegende Informationen und aktuelle Forschungsergebnisse von der US National Library of Medicine.

www.ncbi.nlm.nih.gov/pubmed

Medline ist weltweit die größte Datenbank zu medizinischen Veröffentlichungen an der US National Library of Medicine.

www.ama-assn.org

Die Seite der American Medical Association umfasst auch einen Bereich für Nicht-Fachleute.

www.altmedicine.com

Hier finden Sie Informationen zu vielen Themen aus dem Bereich der alternativen Medizin mit Links zu anderen Informationsquellen.

www.hon.ch

Ausgewählte, internationale Richtlinien für zuverlässige Informationen aus den Bereichen Medizin und Gesundheit im Internet.

Bücher

Alber-Klein, Cordelia; Hornberger, Regina; *Bachblüten und neue Blütenessenzen*; Gräfe und Unzer Verlag, München 1997

Braunschweig, Ruth von; *Pflanzenöle – 30 starke Helfer für die Gesundheit*; Gräfe und Unzer Verlag, München 1998

Conradi, Jörg; *Psychoaktive Pflanzen, Die besten Heilpflanzen für neue Kraft bei körperlicher und geistiger Erschöpfung, Stress und mangelnder Lebensfreude*; Ludwig Verlag, München 2000

Desikachar, T. K.; *Yoga – Gesundheit von Körper und Geist, Leben und Lehren Krishnamacharyas*; Theseus Verlag, Berlin 2000

Gesundheit. Der neue große Familien-Ratgeber; Gräfe und Unzer Verlag, München 1998.

Goldmann, David R.; *Praxishandbuch Medizin und Gesundheit, Wissen, Ratschläge, Selbsthilfe*; Dorling Kindersley Verlag, München 2000

Graf, Friedrich P.; *Ganzheitliches Wohlbefinden – Homöopathie für Frauen*; Herder Verlag, Freiburg 2000

Hentschel, Christian; *Naturheilkunde, Homöopathie und Komplementärmedizin*; Hippokrates, 1997

Kruzel, Thomas; *Erste-Hilfe-Handbuch Homöopathie, Ein Leitfaden für die Akutbehandlung*; MVH Medizinverlage, Heidelberg 2000

Maheshwarananda, Yoga im täglichen Leben, Das System; Ibera/HEROLD, 2000

Roy, Ravi; Roy, Carola; *Selbstheilung durch Homöopathie*; Droemer Knaur, München 2000

Ulbrich, Tanja; *Massage, Muskel- und Gelenkprobleme erkennen und beheben*; Müller Rüschlikon

Yogendra, Shri; *Anleitung zur Yoga-Meditation*; Scriptus, 1999

Zebroff, Kareen; *Yoga für jeden, Ausführung, Atemtechniken und spezielle Trainingsprogramme*; Falken Verlag, Niedernhausen 2000

NÜTZLICHE ADRESSEN

Zu den unten aufgeführten Organisationen gehören renommierte Gesellschaften, die auch Schulmediziner als Mitglieder haben, sowie kleinere Vereine mit relativ wenigen Mitgliedern. Bei Anfragen legen Sie bitte einen adressierten und frankierten Rückumschlag bei.

Beachten Sie bitte immer die Hinweise auf den Seiten 182–183 (Welche/r Therapeut/in).

AKUPUNKTUR
DAA, Deutsche Akademie für Akupunktur und Aurikulomedizin e.V.
Feinhalsstraße 8
D-81247 München
Telefon: 0 89/8 91 53 10
Fax: 0 89/8 91 53 11
E-Mail: akademie@akupunktur-arzt.de

Europäische Akademie für Akupunktur
E.A.A. e.V.
1. Vorsitzender: Dr. med. Frank R. Bahr
Feinhalsstraße 8
D-81247 München
Telefon: 0 89/8 14 52 52
Fax: 0 89/8 91 53 11

Weitere Informationen über Akupunktur bei:
www.akupunktur-arzt.de für Ärzte und
www.akupunktur-information.de für Patienten
E-Mail: eaa@chinesische-akupunktur.de

ALEXANDER-TECHNIK
Fachverbände für F. M. Alexander-Technik
GLAT
Gesellschaft der Lehrer der F. M. Alexander-Technik e.V.
Postfach 5312
D-79020 Freiburg
Telefon: 07 61/38 33 57
Fax: 07 61/38 33 57
E-Mail: glat-freiburg@t-online.de

SVLAT
Schweizerischer Verband der Lehrerinnen und Lehrer der F. M. Alexander-Technik
Postfach
CH-8032 Zürich
Schweiz
Telefon: +41/1/2 01 03 43
E-Mail: info@svlat.ch
Website: www.alexandertechnik.ch

AmSTAT
American Society for the Alexander Technique
401 East Market Street
Charlottesville VA 22902
USA
Telefon: +01/800/473/06 20
Fax: +01/804/295/39 47
E-Mail: alexandertech@earthlink.net
Website: www.alexandertech.org

STAT
The Society of Teachers of the Alexander-Technique
20 London House
266 Fulham Rd.
London SW 10 9EL
England
Telefon: +44/20/73 51 08 28
Fax: +44/20/73 52 15 56
E-Mail: enquiries@stat.org.uk
Website: www.stat.org.uk

AROMATHERAPIE
FORUM ESSENZIA e.V.
Gemeinnütziger Verein für Förderung, Schutz und Verbreitung der Aromatherapie, Aromapflege, Aromakultur
Meier-Helmbrecht-Str. 4
D-81377 München
Telefon: 0 89/7 14 53 91
Fax: 0 89/71 03 99 29
E-Mail: Forum-Essenzia@t-online.de

AUTOGENES TRAINING
Akademie für Autogenes Training und Hypnose e.V. (AATH)
am Langen Institut
Hofstr. 16
D-40789 Monheim

Sekretariat der Deutschen Gesellschaft für ärztliche Hypnose und autogenes Training e.V.
Postfach 1365
D-41436 Neuss
http://www.dgaehat.de
E-Mail: Info@dgaehat.de

AYURVEDA
Ayurveda Institut Dhanvantari
Hoher Weg 12 / 1
D-68732 Schwetzingen
Ayurveda-Institut@t-online.de

Deutsche Gesellschaft für Ayurveda e.V.
Wildbadstraße 201
D-56841 Traben-Trarbach
Telefon: 0 65 41/58 17
Fax: 0 65 41/81 19 82

Habichtswald Klinik AYURVEDA
Werner Wilhelm Wicker KG
Wigandstraße 1
D-34131 Kassel-Wilhelmshöhe
Telefon: 05 61/31 08 99
Fax: 05 61/3 10 88 83
Internet: http://ayurveda-klinik.de
E-Mail: info@ayurveda-klinik.de

BIOFEEDBACK
Deutsche Gesellschaft für Biofeedback e.V.
Präsident: Priv.-Doz. Dr. med. Rüdiger Schellenberg
Talstr. 29
D-35625 Hüttenberg
Telefon: 0 64 03/7 21 12
Fax: 0 64 03/7 21 56

CHIROPRAKTIK
ACON e.V.
Arbeitsgemeinschaft für Chiropraktik/ Osteopathie und Neuraltherapie Deutscher Heilpraktiker e.V.
Fehlerstraße 5
D-12161 Berlin
Telefon: 0 30/85 99 92 25
Fax: 0 30/85 99 92 26
E-Mail: info@acon-ev.de

ERNÄHRUNGSTHERAPIE
Klinik Dr. Otto Buchinger
Forstweg 39
D-31812 Bad Pyrmont
Telefon: 0 52 81/16 60
Fax: 0 52 81/16 64 50
E-Mail: Klinik.Dr.Otto@Buchinger.de

Ärztegesellschaft Heilfasten und Ernährung e. V. (ÄGHE)
Wilhelm-Beck-Str. 27
D-88662 Überlingen
Telefon: 0 75 51/80 78 05
Fax: 0 75 51/80 78 06
Homepage: http://www.datadiwan.de/aeghe

HOMÖOPATHIE
Homöopathie-Forum
Organisation klassisch homöopathisch arbeitender Heilpraktiker e.V.
Grubmühlerfeldstraße 14a
Postfach 1460
D-82119 Gauting bei München
Telefon: 0 89/8 93 41 40
Fax: 0 89/89 34 14 66
E-Mail: Homoeopathie-Forum@az-online.net

Homöopathie-Verband Schweiz, HVS
Poststr. 10
Postfach 114
CH-9410 Heiden
Telefon: 0 71/8 90 09 30
Fax: 0 71/8 90 09 31

VKHD
Verband Klassischer Homöopathen Deutschlands e.V.
Geschäftsstelle: Monika Kindt
Thränstr. 29
D-89077 Ulm
Telefon. 07 31/9 31 40 40
Fax: 07 31/9 31 40 41

Österreichische Gesellschaft für homöopathische Medizin
Mariahilferstrasse 110
A-1070 Wien
Telefon: +43/1/5 26 75 75
Fax: +43/1/52 67 57 54
E-Mail: sekretariat@homoeopathie.at
WWW Adresse:
http://www.homoeopathie.at/oghm

Ludwig Boltzmann-Institut für Homöopathie
Dürergasse 4
A-8010 Graz
Telefon: +43/316/38 45 15
E-Mail: lbi@homoeopathie.at
WWW Adresse:
http://www.homoeopathie.at/lbi/

HYPNOSE
Milton Erickson Institut
Wartburgstr. 17
D-10825 Berlin
Telefon & Fax: 0 30/7 81 77 95
Das Milton Erickson Institut, geleitet von

Wolfgang Lenk, bietet Ausbildungen und Trainings, Seminare, Coaching und Supervision an in den Bereichen: Klinische Hypnose, NLP, Systembezogene Lösungen nach Hellinger und systemische Organisationsberatung.

KUNSTTHERAPIE
Internationale Hochschule für künstlerische Therapien und Kreativ-Pädagogik
Staatlich anerkannte wissenschaftliche Hochschule
Rektorin: Dr. rer. soc. Gabriele von Engelhardt, M.A. (Expressive Therapies, Lesley College, Cambridge MA, USA), Dipl.-Kunsttherapeutin, Psychotherapeutin
Prorektor: Univ.-Prof. Dr. phil., Dipl.-Psych. Walther Zifreund, Dipl.-Kunsttherapeut.
Geschäftsstelle:
Eichenweg 30
D-72076 Tübingen
Telefon: 0 70 71/60 01 05
Fax: 0 70 71/60 01 34
Sitz: Staatliche Akademie für Lehrerfortbildung Calw GmbH
Schillerstr. 8
D-75365 Calw

Musik- und Tanztherapie am Lehrstuhl für Musik- und Tanzpädagogik einschl. Musik- und Tanztherapie, Deutsche Sporthochschule Köln und an der Weiterbildungsstelle der Westfälischen Wilhelms-Universität Münster
Musik- und Tanzpädagogik
Deutsche Sporthochschule Köln
Caldinweg
D-50933 Köln (Müngersdorf)
Telefon: 02 21/49 82-2 44
Fax: 02 21/4 97 17 82

Berufsverband für Kunst-, Musik- und Tanztherapie
Europäischer Dachverband für künstlerische Therapien gem. e. V.
First European Association of Arts Therapies (BKMT/FEAT)
BKMT-Geschäftsstelle z. Z.:
Von-Esmarch-Str. 111
D-48149 Münster
Telefon: 02 51/86 15 00
Fax: 02 51/86 64 88
E-Mail: bkmt@muenster.de

Informationen über den Deutschen Arbeitskreis Gestaltungstherapie/ Klinische Kunsttherapie e.V.
Verlag Kunst-Gestaltungstherapie Heinz Kurz
Der Verlag ist ideell mit dem DAGTP e. V. verbunden
Drackensteinstr. 6
D-70186 Stuttgart
Telefon & Fax: 07 11/46 23 56

MASSAGE
Netzwerk Massage
Schauinslandstr. 5
D-79189 Bad Krozingen
Telefon: 0 76 33/5 03 91
Fax: 0 76 33/10 14 57
E-Mail: info@netzwerk-massage.de
http://www.netzwerk-massage.de

Naturheilkunde
Fachverband Deutscher Heilpraktiker e.V.
Maarweg 10
D-53123 Bonn
Telefon: 02 28/61 10 49
Fax: 02 28/62 73 59
E-Mail: FDH-Bonn@t-online.de

Zeitschrift für Naturheilkunde
Organ der Union Deutscher Heilpraktiker e.V.
Herausgeber und Verleger:
Berufsverband der Heilpraktiker e.V.
Nordrhein-Westfalen, Landesverband der Union Deutscher Heilpraktiker e.V.,
Kasernenstr. 26
D-42651 Solingen
Telefon: 02 12/4 72 85
Fax: 02 12/4 27 11

OSTEOPATHIE
Verband der Osteopathen Deutschland e.V.
Untere Albrechtstr. 5
D-65185 Wiesbaden
E-Mail: GS.wiesbaden@osteopathie.de
(= Geschäftsstelle in Wiesbaden)

Osteopathie Colleg München
Egetterstraße 13
D-80689 München

Wiener Schule für Osteopathie
Frimbergergasse 6
A-1130 Wien
Telefon: +43/1/8 79 38 26-0
Fax: +43/1/8 79 38 26-9

Psychotherapie
Arbeitskreis niedergelassener psychologischer PsychotherapeutInnen Bielefeld e.V.
Postfach 10 04 31
D-33504 Bielefeld
Telefon: 01 77/3 37 06 26
E-Mail: app@psychotherapie.org

Allgemeine ärztliche Gesellschaft für Psychotherapie, AÄGP
Geschäftsstelle: Monika Pult
Postfach 22 12 80
D-41435 Neuss
Telefon: 0 21 82/91 08
Fax: 0 21 82/6 96 43
E-Mail: hpult@t-online.de
Internet: www.aaegp.de

BVPPT
Berufsverband für Beratung, Pädagogik & Psychotherapie
Professional Association For Counseling, Education & Psychotherapy
Vorstand: Dagmar Lumma & Wolfgang Röttsches
Geschäftsstelle:
Schubbendenweg 4
D-52249 Eschweiler

Bundesverband der Vertragspsychotherapeuten e.V.
Geschäftsstelle des bvvp:
Schwimmbadstraße 22
D-79100 Freiburg
Telefon: 07 61/7 91 02 45
Fax: 07 61/7 91 02 43
E-Mail: bvvp@bvvp.de

DGPM
Deutsche Gesellschaft für Psychotherapeutische Medizin e.V.
Vorsitzender: Prof. Dr. med. Paul L. Janssen
Marsbruchstrasse 179
D-44287 Dortmund
Telefon: 02 31/45 03-2 26
Fax: 02 31/45 03-6 67

Österreichischer Bundesverband für Psychotherapie
Rosenbursenstraße 8/3/7
A-1010 Wien
Telefon: +43/01/5 12 70 90
Fax: +43/01/5 12 70 91
E-Mail: oebvp@psychotherapie.at

Schweizerischer Verband für körperbezogene Psychotherapie
(CH-EABP) ist die nationale Organisation der European Association for Body-Psychotherapy (EABP)
Präsident: Dr. Thomas Ehrensperger
Wielandplatz 2
CH-4054 Basel
Telefon: +41/0 61/3 01 78 78
Fax: +41/0 61/3 01 41 61
E-Mail: tpehrens@hin.ch

Qigong
Medizinische Gesellschaft für Qigong Yangsheng e.V.
Herwarthstr. 21
D-53115 Bonn
Telefon: 02 28/69 60 04
Fax: 02 28/69 60 06
E-Mail: qigong-yangsheng@t-online.de

Österreichische Qigong Gesellschaft
Postfach 116
A-5620 Schwarzach

Shiatsu
Europäisches Shiatsu Institut
E.S.I. Wien
Telefon: +43/1/5 87 08 39
Fax: +43/1/5 87 08 39 24
E-Mail: info@shiatsu-institut.at

Tai Chi
Tai Chi Forum Deutschland
Johannesweg 1
D-56355 Nastätten
Telefon: 0 67 72/32 97
Fax: 0 67 72/22 81
E-mail: vjung@tai-chi.de

Traditonelle Chinesische Medizin
Institut für Traditonelle Chinesische Medizin
Bathildiskrankenhaus
Maulbeerallee 4
D-31812 Bad Pyrmont
Telefon: 0 52 81/99 16 61
Fax: 0 52 81/99 16 62

Internationales Laoshan Zentrum
für Traditionelle Chinesische Medizin und Lebenspflege e.V.
Heidberg 10
D-22301 Hamburg
Telefon: 0 40/2 80 64 54
Fax: 0 40/2 79 10 15
E-Mail: info@lebenspflege.de

REGISTER

Fett gesetzte Seitenzahlen verweisen auf das Einführungskapitel zu diesem Thema.
Das Einführungskapitel zu einem Krankheitsbild beinhaltet Details der Krankheit, welche Faktoren die Krankheit auslösen können, Behandlungsmöglichkeiten, Fallbeispiele und eventuell Vorsichtsmaßnahmen.
Das Einführungskapitel zu einer Therapie beinhaltet Angaben zu deren Wirksamkeit, zu Geschichte und Grundprinzipien, zur Behandlung und zu den Hauptanwendungsgebieten.

A

B

T

U

V

DANK

Dank der Autoren
All jenen, die uns auf unterschiedliche Weise bei der Realisierung dieses Buches geholfen haben, sind wir äußerst dankbar. Für ihre professionellen Ratschläge und ihre Erfahrung danken wir Ashley Conway (Psychologie), Gerry Harris (Akupunktur), Mark Kane (Osteopathie), Kate Neil (Ernährungstherapie), Leon Chaitow und Roger Newman Turner (Naturheilverfahren), Gabrielle Pinto (Homöopathie) und Julie Whitehouse (Pflanzenheilkunde).
Herzlichen Dank an Debbie Cole und Karen Mayze für die praktische Hilfe und die allgemeine Unterstützung sowie an Mary Bredin und Stephen Claypole für ihre enorme Geduld und Toleranz sowie für die stete Ermutigung.
All dies wäre ohne den Humor, die Kreativität und die Power des Dorling-Kindersley-Teams nicht möglich gewesen – ein besonderes Dankeschön an Daphne Razazan und Susannah Marriott und vor allem an David Summers und Penny Warren.

Dank des Herausgebers
Dorling Kindersley bedankt sich ganz herzlich bei Monica Chakraverty und Tracey Beresford für die Lektoratsassistenz, bei Carol McGlynn und Christa Weil für das Korrekturlesen, bei Alison Verity für die Hilfe bei der Gestaltung sowie bei Sue Bosanko für die Erstellung des Registers.

Bildnachweise
Bildrecherche: Anna Grapes
Bildquellen: Melanie Simmonds, Denise O'Brien, Charlotte Oster.
Der Herausgeber dankt den folgenden Unternehmen für die freundliche Erlaubnis zum Abdruck ihrer Fotografien: (Abkürzungen: o=oben, u=unten, r=rechts, l=links, m=Mitte).
AKG London: 148–149
Science Photo Library: Alfred Pasieka 11or; Don Fawcett 167; Ed Young/Agstock 166m.
Tony Stone Images: G W Willis/BPS 158–159; Ken Fisher 168–169; Vince Michaels 148m.